现代护理学与管理

XIANDAI HULIXUE YU GUANLI

主编 刘亚男 时红华 武莹莹 赵 昆
刘海岭 于秋菊 李 敏 陈 园

上海科学技术文献出版社
Shanghai Scientific and Technological Literature Press

图书在版编目（CIP）数据

现代护理学与管理 / 刘亚男等主编. -- 上海 : 上海科学技术文献出版社, 2024. -- ISBN 978-7-5439-9218-4

Ⅰ. R47

中国国家版本馆CIP数据核字第2024WA1342号

组稿编辑：张　树
责任编辑：苏密娅
封面设计：宗　宁

现代护理学与管理
XIANDAI HULIXUE YU GUANLI

主　　编：刘亚男　时红华　武莹莹　赵　昆
　　　　　刘海岭　于秋菊　李　敏　陈　园
出版发行：上海科学技术文献出版社
地　　址：上海市长乐路746号
邮政编码：200040
经　　销：全国新华书店
印　　刷：山东麦德森文化传媒有限公司
开　　本：787mm×1092mm　1/16
印　　张：23.25
字　　数：595 千字
版　　次：2024年8月第1版　2024年8月第1次印刷
书　　号：ISBN 978-7-5439-9218-4
定　　价：200.00 元

编委会

主　编

刘亚男　时红华　武莹莹　赵　昆

刘海岭　于秋菊　李　敏　陈　园

副主编

万海青　张营营　廉　雯　陈　艳

乔姗姗　盛桂玲　杨瑞红　张莉莉

编　委（按姓氏笔画排序）

于秋菊（德州市市立医院）

万海青（阳谷县中医医院）

乔姗姗（新疆医科大学第四附属中医医院）

刘亚男（寿光市中医院）

刘海岭（无棣县碣石山镇卫生院）

江广红（济宁市第一人民医院）

李　梅（陆军第八十集团军医院）

李　敏（滨州市第二人民医院）

杨瑞红（山东省菏泽市鄄城县凤凰镇卫生院）

时红华（济宁市第二人民医院）

张莉莉（陆军第八十集团军医院）

张营营（宁阳县第二人民医院）

陈　园（临沂市第三人民医院）

陈　艳（新疆医科大学第四附属中医医院）

武莹莹（山东第一医科大学第二附属医院）

赵　昆（昌乐齐城中医院）

耿凤婷（溧阳市人民医院）

盛桂玲（山东省莱州市人民医院）

韩圆圆（德州市中医院）

廉　雯（天津市口腔医院）

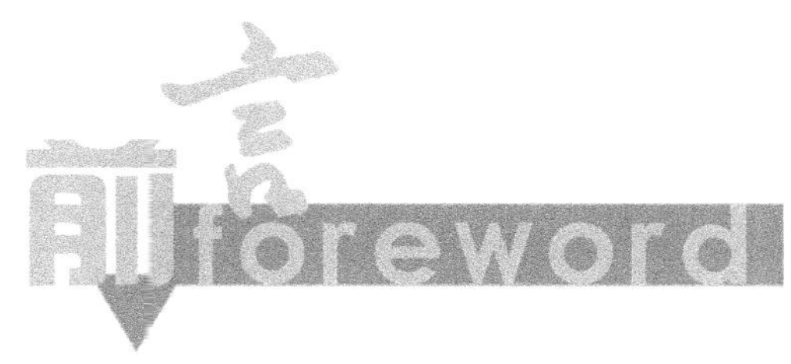

护理学作为一门集人文关怀、科学理论与实践技能于一体的综合性学科，始终伴随着人类文明的进步而不断发展。随着全球健康观念的深刻变革，以及医疗技术的日新月异，现代护理学内容已远远超越了传统意义上的疾病护理范畴，它更加注重患者身心健康的全面照护，强调预防、治疗与康复的一体化服务。同时，护理管理作为保障护理质量、提升护理效能的关键环节，其重要性也日益凸显。

《现代护理学与管理》一书的编纂，正是基于这一时代背景与行业需求，旨在为读者呈现一幅全面而深刻的现代护理学与护理管理的全景图。本书首先深入探讨了护理程序、基础护理操作技术等内容，然后全面且系统地介绍了临床各科常见疾病的护理评估、护理诊断、护理目标、护理措施和健康教育等。本书内容丰富、重点突出，既有理论性指导，又有护理的实际应用，可作为护理工作者科学、规范、合理进行临床护理的参考用书。

在编写过程中各位编者精益求精，对稿件进行了多次认真的修改，但由于编写经验不足，加之水平有限，书中存在的不足之处，敬请广大读者提出宝贵的修改意见和建议，以期再版时修正完善。

我们坚信，《现代护理学与管理》的出版，将为广大护理工作者搭建起一个学习交流的平台，促进护理学科知识的传播与更新，推动护理管理与服务的持续改进与创新，为构建更加完善、高效、人性化的医疗服务体系贡献力量。让我们携手并进，在探索与实践中不断前行，共同书写现代护理事业的新篇章。

《现代护理学与管理》编委会

2024 年 7 月

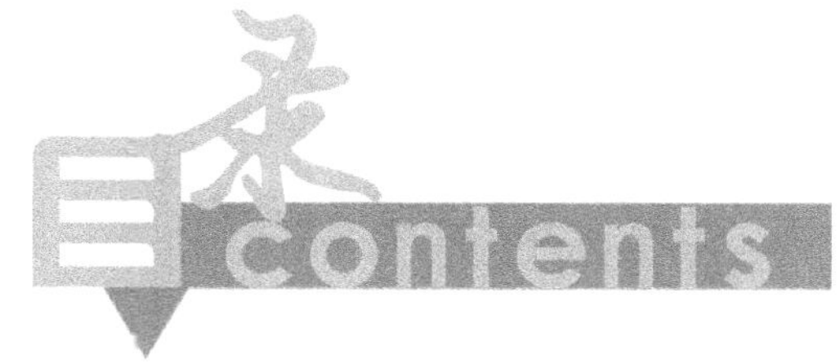
目录
contents

第一章
护 理 程 序

第一节 护 理 评 估

护理评估是有目的、有计划、有步骤地收集有关护理对象生理、心理、社会文化和经济等方面的资料，对此进行整理与分析，以判断服务对象的健康问题，为护理活动提供可靠的依据。具体包括收集资料、整理资料和分析资料。

一、收集资料

（一）资料的来源

1.直接来源

护理对象本人，是第一资料来源也是主要来源。

2.间接来源

（1）护理对象的重要关系人，也就是社会支持性群体，包括亲属、关系亲密的朋友、同事等。

（2）医疗活动资料，如既往实验室报告、出院小结等健康记录。

（3）其他医护人员、放射医师、化验师、药剂师、营养师、康复师等。

（4）护理学及其他相关学科的文献等。

（二）资料的内容

在收集资料的过程中，各个医院均有自己设计的收集资料表，无论依据何种框架，基本内容主要包括一般资料、生活状况及自理程度、健康检查及心理社会状况等。

1.一般资料

一般资料包括患者姓名、性别、出生日期、出生地、职业、民族、婚姻、文化程度、住址等。

2.现在的健康状况

现在的健康状况包括主诉、现病史、入院方式、医疗诊断及目前用药情况。目前的饮食、睡眠、排泄、活动、健康管理等日常生活形态。

3.既往健康状况

既往健康状况包括既往史、创伤史、手术史、家族史、有无过敏史、有无传染病。既往的日常生活形态、烟酒嗜好，女性还包括月经史和婚育史。

4.护理体检

护理体检包括体温、脉搏、呼吸、血压、身高、体重、生命体征、各系统的生理功能及有无疼痛、眩晕、麻木、瘙痒等，有无感觉（视觉、听觉、嗅觉、味觉、触觉）异常，有无思维活动、记忆能力等障碍等认知感受形态。

5.实验室及其他辅助检查结果

实验室及其他辅助检查结果包括最近进行的辅助检查的客观资料，如实验室检查、X 线检查、病理检查等。

6.心理方面的资料

心理方面资料包括对疾病的认知和态度、康复的信心，病后情绪、心理感受、应对能力等变化。

7.社会方面的资料

社会方面的资料包括就业状态、角色问题和社交状况；有无重大生活事件，支持系统状况等；有无宗教信仰；享受的医疗保健待遇等。

（三）资料的分类

1.按照资料的来源划分

按照资料来源划分包括主观资料和客观资料。

（1）主观资料指患者对自己健康问题的体验和认识，包括患者的知觉、情感、价值、信念、态度、对个人健康状态和生活状况的感知。主观资料的来源可以是患者本人，也可以是患者家属或对患者健康有重要影响的人。

（2）客观资料指检查者通过观察、会谈、体格检查和实验等方法得到或被检测出的有关患者健康状态的资料。客观资料获取是否全面和准确主要取决于检查者是否具有敏锐的观察能力及丰富的临床经验。

当护士收集到主观资料和客观资料后，应将两方面的资料加以比较和分析，可互相证实资料的准确性。

2.按照资料的时间划分

按照资料的时间划分包括既往资料和现时资料。

（1）既往资料是指与服务对象过去健康状况有关的资料，包括既往病史、治疗史、过敏史等。

（2）现时资料是指与服务对象现在发生疾病有关的状况，如现在的体温、脉搏、呼吸、血压、睡眠状况等。

护士在收集资料时，需要将既往资料和现时资料结合起来分析。

（四）收集资料的方法

1.观察

观察是指护理人员运用视、触、叩、听、嗅等感官获得患者、家属及患者所处环境的信息并进行分析判断，是收集有关服务对象护理资料的重要方法之一。观察贯穿在整个评估过程中，可以与交谈同时进行。护士应及时、敏锐、连续的对服务对象进行观察，如患者出现面容痛苦、呈强迫体位，就提示患者是否有疼痛，由此进一步询问持续时间、部位、性质等。观察作为一种技能，护理人员在实践中需要不断培养和锻炼，以期得到发展和提高。

2.交谈

护患之间的交谈是一种有目的的医疗活动，使护理人员获得有关患者的资料和信息。一般可分为：①正式交谈，是指事先通知患者，有目的、有计划的交谈，如入院后的采集病史。②非正式交谈，是指护士在日常护理工作中与患者随意自然的交谈，不明确目的，不规定主题、时间，是一种“开放式交流”，以便及时了解到服务对象的真实想法和心理反应。交谈时护士应注意沟通技巧的运用，对一些敏感性话题应注意保护患者的隐私。

3.护理体检

护理人员运用体检技能，为护理对象进行系统的身体评估，获取与护理有关的生命体征、身高、体重等，以便收集与护理诊断、护理计划有关的患者方面的资料，及时了解病情变化和发现护理对象的健康问题。

4.阅读

阅读包括查阅护理对象的医疗病历（门诊和住院）、各种护理记录及实验室和辅助检查结果，以及有关文献等。也可以用心理测量及评定量表对服务对象进行心理社会评估。

二、整理资料

为了避免遗漏和疏忽相关和有价值的资料，得到完整全面的资料，常依据某个护理理论模式设计评估表格，护理人员依据表格全面评估，整理资料。

(一)按戈登的功能性健康形态整理分类

1.健康感知-健康管理形态

健康感知-健康管理形态指服务对象对自己健康状态的认识和维持健康的方法。

2.营养代谢形态

营养代谢形态包括食物的利用和摄入情况。如营养、液体、组织完整性、体温调节以及生长发育等的需求。

3.排泄形态

排泄形态主要指肠道、膀胱的排泄状况。

4.活动-运动形态

活动-运动形态包括运动、活动、休闲与娱乐状况。

5.睡眠-休息形态

睡眠-休息形态指睡眠、休息以及精神放松的状况。

6.认知-感受形态

认知-感受形态包括与认知有关的记忆、思维、解决问题和决策以及与感知有关的视、听、触、嗅等功能。

7.角色-关系形态

角色-关系形态指家庭关系、社会中角色任务及人际关系的互动情况。

8.自我感受-自我概念形态

自我感受-自我概念形态指服务对象对于自我价值与情绪状态的信念与评价。

9.性-生殖形态

性-生殖形态主要指性发育、生殖器官功能及对性的认识。

10.应对-压力耐受形态

应对-压力耐受形态指服务对象压力程度、应对与调节压力的状况。

11.价值-信念形态

价值-信念形态指服务对象的思考与行为的价值取向和信念。

(二)按马斯洛需要层次进行整理分类

1.生理需要

体温 39 ℃,心率 120 次/分,呼吸 32 次/分,腹痛等。

2.安全的需要

对医院环境不熟悉,夜间睡眠需开灯,手术前精神紧张,走路易摔倒等。

3.爱与归属的需要

患者害怕孤独,希望有亲友来探望等。

4.尊重与被尊重的需要

如患者说:“我现在什么事都不能干了”“你们应该征求我的意见”等。

5.自我实现的需要

担心住院会影响工作、学习,有病不能实现自己的理想等。

(三)按北美护理诊断协会的人类反应形态分类

1.交换

交换包括营养、排泄、呼吸、循环、体温、组织的完整性等。

2.沟通

沟通主要指与人沟通交往的能力。

3.关系

关系指社交活动、角色作用和性生活形态。

4.价值

价值包括个人的价值观、信念、宗教信仰、人生观及精神状况。

5.选择

选择包括应对能力、判断能力及寻求健康所表现的行为。

6.移动

移动包括活动能力、休息、睡眠、娱乐及休闲状况,日常生活自理能力等。

7.知识

知识包括自我概念,感知和意念;包括对健康的认知能力、学习状况及思考过程。

8.感觉

感觉包括个人的舒适、情感和情绪状况。

三、分析资料

(一)检查有无遗漏

将资料进行整理分类之后,应仔细检查有无遗漏,并及时补充,以保证资料的完整性及准确性。

(二)与正常值比较

收集资料的目的在于发现护理对象的健康问题。因此护士应掌握常用的正常值,将所收集到的资料与正常值进行比较,并在此基础上进行综合分析,以发现异常情况。

(三)评估危险因素

有些资料虽然目前还在正常范围,但是由于存在危险因素,若不及时采取预防措施,以后很可能会出现异常,损害服务对象的健康。因此,护士应及时收集资料评估这些危险因素。

护理评估通过收集服务对象的健康资料，对资料进行组织、核实和分析，确认服务对象对现存的或潜在的健康问题或生命过程的反应，为做出护理诊断和进一步制订护理计划奠定了基础。

（刘亚男）

第二节　护 理 诊 断

护理诊断是护理程序的第二个步骤，是在评估的基础上对所收集的健康资料进行分析，从而确定服务对象的健康问题及引起健康问题的原因。护理诊断是一个人生命过程中的生理、心理、社会文化发展及精神方面健康状况或问题的一个简洁、明确的说明，这些问题都是属于护理职责范围之内，能够用护理的方法解决的问题。

一、护理诊断的概念

护理诊断是关于个人、家庭、社区对现存或潜在的健康问题及生命过程反应的一种临床判断，是护士为达到预期的结果选择护理措施的基础，这些预期结果应能通过护理职能达到。

二、护理诊断的组成部分

护理诊断有四个组成部分：名称、定义、诊断依据和相关因素。

（一）名称

名称是对服务对象健康状况的概括性的描述。应尽量使用北美护理诊断协会（NANDA）认可的护理诊断名称，以有利于护士之间的交流和护理教学的规范。常用改变、受损、缺陷、无效或低效等特定描述语。如排便异常；便秘；有皮肤完整性受损的危险。

（二）定义

定义是对名称的一种清晰的、正确的表达，并以此与其他诊断相鉴别。一个诊断的成立必须符合其定义特征。有些护理诊断的名称虽然十分相似，但仍可从定义中发现彼此的差异。例如："压力性尿失禁"的定义是"个人在腹内压增加时立即无意识地排尿的一种状态"，"反射性尿失禁"的定义是"个体在没有要排泄或膀胱满胀的感觉下可以预见的不自觉地排尿的一种状态"。虽然两者都是尿失禁，但前者的原因是腹内压增高，后者的原因是无法抑制的膀胱收缩。因此，确定诊断时必须认真区别。

（三）诊断依据

诊断依据是做出护理诊断的临床判断标准。诊断依据常常是患者所具有的一组症状和体征，以及有关病史，也可以是危险因素。对于潜在的护理诊断，其诊断依据则是原因本身（危险因素）。

诊断依据依其在特定诊断中的重要程度分为主要依据和次要依据。

1.主要依据

主要依据是指形成某一特定诊断所应具有的一组症状和体征及有关病史，是诊断成立的必要条件。

2.次要依据

次要依据是指在形成诊断时,多数情况下会出现的症状、体征及病史,对诊断的形成起支持作用,是诊断成立的辅助条件。

例如,便秘的主要依据是“粪便干硬,每周排大便不到3次”,次要依据是“肠鸣音减少,自述肛门部有压力和胀满感,排大便时极度费力并感到疼痛,可触到肠内嵌塞粪块,并感觉不能排空”。

(四)相关因素

相关因素是指造成服务对象健康状况改变或引起问题产生的情况。常见的相关因素包括以下几个方面。

1.病理生理方面的因素

病理生理方面的因素指与病理生理改变有关的因素。例如,“体液过多”的相关因素可能是右心衰竭。

2.心理方面的因素

心理方面的因素指与服务对象的心理状况有关的因素。例如,“活动无耐力”可能是由疾病后服务对象处于较严重的抑郁状态引起。

3.治疗方面的因素

治疗方面的因素指与治疗措施有关的因素(用药、手术创伤等)。例如,“语言沟通障碍”的相关因素可能是使用呼吸机时行气管插管。

4.情景方面的因素

情景方面的因素指环境、情景等方面的因素(陌生环境、压力刺激等)。例如,“睡眠形态紊乱”可能与住院后环境改变有关。

5.年龄因素

年龄因素指在生长发育或成熟过程中与年龄有关的因素。例如,婴儿、青少年、中年、老年各有不同的生理、心理特征。

三、护理诊断与合作性问题及医疗诊断的区别

(一)合作性问题——潜在并发症

在临床护理实践中,护士常遇到一些无法完全包含在NANDA制订的护理诊断中的问题,而这些问题也确实需要护士提供护理措施,因此,有学者提出了合作性问题的概念。她把护士需要解决的问题分为两类:一类经护士直接采取措施可以解决,属于护理诊断;另一类需要护士与其他健康保健人员尤其是医生共同合作解决,属于合作性问题。

合作性问题需要护士承担监测职责,以及时发现服务对象身体并发症的发生和情况的变化,但并非所有并发症都是合作性问题。有些可通过护理措施预防和处理,属于护理诊断;只有护士不能预防和独立处理的并发症才是合作性问题。合作性问题的陈述方式是“潜在并发症:××××”。如“潜在并发症:脑出血”。

(二)护理诊断与合作性问题及医疗诊断的区别

1.护理诊断与合作性问题的区别

护理诊断是护士独立采取措施能够解决的问题;合作性问题需要医生、护士共同干预处理,处理决定来自医护双方。对合作性问题,护理措施的重点是监测。

2.护理诊断与医疗诊断的区别

明确护理诊断和医疗诊断的区别对区分护理和医疗两个专业、确定各自的工作范畴和应负的法律责任非常重要。两者主要区别,见表1-1。

表1-1　护理诊断与医疗诊断的区别

项目	护理诊断	医疗诊断
临床判断的对象	对个体、家庭、社会的健康问题/生命过程反应的一种临床判断	对个体病理生理变化的一种临床判断
描述的内容	描述的是个体对健康问题的反应	描述的是一种疾病
决策者	护士	医疗人员
职责范围	在护理职责范围内进行	在医疗职责范围内进行
适应范围	适用于个体、家庭、社会的健康问题	适用于个体的疾病
数量	往往有多个	一般情况下只有一个
是否变化	随病情的变化	一旦确诊不会改变

(刘亚男)

第三节　护理计划

制订护理计划是如何解决护理问题的一个决策过程,计划是对患者进行护理活动的指南,是针对护理诊断制订具体护理措施来预防、减轻或解决有关问题。其目的是为了确认护理对象的护理目标以及护士将要实施的护理措施,使患者得到合适的护理,保持护理工作的连续性,促进医护人员的交流和利于评价。制订计划包括四个步骤。

一、排列护理诊断的优先顺序

一般情况下,患者可以存在多个护理诊断,为了确定解决问题的优先顺序,根据问题的轻重缓急合理安排护理工作,需要对这些护理诊断包括合作性问题进行排序。

(一)排列护理诊断

一个患者可同时有多个护理问题,制订计划时应按其重要性和紧迫性排出主次,一般把威胁最大的问题放在首位,其他的依次排列,这样护士就可根据轻、重、缓、急有计划地进行工作,通常可按如下顺序排列。

1.首优问题

首优问题是指会威胁患者生命,需立即行动去解决的问题。如清理呼吸道无效、气体交换受阻等。

2.中优问题

中优问题是指虽不会威胁患者生命,但能导致身体上的不健康或情绪上变化的问题,如活动无耐力、皮肤完整性受损、便秘等。

3.次优问题

次优问题指人们在应对发展和生活中变化时所产生的问题。这些问题往往不是很紧急，如营养失调、知识缺乏等。

(二)排序时应该遵循的原则

(1)按马斯洛的人类基本需要层次论进行排列，优先解决生理需要。这是最常用的一种方法。生理需要是最低层次的需要，也是人类最重要的需要，一般来说，影响了生理需要满足的护理问题，对生理功能的平衡状态威胁最大的护理问题是需要优先解决的护理诊断。如与空气有关的“气体交换障碍”“清理呼吸道无效”；与水有关的“体液不足”；与排泄有关的“尿失禁”“尿潴留”等。

具体的实施步骤可以按以下方法进行：首先列出患者的所有护理诊断，将每一诊断归入五个需要层次，然后由低到高排列出护理诊断的先后顺序。

(2)考虑患者的需求。马斯洛的理论为护理诊断的排列提供了一个普遍的原则，但由于护理对象的复杂性、个体性，相同的需求对不同的人，其重要性可能不同。因此，在无原则冲突的情况下，可与患者协商，尊重患者的意愿，考虑患者认为最重要的问题予以优先解决。

(3)现存的问题优先处理，但不要忽视潜在的和有危险的问题。有时它们常常也被列为首优问题而需立即采取措施或严密监测。

二、制订预期目标

预期目标是指通过护理干预，护士期望患者达到的健康状态或在行为上的改变。其目的是指导护理措施的制订。预期目标不是护理行为，但能指导护理行为，并作为对护理效果进行评价的标准。每一个护理诊断都要有相应的目标。

(一)预期目标的制订

1.目标的陈述公式

时间状语＋主语＋(条件状语)＋谓语＋行为标准。

(1)主语：是指患者或患者身体的任何一部分，如体温、体重、皮肤等，有时在句子中省略了主语，但句子的逻辑主语一定是患者。

(2)谓语：指患者将要完成的行动，必须用行为动词来说明。

(3)行为标准：主语进行该行动所达到的程度。

(4)条件状语：指患者完成该行为时所处的特定条件。如“拄着拐杖”行走 50 m。

(5)时间状语：是指主语应在何时达到目标中陈述的结果，即何时对目标进行评价，这一部分的重要性在于限定了评价时间，可以督促护士尽心尽力地帮助患者尽快达到目标，评价时间的确定，往往需要根据临床经验和患者的情况来确定。

2.预期目标的种类

根据实现目标所需时间的长短可将护理目标分为短期目标和长期目标两大类。

(1)短期目标：指在相对较短的时间内要达到的目标(一般指 1 周内)，适合于病情变化快、住院时间短的患者。

(2)长期目标：是指需要相对较长时间才能实现的目标(一般指 1 周以上甚至数月)。

长期目标是需要较长时间才能实现的，范围广泛；短期目标则是具体达到长期目标的台阶或需要解决的主要矛盾。如下肢骨折患者，其长期目标是“三个月内恢复行走功能”，短期目标分别

为："第一个月借助双拐行走""第二个月借助手杖行走""第三个月逐渐独立行走"。短期目标与长期目标互相配合、呼应。

(二)制订预期目标的注意事项

(1)目标的主语一定是患者或患者的一部分，而不能是护士。目标是期望患者接受护理后发生的改变，达到的结果，而不是护理行动本身或护理措施。

(2)一个目标中只能有一个行为动词。否则在评价时，如果患者只完成了一个行为动词的行为标准就无法判断目标是否实现。另外行为动词应可观察和测量，避免使用含糊的不明确的词语；可运用下列动词：描述、解释、执行、能、会、增加、减少等，不可使用含糊不清、不明确的词，如了解、掌握、好、坏、尚可等。

(3)目标陈述的行为标准应具体，以便于评价。有具体的检测标准；有时间限度；由护患双方共同制订。

(4)目标必须具有现实性和可行性，要在患者的能力范围之内，要考虑其身体心理状况、智力水平、既往经历及经济条件。目标完成期限的可行性，目标结果设定的可行性。患者认可，乐意接受。

(5)目标应在护理工作所能解决范围之内，并要注意医护协作，即与医嘱一致。

(6)目标陈述要针对护理诊断，一个护理诊断可有多个目标，但一个目标不能针对多个护理诊断。

(7)应让患者参与目标的制订，这样可使患者认识到对自己的健康负责不仅是医护人员的责任，也是患者的责任，护患双方应共同努力以保证目标的实现。

(8)关于潜在并发症的目标，潜在并发症是合作性问题，护理措施往往无法阻止其发生，护士的主要任务在于监测并发症的发生或发展。潜在并发症的目标陈述为：护士能及时发现并发症的发生并积极配合处理。如"潜在并发症：心律失常"的目标是"护士能及时发现心律失常的发生并积极配合抢救"。

三、制订护理措施

护理措施是护士为帮助患者达到预定目标而制订的具体方法和内容。规定了解决健康问题的护理活动方式与步骤。是一份书面形式的护理计划，也可称为"护嘱"。

(一)护理措施的类型

护理措施可分为依赖性护理措施、协作性护理措施和独立性护理措施三类。

1.依赖性的护理措施

即来自医嘱的护理措施，它描述了贯彻医疗措施的行为。如医嘱"每晨测血压 1 次""每小时巡视患者 1 次"。

2.协作性护理措施

协作性护理措施是护士与他健康保健人员相互合作采取的行动。如患者出现"营养失调：高于机体的需要量"的问题时，为帮助患者达到理想体重的目标，需要和营养师一起协商、讨论，制订护理措施。

3.独立性护理措施

独立性护理措施是护士根据所收集的资料，凭借自己的知识、经验、能力，独立思考、判断后做出的决策，是在护理职责范围内。这类护理措施完全由护士设计并实施，不需要医嘱。如长期卧床患者存在的“有皮肤破损的危险”，护士每天定时给患者翻身、按摩受压部位皮肤，温水擦拭等措施都是独立性护理措施。

(二)护理措施的构成

完整的护理措施计划应包括：护理观察措施、行动措施、教育措施三部分。

例：护理诊断：胸痛：与心肌缺血、缺氧致心肌坏死有关。

护理目标：24 小时内患者主诉胸痛程度减轻。

制订护理措施如下。

1.观察措施

(1)观察疼痛的程度和缓解情况。

(2)观察患者心律、心率、血压的变化。

2.行动措施

(1)给予持续吸氧，2～4 L/min。(依赖性护理措施)

(2)遵医嘱持续静脉点滴硝酸甘油 15 滴/分。(依赖性护理措施)

(3)协助床上进食、洗漱、大小便。(独立性护理措施)

3.教育措施

(1)教育患者绝对卧床休息。

(2)保持情绪稳定。

(三)制订护理措施应注意的注意事项

1.针对性

护理措施针对护理目标制订，一般一个护理目标可通过几项措施来实现，措施应针对目标制订，否则即使护理措施没有错误，也无法促使目标实现。

2.可行性

护理措施要切实可行，措施制订时要考虑以下问题。

(1)患者的身心问题：这也是整体护理中所强调的要为患者制订个体化的方案。措施要符合患者的年龄、体力、病情、认知情况以及患者自己对改变目前状况的愿望等。如对老年患者进行知识缺乏的健康教育时，让患者短时间内记忆很多教育内容是困难的。护理措施必须是患者乐于接受的。

(2)护理人员的情况：护理人员的配备及专业技术、理论知识水平和应用能力等是否能胜任所制订的护理措施。

(3)适当的医院设施、设备。

3.科学性

护理措施应基于科学的基础上，每项护理措施都应有措施依据，措施依据来自护理科学及相关学科的理论知识。禁止将没有科学依据的措施用于患者。护理措施的前提是一定要保证患者的安全。

4.一致性

护理措施不应与其他医务人员的措施相矛盾，否则容易使患者不知所措，并造成不信任感，甚至可能威胁患者安全。制订护理措施时应参阅其他医务人员的病历记录、医嘱，意见不一致时应共同协商，达成一致。

5.指导性

护理措施应具体，有指导性，不仅使护理同一患者的其他护士很容易地执行措施，也有利于患者。如对于体液过多需进食低盐饮食的患者，正确的护理措施是：①观察患者的饮食是否符合低盐要求。②告诉患者和家属每日摄盐＜5 g。含钠多的食物除咸味食品外，还包括发面食品、碳酸饮料、罐头食品等。③教育患者及家属理解低盐饮食的重要性等。

不具有指导性护理措施，如：①嘱患者每日摄盐量＜5 g。②嘱患者不要进食含钠多的食物。

四、护理计划成文

护理计划成文是将护理诊断、目标、护理措施以一定的格式记录下来而形成的护理文件。不仅为护理程序的下一步实施提供了指导，也有利于护士之间以及护士与其他医务人员之间的交流。护理计划的书写格式，因不同的医院有各自具体的条件和要求，所以书写格式也是多种多样的。大致包括日期、护理诊断、目标、措施、效果评价几项内容，见表 1-2。

表 1-2　护理计划

日期	护理诊断	护理目标	护理措施	评价	停止日期	签名
2024－2－19	气体交换受阻	1.	1.			
		2.	2.			
		3.	3.			
2024－2－22	焦虑	1.	1.			
		2.	2.			
		3.	3.			

护理计划应体现个体差异性，一份护理计划只对一个患者的护理活动起作用。护理计划还应具有动态发展性，随着患者病情的变化，护理的效果而调整。

（刘亚男）

第四节　护理实施

实施是为达到护理目标而将计划中各项措施付诸行动的过程。实施的质量如何与护士的专业知识、操作技能和人际沟通能力三方面的水平有关。实施过程中的情况应随时用文字记录下来。

实施过程包括实施前的准备、实施和实施后的记录三个部分。一般来讲，实施应发生于护理计划完成之后，但在某些特殊情况下，如遇到急诊患者或病情突变的住院患者，护士只能先在头脑中迅速形成一个初步的护理计划并立即采取紧急救护措施，事后再补上完整的护理计划。

一、实施前的准备

护士在执行护理计划之前，为了保证护理效果，应思考安排以下几个问题，即“五个 W”。

（一）“谁去做”

对需要执行的护理措施进行分类和分工，确定护理措施是由护士做，还是辅助护士做；哪一级别或水平的护士做；是一个护士做，还是多个护士做。

(二)“做什么”

进一步熟悉和理解计划，执行者对计划中每一项措施的目的、要求、方法和时间安排应了如指掌，以确保措施的落实，并使护理行为与计划一致。此外，护士还应理解各项措施的理论基础，保证科学施护。

(三)“怎样做”

(1)分析所需要的护理知识和技术：护士必须分析实施这些措施所需要的护理知识和技术，如操作程序或仪器设备使用的方法，若有不足，则应复习有关书籍或资料，或向其他有关人员求教。

(2)明确可能会发生的并发症及其预防：某些护理措施的实施有可能对患者产生一定程度的损伤。护士必须充分预想可能发生的并发症，避免或减少对患者的损伤，保证患者的安全。

(3)如患者情绪不佳，合作性差，那么需要考虑如何使措施得以顺利进行。

(四)“何时做”

实施护理措施的时间选择和安排要恰当，护士应该根据患者的具体情况、要求等多方面因素来选择执行护理措施的时机。例如，健康教育的时间，应该选择在患者身体状况良好、情绪稳定的情况下进行以达到预期的效果。

(五)“何地做”

确定实施护理措施的场所，以保证措施的顺利实施。在健康教育时应选择相对安静的场所；对涉及患者隐私的操作，更应该注意选择环境。

二、实施

实施是护士运用操作技术、沟通技巧、观察能力、合作能力和应变能力去执行护理措施的过程。在实施阶段，护理的重点是落实已制订的措施，执行医嘱、护嘱，帮助患者达到护理目标，解决问题。在实施中必须注意既要按护理操作常规规范化地实施每一项措施，又要注意根据每个患者的生理、心理特征个性化地实施护理。

实施是评估、诊断和计划阶段的延续，需随时注意评估患者的病情及患者对护理措施的反应及效果，努力使护理措施满足患者的生理、心理需要、促进疾病的康复。

三、实施后的记录

实施后，护士要对其所执行的各种护理措施及患者的反应进行完整、准确的文字记录，即护理病历中的护理病程记录，以反映护理效果，为评价做好准备。

记录可采用文字描述或填表，在相应项目上打“√”的方式。常见的记录格式有 PIO 记录方式，PIO 即由问题(problem，P)、措施(intervention，I)、结果(outcome，O)组成。“P”的序号要与护理诊断的序号一致并写明相关因素，可分别采用 PES、PE、SE 三种记录方式。“I”是指与 P 相对应的已实施的护理措施。即做了什么，但记录并非护理计划中所提出的全部护理措施的罗列。“O”是指实施护理措施后的结果。可出现两种情况：一种结果是当班问题已解决；另一种结果是当班问题部分解决或未解决，若措施适当，由下一班负责护士继续观察并记录；若措施不适宜，则由下一班负责护士重新修订并制订新的护理措施。

记录是一项很重要的工作，其意义在于：①可以记录患者住院期间接受护理照顾的全部经过；②有利于其他医护人员了解情况；③可作为护理质量评价的一个内容；④可为以后的护理工作提供资料；⑤是护士辛勤工作的最好证明。

(刘亚男)

第五节　护理评价

评价是有计划的、系统的将患者的健康现状与确定的预期目标进行比较的过程。评价是护理程序的第五步，但实际上它贯穿于整个护理程序的各个步骤，如评估阶段，需评估资料收集是否完全，收集方法是否正确；诊断阶段，需评价诊断是否正确，有无遗漏，是否是以收集到的资料为依据；计划阶段，需评价护理诊断的顺序是否合适，目标是否可行，措施是否得当；实施阶段，需评价措施是否得到准确执行，执行效果如何等。评价虽然位于程序的最后一步，但并不意味着护理程序的结束，相反，通过评价发现新问题，重新修订计划，而使护理程序循环往复地进行下去。

评价包括以下几个步骤。

一、收集资料

收集有关患者目前健康状态的资料，资料涉及的内容与方法同第一节评估部分的相应内容。

二、评价目标是否实现

评价的方法是将患者目前健康状态的资料与计划阶段的预期目标相比较，以判断目标是否实现。经分析可得出三种结果：①目标已达到；②部分达到目标；③未能达到目标。

例：预定的目标为“一个月后患者拄着拐杖行走 50 m”，一个月后评价结果如下。

患者能行走 50 m——目标达到。

患者能行走 30 m——目标部分达到。

患者不能行走——目标未达到。

三、重审护理计划

对护理计划的调整包括以下几种方式。

(一)停止

重审护理计划时，对目标已经达到，问题已经解决的，停止采取措施，但应进一步评估患者可能存在的其他问题。

(二)继续

问题依然存在，计划的措施适宜，则继续执行原计划。

(三)修订

对目标部分实现或目标未实现的原因要进行探讨和分析，并重审护理计划，对诊断、目标和措施中不适当的内容加以修改，应考虑下述问题：收集的资料是否准确和全面；护理问题是否确切；所定目标是否现实；护理措施设计是否得当以及执行是否有效，患者是否配合等。

护理程序作为一个开放系统，患者的健康状况是一个输入信息，通过评估、计划和实施，输出患者健康状况的信息，经过护理评价结果来证实计划是否正确。如果患者尚未达到健康目标，则需要重新收集资料、修改计划，直到患者达到预期的目标，护理程序才告停止。因此，护理程序是一个周而复始，无限循环的系统工程(图 1-1)。

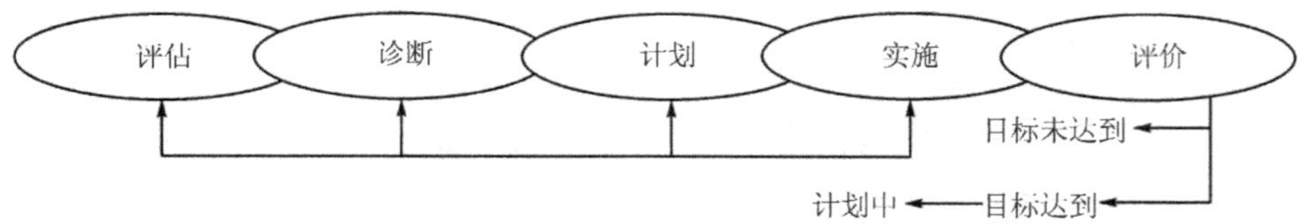

1. 护理观的确立 2. 决定资料收集框架 3. 收集资料 4. 核实资料	1. 分析、解释资料 2. 找出存在的问题及原因 3. 确定护理诊断	1. 排列护理诊断顺序 2. 制订护理目标 3. 选择护理措施 4. 计划成文	1. 执行护理计划 2. 完成护理记录	1. 收集资料 2. 与护理目标比较 3. 分析原因 4. 修订计划

图 1-1　护理程序的循环过程

护理程序是一种系统的解决问题的程序，是护士为患者提供护理照顾的方法，应用护理程序可以保证护士给患者提供有计划、有目的、高质量、以患者为中心的整体护理。因此它不仅适用于医院临床护理、护理管理，同时它还适用于其他护理实践、如社区护理、家庭护理、大众健康教育等，是护理专业化的标志之一。

(刘亚男)

第二章

基础护理操作技术

第一节　口服给药技术

口服是一种最常用的给药方法。它既方便又经济且较安全，药物经口服后，通过胃肠黏膜吸收进入血液循环，起到局部或全身的治疗作用。口服法的缺点：吸收慢而不规则；有些药物到达全身循环前要经过肝脏，使药效受到破坏；有的药物在肠内不吸收或具有刺激性而不能口服。病危、昏迷或呕吐不止的患者不宜应用口服法。因此，护士应根据病情、用药目的及药物吸收的快慢，掌握用药的时间。

一、摆药

（一）病区摆药

1.用物

药柜（内有各种药物、量杯、滴管、乳体、药匙、纱布或小毛巾），发药盘或发药车，药杯，小药牌，服药单（本），小水壶内备温开水。

2.操作方法

（1）操作前应洗手、戴口罩，打开药柜将用物备齐。

（2）按服药时间挑选小药牌，核对小药牌及服药单，无误后依床号顺序将小药牌插入发药盘内配药，注意用药的起止时间，先配固体药，后配水剂及油剂。

（3）摆固体药片、药粉、胶囊时应用药匙分发，同一患者的数种药片可放入同一个杯内，药粉或含化药须用纸包。

（4）摆水剂用量杯计量，左手持量杯，拇指置于所需刻度，右手持药瓶先将药液摇匀，标签朝上，举量杯使所需刻度与视线平行，缓缓倒入所需药量（图 2-1）。倒毕，以湿纱布擦净瓶口放回原处。同时服用几种水剂时，须分别倒入几个杯内。更换药液品种应洗净量杯。

（5）药液不足 1 mL，须用滴管测量，1 mL＝15 滴，滴时须稍倾斜。为使患者得到准确的药量，避免药液蘸在杯内，应滴入已盛好冷开水的药杯。

（6）药摆毕，应将药物、小药牌与服药单全部核对 1 遍；发药前由别人再查对 1 次，无误后方可发药。

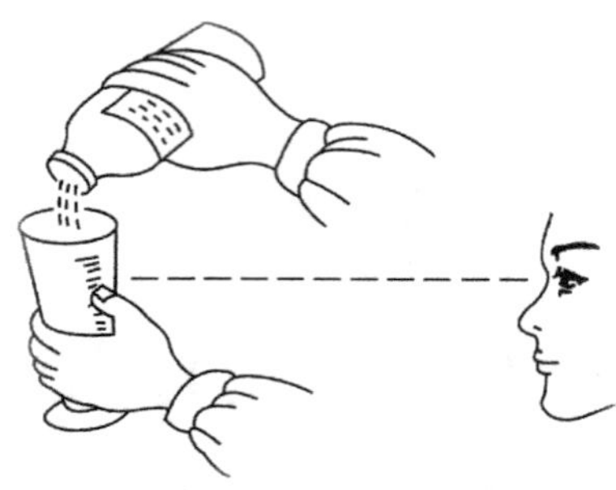

图 2-1　倒药液法

(二)中心药站

有的医院设有中心药站，为住院患者集中摆药。中心药站具有全院宏观调控药品的作用，避免积压浪费，减少病区摆药、取药、退药、保管等烦琐工作。

病区护士每天查房后，将药盘及小药牌一起送到中心药站，由药站专人负责摆药、核对。摆药一次备一天的量(三次用量)，之后由病区护士核对取回，按时发给患者。

各病区可另设一小药柜，存放少量的常用药、抢救药、针剂和极少量的毒、麻、限制药品等，以备夜间及临时急用。

二、发药

(1)备好温开水，携带发药车或发药盘，服药单进病室。

(2)按规定时间送药至床前，核对患者的床号、姓名，并呼唤患者无误后再发药物，待患者服下后方可离开。

(3)对危重患者护士应予喂服，鼻饲患者应由胃管注入。若患者不在或因故不能当时服药者，护士将药品带回保管。护士换药或停药应及时告诉患者，如患者提出疑问，应耐心解释。

(4)抗生素及磺胺类药物需在血液内保持有效浓度，必须准时给药。

三、注意事项

(1)某些刺激食欲的健胃药宜在饭前服，因为刺激舌的味觉感受器，使胃液大量分泌。

(2)某些磺胺类药物经肾脏排出，尿少时即析出结晶引起肾小管堵塞，服药后指导患者多饮水，而对呼吸道黏膜起保护性作用的止咳合剂，服后则不宜立即饮水，以免冲淡药物降低药效。

(3)服用强心苷类药物如洋地黄、地高辛等，应先测脉率、心率，并注意其节律变化，脉率低于60 次/分钟或节律不齐时则不可继续服用。

(4)某些药物对牙齿有腐蚀作用或使牙齿染色的药物如酸类或铁剂，服用时避免与牙齿接触，可将药液由饮水管吸入，服后再漱口。

四、发药后处理

药杯用肥皂水和清水洗净，消毒擦干后，放回原处备用。油剂药杯应先用纸擦净后清洗再消毒，同时清洁药盘或发药车。

(武莹莹)

第二节　静脉注射技术

一、目的

(1)所选用药物不宜口服、皮下注射、肌内注射,又需迅速发挥药效时。

(2)注入药物进行某些诊断性检查,如对肝、肾、胆囊等造影时需静脉注入造影剂。

二、评估

(一)评估患者

(1)双人核对医嘱。

(2)核对患者的床号、姓名、住院号和腕带(请患者自己说出床号和姓名)。

(3)了解患者的病情、意识状态、配合能力、药物过敏史、用药史。

(4)评估患者穿刺部位的皮肤状况、肢体活动能力、静脉充盈度和管壁弹性。选择合适静脉注射的部位,评估药物对血管的影响程度。

(5)向患者解释静脉注射的目的和方法,告知所注射药物的名称,取得患者配合。

(二)评估环境

安静整洁,宽敞明亮。

三、操作前准备

(一)人员准备

仪表整洁,符合要求。洗手,戴口罩。

(二)物品准备

1.操作台

治疗单、静脉注射所用药物、注射器。

2.检查

按要求检查所需用物,符合要求方可使用。

(1)双人核对药物的名称、浓度、剂量、有效期、给药途径。

(2)检查药物的质量、标签,液体有无沉淀和变色,有无渗漏、浑浊和破损。

(3)检查注射器和无菌棉签的有效期、包装是否紧密无漏气,安尔碘的使用日期是否在有效期内。

3.配制药液

(1)安尔碘棉签消毒药物瓶口,掰开安瓿,瓿帽弃于锐器盒内。

(2)打开注射器,将外包装袋置于生活垃圾桶内,固定针头,回抽针栓,检查注射器,取下针帽置于生活垃圾桶内,抽取安瓿内药液,排气,置于无菌盘内。在注射器上贴上患者的床号、姓名,药物名称,用药方法的标签。

(3)再次核对空安瓿和药物的名称、浓度、剂量、用药方法和时间。

4.备用物品

治疗车上层治疗盘内放置备用注射器一支、安尔碘、无菌棉签，无菌盘内放置配好的药液、垫巾。以上物品符合要求，均在有效期内。治疗车下层放置生活垃圾桶、医疗废物桶、锐器盒，含有效氯 250 mg/L 消毒液桶。

四、操作程序

(1)携用物推车至患者床旁，核对患者的床号、姓名、住院号和腕带(请患者自己说出床号和姓名)。

(2)向患者说明静脉注射的方法、配合要点、注射药物的作用和不良反应。

(3)协助患者取舒适体位，充分暴露穿刺部位，放垫巾于穿刺部位下方。

(4)在穿刺部位上方 5～6 cm 处扎压脉带，末端向上，以防污染无菌区。

(5)安尔碘棉签消毒穿刺部位皮肤，以穿刺点为中心向外螺旋式旋转擦拭，直径＞5 cm。

(6)再次核对患者的床号、姓名和药名。

(7)嘱患者握拳，使静脉充盈，左手拇指固定静脉下端皮肤，右手持注射器与皮肤成 15°～30°自静脉上方或侧方刺入，见回血可再沿静脉进针少许。

(8)保留静脉通路者安尔碘棉签消毒静脉注射部位三通接口，以接口处为中心向外螺旋式旋转擦拭。

(9)静脉注射过程中，观察局部组织有无肿胀，严防药液渗漏，如出现渗漏，应立即拔出针头，按压局部，另行穿刺。

(10)拔针后，指导患者按压穿刺点 3 分钟，勿揉；凝血功能差的患者适当延长按压时间。

(11)再次核对患者的床号、姓名和药名。

(12)将压脉带与输液垫巾对折取出，输液垫巾置于生活垃圾桶内，压脉带放于含有效氯 250 mg/L消毒液桶中。整理患者的衣物和床单位，观察有无不良反应，并向患者讲明注射后注意事项。用快速手消毒剂消毒双手，推车回治疗室，按医疗废物处理原则整理用物。

(13)洗手，在治疗单上签名并记录时间。按护理级别书写护理记录单。

五、注意事项

(1)严格执行查对制度，需双人核对医嘱。

(2)严格遵守无菌操作原则。

(3)了解注射目的、药物对血管的影响程度、给药途径、给药时间和药物过敏史。

(4)选择粗直、弹性好、易固定的静脉，避开关节和静脉瓣。常用的穿刺静脉为肘部浅静脉：贵要静脉、肘正中静脉、头静脉。小儿多采用头皮静脉。

(5)根据患者的年龄、病情和药物性质掌握注入药物的速度，并随时听取患者主诉，观察病情变化。必要时使用微量注射泵。

(6)对需要长期注射者，应有计划地由小到大、由远心端到近心端选择静脉。

(7)根据药物特性和患者肝肾或心脏功能，采用合适的注射速度。随时听取患者主诉，观察体征和其病情变化。

(于秋菊)

第三节　肌内注射技术

一、目的

注入药物，用于不宜或不能口服或静脉注射且要求比皮下注射更快发生疗效时。

二、评估

（一）评估患者

（1）双人核对医嘱。

（2）核对患者的床号、姓名、住院号和腕带（请患者自己说出床号和姓名）。

（3）评估患者的病情、治疗情况、意识状态、用药史、药物过敏史、不良反应史、肢体活动能力和合作程度。

（4）向患者解释操作目的和过程，取得患者配合。

（5）查看注射部位皮肤情况（皮肤颜色，有无皮疹、感染和皮肤划痕阳性）。

（6）协助患者取舒适坐位或卧位。

（二）评估环境

安静整洁，宽敞明亮，必要时遮挡。

三、操作前准备

（一）人员准备

仪表整洁，符合要求。洗手，戴口罩。

（二）按医嘱配制药液

（1）操作台：注射盘、无菌盘、2 mL 注射器、5 mL 注射器、医嘱所用药液、安尔碘、无菌棉签。如注射用药为油剂或混悬液，需备较粗针头。

（2）双人核对药物标签、药名、浓度、剂量、有效期、给药途径。

（3）检查瓶口有无松动、瓶身有无破裂、药液有无浑浊、变质。

（4）检查无菌注射器、安尔碘、无菌棉签等，包装无破裂，在有效期内。

（5）按正规操作抽吸药液，并贴好标识，置于无菌盘内。

（6）再次核对药液，记录时间并签名。

（三）物品准备

治疗车上层放置无菌盘（内置抽吸好药液）、安尔碘、注射单、无菌棉签、快速手消毒剂。以上物品符合要求，均在有效期内。治疗车下层放置生活垃圾桶、医疗废物桶、锐器盒。

四、操作程序

（1）携用物推车至患者床旁，核对患者的床号、姓名、住院号和腕带（请患者自己说出床号和姓名）。

(2)协助患者取舒适体位,暴露注射部位,注意保暖,保护患者隐私,必要时可遮挡。

(3)选择注射部位(臀大肌、臀中肌、臀小肌、股外侧和上臂三角肌)。

(4)常规消毒皮肤,待干。

(5)再次核对患者的床号、姓名和药名。

(6)拿取药液并排尽空气,取干棉签,夹于左手示指与中指之间,以一手拇指和示指绷紧局部皮肤,另一手持注射器,中指固定针栓,将针头迅速垂直刺入,深度约为针梗的 2/3。

(7)松开紧绷皮肤的手,抽动活塞。如无回血,缓慢注入药液,同时观察反应。

(8)注射毕,用无菌干棉签轻按进针处,快速拔针,按压片刻。

(9)再次核对患者的床号、姓名和药名。

(10)协助患者取舒适体位,整理床单位,注射后观察用药反应。

(11)用快速手消毒剂消毒双手,记录时间并签名。

(12)推车回治疗室,按医疗废物处理原则处理用物。

(13)洗手,根据病情书写护理记录单。

五、常用肌内注射定位方法

(一)臀大肌肌内注射定位法

注射时应避免损伤坐骨神经。

1.十字法

从臀裂顶点向左或右侧画一水平线,然后从髂嵴最高点作一垂线,将一侧臀部被划分为 4 个象限,其外上象限并避开内角为注射区。

2.连线法

从髂前上棘至尾骨作一连线,其外 1/3 处为注射部位。

(二)臀中肌、臀小肌肌内注射定位法

(1)以示指尖和中指尖分别置于髂前上棘和髂嵴下缘处,在髂嵴、示指、中指之间构成一个三角形区域,示指与中指构成的内角为注射部位。

(2)髂前上棘外侧三横指处(以患者手指的宽度为标准)。

(三)股外侧肌肌内注射射定位法

在股中段外侧,一般成人可取髋关节下 10 cm 至膝关节的范围。此处大血管、神经干很少通过且注射范围广,可供多次注射,尤适用于 2 岁以下的幼儿。

(四)上臂三角肌肌内注射定位法

取上臂外侧,肩峰下 2~3 横指处。此处肌肉较薄,只可作小剂量注射。

(五)体位准备

1.卧位

臀部肌内注射时,为使局部肌肉放松,减轻疼痛与不适,可采用以下姿势。

(1)侧卧位:上腿伸直,放松,下腿稍弯曲。

(2)俯卧位:足尖相对,足跟分开,头偏向一侧。

(3)仰卧位:常用于危重和不能翻身的患者,采用臀中肌、臀小肌肌内注射法较为方便。

2.坐位

为门诊患者接受注射时常用体位。可供上臂三角肌或臀部肌内注射时采用。

六、注意事项

(1)遵医嘱和药品说明书使用药品。

(2)药液要现用现配，在有效期内，剂量要准确。选择两种药物同时注射时，应注意配伍禁忌。

(3)注射时应做到"两快一慢"(进针、拔针快，推注药液慢)。

(4)选择合适的注射部位，避免刺伤神经和血管，无回血时方可注射。

(5)注射时切勿将针梗全部刺入，以防针梗从根部衔接处折断。若针头折断，应先稳定患者的情绪，并嘱患者保持原位不动，固定局部组织，以防断针移位，同时尽快用无菌血管钳夹住断端取出；如断端全部埋入肌肉，应速请外科医师处理。

(6)对需长期注射者，应交替更换注射部位，并选择细长针头，以避免减少硬结的发生。如因长期多次注射出现局部硬结时，可采用热敷、理疗等方法予以处理。

(7)2 岁以下的婴幼儿不宜选用臀大肌注射，因其臀大肌尚未发育好，注射时有损伤坐骨神经的危险，最好选择臀中肌和臀小肌注射。

(廉　雯)

第四节　皮内注射技术

一、目的

(1)进行药物过敏试验，以观察有无变态反应。

(2)预防接种。

(3)局部麻醉的起始步骤。

二、评估

(一)评估患者

(1)双人核对医嘱。

(2)核对患者的床号、姓名、住院号和腕带(请患者自己说出床号和姓名)。

(3)评估患者的病情、意识状态、配合能力、用药史、药物过敏史、不良反应史。

(4)向患者解释操作目的和过程，取得患者配合。

(5)查看注射部位皮肤情况(皮肤颜色，有无皮疹、感染和皮肤划痕阳性)。

(6)协助患者取舒适坐位或卧位。

(二)评估环境

安静整洁，宽敞明亮，必要时遮挡。

三、操作前准备

(一)人员准备

仪表整洁,符合要求。洗手,戴口罩。

(二)按医嘱配制药液

(1)操作台(治疗室):注射盘、无菌治疗巾、无菌镊子、1 mL 注射器、药液、安尔碘、75%的乙醇、无菌棉签等。

(2)双人核对药液标签、药名、浓度、剂量、有效期、给药途径。

(3)检查瓶口有无松动、瓶身有无破裂、药液有无浑浊、沉淀、絮状物和变质。

(4)检查注射器、安尔碘、75%乙醇、无菌棉签、包装无破裂、是否在有效期内。

(5)按正规操作抽吸药液并贴好标识,置于无菌盘内。

(6)再次核对皮试液并签名。

(三)物品准备

治疗车上层放置无菌盘(内置已抽吸好的药液)、治疗盘(75%的乙醇、无菌棉签)、备用(1 mL注射器 1 支、0.1%盐酸肾上腺素 1 支,变态反应时用)、快速手消毒剂、注射单。以上物品符合要求,均在有效期内。治疗车下层放置生活垃圾桶、医疗废物桶、锐器盒。

四、操作程序

(1)携用物推车至患者床旁,核对患者的床号、姓名、住院号、腕带和药物过敏史(请患者自己说出床号和姓名)。

(2)选择注射部位(过敏试验选择前臂掌侧下 1/3;预防接种选择上臂三角肌下缘;局部麻醉则选择麻醉处)。

(3)75%乙醇常规消毒皮肤。

(4)二次核对患者的床号、姓名和药名。

(5)排尽空气,药液至所需刻度且药液不能外溢。

(6)一手绷紧局部皮肤,一手持注射器,针头斜面向上,与皮肤成 5°刺入皮内。

(7)待针头斜面完全进入皮内后,放平注射器,固定针栓并注入 0.1 mL 药液,使局部形成一个圆形隆起的皮丘(皮丘直径为 5 mm,皮肤变白,毛孔变大)。

(8)迅速拔出针头,勿按揉和压迫注射部位。

(9)20 分钟后观察患者局部反应,做出判断。

(10)协助患者取舒适体位,整理床单位。

(11)快速手消毒剂消毒双手,签名。

(12)推车回治疗室,按医疗废物处理原则处理用物。

五、20 分钟后判断结果

(1)核对患者的床号、姓名、住院号和腕带(请患者自己说出床号和姓名)。

(2)须经两人判断皮试结果,并将结果告知患者及其家属。

(3)洗手,皮试结果记录在病历、护理记录单和病员一览表等处。阳性用红笔标记“+”,阴性用蓝色或黑笔标记“-”。

(4)如对结果有怀疑，应在另一侧前臂皮内注入 0.1 mL 生理盐水进行对照试验。

六、皮内试验结果判断

(一)阴性

皮丘无改变，周围无红肿，并无自觉症状。

(二)阳性

局部皮丘隆起，局部出现红晕、硬块，直径＞1 cm 或周围有伪足；或局部出现红晕，伴有小水疱者；或局部发痒者为阳性。严重时可出现过敏性休克。观察反应的同时，应询问有无头晕、心慌、恶心、胸闷、气短、发麻等不适症状。如出现上述症状时，不可使用青霉素。

七、注意事项

(1)皮试药液要现用现配，剂量准确。

(2)备好相应抢救设备与药物，及时处理变态反应。

(3)行皮试前，尤其行青霉素过敏试验前必须询问患者的家族史、用药史和药物过敏史，如有药物过敏史者不可进行试验。

(4)药物过敏试验时，患者体位要舒适，不可采取直立位。

(5)选择注射部位时应注意避开瘢痕和皮肤红晕处。

(6)皮肤试验时禁用碘剂消毒，对乙醇过敏者可用生理盐水消毒，避免反复用力涂擦局部皮肤。

(7)拔出针头后，注射部位不可用棉球按压揉擦，以免影响结果观察。

(8)进针角度以针尖斜面全部刺入皮内为宜，进针角度过大易将药液注入皮下，影响结果的观察和判断。

(9)如需进行对照试验，应用另一注射器和针头，抽吸无菌生理盐水，在另一前臂相同部位皮内注射0.1 mL，观察 20 分钟进行对照。告知患者皮试后 20 分钟内不要离开病房。

(10)正确判断试验结果，对皮试结果阳性者，应在病历、床头或腕带、门诊病历和患者一览表上醒目标记，并将结果告知医师、患者及其家属。

(11)特殊药物皮试，按要求观察结果。

（陈 园）

第三章

护 理 管 理

第一节 护理规章制度

护理规章制度是护理管理的重要内容，是护理人员正确履行工作职责、工作权限、工作义务及工作程序的文字规定。它是护理管理、护理工作的标准及遵循的准则，是保障护理质量、护理安全的重要措施，并具有鲜明的法规性、强制性等特点。因此，护理人员必须严格遵守和执行各项护理规章制度。

本节仅列举主要的护理规章制度，各级管理者可根据医院实际情况不断修改补充，完善更新各项护理制度，并认真贯彻执行，定期督促检查执行情况。

一、护理规章制度

(一)护理部工作制度

(1)护理部有健全的组织管理体系，根据医院情况实行二级或三级管理，对护士长进行垂直领导。

(2)按照护理部工作职责，协助医院完成护理人员的聘任、调配，负责培训、考核、奖惩等相关事宜。

(3)实行护理工作目标管理，护理工作有中长期规划，有年计划，季度安排，月、周工作重点，并认真组织落实，每年对执行情况分析、总结，持续改进。

(4)依据医院的功能、任务制定护理工作的服务理念，建立健全适应现代医院管理的各项护理规章制度、疾病护理常规、护理技术操作规程及各级护理人员岗位职责和工作标准。

(5)根据医院的应急预案，制定护理各种应急预案或工作指南。

(6)有护理不良事件管理制度，并不断修订、补充、完善。

(7)有健全的护士长的考核标准，护理部每月汇总护理工作月报表，发现问题并及时解决。

(8)组织实施护理程序，为患者提供安全的护理技术操作及人性化的护理服务。

(9)定期深入科室进行查房，协助临床一线解决实际问题。

(10)护理质量管理实施二级或三级质量控制。护理部、护理质量管理委员会、护士长严格按照护理质量考核标准，督促检查护理质量和护理服务工作，护理部专人负责护理质量管理，对全院护理质量有分析及反馈，有持续质量改进的措施。

(11)定期组织召开各种会议,检查、总结、布置工作。

(12)护理教学:护理部专人负责教学工作,制定年度教学计划及安排,制定考核标准。定期组织各级各类护理人员继续医学教育培训及岗前培训、业务考核,年终有总结及分析。

(13)护理科研:有专门的护理科研组织,制定科研计划并组织实施,对科研成果和优秀论文有奖励方案。

(二)会议制度

(1)医院行政办公会:护理副院长和护理部主任(副主任)参加。获取医院行政指令并汇报护理工作情况。

(2)医院行政会:全体护士长应参加。了解掌握医院全面工作动态,接受任务,传达至护士。

(3)护理部例会:1～2 周召开 1 次。传达医院有关会议精神,分析讨论护理质量和工作问题,做工作小结和工作安排。

(4)护士长例会:每周召开 1 次。全体护士长参加,传达有关会议精神;组织护士长业务学习。通报当月护理工作质量控制情况,分析、讲评、研究护理工作存在问题,提出改进措施,布置下个月的工作。

(5)临床护理带教例会:护理部每学期召开不少于 2 次,科室召开每月 1 次。传达有关会议精神,学习教学业务。检查教学计划落实情况,分析、讲评、教学工作,做教学工作小结,布置工作。

(6)护理质量控制会议:每季度召开 1 次,对护理管理及护理工作中存在的问题、疑点、难点及质量持续改进等问题进行分析、通报,加强信息交流,采取有效的护理措施,规范护理工作。

(7)护理质量委员会会议:每年至少召开 2 次,分析、讲评、研究护理质量安全管理问题,修改、补充和完善护理规章制度、护理质量检查标准和护理操作规程。

(8)全院护士大会:每年召开 1～2 次。传达上级有关会议精神,护理专业新进展新动态,表彰优秀护士事迹,总结工作、部署计划。

(9)晨交班会:由护士长主持,全科护士参加,运用护理程序交接班,听取值班人员汇报值班情况,并进行床旁交接班,解决护理工作中存在的主要问题,布置当日的工作。每天 08:00～08:30。

(10)病区护士会:每月召开 1 次,做工作小结,提出存在问题和改进措施,传达有关会议精神,学习业务及规章制度。

(11)工休座谈会:每月召开 1 次,由护士长或护士组长主持。会议内容:了解患者需求,听取患者对医疗、护理、生活、饮食等方面的意见和建议;宣传健康保健知识;进行满意度调查;要求患者自觉遵守病区规章制度等。

(三)护理部文件档案管理制度

(1)护理部文件包括:①全院护理工作制度、工作计划、工作总结。②护理质量控制、在职培训、进修、实习情况。③各种有关会议纪要、记录。④护士执业注册、出勤、奖、惩、护理不良事件、晋升资料。⑤护理科研、新技术、新项目、科研成果、学术论文申报及备案资料。⑥上级有关文件及申报上级有关文件存底。⑦护理学习用书、资料。⑧护理部仪器设备,如打印机、扫描仪、电脑、相机等。

(2)护理部指定专人负责资料收集、登记和保管工作。

(3)建立保管制度,平时分卷、分档存放,年终进行分类、分册装订,长期保管。

(4)严格遵守保密原则,机密文件、资料的收发、传阅、保管须严格按有关程序办理,加强电脑、传真机的管理,护理部以外其他人员不得动用各种文件及仪器设备,严禁通过无保密措施的通信设施传递机密文件及信息。

(5)护理部文件不得带出护理部。如需借用,填写借用单,妥善保管,不能丢失,并在规定时间归还。

(四)护理查房制度

1.行政查房

(1)护理管理查房:由分管院长或护理部主任主持,护士长及相关人员参加,对护理管理工作、疑难问题、进行现场查房,通过查、看、问、听了解情况,进行讨论分析,达成共识、统一规范,与相关部门协调,解决问题。

(2)护理质量查房:由护理部组织,科室护士长代表参加,定期检查,主要内容包括病房秩序、安全、卫生;护理规章制度、护理常规、护理技术操作规程的执行情况;特级、一级护理患者的管理;院内感染控制标准的执行;各种记录及护理文书等。

(3)护士长查房:护士长深入病房,听取患者及家属意见,对新入、手术、特殊检查和危重症患者的护理、各班工作的质量、病区管理等进行检查、督导;每周参加科主任查房 1 次。

(4)护士长夜查房:护士长夜查房每天 1 次,由护理部抽调护士长参加,重点巡视护士岗位职责、规章制度的落实情况,解决护理工作疑难问题,指导或参与危重患者抢救并做好值班记录。

2.护理教学查房

护理教学查房是针对典型病例或开展新技术、新项目的病例,安排带教老师或专人准备,全科护理人员、不同层次的实习生、进修生参加,进行系统的理论、技能教学和讨论,达到学习、掌握相关理论和技能的目的。

3.节假日查房

节假日安排查房。护理部或护士长组织对全院各病区进行巡查,检查各科值班人员安排是否合理,护士工作状态和规章制度的落实情况,指导危重患者抢救护理,及时解决护理工作中疑难问题。

(五)护理会诊制度

(1)护理会诊的目的:为了解决重危、复杂、疑难患者的护理问题,切实、有效地提高护理质量。

(2)护理会诊工作由护理部负责,由各护理专科小组承担会诊任务,定期进行工作总结、反馈、整改。全院性会诊由护理部安排有关护理专家进行,会诊地点常规设在护理会诊申请科室。

(3)对于临床危重、复杂、疑难病例的护理,科室先组织护士进行讨论,讨论后仍难以处理,报告护士长协调处理,由护士长决定是否申请院内护理会诊。

(4)认真填写护理会诊申请单,经护士长书面签字后送交护理部。

(5)护理部主任负责会诊的组织、协调有关护理人员进行会诊。

(6)会诊由护士长或管床护士汇报情况,会诊小组提出处理意见,并记录在会诊单上,科室执行处理意见详细记录在护理记录单上。会诊记录单一式两份,护理部 1 份,科室留存 1 份。

(7)参加护理会诊的人员由医院护理质量管理委员会成员、专科护士(经专科护士培训取得合格证,并具有一定临床工作能力)组成。

(8)普通会诊 24 小时内完成,急会诊 10 分钟内完成。请院外护理会诊须经主管护理的院领

导同意，由护理部向被请医院护理部提出会诊邀请。

(六)护理制度、护理常规、操作规程变更制度

(1)护理制度、操作常规、操作规程变更，应立足于适应临床工作需要，规范护理行为，提高工作质量，确保患者安全。

(2)护理制度、操作常规、操作规程变更，由护理质量管理委员会负责。如有变更需求，护理部、科室提出变更意见和建议，待委员会讨论批准后执行。

(3)变更范围：①对现有护理制度、操作常规、操作规程的自我完善和补充。②对新开展的工作，需要制定新的护理制度、护理常规或操作规程。

(4)护理制度、护理常规、操作规程变更后，应试行3～6个月，经可行性再评价后方可正式列入实施。文件上须标有本制度执行起止时间及批准人。

(5)变更后的护理制度、护理常规、操作规程由护理部及时通知全院护士，认真组织培训并贯彻执行。

(6)重大护理制度和护理常规、操作规程变更需与医疗管理职能部门做好协调，保持医疗护理一致性，并向全院通报。

(七)护士管理规定

(1)严格遵守《中华人民共和国护士条例》，护士必须按规定及时完成首次执业注册和定期延续注册。

(2)护士执业过程中必须遵守相关法律法规、医疗护理工作的规章制度、技术规范和职业道德。

(3)护士需定期考核，接受在职培训，完成规范化培训和继续教育有关规定。

(4)护士应对自己的护理行为负责，热情工作，尊重每一位患者，努力为患者提供最佳的、最适宜的护理服务。

(5)护士要养成诚实、正直、慎独、上进的品格和沉着、严谨、机敏的工作作风。护士通过实践、教育、管理、学习等方法提高专业水平。

(6)护士的使命是体现护理工作的价值、促进人类健康；护士应与其他医务人员合作，为提高整个社会健康水平而努力。

(八)护士资质管理规范

(1)护理部每年审核全院护士执业资质，按上级通知统一组织护士首次执业注册和延续注册(在注册期满前30天)，对护士执业证书进行集体校验注册。

(2)护理部协助人事部门审核招聘护士的身份证、毕业文凭、护士执业证书。

(3)护理部负责审核进修护士的身份证、毕业文凭、护士执业证书。

(4)护理部为转入护士及时办理变更执业注册，在有效变更注册前不得在临床单独值班。

(5)实习护士、进修护士、未取得护士执业证书并有效注册的新护士不能单独工作，必须在执业护士的指导下进行护理工作。

(6)护理部对资质审核不合格的护士，书面通知相关人员，确保做到依法执业。

(7)按各级护士考核制度进行定期考核，考核合格方可注册。

(8)护士长严格执行上述规范，加强依法执业管理。

(九)护理质量管理制度

(1)建立护理质量管理委员会，在分管院长及护理部主任的领导下进行工作，成立三级护理质量控制组织，负责全院的护理质量监督、检查与评价，指导护理质量持续改进工作。

(2)依据相关法律法规和卫生行政相关规范和常规，修订完善医院护理质量管理标准、规章制度、护理不良事件等管理制度。

(3)定期监督、检查各项护理规章制度、岗位职责、护理常规、操作规程落实情况，发现问题及时纠正。

(4)检查形式采取综合检查、重点检查、专项检查、夜班检查等。

(5)护理质量控制要求：①全院各病区每月检查不得少于1次，有整改措施、有记录。②根据护理工作要求，制定和完善患者对护理工作满意度调查表，相关部门完成每位住院患者的满意度调查。③进行护士的培训和考核，每年进行急救技术操作培训，要求人人参训并掌握。

(6)对患者及家属的投诉、纠纷及护理安全隐患，做到三不放过(事件未调查清楚不放过；当事人未受教育不放过；整改措施未落实不放过)。对问题要调查、核实、讨论、分析，提出改进措施和投诉反馈。

(7)每月汇总各类质控检查结果，作为护理部和科室质量改进的参考依据，存在问题作为次月质控考核的重点，年终质控结果与科室护理工作奖惩挂钩。

(8)护理不良事件管理登记完整，及时上报汇总，定期组织讨论，提出预防和改进措施。

(9)强化对全院护士的质量管理教育，树立质量管理意识，参与质量管理，定期进行护理安全警示教育。

(十)重点科室、重点环节护理管理制度

1.重点科室护理管理制度

(1)重点科室包括重症医学科、急诊科、产房、血液透析室、手术室、供应室。

(2)根据相关要求，制定各重点科室的护理质量管理考评标准。

(3)护士长严格按照质量标准的各项要求管理、督导护理工作。

(4)护理质量管理委员会对上述科室的护理工作进行重点检查。

2.重点环节护理管理制度

(1)重点环节包括以下内容。①重点环节：患者交接、患者信息的正确标识、药品管理、围术期管理、患者管道管理、压疮预防、患者跌倒、有创护理操作、医护衔接。②重点时段：中班、夜班、连班、节假日、工作繁忙时。③重点患者：疑难危重患者、新入院患者、手术患者、老年患者、接受特殊检查和治疗的患者、有自杀倾向的患者。④重点员工：护理骨干、新护士、进修护士、实习护士、近期遭遇生活事件的护士。

(2)落实组织管理：护士长应组织有关人员加强重点时段的交接班管理和人员管理，根据病房的具体情况，科学合理安排人力，对重点时段的工作、人员、工作衔接要有明确具体的要求，并在排班中体现。

(3)落实制度：严格执行各项医疗护理制度、护理操作规程。

(4)落实措施：病房针对重点环节，结合本病房的工作特点，提出并落实具体有效的护理管理措施，保证患者的护理安全。

(5)落实人力：根据护士的能力和经验，有针对性地安排重点患者的护理工作，及时检查和评价护理效果，加强对重点患者的交接、查对和病情观察，并体现在护理记录中。

(6)控制重点员工，工作职责有明确具体的要求，并安排专人管理。

(十一)抢救及特殊事件报告制度

各科室进行重大抢救及特殊病例的抢救治疗时,应及时向医院有关部门及院领导报告。

1.需报告的重大抢救及特殊病例

(1)涉及灾害事故、突发事件所致死亡3人及以上或同时伤亡6人及以上的重大抢救。

(2)知名人士、保健对象、外籍、境外人士的抢救,本院职工的病危及抢救。

(3)涉及有医疗纠纷或严重并发症患者的抢救。

(4)特殊危重病例的抢救。

(5)大型活动或其他特殊情况中出现的患者。

(6)突发甲类或乙类传染病及新传染病患者。

2.应报告的内容

(1)灾害事故、突发事件的发生时间、地点、伤亡人数、分类及联络方式;伤病亡人员的姓名、年龄、性别、致伤、病亡的原因,伤者的伤情、病情,采取的抢救措施等。

(2)大型活动和特殊情况中发生的患者姓名、年龄、性别、诊断、病情、预后及采取的医疗措施等。

(3)特殊病例患者姓名、性别、年龄、诊断、治疗抢救措施、目前情况、预后等。

3.报告程序及时限

(1)参加院前、急诊及住院患者抢救的医务人员向医务部(处)、护理部报告;参加门诊抢救的医务人员向门诊部报告;节假日、夜间向院总值班报告。在口头或电话报告的同时,特殊情况应填报书面报告单并在24小时内上交医务部和护理部。

(2)医务部(处)、护理部、门诊部、院总值班接到报告后,应及时向院领导报告。

(十二)护理投诉管理制度

(1)在护理工作中,因服务态度、服务质量、技术操作出现的护理失误或缺陷,引起患者或家属不满,以书面或口头方式反映到护理部或有关部门的意见,均为护理投诉。

(2)护理投诉管理制度健全,有专人接待投诉者,使患者及家属有机会陈诉自己的观点,并做好投诉记录。

(3)接待投诉时要认真倾听投诉者意见,并做好解释说明工作,避免引发新的冲突。

(4)护理部设有护理投诉专项记录本,记录事件发生的时间、地点、人员、原因,分析和处理经过及整改措施。

(5)护理部接到护理投诉后,调查核实,应及时反馈给有关科室的护士长。科室应认真分析事发原因,总结经验,接受教训,提出整改措施。

(6)投诉经核实后,护理部可根据事件情节严重程度,给予当事人相应的处理。①给予当事人批评教育。②当事人认真做书面检查,并在护理部或护士长处备案。③根据情节严重程度给予处罚。

(7)对护理投诉进行调查、分析并制定相应措施,要及时进行会议通报,减少投诉、纠纷的发生。

(十三)护理不良事件报告及管理制度

护理不良事件是指在诊疗护理活动中,因违反医疗卫生法律、规章和护理规范、常规等造成的任何可能影响患者的诊疗结果、增加患者痛苦和负担并可能引发护理纠纷或事故的事件。医院应积极倡导、鼓励医护人员主动报告不良事件,通过对“错误”的识别能力和防范能力,使医院在质量管理与持续改进活动过程中，提升保障患者安全的能力。

(1)护理不良事件包括护理差错、护理事故、在院跌倒、护理并发症、护理投诉及其他意外或突发事件。

(2)主动及时报告：凡发生护理不良事件，当事人或者知情人应立即主动向科室领导或护士长报告，护士长向护理部报告，护理部及时上报医院领导。发生严重差错逐级上报，不得超过24小时。

(3)及时补救：对护理不良事件采取积极有效的补救措施，将问题及对患者造成的不良后果降到最低限度，并立即报告医师及时抢救、启动应急预案及时处理。

(4)调查分析：发生护理不良事件，护理部应组织有关人员了解情况，核对事实，同时指导科室确定不良事件的性质及等级，找出原因，进行分析，上报书面材料。

(5)按规定处理：对护理不良事件，应根据医院有关规定进行处理，以事实为依据，客观、公正地按护理不良事件的判定标准评定处理，既考虑到造成的影响及后果，又要注意保护当事护理人员。护理事故由医院医疗事故技术鉴定委员会定性或由医学会组织专家鉴定。

(6)吸取教训：护理不良事件的处理不是最终目的，关键是吸取教训，将防范重点放在预防同类事件的重复发生上。应视情节及后果，对当事人进行批评教育，召开会议。对事件的原因与性质进行分析、讨论，吸取经验教训，提出处理和改进措施，不断提高护理工作质量。

(7)发生护理不良事件的各种有关记录，检验报告、药品、器械等均应妥善保管，不得擅自涂改、销毁，必要时封存，以备鉴定。

(8)各科室及护理部如实登记各类护理不良事件，护理部指定专人负责护理不良事件的统计，详细记录不良事件发生的原因、性质、当事人的态度、处理结果及改进措施等。

(9)执行非惩罚性护理不良事件主动报告制度，并积极鼓励上报未造成不良后果但存在安全隐患的事件及有效杜绝差错的事例。对主动报告、改进落实有成效的科室及护士长，在当月护士长会上给予口头表扬，并对不良事件进行分析、总结。对主动报告的当事人按事件性质给予奖励。如不按规定报告、有意隐瞒已发生的护理不良事件，经查实，视情节轻重严肃处理。

(十四)紧急状态护理人员调配制度

(1)护理部、科室有护理人员紧急调配方案，担任紧急任务的人员需保持联络通畅。

(2)突发事件发生时，护理部、科室依照情况需要，统一组织调配。夜间、节假日由科室值班护士立即向医院总值班和病区护士长报告，总值班根据情况统一组织调配。

(3)院内、外重大抢救时，正常工作时间由护理部统一调配人员；夜间、节假日听从院总值班和护理部统一调配，同时向科护士长、病区护士长通报。护理部或护士长接报后立即妥善安排工作。

(4)在岗护理人员有突发情况不能工作时，首先通知该病区护士长，安排人员到岗。病区有困难时，应逐级向护士长、护理部汇报，由上级部门协调解决。

(5)病、事假原则上应先请假或持有相关部门的有效假条作为凭证。如遇临时特殊情况急需请假有书面报告，应立即向病区护士长报告，病区内安排有困难可逐级请护士长、护理部协调解决，等待替换人员到岗后方可离开。

(十五)护理人员培训与考核制度

1.岗前培训制度

新护士必须进行岗前培训。由护理部负责组织护理专业相关内容培训。

2.在岗培训与考核制度

(1)每年对各级护士要制订护理培训考核计划，包括基础理论、基本操作、基本技能、专科技能、新业务技术及应急处置技能培训。由护理部组织实施。

(2)要求护士参训率、考核合格率达标。

(3)根据专科发展需要，有计划选送护士进修学习。

(4)护理部每月组织业务授课，科室每月组织业务学习。

(5)组织继续护理学教育，完成年度规定学分，考核登记归档。

(十六)护理技术档案管理制度

(1)护理部要建立健全护理技术档案，为护理工作总结经验和护理事业的发展积累资料。

(2)护理技术档案分为护理技术、护理管理、护理人员业务技术三类，要分别管理，妥善保存，人员变动时认真交接并签字。①护理技术类为本院制定的各种疾病护理常规、技术操作规程、年度培训计划、各类学习班、专题讲座等资料。②护理管理类为护理工作年度、季度计划、工作总结、护理文件、检查评比结果、护理工作制度、会议纪要、记录及护理人员执业注册、进修、学习等资料。③护理人员业务技术类包括个人学历、经历、业务培训、业务技术考核情况，科研成果、学术论文，奖、惩情况及晋升材料等。

(3)护理技术档案要有专人负责资料收集、登记，进行分类、分卷、分档存放，按照档案管理有关规定，医院档案室存档应及时，同时做好交接并签字。

(十七)护理新技术、新业务临床准入管理制度

凡是近期在国内外医学领域具有发展趋势、在院内尚未开展和未使用的临床护理新项目被认定为护理新技术、新业务。

(1)根据国家相关的法律、法规和规章制度，制定医院护理新技术、新业务准入管理的规章制度。

(2)成立医院新技术、新业务准入管理领导小组，对需开展的国家级、省级、市级、院级新技术、新业务作出评估及书面批准。

(3)凡开展的护理新技术、新业务需填报申请书，经医院准入管理领导小组评估、论证同意准入后方可实施，做好开展过程的有关记录。

(4)了解、掌握开展的护理新技术、新业务的实施情况，发现问题及时纠正，对实施过程中发生的重大问题要及时报告及处理。

(5)拟开展护理新技术、新业务要符合准入的必备条件：①符合国家的相关法律、法规和相关规定；具有医院相关部门书面“准入”批示。②具有先进性、科学性、有效性、安全性和效益性。③所使用的各种医疗仪器设备必须具有医疗仪器生产企业许可证、医疗仪器经营企业许可证、医疗仪器产品注册证、产品合格证。④所使用的各种药品必须具有药品生产许可证、药品经营许可证、产品合格证，进口药品须有进口许可证。⑤拟开展的新技术、新业务项目不得违背伦理道德标准。⑥拟开展的新技术、新业务项目应征得患者本人的同意，严格遵守知情同意原则，并签订有关协议同意书。

(十八)护理科研管理制度

(1)科研课题实行自由申报、同行评议；择优上报、签订合同；逐级管理、定期检查；本人负责、科室保证的原则。

(2)申报各种基金课题，要求具有先进性、科学性和实用性，研究目标明确。

(3)获取上级批准的基金课题负责人应严格遵照合同要求,制订具体实施步骤,按进度执行,定期填报课题执行情况表进行检查督促,协调解决课题进行中的困难。立项课题按期总结、鉴定。

(4)课题经费按课题建账,专款专用,节约开支,经费支用须经有关部门审批。与外单位协作课题须经科教科批准并签订科研协作合同。

(5)申报科研成果须资料齐全、结果真实、数据可信,具有先进性、科学性、实用性。

(6)成果获奖后,奖金按医院有关分配方案发放。获奖成果护理部登记入档管理。

(十九)分级护理制度

(1)患者在住院期间,由医师根据患者病情和生活自理能力,确定并实施不同级别的护理。

(2)分级护理分为四个级别:特级护理、一级护理、二级护理和三级护理,并有统一标识。特级护理:用红色标识;一级护理:用粉红色标识;二级护理:用蓝色标识;三级护理:用绿色标识。

(3)患者一览表和床头牌有分级护理标志,标志与护理级别吻合,根据医嘱及时更改。患者住院期间,应根据级别护理要求进行护理。

(二十)值班、交接班制度

(1)值班护士必须坚守岗位,履行职责,保证诊疗、护理工作准确、及时、安全不间断地进行。

(2)值班护士要做好病区管理工作,加强安全管理,遇有重大问题,及时向上级请示报告。

(3)值班护士掌握患者的病情变化,按时完成各项治疗、护理工作:要严密观察危重患者;负责接收新入院患者;检查指导护理员工作。

(4)按照要求书写交接班报告,报告要求真实、清晰、简明扼要,有连贯性。

(5)值班者必须在交班前完成本班各项护理工作和记录,整理好物品,特殊情况应进行详细交班。白班应为夜班做好充分的工作准备。如抢救药品、用物及常规用物等。

(6)每班必须按时交接班,清点交班物品、药品,阅读交班报告、护理记录等。在接班者未交接清楚之前,交班者不得离开岗位;接班中发现患者病情、治疗、器械、毒麻精神贵重药品、物品等问题应当面提出,由交班者负责;接班后因交接不清而引发的问题应由接班者负责。

(7)每天早晨集体交接班,由科主任或护士长主持,全体在班人员参加,运用护理程序进行交接班,值班护士报告病区动态和新入院、危重、手术前后、特殊检查等患者的病情,并认真进行床旁交接,护士长讲评并布置当天工作。

(二十一)查对制度

1.医嘱查对制度

(1)医嘱处理:医师下达医嘱后,护士应及时处理医嘱。处理医嘱时要记录处理医嘱的时间并签全名,若有疑问必须澄清后方可执行。

(2)医嘱查对:处理医嘱后护士及时查对并打印各种执行单。各班医嘱均实行双人核对或单人双次复核查对,两人查对无误方可执行,每天查对当日医嘱,护士长每周至少参与总查对1次。

(3)口头医嘱:口头医嘱只有在抢救患者或在手术中使用,医师下达口头医嘱后护士记录在口头医嘱记录本上,并复读、经医师确认无误后执行,保留用过的空安瓿,经两人核对后,方可丢弃。在抢救或手术结束后即刻补记医嘱内容,执行者签全名及执行时间(执行时间为抢救当时的时间)。

2.服药、注射、输液查对制度

(1)执行医嘱,严格“三查九对,一注意”。①“三查”:服药、注射及各种治疗执行前、中、后各

查对 1 次；②“九对”：姓名、病案号、药名、剂量、浓度、时间、用法、有效期、过敏史；③“一注意”：注意用药后反应。

(2)准备药品和使用药品前，应检查药品质量、标签、失效期和批号，如不符合要求或标签不清的药物，不得使用。

(3)给药前注意询问患者有无过敏史。麻精类药品使用时必须双人核对后方可执行，用后保留安瓿交药剂科。

(4)发药或注射时，如患者提出疑问，应及时查询，无误后向患者解释并执行，必要时与医师联系。

3.手术室查对制度

(1)择期手术，在手术前的各项准备工作与手术切口标志皆已完成后方可手术。

(2)手术患者佩戴手腕带，以此用于查对患者的身份信息。

(3)建立病房与手术室之间的交接程序，麻醉医师、手术室护士与病房医师、护士应严格按照查对制度的要求进行认真交接，核对无误后双方签字确认。

(4)手术安全核查是由手术医师、麻醉医师和巡回护士三方分别在麻醉实施前、手术开始前和患者离开手术室前，共同对患者身份和手术部位等内容进行核查，在手术安全核查表上确认签名。凡人体对称器官或组织，应在手术单上注明为何侧，摆放体位时必须和手术医师查对后一起摆放。

(5)实施手术安全核查前，参加手术的手术医师、麻醉医师、手术护士必须全部到齐。

(6)实施手术安全核查内容及流程。①麻醉实施前：由麻醉医师按照手术安全核查表中内容依次提问患者身份、手术方式、手术部位、术前备血等内容，手术医师逐一回答，同时巡回护士对照病历逐项核对并回答。②手术开始前：由手术医师、麻醉医师和巡回护士按上述方式，再次核对患者身份、手术方式、手术部位，并确认风险预警等内容。③患者离开手术室前：由手术医师、麻醉医师和巡回护士按上述方式，共同核对实际手术名称、清点手术用物、确认手术标本、检查患者皮肤完整性、静脉通路、引流管、患者去向等内容。

(7)手术安全核查必须按照步骤进行，核对无误后方可进行下一步操作。

(8)确保手术前预防性抗生素规范使用，按医嘱认真核对实施。

(二十二)临床输血管理制度

(1)择期手术或常规输血：医护人员或专门人员至少于预定输血日期前一天将临床输血申请单和受血者血样送到输血科备血；紧急用血：护士根据医嘱分 2 次抽取用于鉴定血型和交叉配血的血样，由医护人员或专门人员将临床输血申请单、血样送到输血科，输血科人员进行血型鉴定和交叉配血。

(2)血样采集与送检要求：根据医嘱、临床输血申请单、血型报告单，两人核对患者信息；两人持临床输血申请单和贴好标签的试管到床旁核对患者科室、床号、姓名、性别、年龄、病案号等，核对无误后方可抽血配型；抽血完毕再次核对标签与临床输血申请单信息、血样量以及有无溶血等；采集时每次只抽取 1 名患者的标本，严禁同时采集 2 名患者的血标本。需采集两人以上的血标本时，应逐一分别采集，标识清楚，明确区分；将血标本、临床输血申请单核对无误后送至输血科。

(3)取血核对：取血与发血的双方必须同时核查取血单、交叉配血报告单上的患者信息和血袋上的血液信息，包括患者姓名、性别、住院号、科别(病房门急诊)血型、供血者血袋编码、血型、血液量、采血日期、有效期及配血试验结果，以及保存血的外观和内容物等，核对无误后，双方签名发出。严禁不合格的血液出库。

(4)输血前查对：2名医护人员核对病历、输血记录单及血袋标签的各项内容，检查血液有效期、血液的质量、血袋有无破损渗漏。核对科室、床号、姓名、病案号、性别、年龄、血型三项、血袋号、交叉配血试验结果、血液种类及剂量，无误后两人在输血记录单上签字。

(5)输血时查对(床旁)：由2名医护人员携带病历及输血记录单，共同到患者床旁，核对科室、床号、姓名、病案号、性别、年龄、血型三项、血袋号、交叉配血试验结果、血液种类及剂量，确认与输血记录单相符，应用PDA辅助核对无误后执行。

(6)从输血科取走的血液应在4小时内输完(从接收开始，任何血制品输注时间<4小时，大量输血因特殊情况无法输完时执行血制品暂存输血科处理流程)。

(7)输注时限：取回的血液制品应按照相关要求尽快输注，在室温下放置不得超过30分钟。

(8)输注速度：输注速度宜先慢后快，起始的15分钟慢速输注，严密监测是否发生输血不良反应，若无不良反应，以患者能够耐受的最快速度完成输注。

(9)输血时必须使用符合国家标准的一次性输血器，严格执行输血的无菌操作程序。连续输注全血、成分血的输血器4小时更换1次。

(10)输入2袋以上血液时，2袋血液之间需输入少量生理盐水冲洗输血器，防止发生血液凝集现象。更换每袋血液时，必须两人查对。输血器连续使用4小时以上，必须更换。

(11)输血过程监控：每袋血液输注前及输注过程中应监测并记录患者体温、脉搏、呼吸、血压，监测和记录时间至少包括输血开始前60分钟内、血液输注最初15分钟、输血结束后60分钟内：输血过程中出现不良反应时，应立即通知值班医师，及时检查、治疗和抢救，并查找原因，做好记录。

(12)血袋回收：血液输注完毕，由用血科室按医院感染性废物管理要求处理，并记录。有输血不良反应时血袋及输血装置，及时送到输血科并按输血不良反应流程处理。

(13)输血病程记录：输血当天相关病程记录内容应完整详细，至少包括输血原因、输注种类、血型和数量，输注过程观察情况，有无输血不良反应以及输血后疗效评价情况等。

(二十三)医嘱执行制度

(1)医师开出医嘱后，值班护士认真审核，确认无误后处理医嘱。

(2)审核后的医嘱由两人核对无误后打印执行单或加药签，如在审核过程中发现明显违反诊疗常规的错误医嘱，护士有责任及时通知医师进行更改；如有疑问医嘱，必须查清确认后方可执行。

(3)护士执行医嘱时，必须按查对要求认真核对，临时医嘱执行后，还需在医嘱单上签全名，并注明实际执行时间。长期医嘱停止时，应在电子医嘱系统中停止，并在医嘱中注明停止时间，要具体到分钟，护士应签全名。

(4)常规医嘱2小时内处理，需立即执行的医嘱即刻确认，在15分钟内执行。

(5)凡需下一班护士执行的临时医嘱，应交代清楚，并做好记录。

(6)对患者的一切处置，医师必须下达医嘱，不得口头吩咐(紧急抢救、手术中例除外)。抢救患者时，医师下达口头医嘱后，执行者需复述1遍，由医师确认或两人核对无误后方可执行，并暂时保留用过的空安瓿。抢救结束后医师应当即刻据实补记医嘱，执行者签全名，执行时间为抢救当时的时间。

(7)在网络瘫痪时,应按照医院网络瘫痪应急预案执行。

(二十四)抢救患者工作制度

(1)工作人员应保持严肃认真有序的工作态度,全力以赴,明确分工,紧密配合,听从指挥,严格执行各项规章制度,分秒必争抢救患者。

(2)抢救器械、药品及物品,必须齐全完备,做到“五定二及时”,即定品种数量、定点放置、定人管理、定时检查、定期消毒灭菌,及时维修补充。

(3)参加抢救人员必须熟练掌握各种抢救技术操作流程,熟悉突发事件应急预案,保证抢救工作的顺利进行。

(4)严密观察病情,准确及时记录抢救时间、用药剂量、给药途径、抢救过程及病情变化。

(5)严格执行交接班、查对制度及分级护理等制度。

(6)及时与患者家属联系,告知患者病情及特殊检查注意事项及操作,以便配合抢救工作。

(7)如患者病情需要转重症监护病房,由主治医师决定和重症监护病房联系,由经治医师和责任护士护送至重症监护病房,并详细交接。

(8)抢救完毕应及时清理物品进行消毒、登记,及时、据实做抢救记录。

(二十五)病区管理制度

(1)病区由护士长负责管理。科主任及各级医护人员应尊重和支持护士长履行职责,共同做好病区管理工作。

(2)保持病区整洁、舒适、安全、安静。工作人员做到“四轻”,即走路轻、开关门轻、说话轻、操作轻。

(3)统一病区陈设规范,室内物品和床位摆放整齐,位置固定,未经护士长同意不得随意变动。

(4)定期对患者进行健康教育,科普知识宣传,每月召开患者座谈会沟通交流,征求意见,督促患者自觉遵守住院规则。

(5)保持病区清洁整齐,每天按时进行卫生清扫,每周大扫除,每月彻底清扫,注意通风,病区内严禁吸烟。

(6)患者穿病号服,病号服、床单、被套、枕套等每周换洗不少于1次。患者未经许可不得进入医护办公室及治疗室等工作场所。

(7)护士长全面负责管理病区财产、设备,建立账目,定期清点,有记录,做到账物相符;如有遗失及时查明原因,按规定处理;精密贵重仪器建册、建账,有使用程序和使用要求,有保管保养须知,指定专人管理。

(8)做好陪护探视管理,控制陪护人数在规定范围之内,陪护未经同意不得在病房留宿。

(二十六)护士站管理制度

(1)护士站是护理人员办公场所,要保持室内安静,禁止吸烟。

(2)护士站陈设按护理部规定,物品放置整齐、定位、有序。

(3)工作人员不得在护士站聊天,非工作人员未经允许不得进入,患者、陪护及探视人员不得翻阅病历。

(4)对患者和来访人员咨询要做到首问负责制。接电话应使用文明用语。

(5)护士站物品管理有序。交接班时应做到事清、物清、清洁整齐。

(6)有患者呼叫信号系统,及时对患者提供帮助。

(二十七)病区安全管理制度

(1)病区设有标识、指示、警示牌,提示醒目、清晰、温馨;病区走廊通畅,禁止堆放各种物品、仪器设备等,保证患者通行安全。

(2)加强安全意识教育,掌握突发事件应急预案处理程序,医疗仪器设备按程序操作,定期维修,检查电源是否通畅,防止意外事故发生。各种物品、仪器、设备放置固定,便于急用、清点及检查。

(3)病区内禁止吸烟,禁止使用电炉明火。使用酒精灯时应在指定位置,人员不能离开,以防失火。

(4)消防设施功能完好、齐全,工作人员掌握使用方法,消防设备上无杂物。安全通道畅通,不堆、堵杂物。

(5)加强对陪护和探视人员的安全教育及管理,妥善保管贵重物品,空病房要及时上锁。

(6)病房晚上 9 点以后应谢绝探视,及时请探视人员离开病区。

(7)加强巡视,如发现形迹可疑者,及时通知保卫处。

(8)严格执行消毒隔离制度,预防医院感染发生。

(二十八)患者入院制度

(1)患者住院持门诊或急诊医师签署的住院证办理住院手续。急危重患者优先收治,无床时应加床收治,不得拒收和推诿。

(2)急危重患者入院时,应由医护人员送至病房,并立即通知住院部医师及护士长,应做好相应的抢救准备,详细交代病情、治疗及其他注意事项,对行走不便的患者应主动护送至病房。

(3)热情接待患者。主动进行自我介绍,告知住院规则及病区有关制度(病室环境、作息时间、膳食制度等),介绍经治医师姓名。

(4)护士负责建立住院病历,做好入院登记。应立即通知医师进行检诊处理。

(5)按规定时间完成护理评估,根据病情需要制订护理计划。

(二十九)患者住院管理制度

(1)患者有遵守医院规章制度及医嘱的义务,应尊重医护人员,与医护人员密切合作,配合检查、治疗和护理。

(2)患者须按时作息,在查房、诊疗时间内不得擅自离开病房。特殊情况外出应书面请假,经主管医师或值班医师同意后方可离开,但不得外宿。

(3)做好个人卫生,经常保持病房整齐、清洁和安静。

(4)患者不得擅自进入治疗室和医护办公室,不得翻阅病历。

(5)患者饮食由医师根据病情决定,不得随意更改。

(6)患者住院携带必需生活用品等按规定放置,贵重物品、钱财妥善保管。

(7)传染病患者不得互串病房,遵守探视规则。

(8)节约用水、用电,爱护公物,如损坏公物应按价赔偿。

(9)发扬团结友爱精神,患者之间应当做到互相关心、互相体谅、互相帮助。

(三十)患者出院制度

(1)患者出院须经主管医师或科主任同意,病情不宜出院、患者执意要出院者,医师应加以劝阻,如说服无效,应报科主任,由患者或监护人在病历上签署自动出院并签名。护士同时做好护理记录。

(2)值班护士接到患者出院医嘱后，通知患者次日结账，做出院准备，护士核对治疗、护理等项目。护士清点床单位物品，并注销一切治疗、护理、饮食等医嘱，整理病历。

(3)出院前，由责任护士做出院指导，包括目前的病情、出院带药用法及注意事项、饮食、康复锻炼、复查时间、预约等，主动征求患者对医疗、护理的意见及建议。

(4)患者出院后，床单位进行终末消毒。

(三十一)护理健康教育制度

(1)责任护士或专人对护理健康教育工作进行全程管理。

(2)护理人员在提供护理技术服务时，根据患者疾病和心理状况，提供适宜的健康保健知识服务，如入院介绍、术前和术后护理、服药、饮食、功能锻炼、注意事项及出院指导等。

(3)各科室及门诊应根据科室医疗特色、患者需要，制作健康教育宣传栏或宣传册等，定期以各种形式向患者及家属进行健康指导。

(4)对住院患者开展健康教育，覆盖率应达100%。

(5)健康教育指导应具有个性化，教育内容应适宜不同文化层次的患者和家属，且通俗易懂、有效果，患者知晓率≥50%。

(三十二)病区医疗文件管理制度

(1)按《医疗机构病历管理规定》《病历基本书写规范》及有关医疗配套文件规定进行医疗文件管理。护士长负责本病区医疗文件的管理，值班护士负责具体整理保管工作，各班护理人员均需按照管理要求执行。

(2)住院患者的医疗病历和护理病历中各表格应按规定顺序排列整齐，要求记录及时、完善，不得随意涂改、伪造或遗失，用后归还原处。

(3)患者不得擅自翻阅和带病历出科室，外出会诊或转院时只许携带病历摘要。需要复印病历者，按《医疗事故处理条例》有关规定执行，报经医务部批准。确保病历档案的保密性、安全性。

(4)值班护士须每天整理病历1次，护士长每周检查各种文件的整理和管理状况，发现问题及时解决。归档前的护理文件，应指定专人按有关标准进行审核评价，非归档护理文件科室保存3个月后由医院按医用垃圾统一销毁处理。

(5)患者出院或死亡后，护理病历与医疗病历由值班护士按序检查确认其完整性后，及时入档保存。

(三十三)病区物品、器材管理制度

(1)护士长负责对各种物品、器材的领取、保管、报损。应建立账目，分类保管，定期检查，做到账物相符。

(2)各类固定资产指定专人管理，定期清点，每年与有关部门核对1次。精密仪器应由专人保管，有使用登记，应经常保持仪器清洁功能良好。

(3)凡因不负责任或违反操作规程而损坏医疗器械，应根据医院赔偿制度进行处理。

(4)了解各类物品的性能，分类保管、定期保养、及时维修，防止生锈、霉烂、虫蛀等，提高其使用率，降低医疗成本。

(5)借出物品必须登记，经手人签字，贵重器械经护士长同意后方可外借，抢救器械，不予外借。

(6)护士长调动时必须做好物品移交手续，并由双方共同签字。

(7)一次性用品按有关使用规定加强管理，防止浪费。

(三十四)病区药品管理制度

(1)临床各病区根据病种配备一定数量的药品基数,便于临床应急使用,工作人员不得擅自取用。

(2)备用药应指定专人或专班次管理。根据药品种类与性质,如针剂、内服、外用、剧毒药分别定位,不得将不同规格的药品同放一盒、一瓶内,编号排列放置,每班查对交班,有登记。

(3)定期检查药品质量,防止积压变质。如发生沉淀、变色、过期药、瓶签与药品不符,标签模糊或经涂改者,不得使用。保持药柜整洁、干燥、通风,特殊药品避光保存。

(4)凡抢救药品必须固定放置在抢救车上,做到"五定二及时",每天严格交接查对,保证应急使用。

(5)贵重药品应有登记签收上锁保管制度。

(三十五)高危险药品管理制度

(1)高危险药品是指药理作用显著迅速,易危害人体的药品。高危险药品包括高浓度电解质制剂、肌肉松弛药及细胞毒化药品等。

(2)高危险药品设置专门的存放抽屉,不得与其他药品混合存放。

(3)高危险药品存放抽屉应标识醒目,设置醒目警示牌提示医务人员注意。

(4)高危险药品使用时应严格按照医嘱执行,使用前认真执行查对制度,确保准确无误。

(5)加强高危险药品的有效期管理,保持先进先出,确保安全有效。

(三十六)患者身份识别制度

(1)患者在院期间应被正确识别身份。

(2)住院患者均佩戴腕带作为身份识别标志。佩戴腕带时信息必须准确,经患者及家属核对无误;若损坏、更新,须经两人核对。

(3)患者转运过程中能被正确识别(如加床、转床、手术、外出检查)。

(4)医技人员在给患者进行特殊检查、样本收集、特殊药物治疗使用腕带标识时,实行双核对。

(5)医师查房时需核对患者两种以上信息,确认患者姓名及腕带信息一致。

(6)护士在给患者进行治疗和护理时,必须严格执行"三查九对"制度,至少同时使用两种信息对患者进行识别,不得以床号作为识别的依据。

(7)在手术患者转运交接中有识别患者身份的具体措施,如手术患者进手术室前,手术室护士核对患者腕带,手术中、手术结束、患者回病房时再次核对。

(8)昏迷、神志不清、无自主能力的重症患者在诊疗活动中,使用腕带作为各项诊疗操作前辨识患者的一种手段,并按要求做好登记记录。

(三十七)医用管道标识使用规范

(1)所有门诊及住院患者,一旦置管均应贴统一的医用管道标识,准确分类,正确粘贴管道标识位置。

(2)医用管道标识由置管者或配合置管的护士粘贴,粘贴位置常规距管道外端口 5 cm,包裹管道后对折,以不损伤患者为原则。

(3)护士填写内容字迹应清晰可辨,不得涂改,责任者签全名,备注栏内注明置管长度、置管时间等;更换导管时应及时更换标识,如标识脱落、破损、污染时应及时重贴。

(4)在进行管道护理操作时,如更换引流袋、深静脉置管连接输液器等,均需认真查对管道标

识，必要时与相关医师共同核查，防止连接错误。

(5)置入管道的部位、长度及置管日期应在护理记录单上正确记录。

(6)根据管道的种类选择相应的标识。①红色：深静脉置管、脑室引流管、胸腔闭式引流管；②黄色：导尿管、膀胱造瘘管；③绿色：胃管、胃肠营养管；④蓝色：腹腔引流管、盆腔引流管、关节腔引流管等。

(三十八)危重患者护理风险评估制度

(1)凡住院的危重患者需填写危重患者护理风险评估与防范措施表。

(2)责任护士需掌握所管危重患者病情，及时进行护理风险评估及相关护理记录，直至患者病情转危为安。

(3)严密观察病情变化，认真落实护理措施并评价护理效果，严格执行床旁交接班制度。

(4)护士长需动态掌握病区危重患者的护理情况，并对护士的评估及措施认真督查，及时指导责任护士的护理工作。

(5)护理部定期进行督查，对督查结果及时反馈，定期分析，落实整改，保证护理质量及安全。

(三十九)护理操作及应用保护性约束告知制度

(1)执行各项护理操作前，向患者告知操作的目的、必要性和主要程序及由此带来的不适，取得患者的配合。

(2)告知过程中注意语言通俗易懂、行为文明规范，不得训斥、命令患者，不得暗示、诱导患者，做到耐心、细心、诚心地对待患者。

(3)无论何种原因导致操作失败，都应诚恳礼貌地道歉，取得患者谅解。

(4)老年、幼儿、无陪护患者，以及有创操作、各类插管、治疗不配合等患者，应采用保护性约束，履行书面告知义务。

(5)凡患者实施保护性约束时，应先向家属讲清约束的目的和必要性，进行书面告知，取得家属的理解和配合(注意做好约束处皮肤的保护，防止不必要的损伤)。

(6)对昏迷或精神障碍患者，若家属不同意保护性约束，则需要签字注明，由此发生的意外后果由患方自负。

(四十)保护性医疗制度

(1)医务人员尊重、体贴和同情患者，做到热情礼貌、谨言慎行。

(2)对患者要耐心解释病情，精心指导患者治疗、护理、休息和生活。在与患者和家属谈话时，既要实事求是地讲清诊治过程中可能发生的意外和并发症，还要注意增强患者战胜疾病的信心。

(3)对患者隐私要保守秘密，未经允许不得随意向无关人员透露；对危重或癌症患者，一般不能将病情直接告诉患者；涉及患者隐私部位的检查、操作时，需保护患者私密。

(4)加强责任心，保证医疗安全，防止医疗事故和差错发生。

(5)精神病患者、神志不清患者或患儿，要注意采取医疗保护措施，防止发生坠床、摔伤和误伤等意外。男医师检查女性患者时，要有第三者在场。

(6)妥善保存病历、辅助检查等临床资料，不得遗失或私藏。病历及辅助检查资料一般不外借。

(7)尊重患者宗教、信仰，尊重少数民族风俗习惯，尊重患者的意愿，尽量满足患者的要求。

二、护理制度管理评价要点

(1)有现代医院管理健全完善的护理制度文件或手册,定期进行修改、补充和完善。

(2)新建、修订制度要立足于适应临床护理工作需要,有理论依据和实践论证,修订后的制度文件,有试行—修改—批准—培训—执行的程序,做到持续改进。

(3)对科室新开展的工作,应制定新的护理制度、护理常规或操作规范,提交护理质量管理委员会审核通过方可执行。

(4)护理部或科室定期开展培训,有制度的培训、教育或考核记录,资料齐全,各级护理人员对有关制度知晓率≥95%,核心制度(值班、交接班制度、分级护理制度、查对制度、临床输血管理制度)知晓率达100%。

(时红华)

第二节　优质护理服务

随着现代科学技术的飞速发展和人民生活水平的不断提高,诊疗技术日益更新,社会需求越来越高,护理工作的科学性和重要性显得更为重要。在对患者的诊断、治疗、抢救、手术、康复的全过程中,以及对健康人群的保健、预防等方面都离不开护理工作。为了规范临床护理工作,改善护理服务,提高护理质量,保障医疗安全,为人民群众提供安全、优质、满意的护理服务,卫生健康委员会持续在全国卫生系统开展优质护理服务活动。

一、概述

(一)优质护理服务的概念

“优质护理服务”是指以患者为中心,强化基础护理,全面落实护理责任制,深化护理专业内涵,整体提升护理服务水平。“以患者为中心”是指在思想观念和医疗行为上,处处为患者着想,一切活动都要把患者放在首位;紧紧围绕患者的需求,提高服务质量,控制服务成本,制定方便措施,简化工作流程,为患者提供“优质、高效、低耗、满意、放心”的医疗护理服务。

(二)优质护理服务的目标

(1)改革护理服务模式,实施责任制整体护理。

(2)履行护理职责,深化专业内涵建设,提升临床护理质量。

(3)加强科学管理,充分调动护士队伍积极性,建立推进优质护理服务的长效机制。

(4)达到患者满意、社会满意、政府满意为目标。

二、优质护理实施的方案

(一)组织保障责任落实

(1)科室成立基础护理检查小组,以护士长为组长,科室高职称及高年资护士为小组成员,制定相应工作职责,并将基础护理质量分解到各个小组进行检查,各小组每月检查2～3次,本着督促工作、逐步提高的目标,认真检查,大胆负责,促进科室基础护理质量全面提高。

(2)优质护理其主要内容之一就是认真落实基础护理职责,改善护理服务,明确将患者的面部清洁、翻身、拍背等床旁基础护理内容纳入护士工作职责。建立、修改、完善、制定并落实各级各类护士的各班岗位职责和工作流程,按标准对当班护士的工作进行督查和指导,并及时改进和完善。

(3)制定详细的各班工作重点,尤其是对责任护士,不但有每天工作重点,还要有每周工作重点,细化基础护理内容,做好分级护理的基础护理实施工作。

(二)切实落实基础护理职责,改善护理服务

(1)以晨晚间护理和生活护理为切入点,提高基础护理质量,落实岗位职责,不依赖家属做基础护理,满足患者的基本生活需要:将"三短(即头发短、胡须短、指(趾)甲短)、七洁(即头发、面部、皮肤、口腔、会阴、手、足清洁)、无异味、无护理并发症"作为基础护理考核的"金标准"。

(2)将分级护理标准公示,接受患者和家属监督。

(3)实行责任护士负责制:明确护士职责,分区分组,相对固定管床护士,全员参与护理基础工作。

(4)责任护士尽量对患者实施连续、全程的护理服务。

(5)依据卫生健康委员会《基础护理服工作规范》标准要求,对危重及生活不能自理的患者,认真落实晨、晚间护理,加强护理安全管理,对高危患者有评估并落实相应的各项护理措施。

(6)落实生活护理日,根据《住院患者基础护理服务项目》每周至少完成1次危重及生活不能自理的患者生活护理,并有记录。护理部及科总护士长定期到科室参加生活护理日。

(7)按《综合医院分级护理指导原则(试行)》要求,认真落实各项护理工作。加强病房巡视,危重、一级护理患者至少1小时1次,二级护理至少2小时1次;相关护理措施到位;对患者进行健康教育和各项告知,认真落实护理工作核心制度和手术访视制度,将患者是否满意作为考核的标尺。

(8)护士长结合科室的特点,不断丰富和拓展对患者的护理服务内涵,在做好规定护理服务项目的基础上,根据患者需求,将"以患者为中心"的服务理念和人文关怀融入对患者的护理服务中,倡导"亲情化"服务观念,在提供基础护理服务和专业技术服务的同时,加强与患者的沟通交流,为患者提供人性化护理服务。

(三)完善临床护理质量管理,持续改进质量

(1)护理部加强对基础护理质量督导,以科总护士长和护理部成员为督导小组,负责对患者基础护理与分级护理的落实进行检查。

(2)按照《基础护理服务工作规范》标准要求,做到每天轮换科室巡视(危重患者多的科室增加巡视次数),严格检查基础护理落实情况。特别针对危重患者的生活护理(卧位、排泄、擦浴等)及安全管理内容的落实,并做到有检查有记录。

(3)了解科室基础护理(特别是晨、晚间护理)落实情况,严格把关,每月固定检查、定点查与跟踪查、现场检查相结合,当场反馈,并将每月检查反馈情况及时上报。

(4)检查负责护士按护理级别要求,定时巡视病房的落实情况,是否认真执行落实床头交接班制度,提问负责护士对患者"十知道"(即床号、姓名、年龄、病情、治疗、护理、饮食、心理、家庭、经济状况)的了解和掌握情况,将检查的情况认真记录,及时反馈。

(5)设立基础护理满意度调查表,定期征求患者或家属对科室基础护理落实满意情况,基础护理合格率不低于95%。

(6)对检查中存在的问题,提出改进意见。

三、优质护理服务的工作任务

(一)改善临床护理服务

1.深化护理模式改革

继续推行责任制整体护理工作模式,为患者提供全面、全程、专业、人性化的护理服务。在临床科室及门(急)诊、手术室等部门探索优质护理的实践形式,优化服务流程,推行"一站式服务",做好对患者的健康教育和指导,为手术患者提供规范的围术期护理,保障患者安全,体现人文关怀。

2.全面履行护理职责

责任护士全面履行护理职责,关注患者身心健康,做好专业照顾、病情观察、治疗处置、心理支持、沟通和健康指导等任务,为患者提供整体护理服务。工作过程中,不依赖患者家属或家属自聘护工护理患者。

3.加强护理内涵建设

认真落实《临床护理实践指南》和《护理技术规范》,细化工作标准,规范护理行为。责任护士能够正确实施治疗处置,密切观察、评估患者病情并及时与医师沟通,配合医师共同完成诊疗计划。同时,加强与患者的交流,尊重、关心、爱护患者,增进护患信任。中医医院、中西医结合医院和民族医院要按照《中医医院中医护理工作指南》的要求开展临床护理服务,充分体现中医和民族医护特色优势。

4.提高专科护理水平

临床护理服务充分突出专科特色,责任护士运用专业技术知识,对患者开展个性化的健康教育,指导进行康复锻炼,促进患者功能恢复,解决护理疑难问题,提高专科护理水平,保障患者安全,提高医疗质量和效率。

5.积极开展延伸服务

鼓励对出院患者进行随访,将常规随访、专科随访和专病随访相结合,在医院层面建立多部门合作机制。有条件的医院可以与社区卫生服务机构建立合作关系,为社区急危重症患者转入医院开辟"绿色通道",将康复期住院患者转至社区卫生服务机构,逐步实现双向转诊,满足患者就医需求,提高医疗资源利用效率。

(二)加强护士科学管理

1.保证临床护士配备

按照责任制整体护理的要求配备护士,临床护理岗位护士占全院护士比例不低于95%。普通病房实际护床比不低于0.4∶1,每名护士平均负责的患者不超过8个,重症监护病房护患比为(2.5～3)∶1,新生儿监护病房护患比为(1.5～1.8)∶1。门(急)诊、手术室等部门根据门(急)诊量、治疗量、手术量等综合因素合理配置护士。

2.合理调整护理人力

根据工作量、技术难度等因素合理调整护理人力,加床或者危重症患者较多时,及时增加护士数量;制定护士人力紧急调配预案,遇有突发事件和特殊情况时,保证护士的应急调配。护士排班兼顾临床需要和护士意愿,体现对患者的连续、全程、人性化护理。

3.完善绩效考核制度

护士的绩效考核以个人工作量、工作强度、护理技术难度、工作质量、满意度测评及技能考核

为重点，注重临床表现和工作业绩，将绩效考核结果与护士的收入分配、职称晋升、学习进修、奖励评优等挂钩，向工作量大、技术性难度高的临床护理岗位倾斜，体现同工同酬、多劳多得、优绩优酬。

4.加大护理培训力度

医院制定并实施护士的在职培训计划，根据实际需要开展新护士规范化培训、专科培训和管理培训等，创新培训的方式方法，深化“以患者为中心”的理念，注重人文精神和职业素养的培养，提高服务能力和专业技术水平。

5.探索实施岗位管理

结合公立医院人事制度改革，探索实施护士的岗位设置管理，科学设置护理岗位，制定岗位目录、职责和任职条件，建立岗位责任制度，实行按需设岗、竞聘上岗、按岗聘用，逐步将护士按身份管理转变为按岗位管理。

(三)保障护士合法权益

1.切实落实护士编制

医院根据核定的人员编制标准，落实护士编制，不得随意减少编制内护士人数，不得随意增加编外聘用合同制护士。医院的服务规模、床位数量等发生变化时，应当合理调整护士配置数量并保证编制的落实。

2.保证护士福利待遇

医院执行国家有关工资、岗位津贴、福利待遇、职称晋升的规定，提高临床一线护士的工资待遇水平。医院聘用的合同制护士与编制内护士享有同等待遇，做到同工同酬、公平公正。

3.落实支持保障措施

关心护士身心健康，改善护士工作条件，建立健全支持保障系统，减少病房护士从事非护理工作，形成全院各部门服务于临床的格局，提高护理工作效率。

四、优质护理服务的工作措施

(一)责任制整体护理排班

尽管责任制护理和整体护理引进我国多年，但流水作业式的“以处理医嘱为中心”的护理分工方式并未发生本质改变。而国际上均采用向心式的“以患者为中心”的责任制整体护理模式。因此，经过努力改革功能制护理模式，创新“以患者为中心”的责任制整体护理模式，实施护士负责患者，并将这种护理模式固定下来，使护理工作模式与国际接轨，成为开展优质护理的重要突破口和切入点。

1.责任制整体护理排班的原则

(1)能级化原则：根据护士层级和能力的大小来分管相应数量和护理级别的患者。具体地说，就是护士负责患者，护士长排班不是分工作而是分患者，依据护士临床护理工作能力和患者病情轻重，分配给护士一定数量的患者进行全程整体护理。

(2)扁平化原则：所谓层级扁平化，就是减少护士管理层级，科室内或小组内护士只要是注册护士，不论年资高低，均须独立分管患者，只是所管患者的轻重程度和多少不同。

(3)全责化原则：护理全责化，就是责任护士对分管患者负全责，提供包括治疗处置、病情观察、生活照顾、健康教育、心理护理、康复护理等全程连续整体护理。

(4)动态化原则：管理动态化，护士长每天根据情况动态调整护士分管患者数量及上班时间，护理部根据各病区情况，动态调整各病区护理人力状况，确保在患者护理需求高峰时段的护理人力。

(5)工时化原则：护理工作小时化，护士每周工作时间以小时为单位统计，按总小时数计算，即原则上护士每周工作时间为40小时。排班可以以月为单位，补休尽量根据患者多少及轻重在月内安排，可以按小时安排补休。

2.责任制整体护理排班方式

(1)实行包患到护排班制：一般科室除办公室及治疗室护士外，其余所有在班护士均担任责任护士，根据能力大小分管相应数量及等级的患者。护士长根据各工作时段的护士数量及患者数量，调整分配患者给相应能级的护士分管，护士对患者实施全程连续照顾，即责任护士对其“承包”的患者全面负责，包括生活照顾、病情观察、治疗处置、康复训练、健康指导、心理护理等。做到每个护士每天均分管固定患者，每个患者每天均由固定护士分管。保留值班护士和治疗室护士是由于大部分医院尚未普及移动护士工作站，化验单、给药单等单据汇总和打印的工作仍需在专门的办公区域完成，而且很多医院尚未成立静脉配液中心，静脉配液工作仍需各病区自行完成。有条件的医院，上述两班均可取消。

(2)实行三班制：责任A班(08:00～16:00)、责任P班(16:00～22:00)、责任N班(22:00～08:00)。

(3)实行工作内容和职责重组：与排班模式改变相配套的是护士工作内容重组、流程再造、职责细分。即将功能制护理模式下，患者所接受的护理内容按流水线式的分工方式转变成每位患者当天的全部护理工作均由1名护士完成，并据此重新组合工作内容及重新拟定责任护士职责。

(4)12小时值班制：白班07:30～19:30，夜班19:30～07:30，适用于重症监护病房。

(5)弹性排班：护士长根据护士的个人临时需求和患者病情的变化对排班计划进行弹性调整。

(二)简化护理文书

为确实减轻临床护士书写护理文书的负担，使护士有更多时间和精力为患者提供直接护理服务，卫生健康委员会连续下发《关于应发<病历书写基本规范>的通知》和《关于在医疗机构推行表格式护理文书的通知》等系列文件，要求在医疗机构推行表格式护理文书。

1.制定单病种临床护理路径

各科室可以根据专科疾病特点、收治患者情况结合责任制整体护理工作流程，制定单病种临床护理路径，并以此为切入点简化和规范护理文书书写。

现以神经内科较常见的“脑梗死的优质护理路径”为例。在从患者入院到出院的整个时段，护士们每天应针对哪些内容进行患者病情的评估，该执行哪些治疗处置措施，该在健康教育中向患者告知哪些内容，该完成哪些生活照顾的服务项目，该进行哪些康复指导事项，均一一地加以列出，护士对照此优质护理路径表，对完成的项目打钩以备忘，如在脑梗死患者入院第一天，护士要完成的患者病情评估内容就包括生命体征的监测、认知沟通状况的评估、生活自理能力的评估、吞咽功能的评估、肌力评估和压疮危险因素的评估6项。单病种临床护理路径针对疾病特点，通过强制性重复流程，有助于年轻护士迅速熟悉工作内容，避免人为疏忽而遗漏工作内容和环节，也为护士们进一步提升专业技能指明了方向。

2.专科疾病护理记录单

在重症患者护理和护理文书的书写上，专科特点不突出的问题较普遍。很多护士在交班时

谈到的也往往是千篇一律的常规项目，而有专科特征的观察点则被忽略。专病护理记录单的设计主要依据专科疾病特点，参照医院已经实施的优质护理临床路径、专科疾病标准护理计划、护理常规等。将专科疾病从入院到出院各阶段预计所要接受的评估、处置、治疗、护理、告知、观察要点等内容事先列出表格，并将原先分散的疼痛评分表、生活自理能力评估表、肌力评估表、表格式护理记录单合为一体。执行情况及结果打钩即可，如有变异则另行描述性记录。最好选用病种相对单一、进入临床路径的病种先行试点。这些病种的诊治流程、预期结果较为确定，能够事先预设护理问题及措施，护士记录时以打“√”和填写数字为主，简便易行，节约时间。如表中的患者基本信息、入院处置、术前宣教、送患者入手术室前准备、术后护理等根据项目内容打“√”即可。引流液护理记录每班记录一次量、性状，运用表格式记录方式，严密观察出血情况。若疾病发生变异情况，则在记录单的变异护理记录部分记录生命体征，并重点在病情观察及处理栏内进行描述性记录。

如对于一个肠梗阻的患者，护士们观察到的通常是患者神智是否清楚，是否有排气排便，入量和出量分别是多少；而对于患者腹部是否膨胀，腹肌是软还是硬，肠蠕动的情况如何等则常常被忽略。因此，科室可制作专病护理记录单，把各种疾病的专科观察要点列明，比如甲状腺手术后的患者，护理中主要的观察要点包括患者声音是否嘶哑，术后进食是否会呛咳等，这些核心信息反映出手术是否造成患者喉返神经的损伤，有了这些带提示性的护理记录单，不论是年轻护士还是高年资护士，不论是本科室护士还是其他科室护士，都能知道护理中患者的观察重点。

3.加强护理文书书写培训

加强对护士护理文书书写的培训，确保记录规范到位。护士长要组织全体护士进行培训学习，熟悉护理文书书写的基本要求，掌握相关疾病的专科疾病表格式护理记录单项目内容和记录方法，完成各项抢救、治疗、护理措施的详细记录情况，为医师诊断、抢救、治疗提供重要决策依据，对顺利完成抢救、手术、治疗及患者康复具有重要意义。

(三)深化优质护理服务内涵

1.基本要求

优质护理的实质是全面推行责任制整体护理，使优质护理服务在及时发现病情变化、减少并发症、加快患者康复、保障患者安全、缩短平均住院日、减轻患者家属负担等方面发挥作用，并得到医院、医师、护士、患者、社会及政府的满意。

要求认真落实《临床护理实践指南》和《护理技术规范》，组化工作标准，规范护理行为。责任护士能够正确实施治疗处置，密切观察、评估患者病情并及时与医师沟通，配合医师共同完成诊疗计划，同时，加强与患者的交流，尊重、关心、爱护患者，增进护患信任。

必须强化护士培训以岗位需求为导向，以岗位胜任为核心，突出专业内涵。针对不同岗位与层级的护理人员，制定分层培训计划，从专科护理知识、整体护理能力、重点部门护士专科水平、“人本位护理”理念、护理管理等方面开展培训，确保护士有能力为患者提供全程、专业的优质护理服务。在患者自理能力评估训练、专业照顾技术及康复技能培训基础上，护士应用专业知识对患者进行个性化评估，然后根据患者病情及自理能力进行专业照顾和个性化指导，以达到减少并发症、降低医疗费、加速康复、保障患者安全的目的。

2.制度、标准和流程完善

一方面，随着临床护理服务模式的改革，实行以患者为中心的责任制整体护理，原来功能制护理模式下的许多制度流程已经不能适应临床需要。另一方面，为了通过优质护理加强病情观察、减少并发症、加快患者康复、提升护理品质，就需要对过去的许多护理常规进行更加细化、更加可操作和可测量的修订完善。因此，建立健全护理工作规章制度，制定并落实疾病护理常规和临床护理技术规范及标准十分必要。

3.加强基础护理

基础护理是对患者实施基础医疗服务措施和生活照料。长期以来传统的观念普遍存在对基础护理重视程度不够的现象。“优质护理服务示范工程”就是以夯实基础护理为主题。基础护理不仅是患者的基本需要，更是医学模式转变的根本需要，要实现“三贴近”离不开基础护理工作这个重要内涵。因此，必须理清护理工作发展的思路、方向和原则，解决对基础护理工作的认识问题，着眼于患者得到实实在在的护理服务，正确认识对患者的生活照顾原则。患者能做到的，鼓励其做；患者不能做的，护士帮助或协助做。通过照顾患者，才能全方位了解和观察病情，采集资料，发现问题，预防并发症，保证医疗护理安全。现要求不仅将分级护理的要求落实到位，并要求将其内容公示于众，让患者及家属知情，共同协助或监督护士落实分级护理。提高护理质量，满足患者需求，让患者早日康复。

4.专科护理水平提升

(1)临床护理服务充分突出专科特色，责任护士运用专业技术知识，对患者开展个性化的健康教育，指导进行康复锻炼，促进患者功能恢复，解决护理疑难问题，提高专科护理水平，保障患者安全，提高医疗质量和效率。

(2)在重症护理、儿科护理、肿瘤护理、中医护理、产科护理等专科领域，强调护士的专科规范培训，专科护士持证上岗。

(3)探索单病种优质护理临床路径，将各系统单病种疾病，按照优质护理全面履职要求，对护士需要为患者提供的专业照顾、病情观察、治疗处置、康复护理、健康教育、心理护理 6 个方面内容进行设计，做到规范化、标准化和表格化，将专科疾病的优质护理流程与临床路径的开展有机结合，围绕“加快患者康复速度、减少并发症的发生”两个核心目标，规范护理行为，促进患者康复，缩短住院天数。

(4)应用循证护理方法改进护理流程。引入“人本位护理”理念，即在诊治伤病的同时，观察、判断和处理患者伤病的反应，尽量满足和缓解伤病或治疗过程给患者在情感、心理、功能等整体方面所带来的个性化需求和改变；或者实行“快速康复外科”理念，即在手术前、中、后等的各个阶段，运用各种有效和已经实践证实的方法和手段，以减少手术后的应激和并发症，促进患者术后的快速康复，从而达到改善治疗效果和确保患者安全，降低药占比和并发症，加速患者康复，减少治疗费用，改善医院收入结构，提升质量效益的目的。

5.延伸护理服务开展

对出院患者进行定期随访，将常规随访、专科随访和专病随访相结合，在医院层面建立多部门合作机制，建立责任护士随访工作制度。同时，在一些慢性疾病领域，开展家庭病床护理服务，如呼吸科慢性阻塞性肺疾病患者随访家庭护理；脑卒中患者出院后延续护理等。

6.门(急)诊护理流程优化

(1)明确门(急)诊护理服务职责，创新服务形式。医院要建立门(急)诊护理岗位责任制，明确并落实护理服务职责。优先安排临床护理经验丰富、专业能力强的护士承担分诊工作，做好分诊、咨询、解释和答疑。对急危重症患者要实行优先诊治及护送入院。对候诊、就诊患者要加强巡视，密切观察患者病情变化，给予及时、有效处置。要采取各种措施加强候诊、输液、换药、留观

等期间的患者健康教育。

(2)门诊护理在分工上同样能借鉴病房护理中的责任制管理方式,不论是内科门诊还是外科门诊,都可以采用划分片区负责患者的方式,责任护士负责片区内所有患者的分诊、检诊、导诊。其次,门诊护士在分诊、检诊、导诊的过程中,同样应强调全程连续的整体护理。因此,门诊护士需要在多方面扩大职能。

(3)对于入院患者,在患者联系好床位住进病房之前,门诊护士可以承担患者的协助检查、手术前的准备工作告知、各种健康教育,门诊护士也可以相对固定地负责某个科室手术患者的术前准备告知和健康教育。对于出院后的患者,门诊也可以承担复诊、换药、拆线、健康教育、随诊等工作。

(4)门诊护士还可以发挥医师助手的作用。例如,为医师配备护士共同出诊,护士充当专家级医师的助手,帮其做些简单的病史采集,如询问患者、填写表格、录入患者信息。当医师拿着这些信息面对患者的时候,已经对患者基本的身体状况和疾病信息有了大致的了解,从而节省医疗专家的时间。随后,当医师完成问诊,给出诊疗方案后,向患者进行方案的解释和交代的工作也可以交给护士,同样能为医师节省出不少时间。要完成这类工作,需要有经验的护士才能胜任。

(5)通过延伸职能,门诊护士不论是在入院前的就医流程咨询和健康教育,还是在出院后的延续服务上,都丰富了优质服务的内涵。而且,门诊护士也为病房护士分担出院前、后的部分工作,减轻了病房护士的负担。

(6)开设护理门诊扩大护理服务范围。随着医学模式的转变及社会需求的多元化,人民群众迫切需要得到方便及时的疾病预防、治疗、康复及护理等方面的健康服务和指导。随着护理工作范围和服务领域的不断扩大,由在某个临床护理领域具有丰富工作经验、先进专业知识和高超临床技能的护士主导的护理门诊应运而生。在护理门诊中,护士提供的服务主要包括以下内容:健康评估;与治疗相关的护理管理;监测患者健康状况;社会-心理支持;信息咨询;进行健康教育促使患者提高依从性及促进患者采用健康生活方式;提供有效的护理和治疗服务;对患者进行家庭随访,必要时提供家庭护理服务等。

(四)岗位管理

实施护士岗位管理,在实施责任制整体护理的基础上,根据临床护理需要设置护理岗位,同时引入患者和社会参与评价机制,把患者满意度作为评价护理质量的标尺,是为患者提供整体护理服务和优质护理的重要举措。护士岗位管理就是对护士岗位职能及工作效果的质量管理系统,是获得从岗位职责、患者护理质量、患者满意度等高质量管理的过程及方式。通过实施岗位设置、护士配备、绩效考核、晋职晋级、岗位培训等措施,达到科学设置护理岗位,实现岗位管理;明确护士配置,保障患者安全;完善绩效考核机制,建立激励机制;加强护士队伍的配置,提高护士队伍素质。根据护士所在护理工作岗位的工作性质、工作任务、责任轻重、技术难度等要素,将医院护理工作岗位分为护理管理岗位、临床护理岗位和其他护理岗位。

1.护理管理岗位

护理管理岗位是注册护士从事医院护理管理工作的岗位。一般指护理副院长、护理部岗位及护士长岗位,包括护理副院长、护理部主任、护理部副主任、科护士长、病房护士长、副护士长、护理部干事等。

2.临床护理岗位

临床护理岗位是注册护士为患者提供直接护理服务的岗位,主要包括病房(含重症监护病房)、门诊、急诊科(室)、手术室、产房(含助产)、血液净化室、导管室、腔镜检查室、放射检查室等直接服务于患者的岗位。

其中重症监护病房、急诊急救、手术室、血液净化室、肿瘤科、产房等专科护理技术要求较高的临床护理岗位设专科护理岗位。

为了体现护理工作岗位苦脏累程度、工作条件、风险和责任大小的差别,使职称、待遇、分配向苦脏累程度高、工作条件差、风险和责任大的部门和科室倾斜,将医院临床护理工作岗位划分为一线临床护理岗位和非一线临床护理岗位。①一线临床护理岗位:是指直接为患者提供临床护理服务并需要常规轮值夜班的临床护理岗位。主要包括病房、重症监护病房、急诊科(室)、手术室、产房、血液净化室等直接服务于患者的岗位。②非一线临床护理岗位:是指直接为患者提供非临床护理的辅助性的服务、管理及技术岗位,且不需要常规轮值夜班。主要包括门诊、预防保健科、健康体检中心、腔镜检查室、放射检查室、计划免疫室、医技部门等科室的护理岗位。

3.其他护理岗位

其他护理岗位是注册护士为患者提供非直接服务的岗位,主要包括消毒供应中心、医院感染管理部门及其他需要护理专业背景的行政管理部门等间接服务于患者的岗位。

4.护理岗位分级

(1)助理护士(N0 级):通常指有执业资格但参加工作不满 1 年的护士,或正在接受基础护理培训的护士。职责:在上级护士的指导下,进行基本的生活照护和简单的护理工作。

(2)初级护士(N1 级):工作 1～5 年的护士,或工作 1～3 年的护师。职责:在上级护士的指导下,进行较为复杂的护理工作,包括患者日常护理、病情观察、记录等。培训重点:着重进行基本护理能力的培训,提升护理技能和理论知识水平。

(3)中级护士(N2 级):工作 3 年以上的护师,或工作 5 年以上的护士。职责:负责一定范围内的患者护理工作,能够独立完成护理任务,并指导下级护士进行工作。培训重点:除了基本护理能力外,还着重进行护理重症患者所需能力的培训。

(4)高级护士(N3 级):聘任主管护师且工作 5 年以上,或聘任专科护士岗位。职责:在护理团队中担任重要角色,负责复杂病例的护理,参与护理科研和教学工作。培训重点:着重进行整体性护理实践能力和教学能力、科学研究和专科护理能力、管理能力的培训。

(5)护理管理者(N4 级及以上):聘任副主任护师以上,负责护理部门的管理和协调工作。职责:制定护理政策、规划护理发展方向、监督护理质量等。培训重点:除了专业技能和管理能力外,还需掌握护理学科发展动态,积极参与专科学术活动,推动护理学科的进步和发展。

5.护士岗位培训

在排班模式彻底转向包病到护的责任制后,如何在保证患者安全的情况下让护士尽快掌握独立分管患者的技能成了迫在眉睫的课题。根据护士的实际业务水平、岗位工作需要及职业发展,制定护士在职培训计划,保障护士按照计划接受培训显得尤为重要。

6.机动护士库

机动护士是指在医院护理队伍中设立的隶属护理部统一调配管理,具有一定灵活性、应急性强的较高素质的年轻护理人员。优秀的机动护士库是医院宝贵的卫生人力资源,机动护士的培养是护理人力资源合理使用的体现。充分调动与发挥护理的工作潜能,不仅保证日常护理工作的完成,全面提高护理医疗工作质量,还为突发事件的应急救援队伍蓄积后备力量。

(1)机动护士库的类型。①日常机动护士库:针对部分科室护理人员短缺,使得临床护理人员忙于治疗性处置，而无暇顾及患者的心理护理和健康教育，难以满足临床护理需要，无法保证护理质量而设立。②危重机动护士库：针对重症监护病房、急诊科等科室急危重症患者突然增加或其他科室重症患者需要安排特级护理的情况而设立。③应急救援护士库：主要针对地震、泥石流等自然灾害，以及突发暴力事件需立即抽调护士参加救援而设定。

(2)机动护士库的管理。①机动护士库的管理：全院聘用护士中符合机动护士库入选标准的护士；在本人自愿的基础上，由科室推荐2～3名组成机动护士库，并指定1名人员负责具体管理工作，有科护士长协助进行机动护理人员工作的统筹和安排。②机动护士的培训：对于入选机动护士库的护士，护理部先进行统一的机动护士岗位培训，以全科护士作为培训目标进行严格的业务培训。危重机动护士库护理部再根据情况安排科室轮转，以熟悉各科专业特点，如重症监护病房进行3～6个月的全面培训后，再到外科、内科及专科轮转3～6个月，每一位危重机动护士在2年时间内一般需轮转5～10个科室，不同的科室其专科护理要求各不同，机动护士必须要在短期内熟悉、掌握该专科理论知识和操作技能，通过不断学习来适应新的工作岗位。通过轮转，在实践中掌握越来越多的疾病护理知识，提高对多发病、疑难病的护理技能，同时也提高其适应新环境、新的人际关系的能力。危重机动护士均为工作能力极强的优秀护士，轮转期间护理对象可针对相关科室急危重症疾病，护理相应病例数方为合格。③机动护士工作方法：入选护士每周末将下周休息情况报护理部。机动护士库中人员平时在各自科室正常工作，当某科室需要临时增加人员时向护理部提出申请，护理部根据需要随时通知所需人员到岗。抽调时尽可能利用应急库中护士的休息时间，抽调人员工作时间的长短可根据工作需要灵活掌握。

(五)绩效考核

绩效考核是按照一定的标准，运用科学体系的方法、原理，检查和评定员工在本职岗位上对职务所规定的职责的履行程度及工作效果，以确定其工作成绩的一项动态性考评工作。

(1)绩效考核原则。护士绩效考核的基本原则：公平公正原则；科学、规范原则；分级、分层原则；整合原则；可行性原则。

(2)绩效考核步骤。建立护士绩效考核管理系统；制定护士绩效考核标准及方法；确立考核对象；采取定期或不定期的方式考核，保证绩效考核的完整性。

(3)护士的绩效考核以护理服务质量、数量、技术风险和患者满意度为重点，向工作量大、技术性难度高的临床护理岗位倾斜，体现同工同酬、多劳多得、优绩优酬。将护士长管理幅度、难度、质量及护士长个人能级水平等进行客观评价量化，并直接兑现每月奖励性绩效工资分配。

(六)后勤支持保障

在责任制整体护理的改革目标中，“责任制”强调的是改革的形式保障，“整体”所强调的则是以患者为中心的新的服务内容。通过改变护理服务的分工和班次，包病到护的排班改革主要解决的正是“责任制”这一形式保障的问题。此外，明晰的责任也进一步成为改善护士行为的外在动力，但要实现整体护理所意味着的护理服务内容的扩展和深化，既需要护理人力数量的增长和质量的提升，也需要诸多辅助部门的支撑和配合。

贯彻“以患者为中心”的理念；加强从营养配膳、安全保卫、清洁卫生到中央运送等后勤保障改革步伐；推进开展临床路径管理、规范医疗行为、缩短平均住院日、增加门诊和住院人次等改革的进程，做到把时间还给护士，把护士还给患者。

1.建立中央运送系统

中央运送是指提供医院内部各种物品运送服务的统称，包括药品、标本和担架运送等服务。以担架使用为例，患者外出检查和使用担架均采用预约的方式完成，这些预约登记单汇总到中央运送的调度中心后，调度中心会将工作任务登记并分配给各担架队员，担架队员第二天会自动按时间要求去运送患者。其中，经评估认定的重症患者，必须要有医护人员陪护才能运送，避免运送途中因缺乏专业知识的担架队员而不能处理患者骤然出现的病情和生命体征变化所带来的风险。

2.陪客管理和安保支持

加强陪客管理有利于为医护人员营造清净的诊疗和服务环境，为患者营造安静舒适的休息环境，同时也有利于减少院内感染。在降低医院陪客率方面，做到“陪而不护”同样是创建优质护理服务的重要内容，尽管陪客管理保障优质护理推进的重要性已在医院内部获得广泛共识，但其推进仍殊为不易，必须实现医护人员和安保部门的联动管理。医院要制定陪客管理制度，统一探视时间，有条件的医院可设置门禁系统加强管理；无条件的医院可在医院规定的非探视时间内，增加安保人员配置，加强陪客管理。

五、优质护理服务的改进措施

(1)定期分析制约、影响优质护理服务深入开展的原因及存在问题。

(2)有针对地对影响及存在的问题原因进行分析。

(3)根据原因分析，逐项解决、落实，不能落实的要有原因说明。

(4)有为解决问题与相关领导、部门及科室沟通的措施。

六、优质护理追踪检查程序

(一)访谈各级护理人员内容

1.主管院长应掌握的信息

(1)优质护理服务目标、内涵。

(2)优质护理服务领导小组构成及职责。

(3)护理人力资源配置。

(4)优质护理服务保障措施(人事、药事、后勤、医学装备、消毒供应等)。

(5)优质护理服务取得的成效。

(6)其他护理相关问题等。

2.护理部主任(副主任)应掌握的信息

(1)优质护理服务目标、内涵、规划、实施方案。

(2)全院护士信息、掌握全院护理岗位、护士分布及配置情况。

(3)医院护理规章制度修订、执行程序。

(4)绩效考核方案及落实情况。

(5)合同护士同工同酬情况。

(6)护理质量与安全管理委员会运行情况。

(7)护士在职培训、专科护士培训。

(8)护理不良事件管理制度。

(9)其他护理相关问题等。

3.科护士长应掌握的信息

(1)优质护理服务目标、内涵。

(2)优质护理服务实施方案。

(3)护理质量与安全管理架构与运行情况。

(4)科级护理人力资源调配记录。

(5)其他护理相关问题等。

4.护理部干事应掌握的信息

(1)优质护理服务目标及内涵。

(2)岗位职责。

(3)其他护理相关问题等。

5.病区护士长应掌握的信息

(1)病区总体情况:开放床位数、实际患者数、医护人员人数、危重患者数、一级护理人数、高危风险患者数等。

(2)对医院优质护理服务实施方案知晓情况。

(3)病区落实优质护理服务措施:①如何落实护理管理目标及工作计划。②病区一级质控人员组成、检查方法、评价方法等。③分级护理服务标准。④弹性调配护理人员方案。⑤病区管理护工、护理员的情况(岗位职责、培训、考核、调配等)。⑥病区护理相关问题等。

6.责任护士应掌握的信息

(1)分管患者数、患者治疗护理情况(十知道)、主要护理问题、护理计划、护理措施、健康教育、主要阳性体征及处理措施。

(2)各项规章制度、流程、规范、疾病护理常规等。

(3)护理文件书写规范。

(4)分级护理落实情况:①特殊用药情况;②重点环节、应急预案;③分管患者的相关情况等。

(二)资料的准备

1.护理部需准备的资料

(1)卫生健康委员会、医院相关文件。

(2)医院优质护理服务领导小组文件。

(3)优质护理服务实施方案、工作目标、进度安排、重度任务、相关政策、保障措施。

(4)相关部门支持保障措施,部门分工工作职责,落实记录。

(5)护理中长期发展规划、工作计划及总结。

(6)医院办公会及院长查房记录。

(7)医院护理资源弹性调配方案、床护比、机动人力资源库、调配记录。

(8)护理管理组织体系、三级护理管理、合理分工、工作职责、贴近临床具体措施、检查考核记录、对护士长考核记录。

(9)护士分层级管理制度、岗位管理、护理岗位说明书(层级划分标准、能力要求、工作职责、工作标准、工作流程及考核标准),护士分层级培训及专科护士培训。

(10)护理管理人员及护理骨干培训制度,工作方案或计划、内容、经费保障及实施记录。

(11)护理绩效考核制度及方案,护理工作数量、质量、技术难度、患者满意度等,与护士的收人分配、职称晋升、学习进修、奖励评优等结合;护理人员对护理绩效考核方案的知晓率及满意度,对薪酬满意度。

(12)护理工作规章制度、护理技术操作规范、护理操作规程、疾病护理常规等。

(13)患者对护理工作满意度情况。

(14)其他相关资料。

2.病区需准备的资料

(1)医院优质护理服务文件。

(2)医院优质护理服务实施方案。

(3)护理绩效考核方案及实施情况,护理绩效考核记录。

(4)护理人力调配方案及记录。

(5)年度工作计划及年度总结。

(6)岗位说明书(层级划分标准、能力要求、工作职责、工作标准、工作流程及考核标准),护士分层级管理(制度、培训)及岗位管理。

(7)护理分层使用、合理分工情况,护士分层级培训计划及专科护士培训计划、记录、考核等。护理人员在职培训方法及内容。

(8)岗位职责、岗位设置及岗位履职情况。

(9)护理制度、职责、流程、疾病护理常规等培训计划、内容,培训记录及考核。

(10)质控:文件、工作计划及总结,会议记录、考核记录、效果评价。病区质控人员岗位职责及质控运行情况。

(11)护理查房及护理会诊程序,护理查房、护理会诊、业务学习实施记录。

(12)优质护理服务目标、内涵。优质护理服务保障措施及护理人员对优质护理服务的满意度。

(13)护理人员对护士长工作满意度。

(14)护理不良事件管理制度。

(15)患者对护理工作满意度情况。

(16)其他相关资料等。

(三)优质护理服务追踪检查

1.现场查看

(1)护士长模拟护理查房、护理会诊案例。

(2)护士排班情况。

(3)责任护士护理技术操作。

(4)护士分管患者情况,所管患者护理措施落实情况。

(5)护理级别与病情是否相符。

(6)分级护理标识及落实。

(7)取血与输血流程。

(8)基础护理落实情况(患者皮肤、卧位、给药、输血及口腔护理等)。

(9)专科护理落实情况(引流管、呼吸机管路及常见并发症的护理)。

(10)安全措施(腕带、约束带、床挡、警示标识、交接登记及身份识别等)。

(11)访谈患者对优质护理服务及责任护士工作满意度、住院感受、健康教育知识情况。

(12)访谈家属对医院的整体印象。

2.支持保障系统

(1)人力资源部:全院护理人员花名册及人员结构、科室分布;护士工资标准、绩效方案及福利待遇规定;为护士缴纳社会保险种类。

(2)门诊部:预约诊疗服务、高峰时段就诊秩序、便民服务措施、健康教育及健康咨询、患者等候时间、门诊突发事件应急预案等。

(3)消毒供应中心:为病房提供下收和下送服务的落实情况、病房满意度调查、特殊时段对临床物品供应的保障情况。消毒供应中心人员的培训计划、执行、考核、评价情况、持续改进情况及监督数据情况。

(4)手术室:手术部护理工作制度(安全核查);护理人员岗位职责、护士分层级配置标准、手术量统计报表、当天手术台次、当班护士人数及资质;手术部护理人员应急调配及原始记录,手术患者交接内容及记录,手术室护理人员培训计划、执行、考核评价情况、持续改进情况及监督数据情况,突发事件应急预案、培训及演练记录;患者访视(术前、术后);患者交接程序(重症监护病房、病房、急诊)。

(5)药事管理部门:提供口服摆药的服务,静脉用药统一配送服务,查看摆药流程,静脉用药配置中心。

(6)医学装备部:临床使用耗材统一配送;对医学装备实行统一的保障(保养、维修、效验、强验)管理,并指导操作人员履行日常保养和维护;对临床急救类、生命支持类装备完好情况和使用情况进行监督管理。

(7)后勤处:后勤服务下收、下送、下修的实施记录;普通膳食供应;陪检、送标本的情况;保洁、安全保卫工作等。

(四)个案追踪检查案例(供参考)

1.访谈科主任或医师

优质护理服务的目标及内涵;开展优质护理服务以来护理质量是否有提升及医师对护理工作的满意度。

2.访谈护士长

病区护理质量管理组织架构,科室危重患者情况,护理人力资源情况,护士排班情况,护士分层级培训情况及效果。

3.访谈责任护士

护士1:患者一般情况(十知道)、护理问题、护理计划、护理措施、护理效果、个性化健康教育。

护士2:岗位职责、工作流程、护士能级对应情况;疑问医嘱处理情况等。

护士3:给药制度、患者用药反应、如何与医师沟通等。

护士4:分级护理制度,职业暴露处理流程。

护士5:常见护理并发症预防措施及处理流程。

护士6:护士操作情况,随机查看或模拟。

4.访谈患者及家属

住院感受、用药介绍、饮食、康复、卧位、知晓主管医师、责任护士;对医院总体印象、护理工作满意度等。

5.查看患者

护理级别与病情相符；基础护理（皮肤、卧位、口腔、会阴等）；专科护理（引流管、呼吸机、各种管路护理等）；腕带及其他标识；安全措施（约束带、床挡、警示标识、身份识别等）；护士健康教育情况等；主要护理措施（肠内营养、吸痰、雾化吸入、呼吸机使用、气管切开护理等）；口服给药、给药查对、静脉给药、药品有效期管理、化学治疗（以下简称化疗）药物集中配制等。

6.病历查阅

护理病历书写是否规范、风险评估等。

7.资料查阅

(1)用药安全:用药（发药）查对、观察及记录；给药差错分析、培训、整改记录；化疗药物防护措施，职业暴露上报流程。

(2)护理技术操作与常见并发症预防及处理规范；护理技术操作培训及资料、持续改进实例与数据。

(3)执行医嘱护士资质，执行医嘱操作流程，查对医嘱登记。

(4)重点环节与应急管理制度；应急预案培训、演练。

(5)围术期护理。

(6)护士分层级培训及专科护士培训资料。

(7)护理相关资料。

（时红华）

第三节　护理质量标准管理

一、护理质量标准的基本概念

(一)标准和标准化的概念

1.标准的概念

标准指的是判定事物的准则，是技术工作与管理工作的依据。标准是一种权威性规定，具有约束力，是医疗护理质量的保护性和促进性因素。

2.标准化的概念

标准化通常是指制订标准、贯彻标准及修订标准的整个过程。标准化有多种形式，如简化、系列化、统一化、组合化等。

(二)标准化管理

标准化管理指的是在护理管理中比较全面、系统地将标准化贯穿于管理全过程的一种管理手段或方法。它将标准付诸实践，并在理论与实践的过程中不断深化。因此，标准化管理的显著特点是要吸收最新的管理理论和方法，实施科学的管理，进行标准化建设。

(三)护理质量标准化管理

护理质量标准指的是在护理质量管理过程中，以标准化的形式，按照护理工作内容及特点、流程、管理要求、护理人员及服务对象的特点，以患者满意为最高标准，制定护理人员严格遵循和

掌握的护理工作准则、规定、程序和方法。要搞好护理质量标准化管理,必须制定科学的、适合本医院护理工作的质量标准。

二、护理质量标准的制定原则

(一)目的性原则

针对不同目的,制定不同种类的质量标准。标准要符合我国医院护理质量主要评价指标和等级医院标准。标准应反映患者的需求,体现以患者为中心的指导思想,无论是直接或间接为患者服务的项目,都应当以此为原则。

(二)系统性原则

全面质量管理体现了系统性和统一性的原则。应当从整体着眼,使部分服从整体。护理质量标准必须服从于国家性标准,服从于地方性标准、省级标准、地区或市级标准、本单位标准。

(三)科学性原则

科学是反映自然、社会、思维等客观规律的分科知识体系。标准的科学性就是必须符合护理质量管理规律和发展规律,要积极地贯彻执行、检查评价的科学管理方法。

(四)实用性原则

标准的制定必须结合实践,具有实际使用的价值,各类指标要能测量和控制,符合临床实际,如果指标太高、太低或复杂、烦琐,不但浪费人力、物力,而且不能长久坚持,起不到监控的作用。

三、制定质量标准的要求和程序

(一)制定标准的基本要求

1.科学可靠

标准的内容应体现科学性、先进性和实用性,不但有利于学科发展、管理水平提高,而且可以从客观实际出发,按照现有人力、物力,制定通过努力能够达到的标准,标准中的技术指标、参数要科学可靠。

2.准确明了

标准的内容要通俗易懂、简洁明了,用词要准确,能用数据的标准尽量用数据来表达。

3.符合法规

标准的内容要符合相关法律、法令和法规,标准要与现行的上级有关标准协调一致,标准中的名词和术语要规范统一。

4.相对稳定

标准一经审订,就具有严肃性和法规作用,大家都必须按照执行,所以,制定标准时必须要慎重,要有群众基础,要有相对的稳定性,不能朝令夕改。但标准要随着科学技术的发展而变化,所以需要进行适时的修订。

(二)制定标准的程序

(1)确定标准项目,成立制定小组:选择熟悉此项目护理质量要求的资深护理人员组成标准制定小组。

(2)制定标准草案:编写小组成员在充分了解本单位的情况和国内外现状的前提下制定出科学、先进、实用的标准草案。

(3)标准草案的试运行:标准草案制定后,要在部分相关科室或单位试运行,征求意见,对分歧意见要进行分析研究，协商修正草案，最后确定标准，必要时送上级主管部门审批。

(4)批准和发布：按照标准的级别和审批的权限，将标准报相应的主管部门批准后，由批准机关将标准编号发布，并明确标准的实施日期，组织各单位或各科室贯彻执行。在执行过程中发现问题，可向主管部门反映，以利修订。

四、护理质量标准的意义和重要性

(一)护理质量标准的意义

护理质量标准是衡量护理质量的准则，是质量管理的依据，没有标准就不可能有质量管理。标准化是医院科学管理的基础，也是进行全面质量管理的重要环节。所以，应将医院护理工作各部分的质量要求及检查评定制度定出具有先进性、科学性、合理性、实用性的标准，只有形成标准化体系，才能达到真正的质量管理。

(二)护理质量标准的重要性

护理质量标准的重要性主要表现在以下3个方面。

(1)护理质量标准是了解护理工作正常进行的重要手段，它明确了护理人员在护理技术活动中应当遵循的技术准则和程序方法，规范了护理人员的职责，使各项护理工作有章可循，是质量管理活动的依据和准则。

(2)护理质量标准是护理服务质量的保证和促进因素。医院严格的护理质量标准对护理人员的服务提出了要求，达到标准的过程本身就是保证质量的过程。它可有效减少护理工作中的过失行为，提高工作效益，减少人力、物力等资源浪费，从而提高护理质量。

(3)护理质量标准可促进护理业务技术水平的提高，有助于护理教学和科研工作的开展，是护理教学和科研的重要依据。它明确了护理人员的业务培训目标，对于促进护理学科的发展和提高护理人员的整体素质具有重要意义。

五、常用的护理质量标准

(一)各项制度标准要求

1.值班、交接班制度

(1)护士必须实行24小时轮流值班制，服从护士长排班，不得私自更动班次。

(2)值班人员必须坚守岗位，遵守劳动纪律，工作中做到“四轻、十不”，即说话轻、走路轻、操作轻、开关门轻；不擅自离岗外出、不违反护士仪表规范、不带私人用物入工作场所、不在工作区吃东西、不接待私人会客和打私人电话(非急事)、不做私事、不打瞌睡或闲聊、不与患者及探陪人员争吵、不接受患者礼物、不利用工作之便谋私利。

(3)勤巡视，严密观察、了解病室动态及患者的病情变化与心理状态，及时准确地完成各项治疗护理工作。

(4)必须在交班前完成本班各项工作，写好各项记录，处理好用过的物品，为下一班做好用物准备。

(5)按时交接班，接班者应提前15分钟到科室，对患者逐个进行床旁病情交接班和用物交接班，未交接清楚，交班者不得离开岗位，接班时发现的问题由交班者负责。

(6)认真执行“十不交接”：衣着穿戴不整齐不交接；危重患者抢救时不交接；患者出、入院或死亡、转科未处理好不交接；皮试结果未观察、未记录不交接；医嘱未处理不交接；床边处置未做

好不交接；物品数目不清楚不交接；清洁卫生未处理好不交接；没为下班工作做好用物准备不交接；交班报告未完成不交接。

2.查对制度

(1)医嘱要做到班班查对，下一班查上一班，查对后签全名。

(2)执行一切医嘱均要严格执行“三查九对”。

(3)麻醉药用后登记并保留安瓿备查。

(4)药品使用前要检查药物标签、批号和失效期，瓶盖及药瓶有无松动与裂缝，药液有无变色与沉淀。

(5)给药前，询问患者有无过敏史。

(6)输血要有 2 人核对，并严格检查血液质量。

(7)使用无菌物品，要检查包装是否严密，无菌日期及无菌效果是否达到要求。

3.抢救制度

(1)各科室必须根据情况设有抢救室或抢救车、抢救箱。

(2)抢救室内物品齐全，严格管理，一切用物做到“五固定、二及时”。

(3)各类抢救仪器功能良好，器械完好备用，抢救用物分项配套齐全，随时处于完好备用状态。

(4)急救车上物品齐备，放置有序，无过期变质，数目相符。

(5)人人都能熟练掌握常用抢救知识、技能、急救药物和各抢救仪器的使用。

(6)抢救患者时指挥得力，分工明确，配合默契，有条不紊。

(7)准确执行医嘱，口头医嘱要复述核实后才能执行。

(8)各项记录清楚完善，记录及时。

(9)终末料理及消毒符合要求，一切用物及时补充与还原。

(二)护理管理工作质量标准

管理是保证质量的关键，只有严格的管理才会有高水平的质量。护理管理长期以来实行护理部主任、护士长三级负责制，有严格的质量管理标准，最主要的标准有护理部工作质量标准、科护士长工作质量标准、病室护士长工作质量标准等。

1.护理部工作质量标准

(1)在分院院长领导下，负责全院的护理管理工作，严格督促执行全院各科护理常规，检查指导各科室落实各项护理工作制度，定期向主管院长汇报工作。

(2)明确各类人员职责分工，建立定期部务会议制度，研究安排检查工作。

(3)制定全院护理年工作计划、在职护士培训计划、新护士上岗培训计划，护理工作年终总结，半年工作小结。

(4)定期检查护理工作质量，每次有检查小结，有质量分析，有整改措施。

(5)组织全院护理人员业务技术培训，拟订、落实在职护士业务培训计划。专人负责和组织开展护理科研和新业务、新技术、科研立项，每年≥2 项。

(6)注意护士素质培养，开展职业道德教育每年≥2 次，做好护士思想政治工作，关心护士生活。

(7)主持召开全院护士长会议，并形成例会制度，对科护士长工作每季度检查 1 次。

(8)制定安全防范措施，加强安全检查，定期分析安全隐患，杜绝护理差错事故的发生。

(9)落实教学任务,明确带教老师职责,保质、保量完成教学、实习、进修工作。

2.病室护士长工作质量标准

(1)科室工作有年计划、月安排、周重点,每周在晨会上有工作小结。

(2)有切实可行的岗位职责,有日常检查考核办法,有奖惩措施,每月进行工作质量讲评。

(3)护理人员排班科学合理,充分满足患者需要,保证医疗护理安全。

(4)有差错疏忽及投诉登记本,无漏报、隐瞒现象,发生差错、事故及时上报,积极处理,认真进行差错分析,有处理意见,有整改措施。

(5)科室内部团结协作,科室间关系良好,关心同事,并协助解决实际问题。

(6)严格执行各项规章制度和操作规程,不断健全专科护理常规。

(7)每天深入病房了解患者及家属的需要和征求意见 1 次,每月召开工休座谈会 1 次,针对意见有改进措施。

(8)贯彻落实上级各项指令性工作。

(9)每月定期组织科内护士业务学习和护理查房;参加危重患者病案讨论和死亡病例讨论;每年“三基”考核 2 次。

(10)妥善安排实习、进修人员带教工作。

(三)护理工作质量标准

临床护理是对患者进行直接护理最重要的内容,质量高低会直接影响到患者的康复,主要包括护士素质、护理安全、消毒隔离、基础护理、护理记录等内容。

1.护士素质质量标准

(1)尊重患者,态度和蔼,执行保护性医疗制度,患者对护理工作满意度≥95%。

(2)认真履行岗位职责,责任护士对患者做到“十知道”(床号、姓名、诊断、职业、文化程度、家庭状况、心理状况、饮食、治疗和护理)。

(3)遵守院纪院规,遵守劳动纪律。

(4)仪表端庄,举止大方,待人礼貌、热情,着装符合要求。

(5)对患者实施针对性的心理护理及健康教育。

(6)保持慎独的态度,严格执行规章制度和操作规程。

(7)积极参加业务学习、论文撰写和科研工作,完成规定的教学任务。

2.护理安全质量标准

(1)有医疗安全防范的制度和措施,护士与护士长签订安全责任状。

(2)麻醉药管理做到“五专”(专人、专柜、专锁、专处方、专登记本),有交接班记录,有使用登记。

(3)抢救车用物齐全,摆放合理,呼吸机、监护仪等抢救仪器性能良好。

(4)有青霉素过敏抢救专用盒,无过期失效药品和用物,过敏性与非过敏性药物分开放置,药物过敏患者床头挂醒目标志。

(5)严格执行护理操作规程和无菌操作原则。

(6)坚持“三查九对”,护理事故发生率为 0,护理差错发生率≤1/(年·百张床)。

(7)注意护士自身安全,出现意外纠纷,及时报警并采取防范措施。

(8)氧气、吸引等装置保持完好,有用氧“四防”标志。

(9)病房安全通道通畅,灭火器完好,做好安全知识宣教。

3.消毒隔离质量标准

(1)有预防医院感染的制度和措施,严格遵守无菌操作原则,操作前后洗手。

(2)每月定时对工作人员手、无菌物品、空气、物体表面、消毒液进行细菌学监测,超标有整改措施和复查记录。

(3)消毒、灭菌方法正确,灭菌合格率100%。

(4)病床湿扫,一床一毛巾一消毒,床头桌抹布一桌一巾一消毒。

(5)无菌物品放置在无菌专用柜,无过期失效。

(6)实行一人一针一管一消毒,止血带每人一根,用后消毒,垫巾、隔巾一人一用一消毒。

(7)无菌溶液注明开瓶日期,并在有效期内使用,氧气湿化瓶、呼吸机管道等按规定时间更换、消毒。

(8)室内清洁整齐,定期消毒和开窗通风,严格区分无菌区、清洁区和污染区,有专用的卫生工具。

(9)感染伤口和特殊感染的器械、布类及用物等要按规定严格处理,垃圾分类按要求处理(黄色——医用垃圾、黑色——生活垃圾、红色——放射性垃圾)。

(10)出院或死亡患者,做好床单位终末消毒。

4.基础护理质量标准

(1)病房环境整洁、安静、空气新鲜无异味。

(2)患者口腔、头发清洁无臭味,衣服和床单整洁无污迹,皮肤清洁无压痕,外阴清洁,无长胡须、长指(趾)甲。

(3)床周边物品摆放有序,无杂物。

(4)患者体位正确,症状与病情相符,情绪稳定无心理障碍。

(5)患者基本生活需要落实到位,各种管道护理正确,无护理并发症(压疮、烫伤、冻伤、坠床、足下垂、输液外漏等)。

(6)用药准确安全,床头药物过敏标志醒目,特殊患者保护措施到位(神志不清者、小孩有护栏),床头卡与患者情况相符。

(7)经常巡视病房,了解患者动态,责任护士对患者情况要做到“十知道”。

(8)做好健康教育,患者知道护士长、负责护士、负责医师的名字,知道住院注意事项,患者对自身疾病、用药情况、卧位、饮食、休息、活动、检查的注意事项基本了解。

5.护理记录质量标准

护理记录包括体温单、医嘱单、护理记录单、病室交班本等。各项记录要做到:格式符合要求,项目填写齐全,记录及时准确,用医学术语,措辞精练,字体端正易辨认,页面清洁、不涂改。

(1)体温单:楣栏项目逐项填写齐全、准确。手术后数天连续填写至术后第七天;测量的时间、次数符合病情规定的要求;体温单的绘制做到点圆、线直、大小粗细及颜色深浅一致,页面清洁;40~42 ℃体温线上及底栏各项目填写正确并符合要求。

(2)护理记录单:楣栏填写符合规定要求,页码准确;首页开始,应简述病情或手术情况,病情的处置及效果;按医嘱或病情需要,及时、准确地记录每个时段患者的生命体征、用药治疗效果、护理措施和病情变化,要求记录完整。交班时应做一次清楚扼要的小结,并签全名;液体出入水量按要求记录,并进行24小时总结;患者病故或出院都应有最后的护理小结;记录的时间与病情的记录要准确无误,不能与医师记录矛盾,不能有主观臆断内容,真实、客观地反映病情,避免医疗纠纷隐患;护理记录书写合格率≥95%。

(四)特殊专科护理质量标准

特殊专科很多,常把病室之外的科室都视为特殊专科,如手术室、急诊室、供应室、产房婴儿室、重症监护病房、门诊、血液透析室等。这些科室除具备共性的护理质量要求外,还具备一些特殊的质量要求。现举例介绍手术室、急诊室、供应室特有的护理质量标准。

1.手术室护理质量标准

(1)手术室环境随时都必须做到:清洁、整齐、安静、布局合理,严格区分限制区、半限制区、非限制区。

(2)严格遵守各项手术室制度,如查对制度、接送制度、手术器械制度、敷料清点制度、标本保存制度、交接班制度、参观制度等,并有记录可查。

(3)严格执行无菌技术操作规程,无菌手术感染率≤0.5%。

(4)有严格的消毒隔离制度,并认真执行,每月对空气、无菌物品、工作人员手和物体表面、消毒液、高压锅进行细菌学监测。

(5)无菌手术与有菌手术分室进行,在特殊情况下,应先做无菌手术后再做有菌手术,隔离手术间门口挂隔离牌,术后用物按隔离性质进行严格消毒处理。

(6)严格洗手制度,手术室人员外出必须更换外出鞋、衣,外出的推车有清洁、消毒措施。

(7)手术室人员半年一次体检,咽拭子培养阳性及皮肤化脓感染者不进手术间。

(8)巡回护士根据手术需要,摆好患者体位,注意患者的舒适和安全,做好各项准备,主动、及时地配合手术及抢救工作。

(9)洗手护士要了解手术步骤,熟练地配合手术,并与巡回护士一起认真地查对患者、手术部位、器械敷料、手术标本等,保证术后伤口内无遗留物,确保手术安全。

2.急诊室护理质量标准

(1)具备救死扶伤的精神,责任心强,业务水平高,熟悉各科室常见急性病的治疗原则和抢救常规,严密观察病情,及时配合抢救,必要时要进行初步应急处理。

(2)做好急诊登记,分诊准确。如发现传染病应立即隔离,并做好消毒工作和疫情报告。

(3)服务态度良好,时间观念强,工作安排有序,应做到接诊患者快、治疗抢救快、医护配合好。

(4)有抢救组织,有抢救预案,如遇大批外伤或中毒患者来院时,能立即组织抢救,并向有关领导汇报。

(5)抢救物品和药品随时保持齐全、完好状态,不准外借,使抢救用品完好率达100%。

(6)做好抢救室及留观室患者的各项护理工作,无护理不当引发的并发症,做到观察室管理病室化。

3.供应室工作质量标准

(1)布局合理,符合污—净—无菌—发放路线原则,三区线路不交叉、不逆行。

(2)有健全的制度和职责,有物品洗涤、包装、灭菌、存放、质量监测、保管等质量要求,并认真执行。

(3)各类设备配置符合要求,供应品种、数量满足医院工作需要。

(4)所供应的物品均写明灭菌日期,无过期物品,每天对消毒灭菌用物进行质量检测,灭菌质量合格率达100%。

(5)坚持做到下送、下收，下送、下收物品不混装、不互相污染，方便于临床。

(6)各种物品管理做到账物相符、分类放置。借物手续齐全，有统计月报制度，数据真实可靠。

(7)环境清洁、整齐有序，定时进行空气消毒，每月对空气、无菌物品、工作人员手及物体表面、消毒液、灭菌锅进行细菌学监测，确保医疗护理安全。

六、临床科室护理质量管理流程

由于临床科室护理质量管理是医院护理质量管理的基础环节，一般情况下，由病区护士长和护理骨干组成的病区三级护理质控小组负责。主要有如下步骤。

(一)成立护理质量控制小组

质量控制小组简称质控小组，小组人员相对固定，分工明确。一般设立组长1人、组员4～5名，组长由护士长担任，组员由责任组长、护理骨干、带教组长、高年资护士组成。质控小组负责制定科室年度护理质量监控计划、监控形式及整改意见，根据要求，每天、每周或每月进行科室护理质量自我检查和考评。月底由护士长核定成绩，并结合护理部及医院专项护理质量小组检查的结果在全科护士会上总结讲评，分析本科存在的实际问题，提出改进意见或建议，落实奖惩，以促进质量持续改进。

(二)组织学习护理质量标准

病区护士长组织全科护士认真学习医院护理质量标准，要求每位护士熟记并通过自行组织的考核。

(三)建立自查制度和奖惩制度

建立完整的自查和奖惩制度。质量小组成员按照分工定期检查各项护理质量指标的达标情况，小组成员间各自负责又相互合作，做到重点突出、标准统一、量化评分、奖惩分明。

(四)跟班检查

护士长根据跟班者情况或近期护理工作的特点，有重点地跟班。在跟班过程中，主要了解护士掌握工作的熟练程度和完成质量，指出存在问题或不足，提出改进意见，必要时进行示范教学。对于科室存在的共性问题、重点问题，应重点讲评。为便于观察分析质量发展的趋势和改进效果，科室可建立专门的“跟班登记本”，记录跟班的各项检查指标及其分值，被跟班者的姓名，跟班的时间、班次、讲评意见等。

(五)不定期检查

护理部主任、质管干事和护士长可通过跟班检查对科室护理工作质量进行检查。检查的重点是新护士长、代理护士长及工作繁忙、存在隐患多的科室等。检查内容为护士长的行政管理、业务技术、护理教学和护理查房等全面护理工作的完成质量。

(六)问卷调查和自评

护士长可通过问卷调查了解患者对科室护理质量的满意度，问卷可以在患者住院期间即时发放，也可以在患者出院后以邮寄形式发放。问卷设计可参照护理部的满意度调查表，同时也应采纳科室医技类人员的意见或建议。护士长也可通过问卷调查对科室护理工作进行自评，由每位护士配合填写自评表。通过满意度调查和自评，护士长可以对科室的护理质量有一个全面的了解，能及时发现问题、完善管理。

（七）每月召开护士会分析讲评

护士长每月组织护士或护理骨干召开护理质量分析会，护士长在会上根据跟班检查的结果、自查的结果、护理部专项护理质量检查小组和护士长例会通报的情况等进行分析讲评，重点讲评科室护理工作的完成质量、存在问题、整改意见及奖惩情况，并布置下个月的工作任务和要求。

（八）完善科内管理制度

实施改进措施后，科室的护理质量如能改善并实现达标，护士长应当将改进措施列为科内的管理制度继续执行。

（时红华）

第四节　医院感染与护理管理

护理工作在医院感染管理中具有本身的特殊性和重要性。国内外调查结果显示，医院感染中有30％～50％与不恰当的护理操作及护理管理有关。因此，加强研究护理程序、护理技术和医院感染的发生规律，以及它们之间的相互关系，探索预防、控制感染的理论与方法，用有效的护理操作技术，最大限度地降低医院感染的发生率，是本节阐述的目的。

一、护理操作与防止感染的关系

护理管理是医院管理系统中的主要组成部分。在总系统的协调下，相关的护理部门运用科学的理论和方法，在医院内实行各种消毒灭菌和隔离措施。完善的护理管理机制通常以质量管理为核心、技术管理为重点、组织管理为保证。护理质量的核心则是医院感染控制的水平。在预防和控制医院感染的全过程中，护理指挥系统起着决定性的作用。护理人员及护理管理者，应该成为预防和控制医院感染的主力。

预防感染措施的执行常常首先涉及护理人员。要做好实质性护理，离不开消毒、灭菌和隔离技术，而且，一般来说，护理人员接受的控制感染的基本教育和训练比医师要多。在多数情况下，患者的一些病情变化首先发现的往往是护士。一旦发现患者有严重感染的危险时，当班护士有权对患者实行隔离。这种责任要求护士对一些疾病及其隔离的必要条件，必须有较全面的知识和理念，并要随着疾病谱的变化、疾病传播和流行的特点，制定出相应的隔离措施。比如，100 多年前提出的“类目隔离”发展至今已有7 种方法（严密隔离、呼吸道隔离、抗酸杆菌隔离、接触隔离、肠道隔离、引流物-分泌物隔离、血液-体液隔离），以后又发展为以疾病为特点的隔离；20 世纪 80 年代末期进一步提出全面血液和体液隔离，亦称屏障护理；20 世纪 90 年代初发展为“体内物质隔离”。在此基础上于 20 世纪 90 年代中期形成了“普遍性预防措施”，到了 20 世纪 90 年代后期又迅速地发展为今天的“标准预防”。

以最简单而常做的试体温为例来说，曾有报道，由于直肠体温表擦拭不净，消毒不彻底，造成新生儿沙门菌感染迅速扩散，6 周内就有 25 例新生儿感染。经过实行隔离患儿、彻底消毒体温计和停止直肠测温（改用腋表）等综合管理和护理措施，感染才得以控制。

点眼药这一简单而常见的护理操作，亦可能造成眼部的严重感染。国外有报道说，因点眼药造成感染的发生率可高达 44％。点眼药除可导致铜绿假单胞菌传播外，还会引起黄杆菌污染。

曾有报道，给新生儿洗眼后发生脑膜炎；用无色杆菌污染的水洗眼和湿润暖箱造成6名早产婴儿死亡。

大量的事实充分说明，严格认真地执行消毒、灭菌、无菌操作和隔离技术，是预防医院感染的重要保证。护理人员既然是主力，在任何治疗和护理行动中都必须坚持这一观点。欧美各国多数医院管理机构都认为，没有预防感染的护士，就无法推动和贯彻防止医院感染的各种措施。因此，英国在1958年率先任命了医院感染监控护士。

随着人们对感染与护理关系的认识日益深入，各有关护理管理和护理教育部门相继把防止感染问题列入迫切的议事日程，作为护理质量控制的必要指标来抓。这既是摆在护理工作者面前的一个亟待解决的重要课题，也是全体护理人员的光荣任务和神圣职责。

综上所述，护理人员必然是医院感染管理中的主力。有关机构总结了感染监控工作的经验与教训，认为一个合格的感染监控护士，应该扮演着多种重要角色：专职者（掌握病原体特征及其传播途径，并有针对性地加以有效预防和控制）、执行者（理论与实际并重，不仅掌握清洁、消毒、灭菌理论与方法，并能付诸实践，严格地执行无菌操作技术与隔离方法，有效地控制医院感染的发生）、监察者（督促全院医护人员行动一致，互相提醒）、教育者（指导卫生员、护工及探访者等非专业人员，普及有关疾病传播和预防交叉感染等知识）、发现者（高度警惕、密切观察，及时发现感染者及引起感染的潜在危险因素，并尽快予以控制）、研究者（研究医院感染的发生、发展规律，探讨针对感染的预防控制措施）和保护者（既是患者健康的保护神，又必须保护工作人员免受感染）。集7个角色于一身，这充分说明监控护士的突出作用，同时也描绘出他们所担负的职责与任务的分量。

二、加强护理管理与减少医院感染

护理部主任（或总护士长）必须是医院感染管理委员会的主要成员之一，积极参加该委员会的组织、管理、计划和决策等各项重要活动。护理部必须将感染管理委员会的各项计划、决策列为本部门的日常基础工作，并及时付诸实施和督促执行。护理部有责任教育广大护理人员提高对医院感染危害的认识，贯彻消毒、灭菌、隔离和合理使用抗生素等各项预防措施，并担负起有关防止感染的组织、领导、培训、考核、评价、科研和调查等工作。如有必要，护理系统应该主动和独立地制定出行之有效的预防措施，并建立严格的控制感染管理制度，层层落实把关，从而最大限度地避免因护理管理失误而引发医院感染。

（一）加强组织领导与健全监督检查

医院的感染管理是一个复杂的系统工程，护理管理则是该系统的重要子系统，它的运行状况会直接影响整个医院感染管理的质量与水平。为了实现预防和控制医院感染这个大目标，必须建立健全组织，并实施科学而有效的管理。护理部要在医院感染管理委员会的指导下，组织本系统中有关人员成立预防医院感染的消毒隔离管理小组，由护理部主任或副主任（或总护士长）担任组长，成员应包括部分科护士长和病房护士长。组成感染管理的护理指挥系统，负责制定预防医院感染的近期和远期计划，并提出相应的具体要求，明确职责与任务。无论近期或远期计划均应从实际出发，并有一定群众基础，以利实施和执行。切实可行的预防感染计划是严格护理管理的关键一步。它既是护理质量评定的标准和检查、考核、评比的依据，又是防止感染发生的保障。

护理指挥系统应当充分发挥它的组织作用及计划、处理和控制医院感染的职能，通过计划安排、定期检测、随时抽查或深入第一线等途径，了解情况，以此衡量和评定各科室的护理管理现状和质量,并根据所获得的各方面的信息及时处理存在的问题,或做出相应的调整,使医院感染的各项预防措施持续处于良好的运行状态。这个系统必须使组织中的成员都能发挥他们的聪明才智,为实现组织目标而共同努力奋斗,用有限的资源获得最大的预防控制感染的效果。

感染管理的护理系统还应对全院护理人员进行消毒、灭菌、无菌操作和隔离技术的教育,进行合理使用抗菌药物、正确配制和选择合适溶酶、观察用药后的反应,以及各种标本的正确留取及运送等有关预防感染的培训,并根据实际需要及时实施考核、检查、纠错等工作。要定期进行无菌操作的达标率和消毒灭菌合格率等的统计,了解护理人员被利器刺伤甚或遭受感染的情况,以及住院患者的感染发生率等,分析原因,及时向有关部门提出警示并做好宣传教育工作等。它还必须建立感染发生的报告制度,除法定传染病按规定报告外,其他医院感染均应由各病区护士长(或监控护士)上报护理部及医院感染管理专职人员,特别是发生多种耐药菌株,如耐甲氧西林的金黄色葡萄球菌、耐万古霉素的金黄色葡萄球菌、耐万古霉素肠球菌等感染;输血和输液反应及输血后肝炎等需要立即报告,同时应实施有效的相应隔离。一旦发生感染暴发流行,护理部的主管者应迅速到达发病现场进行调查,第一时间获得资料,并同医院感染管理专职人员协力探讨原因,采取相应的对策及改进消毒灭菌方法和隔离措施。

在医院感染暴发流行时,必须及时调整防止感染的计划。这时感染管理的惯性运行应过渡到调度运行或控制运行状态。但是,全院统一的清洁卫生、消毒隔离、监测检查和无菌操作等各种规章制度应保持相对稳定,这一点亦正是制度与计划的不同之处。切实可行的计划与严格的管理制度不但可提高质量和效率,而且是使整个护理工作处于良好状态的保证。此外,护理系统还应制定统一的消毒隔离、无菌操作等护理质量检查标准和具体要求,如对肌内注射、静脉注射、留置针、呼吸机的应用、留置尿管等操作规定统一的操作程序及质量标准,并要根据标准进行训练和强化要求,使具体操作规范化和质量标准化。每季度应进行抽查,以切实达到预防医院感染的目的。

(二)改善建筑布局与增添必要设备

医院感染管理工作的好坏与医院重点部门的建筑布局和设备的关系比较密切,所以在条件允许的情况下,应根据需要适当改造或改建不适于预防感染的旧建筑,增添必要的专用设备。例如,在无菌手术室和大面积烧伤病房及大剂量化疗、骨髓移植病房安装空气净化装置;医院中心供应室三区(污染区、清洁区与无菌区)划分清楚,区与区之间有实际屏障,人流、物流由污到洁,保证不逆行,清洗污染物品逐步由手工操作过渡到机械化操作,使之达到保证清洗干净又不污染或损伤操作者;淘汰不合格的压力蒸汽灭菌器,应用预真空压力蒸汽灭菌器,保证灭菌质量;根据医院功能及灭菌要求,考虑购置环氧乙烷灭菌器,以保证畏热、怕湿仪器的灭菌质量;增加基础医疗设备,如持物钳、器械罐、剪刀、镊子等基础器械的备份,以保证有充足的灭菌及周转时间,确保医疗安全。在供应室的三区内部设有足够的洗手池及清洁干燥的肥皂与毛巾,以保证工作人员及时洗手。在重点病房及注射室、重症监护病房、儿科病房等部门的进出口旁安装洗手池、脚踏式的开关,以保证医务人员在护理患者前后,能充分地洗手而防止交叉感染。在综合医院设立传染病房时,应建立独立的护理单元,并按传染病医院要求合理布局,按传染病管理法严格管理;严格区分清洁区、半污染区和污染区,以及加强污物、污水的无害化处理。

(三)加强教育培训与提高人员素质

提高工作质量的原动力来自教育。不断进行针对性的教育与专业培训是搞好医院感染管理的基础。因此,护理部必须从教育入手,与感染管理专职人员密切配合,根据当时的具体情况,对

各级人员进行消毒、隔离技术等的培训。只有人人都了解预防医院感染的意义、具体要求和实施方法，才能使预防感染的各项计划和措施变为群众的愿望和行动，才能切实控制或防止感染的发生。

对于从事医院感染管理人员的知识结构的要求主要有两方面：其一是严密的消毒、隔离、无菌操作及其他预防或控制措施的技术方法，以及合理使用抗生素等，这可按照一定的规章制度，通过严格的专业培训来实现；其二是有关的微生物学、卫生学、流行病学等基础知识，这需要加强经常性的学习，不断拓宽知识面才能达到。其中尤其重要的是提高工作人员的专业素质，使他们掌握并熟知各种感染性疾病的先兆特征及其潜伏期，早期预测和推断交叉感染发生的可能性，并采取相应的措施。早期识别对防止感染的发生最为有效，因为患者最具有传染性威胁的时间往往是患病的最初阶段，如果能及早采取必要的措施，就能迅速控制疾病传播，达到事半功倍的效果。否则，一旦感染扩散开来，就会出现不可收拾的局面。从这个意义上来讲，医院感染预防和管理教育的对象应该不仅限于传染科的医务人员，而是医院的全体，只是教育的内容和程度有所选择和区别。

定期进行在职教育或轮训和考评，是促进护理常规落实的好办法。值得一提的是，实践已反复证明，有关护士长和监控护士的思想作风、业务技术和组织管理能力与医院感染的发生率有密切关系，因此医院感染的管理机构和护理指挥系统必须紧紧抓住对他们的教育。通常，可以通过有计划的专业培训、参观学习、经验交流及定期举办专题讨论会等形式来提高他们的业务素质和管理水平。护士长和监控护士应该善于利用组织查房、消毒和隔离操作、小讲课、定期考评等途径来指导所属护理人员的工作，从而保证医院感染预防和管理的质量。对于各级护理人员（特别是新调入的），除培养他们严格执行各项消毒隔离制度的习惯外，还必须加强个人卫生管理。如保持工作服、工作帽、口罩及各种器具等清洁和合理使用等。

卫生健康委员会下发的医院感染管理规范中也明确规定，各级人员均要有计划地参加医院感染专业和职业道德的培训，新调入人员不少于 3 个学时、一般工作人员每年不少于6 个学时、专职人员每年不少于 15 个学时的培训。

（四）强化高危人群和重点部门的感染管理

医院是各种疾病患者聚集的地方，其免疫防御功能都存在不同程度的损伤或缺陷。同时，患者在住院期间又由于接受各种诊疗措施，如气管插管、动静脉插管、留置导尿管、手术、放射治疗（以下简称放疗）、化疗、内镜检查和介入治疗等，进一步降低了他们的防御功能。加之医院病原菌种类繁多、人员密集，增加了患者的感染机会。因此，为了控制医院感染的发生，医护人员必须对人体的正常防御能力有一定的了解，还要熟悉降低或损伤宿主免疫功能的各种因素，以便采取相应措施，提高宿主的抵抗力。同时，还应对医院感染所涉及的各类微生物，对于常见致病菌和机会致病菌的种类、形态、耐药力、致病力及对药物的敏感性等应有一个清楚的认识，以便有针对性地对有传染性的患者进行有的放矢的隔离与治疗，对环境及医疗器械进行有效的消毒、灭菌，从而降低医院感染的发生率。

老年患者由于免疫功能低下，抗感染能力减弱，尤其是有疾病并处于卧床不起的老年人，由于呼吸系统的纤毛运动和清除功能下降、咳嗽反射减弱，导致防御功能失调，易发生坠积性肺炎。而且，这类患者的尿道多有细菌附着，导管中铜绿假单胞菌、大肠埃希菌、肠球菌分离率高，也可能成为医院感染的起因。对于抗菌药物的应用，无论用于治疗还是用于预防，均应持慎重态度，并坚持定期做感染菌株耐药性监测，以减少耐药菌株的产生。

对住院的老年患者，必须特别加强生活护理，做好患者口腔和会阴的卫生。协助患者进行增加肺活量的训练，促进排痰和胃肠功能恢复。用于呼吸道诊疗的各种器械要做到严格消毒。工作人员在护理老年患者前后均应认真洗手，保持室内环境清洁、空气新鲜，严格探视制度及消毒隔离制度。

幼儿处于生长发育阶段，免疫系统发育尚不成熟，对微生物的易感染性较高，尤其是葡萄球菌、克雷伯杆菌、鼠伤寒沙门菌、致病性大肠埃希菌和柯萨奇病毒等感染，较易在新生儿室暴发流行。因此，预防医院感染要针对小儿的特点，制订护理和管理计划。加强基础护理，注意小儿的皮肤清洁及饮食卫生，更主要的是从组织活动和环境改善方面进行考虑，除严格执行各种消毒、隔离的规章制度外，还要求工作人员上班前一定要做好个人卫生。进入新生儿室要换鞋，接触新生儿前一定要洗手，并做好对环境卫生的监测。工作人员出现传染性疾病时，应及时治疗、休息，传染期应调离新生儿室，以免发生交叉感染。

重症监护病房是医院感染的高发区，患者的明显特点是病情危重而复杂：①多数患者都是因其他危重疾病继发感染（包括耐药菌株的感染）后转入重症监护病房。②各种类型休克、严重的多发性创伤、多脏器功能衰竭、大出血等患者，其身心和全身营养状况均较差，抗感染能力低。严重创伤、重大手术等常导致全身应激反应，进而出现抗细菌定植能力及免疫功能下降。③患者多数较长时期使用各类抗菌药物，细菌的耐药性均较强。④强化监护所使用的各种介入性监察、治疗，如机械通气、动脉测压、血液净化、静脉高营养、留置导尿管、胃肠引流等都可能为细菌侵入机体和正常菌群移位提供有利条件。⑤患者自理能力缺乏或丧失，因而十分依赖护理人员，与护理人员频繁接触往往会增多发生交叉感染的机会。

为了做好重症监护病房医院感染的预防工作，除从设计和设备上给予关注外，必须制定一系列防止感染的管理制度。此外，还应强调从业人员素质的提高，有高度责任心者才能做好重症监护病房的工作，从而降低重症监护病房患者医院感染的发生率。预防重症监护病房医院感染的原则应是提倡非介入性监护方法，尽量减少介入性血流动力学监护的使用频率。对患者施行必要的保护性医疗措施，提高患者机体的抵抗力。特别应预防下述各类型感染。

1.预防下呼吸道感染

因为这类感染易于发生，而且对危重患者威胁较大。在具体实践中应认真做好以下各项。

（1）对昏迷及气管插管的患者，必须加强口腔护理。

（2）掌握正确的吸痰技术，以免损伤呼吸道黏膜及带入感染细菌。

（3）严格按七步洗手要求，应用流动水、脚踏式或感应式开关、一次性擦手纸巾认真地洗手。根据需要定期或不定期进行手部细菌监测，切断通过手的传播途径。

（4）做好吸入性治疗器具的消毒，阻断吸入感染途径，如湿化瓶及导管要按照卫生健康委员会规范严格终末消毒、干燥保存，用时加无菌水，连续使用时每天更换无菌水；使用中的呼吸机管道系统应及时清除冷凝水，必要时定期或不定期更换、消毒。

（5）积极寻找有效手段，阻断患者的胃-口腔细菌逆向定植及误吸，不用 H_2 受体拮抗剂，慎用抗酸药，以免胃内 pH 升高，而细菌浓度增高，以致促成内源性感染的发生。可用硫糖铝保护胃黏膜，防止应激性溃疡；带有胃管的患者，应选择半卧位，并应保持胃肠通畅，若有胃液潴留，应及时吸引，防止胃液倒流而误吸；术后麻醉尚未恢复之前，应使患者处于侧卧位，严格监护，若有痰液应及时吸出等措施防止误吸。

（6）做好病室的清洁卫生，及时消除积水和污物，铲除外环境生物储源，保持空气洁净及调节适宜的温湿度，定期清洗空调系统。

(7)加强基础护理，对患者进行有关预防下呼吸道感染的教育，指导患者进行深呼吸训练和有效咳嗽训练，鼓励患者活动，对不能自主活动的患者应协助其活动，定时翻身拍背，推广使用胸部物理治疗技术。

(8)监护室内尽量减少人员走动，隔离不必要人员入室，室内禁止养花，以防真菌感染。

(9)进入重症监护病房 的人员(包括探视人员)都要严格按制度更换清洁的外衣和鞋子，洗手，必要时戴口罩，严禁有呼吸道感染者入内。

(10)建立细菌监测、感染情况的登记上报制度，定期分析细菌的检出情况，对感染部位、菌种、菌型及耐药性、感染来源和传播途径，以及医务人员的带菌情况均应做好记录，以便制定针对性的控制措施。

2.防止血管相关性感染

危重患者往往需要进行介入性的监护、治疗或诊查，而作为医护人员必须贯彻世界卫生组织的安全注射的 3 条标准，即接受注射者安全、注射操作者安全、环境安全，还应特别注意下列各点。

(1)采用各种导管应有明确指征，总的来讲要提倡非介入性方法，尽量减少介入性损伤。

(2)对患者实行保护性措施，提高其自身抵抗力，介入性操作容易破坏皮肤和黏膜屏障，能不用时应立即终止。

(3)置入时除了严格的无菌技术外，还应注意选择合适的导管，如选择口径相宜、质地柔软而光洁的导管，以及置管者具备熟练的穿刺、插管技术，从而避免发生血小板黏附及导管对腔壁的机械性损伤。

(4)加强插管部位的护理及监测，留置导管的时间不宜过长，导管入口部位保持清洁，可选用透明敷料，以便于随时监察，一旦发现局部感染或全身感染征象应立即拔除导管，并做相应的处理。

(5)做好消毒、隔离，严格的洗手和无菌操作是预防介入性感染的最基本的重要措施。

(6)配制液体及高营养液时应在洁净环境中进行，配制抗癌药及抗菌药时应在生物洁净操作台上进行，确保患者、工作人员及环境安全。

(7)介入性操作中使用的一次性医疗用品必须有合格证件，符合卫生健康委员会的有关要求，严防使用过期、无证产品，确保患者安全等。

3.重症监护病房患者感染

重症监护病房患者多为手术后带有切口，而本身的抵抗力又很弱，伤口愈合较慢，所以要求特别注意预防手术部位及切口感染。

(1)防止切口感染的最有效对策是严格的无菌操作，不用无抗菌能力的水冲洗切口，并对疑有感染的切口做好标本留取，及时送检。

(2)缩短患者在监护室滞留的时间。

(3)选用吸附性很强的伤口敷料，敷料一旦被液体渗透要立即更换，以杜绝细菌穿透并清除有利于细菌的渗液和避免皮肤浸渍。

(4)尽量采用封闭式重力引流。

(5)更换敷料前洗手，处理不同患者之间也要洗手，即使处理同一个患者不同部位的伤口之间也应清洁双手。

(6)保持重症监护病房室内空气清洁,尽量减少人员流动,避免室内污染等。

三、护理人员感染的防护

医院的工作人员直接或间接与患者和传染性污物接触,可以从患者获得感染,也可以把所得的感染或携带的病原体传给患者,并能在患者及工作人员之间传播,甚至扩散到社会上去。因此,对工作人员进行感染管理,不仅关系到他们自身的健康,而且也有益于全院患者及其家属,甚至社会。

在医院众多职工中,护理人员接触患者最多,每天需要处理各种各样的感染性体液和分泌物,可以说是处于各种病原菌包围之中,时刻受到感染的威胁,因此必须加强护理人员的自我防护与感染管理。

(一)加强对护理人员的感染管理

对护理人员感染的监测既是职业性健康服务和预防感染的重要环节,也是医院感染监控及管理系统中的重要组成部分。对护理人员应定期进行全面体格检查,建立健康状况档案,了解受感染的情况,以便采取针对性的预防措施。

在医院中,许多科室和工作环节对职工具有较高的感染危险性,尤其是护理人员在调入或调离某一部门时,都应进行健康检查,查明有无感染,感染的性质,是否获得免疫力等,并做好详细记录。在此基础上,进一步探讨这个部门的感染管理工作,明确改进目标,制定相应的预防感染措施。

(二)提高护理人员自我防护意识

护理人员在进行手术、注射、针刺、清洗器械等操作时,极易被锐利的器械刺伤。人体的皮肤黏膜稍有破损,在接触带病毒的血液、体液中就有被感染的危险性。国内有医院调查发现,外科及治疗室的护士在工作中约有 70%被医疗器械损伤过,美国的一项调查报告表明,703 例的医务人员的感染 100%与接触感染性的血液、体液有关,这其中有 95%与利器刺伤相关。因此,处置血液和血液污染的器械时应戴手套或采用不直接接触的操作技术,谨慎地处理利器,严防利器刺伤,一旦被利器刺伤必须立即处理,挤血并冲洗伤口、清创、消毒、包扎、报告和记录、跟踪监测,尽量找到可能感染的病原体种类证据,以便根据病原学的特点阻断感染。护理人员手上一旦出现伤口,就不要再接触患者血液和体液。对于从事有可能被患者体液或血液溅入眼部及口腔黏膜内的操作者,应强调戴口罩及佩戴护目镜,在供应室的污染区还应佩带耳塞,穿防护衣、防护鞋等。在进行化学消毒时,应注意通风及戴手套,消毒器必须加盖,防止环境污染带来的危害。

(三)做好预防感染的宣传教育

护理人员在工作中双手极易被病原菌污染。有些护士往往只注意操作后洗手,而忽视了操作前同样需要洗手;有的护理人员本身就是病原携带者,或由于长期接触大量抗菌药物已经改变了鼻咽部的正常菌群,成为耐药细菌的储菌源。这些病原体可通过手或先污染环境和物品,继而导致患者感染。因此,护理人员必须养成良好的卫生习惯,尤其要强化洗手意识,对一切未经训练的新工作人员,应给予预防感染的基本操作技术培训,并结合各种形式(如板报、壁画、警示等)的宣传教育。

(四)强化预防感染的具体措施

患有传染性疾病的护理人员,为防止感染扩散,应在一定时期内调离直接治疗或护理患者的岗位,并在工作中做好避免交叉感染的各项措施。对从事高危操作的工作人员,如外科医师、监

护病房护士及血液透析工作人员等均应进行抗乙肝的免疫接种。被抗原阳性血液污染的针头等锐利器械刺破皮肤或溅污眼部、口腔黏膜者，应立即注射高效免疫球蛋白，以防感染发生。同时，还应加强对结核病的防治，以及在传染病流行期或遭受某种传染物质污染后，及时为护理人员进行各种相应的免疫接种，如乙肝疫苗、流感疫苗等。

四、严格病房管理和做好健康教育

护理人员往往是各级医院健康教育的主要力量。为了取得患者主动配合治疗和协作，对于医院所实行的每一项制度、每一项护理操作的目的与要求，都应该做好必要的宣传教育。例如，管理好病房秩序、控制患者的陪护率、减少病房的人流量等各项措施，实际上都是为了控制病房内的洁净度，这对保护住院患者的医疗安全和减少感染机会都能收到良好的效果。在实践中，只要把问题说清楚，必然会得到患者的理解和配合。

护理人员向患者进行宣传教育的方式应该多种多样，如通过个别指导、集体讲解、电教、录像、展览、广播和画册等，向患者传播预防疾病及控制医院感染等知识。教会患者及其家属、探访者养成接触患者前洗手的习惯。对于需要隔离的患者，特别要讲清隔离的目的和意义，以及不随意串病房的好处。这样做不但能在一定程度上解除患者的心理负担，而且能促进他们主动自觉地配合医护人员遵守隔离、消毒等制度，使之安全而顺利地度过隔离期。

五、建立健全规章制度

医院感染管理工作的成功与否，在很大程度上取决于切合实际情况而又行之有效的规章制度。各种规章制度绝大多数是前人在长期实践中，经过反复验证的经验和教训的总结，是客观规律的反映，可作为各项工作的准则或检查评价的依据。

通常，与医院感染的预防和管理相关的规章制度主要有清洁卫生制度、消毒隔离制度、监测制度、无菌操作制度、探视陪住制度，以及供应室的物品消毒灭菌管理制度等。尤其是对发生感染可能因素较多的科室，如手术室、产房、婴儿室、换药室、治疗室、重症监护病房和新生儿病房等要害部门的各方面规章制度，更应认真制订和严格执行，在执行过程中不断修正、充实和完善。另外，还必须重视患者入院、住院和出院 3 阶段工作，实施相关的各项要求，以及做好疫源的随时消毒、终末消毒和预防性消毒。这样才能通过重点管理促进整体预防措施的贯彻执行，逐步达到预防工作和管理制度规范化，确保患者和医务人员的健康和安全。

六、消毒措施的贯彻与落实

消毒是预防感染传播的基本手段之一，能否防止或控制感染的扩散往往取决于消毒工作的质量。在任何一个医疗机构里，各种消毒管理规章制度的执行和各项具体消毒措施的落实，涉及诸多方面，但其中某些环节必须予以特别关注。

(一)专人负责

每一护理单元应设医院感染监控护士，在护士长和医院感染管理专职人员的领导下，负责督促检查本病区的消毒隔离制度及无菌操作的执行情况。护士还必须完成规定的各项消毒灭菌效果的检测工作，并按要求做好记录。在本病区发生医院感染甚至暴发流行时，监控护士要及时上报护理部及医院感染管理机构，并协助感染管理部门做好感染情况调查和分析，有针对性地提出有效的控制方案及措施。

(二)定期消毒

不论有无感染发生,各类用具都应根据具体情况和实际需要设有固定的消毒灭菌时间,不能任意更改,一旦发现感染,还应增加消毒次数。除定期消毒的用具外,对某些物品还必须做好随时消毒、预防性消毒和终末消毒。例如,餐具应每餐消毒;便器一用一消毒;患者的床单每天清洁、消毒;被、褥、枕和床垫按规定进行终末消毒等。

(三)按时检查

根据不同对象,建立定期检查制度,按需要明确规定年、季、月、周、日的检查重点(全面检查或抽查)。划定感染管理机构、护理部、科护士长和病房护士长分级检查的范围、内容和要求,做到每项制度有布置必有检查。对于大多数项目的检查,如洗手的要求、口罩的带菌情况、空气的含菌量和物体表面的污染程度等,必须按卫生健康委员会颁布的《消毒管理办法》《医院消毒技术规范》中的各项规定贯彻执行。通过定期和不定期的检查和监测,得出科学的数据,说明现状或存在的感染潜在因素,找出消毒隔离等实施过程中的薄弱环节,采取针对性的改进措施,进一步完善各项规章制度。

(四)定期监测

为了确保消毒灭菌的有效性,对某些项目应定期做好监测。例如,对消毒液的有效成分与污染程度,含氯消毒剂中有效氯的性能及各种消毒液的细菌培养等,必须按时做出分析与鉴别。由于革兰氏阴性菌可能在化学消毒液中存活并繁殖,因此不能用消毒液来储存无菌器械。按常规监测消毒的效果,并根据所得结果提出需要调整消毒剂的种类、浓度及使用方法等建议。对于压力蒸汽灭菌器还必须定期进行生物化学检测。病区的治疗室、换药室、手术室、婴儿室、产房和重症监护病房等重点单位,除定期监测外,根据医院感染的流行情况,必要时应随时进行空气、物表、工作人员手等环节微生物监测,并按卫生健康委员会《医院感染管理规范(试行)》《医院消毒技术规范》中的要求对测得的结果进行分析、控制。

(时红华)

第五节 门诊护理管理

一、门诊护士服务规范

(一)护士仪表

(1)护士仪表端庄文雅,淡妆上岗,给人以亲切、纯洁、文明的形象。

(2)工作衣帽干净、整洁,勤换洗,正确佩戴胸牌(左上方)。

(3)头发保持清洁、整齐,短发前不遮眉,后不过领,长发者需盘起。

(4)保持手部清洁,不留长指甲,不涂指甲油。

(5)穿护理部、门诊部统一发放的白色鞋子和肤色袜子,并保持鞋子、袜子清洁无破损,不穿高跟鞋、响声鞋。

(6)饰物:上班期间不佩戴首饰。

(7)外出期间着便装,不穿工作服进食堂就餐或出入其他公共场所。

(二)文明服务规范

(1)仪表端庄、整洁,符合医院职业要求,挂胸牌上岗。准时到岗,不擅离工作岗位,不聚堆聊天,专心工作。

(2)接待患者态度亲切,服务热心。有问必答,使用普通话,首问负责制,主动服务,语言规范。

(3)预检护士熟悉普通、专科、专家门诊出诊时间,为患者提供正确的预检服务。

(4)巡回护士站立服务,根据就诊患者人数,及时进行引导和疏导服务,并保持两次候诊秩序良好。

(5)对政策照顾对象,按政策要求予以照顾就诊。

(6)对老、弱、残、孕等行动不便患者提供迎诊服务及搀扶服务和陪诊服务。

(7)各楼层免费提供饮用水和一次性水杯,并实行其他便民服务措施。

(8)发现问题主动联系相关部门,尽可能为患者提供方便,帮助解决问题,不推卸责任,不推诿患者,构建和谐医患关系。

(9)尊重患者的人格与权利,尊重其隐私,保守医密。

(10)注重自我修养,树立为患者服务意识,展现良好的医德、医风和精益求精的职业风范。

(11)以不同形式开展健康教育,如讲座、咨询等。

(12)接待患者和服务对象时,使用礼貌用语,语言坦诚亲切,带有安慰性的讨论,电话热线等,为患者提供健康教育服务。

(三)护士礼貌用语

(1)护士与人交谈时要保持稳定情绪和平和心态,做到自然大方。

(2)牢记和熟练运用服务用语"十声九字",不对患者使用"四语"。①"九声":问候声、欢迎声、致谢声、征询声、应答声、称赞声、祝贺声、道歉声、送别声。②"九字":您好、欢迎、谢谢、对不起。③"四语":蔑视语、烦躁语、否定语、斗气语。

二、门诊护理工作质量标准

(1)护士岗位要求:仪表端庄,挂胸牌上岗,准时到岗,不擅离岗位。

(2)对患者态度亲切,服务热情,不生硬、不推诿。

(3)主动服务,语言规范,有问必答,首句普通话,首问负责制,无患者投诉。

(4)患者就诊服务流程为预检、挂号、候诊、就诊。

(5)预检护士挂号前10分钟开始预检。护士熟悉普通、专科、专家门诊时间。正确分诊,做到"一问、二看、三检查、四分诊、五请示、六登记"。对传染病患者及时分诊隔离。

(6)巡回护士站立服务,根据就诊人数,及时进行疏导,并根据工作安排,进行健康教育。

(7)候诊区环境整洁,就诊秩序良好,有两次候诊流程。

(8)各诊室内环境整洁,秩序良好,单人诊室内一医一患;多人诊室内诊台、诊察床有遮隔设施、诊察床单位整洁,患者使用后及时更换。

(9)治疗室清洁、整洁,物品放置有序,标识清楚,严格按《医院消毒隔离质量标准》工作。医用垃圾分类正确。

(10)各楼层有便民服务措施,对政策照顾对象按政策照顾就诊。对病重、老、弱、残、孕和行动不便者提供迎诊服务、陪诊服务和搀扶服务。免费提供饮用水和一次性水杯。

三、门诊预检分诊管理

(1)预检护士由资深护士担任,同时具有高度的责任心。严格遵守卫生管理法律、法规和有关规定,认真执行临床技术操作规范及有关工作制度。

(2)患者来院就诊,预检护士严格按照“一看、二问、三检查、四分诊、五请示、六登记”原则,正确分诊。

(3)根据《中华人民共和国传染病防治法》有关规定,预检护士对来就诊患者预先进行有关传染病方面的甄别、检查与分流。发现传染病或疑似传染病患者,通知专科医师到场鉴别,排除者到相应普通科就诊;疑似者发放口罩、隔离衣等保护用具,专人护送到特定门诊,并对接诊区进行消毒处理。由特定门诊预检护士按要求通知医务处、防保科、门诊办公室,并做好传染病登记工作。

(4)如遇患者病情突变急需抢救时,预检护士立即联系医师就地抢救,同时联系急诊,待病情许可,由专人护送至急诊。

(5)遇突发事件,预检护士立即通知医务处、护理部、门诊办公室,按相关流程启动应急预案。

四、发热门诊管理

(1)在门诊部和急诊室设立预检分诊处,在醒目处悬挂清晰的发热预检标识。急诊室预检工作实行 24 小时值班制,做好患者信息登记。经预检查出体温超过 37 ℃的发热患者,由预检处的工作人员陪送到发热门诊。

(2)发热门诊相对独立,并有明显标识,配有专用诊室、留观室、抢救设施、治疗室、放射线摄片机、检验室、厕所。

(3)发热门诊设有双通道,工作人员和患者从不同路径出入发热门诊。有明确的清洁、半污染和污染区划分,设置有效屏障,安装非接触式洗手装置。

(4)医师和护士须经过专业培训,合格后方可上岗。

(5)医务人员须准时上岗,24 小时均按排班表落实。不擅自离岗,不以任何理由延误开诊。如确有特殊情况,必须提前一天向医务部及门诊部请假,由医务部安排其他人员。

(6)坚持首诊负责制,对每个发热患者必须首先进行详细的流行病学资料收集及认真检查,根据流行病学资料、症状和体征、实验室检查和肺部影像学检查综合判断进行临床诊断,避免漏诊。

(7)严格执行疫情报告制度,一旦出现可疑患者,在第一时间内进行隔离观察、治疗(一人一室一消毒),并立即向医务科报告。遇有疑难病症,及时会诊,以免延误病情。

(8)确诊或疑似病例必须立即按程序上报,6 小时内报当地疾病控制中心,并同时填写传染病疫情报告卡,不得延误或漏报。

(9)严格执行交接班制度,并做好患者信息登记及转运交接记录。

(10)医务人员在岗时做好个人防护,接触患者(含疑似患者)后,及时更换全套防护物品。

(11)进入发热门诊就诊患者应在医务人员指导下做好相应防护。

(12)诊室保证通风良好和独立的空调系统,每天常规进行空气消毒、定时消毒地面、物品表面。患者离去后立即进行终末消毒处理。

(13)医务人员防护、设备消毒、污染物品处理等,按卫生健康委员会统一文件执行。

五、肠道门诊管理

(1)认真学习《中华人民共和国传染病防治法》及有关肠道传染病业务知识，按要求完成培训。

(2)认真填写门诊日志。对前来就诊的腹泻患者建立肠道门诊卡，并逐例按腹泻患者专册登记项目要求登记，每天核对。专卡、专册、登记册保存3年。

(3)做好肠道传染病的登记工作。按规定时间向防保科报出传染病报告卡，并做好交接记录。疑似或确诊甲类传染病立即电话报告防保科。

(4)每月填写肠道门诊月报表交防保科、卫生防疫站，并留存1份。

(5)肠道门诊对就诊患者认真询问腹泻病史、流行病史及进行必须体征、粪常规检查，做到"有泻必采，有样必检"。对可疑对象进行霍乱弧菌培养。对确诊或疑似细菌性痢疾患者及重点职业(幼托儿童保育员、饮食从业人员、水上作业人员、与粪便接触从业人员)腹泻患者需进行细菌性痢疾培养。

(6)发现食物中毒、集体性腹泻病例(3例以上，含3例)，立即电话报告卫生防疫站和卫生监督所。

(7)加强肠道门诊日常消毒隔离工作，严格按消毒隔离规范及肠道门诊医院感染管理制度执行，防止医院内感染发生。对患者呕吐物、粪便和检后标本，以及被污染物品、场所及废弃物应立即进行相应消毒隔离处理。对重症腹泻患者立即隔离，防止疾病蔓延、扩散。

六、门诊换药室、治疗室管理

(1)换药室、治疗室的布局合理，清洁区、污染区分区明确，标志清楚。

(2)环境清洁、干燥，有专用清洁工具，每天2次清洁地面。如有脓、血、体液污染，及时用2 000 mg/L含氯消毒液擦拭消毒。

(3)护士按各自岗位职责工作，无关人员不得入内。

(4)严格执行无菌技术操作规程，每次操作前后洗手。各种治疗、护理及换药操作按清洁伤口、感染伤口分区域进行，无菌物品必须一人一用，换药时要戴手套。

(5)无菌物品按消毒日期前后顺序使用，摆放整齐，有效期为2周，梅雨季节为1周。使用后的器械、换药用具等物品，统一送供应室处理。置于无菌罐中的消毒物品(棉球、纱布等)一经打开，使用时间最长不超过24小时，提倡使用小包装。疑似过期或污染的无菌物品需重新消毒，不得使用。

(6)治疗车上物品应摆放有序，上层为清洁区，下层为污染区。车上应备有快速手消毒液或消毒手套。

(7)破伤风、气性坏疽、铜绿假单胞菌、传染性等特殊伤口应在特殊感染换药室进行。使用一次性换药器具。换药后敷料及换药器具放入带有警示标识的双层黄色垃圾袋，换药室进行紫外线空气消毒，地面用2 000 mg/L含氯消毒液擦拭。

(8)污染敷料和使用过的一次性医疗废弃物丢入黄色垃圾袋，由专人收取、处理并交接登记。

(9)换药室、治疗室每天紫外线进行空气消毒，做好记录。

(10)每天开窗通风，保持空气流通。

七、入院管理

(一)办理登记流程

(1)患者首先在门诊或急诊挂号、就诊。

(2)医师评估患者疾病后，对于符合收治标准的患者开具入院登记卡，入院处按相关规定安排入院。

(3)核对医师在入院登记卡上填写的基本信息、科别、疾病诊断、医师签名、入院前相关内容告知等。项目无遗漏，由患者或其家属签名确认，并在入院卡上填写联系电话。

(二)办理入院流程

(1)患者接到电话通知后，持入院通知单到护士站办理入院手续，同时出示门诊就医磁卡(医保卡)、门诊病历本，患者本人必须到院。

(2)患者须出示身份证(医保卡)，由工作人员电脑输入上述详细信息并打印腕带。

(3)完成入院登记手续，按照相关规定使患者安全进入病区。

八、特需门诊管理

特需门诊是医院为满足患者特殊需求而开设的门诊。除了具备普通门诊的功能之外，更着重于为患者提供优质的一条龙服务，减少就诊中间环节，缩短候诊时间。挂号、就诊、交费、取药等环节均有专人指引、陪伴，过程相对快捷、方便，为患者提供更温馨、舒适的就诊服务。

(一)严格的专家准入条件

特需门诊专家应是副高级以上卫生技术职称并经医院聘任的有长期临床工作经验的医师。医院建立专家准入制，由门诊办公室和所属科室双重审核，根据专业特长、学术成就、科研成果及同行认可，确认专家资格，方可准入。

(二)特需门诊的规范管理

1.环境管理

特需门诊要有较好的环境，候诊时应有较大的空间。环境布置要人性化，候诊室有绿植、软硬候诊椅、饮水机、一次性水杯、中央空调，并设有健康教育栏和多媒体健康宣教；专家介绍栏展出专家照片、简历，公开专家技术职称、专业特长及诊治范围，有利于患者择医，为患者创造一个温馨的就医环境。

2.诊室管理

开设独立的、符合有关规定的诊室，严格一医一患，制定具体的接诊时间，由专人负责各诊室的管理。

3.挂号管理

特需门诊的挂号由计算机统一进行，登记姓名、性别、年龄、地址、就诊时间、科别等，防止专家号被倒卖，损害患者利益。同时，开展实名制预约挂号服务，可以定人、定时，使患者有计划就诊。

4.专家管理

(1)要求专家保证出诊时间，请假需提前3个工作日。严格执行工作制度及医疗质量控制标准，做到首诊负责制，合理检查与用药，杜绝人情方、大处方。对就诊人数实行定额管理，以保证特需门诊的诊疗质量。

(2)对违反相应规定的医务人员严肃处理，以保证患者权利。

5.护理人员管理

仪表端庄、举止优美;资深护士业务能力强,具有全科知识,准确分诊;及时解决各类问题,发现和化解矛盾,合理安排就诊,保证就诊的有序进行。

九、门诊患者及家属健康教育规划

门诊健康教育是通过有计划、有组织、有系统的信息传播和行为干预,促使患者及家属自觉地采纳有益于健康的行为和生活方式,消除或减轻影响健康的危险因素,预防疾病、促进健康、提高生活质量。

(一)门诊健康教育的目的

通过健康教育稳定患者情绪,维持良好医疗程序。同时让患者获得卫生保健知识,树立健康观念,自愿采纳有利于健康的行为和生活方式。

(二)门诊健康教育的服务对象

门诊患者及家属。

(三)门诊健康教育的策略

(1)因人、因病实施健康教育,并将健康教育伴随医疗活动的全过程。在就诊过程中,护士随时与患者进行交谈,针对不同需求,进行必要而简短的解释、说明、指导、安慰。

(2)健康教育内容精练、形式多样,具有针对性和普遍性。

(四)门诊健康教育的形式

1.语言教育方法

健康咨询、专题讲座、小组座谈等。

2.文字教育方法

卫生标语、卫生传单、卫生小册子、卫生报刊、卫生墙报、卫生专栏、卫生宣传画等。

3.形象化教育方法

图片、照片、标本、模型、示范、演示等。

4.电化教育方法

广播、投影、多媒体等。

(五)门诊健康教育的方法

1.接诊教育

在分诊过程中通过与患者交流,了解心理、识别病情的轻重缓急,安排患者就诊科室。

2.候诊教育

护士对候诊患者进行健康知识宣教,设置固定的健康教育课程,内容以常见病、多发病、流行病的防治知识为主,形式多样、内容精炼、语言通俗易懂。通过健康教育安定患者情绪,向患者及家属传播卫生科学常识及自我保健措施。

(时红华)

第四章

神经内科疾病的护理

第一节　三叉神经痛

三叉神经痛是一种原因未明的三叉神经分布区内闪电样反复发作的剧痛，不伴三叉神经功能破坏的症状，又称为原发性三叉神经痛。

一、病理生理

三叉神经感觉根切断术活检可见神经节细胞消失、炎症细胞浸润，神经鞘膜不规则增厚、髓鞘瓦解，轴索节段性蜕变、裸露、扭曲、变形等。

二、病因与诱因

原发性三叉神经痛病因尚未完全明了，周围学说认为病变位于半月神经节到脑桥间部分，是由于多种原因引起的压迫所致；中枢学说认为三叉神经痛为一种感觉性癫痫样发作，异常放电部位可能在三叉神经脊束核或脑干。

发病机制迄今仍在探讨之中。较多学者认为是各种原因引起三叉神经局部脱髓鞘产生异位冲动，相邻轴索纤维伪突触形成或产生短路，轻微痛觉刺激通过短路传入中枢，中枢传出冲动亦通过短路传入，如此叠加造成三叉神经痛发作。

三、临床表现

(1)70%～80%的病例发生在40岁以上，女性稍多于男性，多为一侧发病。

(2)以面部三叉神经分布区内突发的剧痛为特点，似触电、刀割、火烫样疼痛，以面颊部、上下颌或舌疼痛最明显；口角、鼻翼、颊部和舌等处最敏感，轻触、轻叩即可诱发，故有“触发点”或“扳机点”之称。严重者洗牙、刷牙、谈话、咀嚼都可以诱发，以致不敢做这些动作。发作时患者常常双手紧握拳或握物，或用力按压痛部，或用手擦痛部，以减轻疼痛。因此，患者多出现面部皮肤粗糙，色素沉着、眉毛脱落等现象。

(3)每次发作从数秒至2分钟。其发作来去突然，间歇期完全正常。

(4)疼痛可固定累及三叉神经的某一分支，尤以第二、三支多见，也可以同时累及两支，同时三支受累者少见。

(5)病程可呈周期性，开始发作次数较少，间歇期长，随着病程进展使发作逐渐频繁，间歇期缩短，甚至整天疼痛不止。本病可以缓解，但极少自愈。

(6)原发性三叉神经痛者神经系统检查无阳性体征。继发性三叉神经疼痛，多伴有其他脑神经及脑干受损的症状及体征。

四、辅助检查

(一)螺旋CT检查

螺旋CT检查能更好地显示颅底三孔区正常和病理的颅脑组织结构和骨质结构。对于发现和鉴别继发性三叉神经痛的原因及病变范围尤为有效。

(二)MRI综合成像

快速梯度回波(FFE)加时间飞跃法即TOF法技术。它可以同时兼得三叉神经和其周围血管的影像，已作为MRI对于三叉神经痛诊断和鉴别诊断的首选检查。

五、治疗

(一)药物治疗

卡马西平首选，开始为0.1 g，2次/天，以后每天增加0.1 g，最大剂量不超过1.0 g/d。直到疼痛消失，然后再逐渐减量，最小有效维持剂量常为0.6～0.8 g/d。如卡马西平无效可考虑苯妥英钠0.1 g口服3次/天。如两药无效时可试用氯硝西泮6～8 mg/d口服。40%～50%病例可有效控制发作，25%疼痛明显缓解。可同时服用大剂量维生素B_{12}，1 000～2 000 μg，肌内注射，2～3次/周，4～8周为1个疗程，部分患者可缓解疼痛。

(二)经皮半月神经节射频电凝治疗法

采用射频电凝治疗对大多数患者有效，可缓解疼痛数月至数年。但可致面部感觉异常、角膜炎、复视、咀嚼无力等并发症。

(三)封闭治疗

药物治疗无效者可行三叉神经纯乙醇或甘油封闭治疗。

(四)手术治疗

以上治疗长达数年无效且又能耐受开颅手术者可考虑三叉神经终末支或半月神经节内感觉支切断术，或行微血管减压术。手术治疗虽然止痛疗效良好，但也有可能失败，或产生严重的并发症，术后复发，甚至有生命危险等。因此，只有经过上述几种治疗后仍无效且剧痛难忍者才考虑手术治疗。

六、护理评估

(一)一般评估

1.生命体征

一般无特殊。

2.患者的主诉

有无三叉神经痛的临床表现。

3.相关记录

患者神志、年龄、性别、体重、体位、饮食、睡眠、皮肤等记录结果。尤其疼痛的评估包括对疼痛程度、疼痛控制及疼痛不良作用的评估。

（二）身体评估

1.头颈部

（1）角膜反射：患者向一侧注视，用捻成细束的棉絮由外向内轻触角膜，反射动作为双侧直接和间接的闭眼活动。角膜反射可以受多种病变的影响。如一侧三叉神经受损造成角膜麻木时，刺激患侧角膜则双侧均无反应，而在做健侧角膜反射时，仍可引起双侧反应。

（2）腭反射：用探针或棉签轻刺软腭弓、咽腭弓边缘，正常时可引起腭帆上提，伴恶心或呕吐反应。当一侧反射消失，表明检查侧三叉神经、舌咽神经和迷走神经损害。

（3）眉间反射：用叩诊锤轻轻叩击两眉之间的部位，可出现两眼轮匝肌收缩和两眼睑闭合。一侧三叉神经及面神经损害，均可使该侧眉间反射减弱或消失。

（4）运动功能的评估：检查时，首先应注意观察患者两侧颞部及颌部是否对称，有无肌萎缩，然后让患者用力反复咬住磨牙，检查时双手掌按触两侧咬肌和颞肌，如肌肉无收缩，或一侧有明显肌收缩减弱，即有判断价值。另外可嘱患者张大口，观察下颌骨是否有偏斜，如有偏斜证明三叉神经运动支受损。

（5）感觉功能的评估：检查时，可用探针轻划（测触感）与轻刺（测痛感）患侧的三叉神经各分布区的皮肤与黏膜，并与健侧相比较。如果痛觉丧失时，需再做温度觉检查，以试管盛冷热水试之。可用两支玻璃管分盛 0～10 ℃的冷水和 40～50 ℃温水交替地接触患者的皮肤，请其报出“冷”和“热”。

2.胸部

无特殊。

3.腹部

无特殊。

4.四肢

无特殊。

（三）心理-社会评估

1.疾病知识

患者对疾病的性质、过程、防治及预后知识的了解程度。

2.心理状况

了解疾病对其日常生活、学习和工作的影响，患者能否面对现实、适应角色转变，有无人格改变、反应迟钝、记忆力及计算力下降或丧失等精神症状。

3.社会支持系统

了解家庭的组成、经济状况、文化教育背景；家属对患者的关心、支持以及对患者所患疾病的认识程度；了解患者的工作单位或医疗保险机构所能承担的帮助和支持情况；患者出院后的继续就医条件，居住地的社区保健资源或继续康复治疗的可能性。

（四）辅助检查结果的评估

1.常规检查

一般无特殊，注意监测肝肾功能有无异常。

2.头颅 CT

颅底三孔区的颅脑组织结构和骨质结构有无异常。

3.MRI 综合成像

三叉神经和其周围血管的影像有无异常。

(五)常用药物治疗效果的评估

1.卡马西平

(1)用药剂量、时间、方法的评估与记录。

(2)不良反应的评估:头晕、嗜睡、口干、恶心、消化不良等,多可消失。出现皮疹、共济失调、昏迷、肝功能受损、心绞痛、精神症状时需立即停药。

(3)血液系统毒性反应的评估:本药最严重的不良反应,但较少见,可产生持续性白细胞减少、单纯血小板减少及再生障碍性贫血。

2.苯妥英钠

(1)服用药物的具体情况:是否餐后服用,主要剂型、剂量与持续用药时间。

(2)不良反应的评估:本品不良反应小,长期服药后常见眩晕、嗜睡、头晕、恶心、呕吐、厌食、失眠、便秘、皮疹等反应,亦可有变态反应。有时有牙龈增生(儿童多见,并用钙盐可减轻),偶有共济失调、白细胞减少、巨细胞贫血、神经性震颤;严重时有视力障碍及精神错乱、紫癜等。长期服用可引起骨质疏松,孕妇服用有可能致胎儿畸形。

3.氯硝西泮

(1)服用药物的具体情况:是否按时服用,主要剂型、剂量与持续用药时间。

(2)不良反应的评估:最常见的不良反应为嗜睡和步态不稳及行为紊乱,老年患者偶见短暂性精神错乱,停药后消失。偶有一过性头晕、全身瘙痒、复视等不良反应。对孕妇及闭角性青光眼患者禁用。对肝肾功能有一定的损害,故对肝肾功能不全者应慎用或禁用。

七、护理诊断

(一)疼痛

面颊、上下颌及舌疼痛与三叉神经受损(发作性放电)有关。

(二)焦虑

与疼痛反复、频繁发作有关。

八、护理措施

(一)避免发作诱因

由于本病为突然、反复发作的阵发性剧痛,患者非常痛苦,加之咀嚼、打哈欠和讲话均可能诱发,患者常不敢洗脸、刷牙、进食和大声说话等,故表现为面色憔悴、精神抑郁和情绪低落,应指导患者保持心情愉快,生活有规律、合理休息、适度娱乐;选择清淡、无刺激的饮食,严重者可进食流质;帮助患者尽可能减少刺激因素,如保持周围环境安静、室内光线柔和,避免因周围环境刺激而产生焦虑情绪,以致诱发或加重疼痛。

(二)疼痛护理

观察患者疼痛的部位、性质,了解疼痛的原因与诱因;与患者讨论减轻疼痛的方法与技巧,鼓励患者运用指导式想象、听轻音乐、阅读报纸杂志等分散注意力,以达到精神放松、减轻疼痛。

(三)用药护理

指导患者遵医嘱正确服用止痛药,并告知药物可能出现的不良反应,如服用卡马西平应先行血常规检查以了解患者的基本情况，用药 2 个月内应 2 周检查血常规 1 次。如无异常情况，以后每 3 个月检查血常规 1 次。

（四）就诊指标

出现头晕、嗜睡、口干、恶心、步态不稳、肝功能损害、皮疹和白细胞减少及时就医；患者不要随意更换药物或自行停药。

九、护理效果评价

（1）患者疼痛程度得到有效控制，达到预定疼痛控制目标。

（2）患者能正确认识疼痛并主动参与疼痛治疗护理。

（3）患者不舒适被及时发现，并予以相应处理。

（4）患者掌握相关疾病知识，遵医行为好。

（5）患者对治疗效果满意。

（武莹莹）

第二节　吉兰-巴雷综合征

吉兰-巴雷综合征（GBS）是以周围神经和神经根的脱髓鞘、小血管周围淋巴细胞及巨噬细胞的炎性反应为病理特点的自身免疫性疾病，是临床常见的也是多发的周围神经疾病。临床表现为急性或亚急性发病，以四肢弛缓性瘫痪、脑脊液蛋白-细胞分离为特征，且呈进行性上升性对称性麻痹以及不同程度的感觉障碍，多数可完全恢复，少数严重者累及自主神经系统可引起致死性呼吸肌麻痹、心律失常，多发生于男性。临床主要采取病因治疗，包括血浆置换，应用免疫球蛋白、糖皮质激素、免疫抑制剂及调节剂等，同时对症治疗。

一、临床表现

（1）任何年龄、任何季节均可发病。

（2）急性起病，进行性加重，多在 2 周左右达高峰。病前 1～2 周常有呼吸道感染、胃肠道感染症状，或疫苗接种病史。

（3）弛缓性肢体肌肉无力是 AIDP 的核心症状。多为对称性，从双下肢向上肢发展，数天内逐渐加重，少数病初呈非对称性；肌张力可正常或降低，腱反射减低或消失，而且经常在肌力仍保留较好的情况下，腱反射已明显减低或消失，无病理反射。部分患者可有不同程度的脑神经麻痹，以面部或延髓部肌肉无力常见。严重病例可累及肋间肌和膈肌致呼吸肌麻痹。

（4）部分患者伴有肢体感觉异常，常呈手套、袜套样分布；部分患者可有下肢酸痛，神经干压痛和牵拉痛。

（5）部分患者有自主神经损害，如皮肤潮红、出汗多、心动过速或过缓、严重心脏传导阻滞、直立性低血压等。

（6）多为单相病程，有自限性，一般进展到 2～4 周逐渐恢复，预后较好。

二、辅助检查

（一）脑脊液检查

CSF 蛋白-细胞分离为本病特征性表现之一，病后 2～4 周最为明显，但较少超过 1.0 g/L；白细胞计数一般＜10×10^6/L；部分患者可见寡克隆区带（oligoclonal bands，OB）。

（二）肌电图

提示远端运动神经传导潜伏期延长、传导速度减慢、F 波异常、传导阻滞、异常波形离散等。

（三）腓肠神经活检

可见炎性细胞浸润及神经脱髓鞘，轴索变性少见，可见再生神经丛（在确定诊断中一般不需要神经活检）。

三、鉴别诊断

（一）低钾性周期性瘫痪

呈发作性四肢弛缓性瘫，无感觉障碍，脑神经、呼吸肌一般不受累。脑脊液检查正常，血清钾低，补钾治疗有效，可有反复发作。

（二）急性脊髓炎

本病发病前 1～2 周有发热病史，急性起病，呈脊髓横贯性损害，脑神经不受累。

（三）脊髓灰质炎

本病起病多有发热，肢体瘫痪常局限于一侧下肢，无感觉障碍。

四、治疗

（一）静脉注射免疫球蛋白（IVIg）

临床表明大剂量免疫球蛋白治疗 AIDP 有效，成人剂量 0.4 g/（kg · d），连用 5 天；少数患者在 1 个疗程后，病情仍然无好转或仍在进展，或恢复过程中再次加重者，可以延长治疗时间或增加 1 个疗程。免疫球蛋白过敏或先天性 IgA 缺乏的患者禁用。

（二）血浆交换（plasma exchange，PE）

急性重症患者可以选用，对起病 2 周内的患者使用效果更好，每周做 2～4 次，每次交换 40 mL/kg体重。禁忌证包括严重感染、心功能不全和凝血功能障碍。

（三）肾上腺皮质激素应用

目前各家意见不一，近年来临床研究多认为皮质类固醇治疗 GBS 无明显疗效，但也不加重病情，糖皮质激素和 IVIg 联合治疗与单独应用 IVIg 治疗的效果也无显著差异，甚至比单独使用免疫球蛋白的效果差，因此国外的 GBS 指南均不推荐应用糖皮质激素治疗。但对无条件应用免疫球蛋白和血浆交换治疗的患者，可短期试用，甲泼尼龙 500 mg/d 或地塞米松 10 mg/d，5 天后减为半量，7～10 天为 1 个疗程。

（四）神经营养剂

可给予 B 族维生素药物及神经妥乐平等。

（五）辅助呼吸

重症 GBS 患者可累及呼吸肌致呼吸衰竭，应密切观察患者的呼吸情况，观测的主要的指标有：碳酸过多[动脉二氧化碳分压＞6.4 kPa（48 mmHg）]，低氧血症[当患者呼吸自然空气时，动脉氧分压<7.5 kPa(56 mmHg)]，肺活量<15 mL/kg；次要的指标有：无效的咳嗽，吞咽功能受损，肺不张。当患者存在1个主要指标或2个次要指标时，即使没有呼吸困难，仍然需要机械通气。定时翻身拍背，及时抽吸呼吸道分泌物，保持呼吸道通畅，积极预防感染。

（六）对症治疗及预防并发症

重症患者需心电监护，观察心律变化及传导阻滞；延髓麻痹不能吞咽的患者，应尽早鼻饲，以免误吸入气管导致窒息；尿潴留可加压按摩下腹部，无效时可留置导尿管；应用抗生素预防和控制坠积性肺炎及尿路感染；重症卧床患者皮下注射低分子肝素和使用弹力袜，以预防深静脉血栓形成；对于感觉迟钝性的肌肉痛、根性痛、关节痛及脑膜炎性疼痛者，可使用阿片类、加巴喷丁、卡马西平缓解疼痛。

五、护理措施

（一）一般护理

(1)执行内科一般护理常规。

(2)做好患者安全评估及自理能力评估，保证患者安全，并给予生活照护。

(3)保持呼吸道通畅，有胸闷、气短、呼吸费力时，加大氧流量，协助患者取半坐位，鼓励患者深呼吸有效咳痰，及时清理口腔、鼻腔分泌物，必要时吸痰。备好抢救物品。

（二）饮食指导

(1)在保证有足够热量供给的基础上，可给予患者高碳水化合物、高蛋白以及高纤维素的流质饮食，喂食速度要缓慢，以免呛咳。

(2)若患者吞咽困难，早期可给予鼻饲饮食，进食时及进食后30分钟抬高床头30°～45°，防止误吸。

（三）用药护理

(1)按医嘱正确给药。①血浆置换：可直接去除血浆中的致病因子，一般每次交换以40 mL/kg或1～1.5倍血浆容量计算，每周做2～4次。②应用免疫球蛋白：应用大剂量静脉滴注治疗急性病例，可获得与血浆置换治疗相接近的效果，而且安全。成人剂量0.4 g/(kg·d)，连用5天。③糖皮质激素：甲泼尼龙0.5～1 g/d，静脉滴注，连续3天，之后口服甲泼尼龙片或泼尼松递减；或采用地塞米松10～20 mg/d，静脉滴注，连续5～7天，以后口服泼尼松递减。总疗程2周左右。

(2)应用免疫球蛋白应注意输注速度，观察有无输液反应。免疫球蛋白常导致发热面红，减慢输液速度可减轻症状。

(3)使用糖皮质激素时密切监测血压、血糖变化，遵医嘱给予补钾、补钙治疗。还有可能出现应激性溃疡导致消化道出血，应观察有无胃部疼痛不适和柏油样大便等，留置胃管的患者应定时回抽胃液，注意胃液的颜色、性质。

(4)某些镇静安眠类药物可产生呼吸抑制，不能轻易使用，以免掩盖或加重病情。

（四）并发症护理

(1)肺感染：严密观察呼吸困难的程度，确保呼吸道通畅。吸痰时要严格执行无菌操作，使用一次性吸痰管，操作前后洗手，防止医院感染。对已气管切开使用人工呼吸机的患者应采取保护性隔离。气管切开的伤口要定时换药，防止感染。气管内定时滴药，加强翻身拍背，促进痰液排出，预防发生肺不张及肺感染。减少探视。

(2)深静脉血栓形成:抬高下肢,使用抗栓泵或低分子肝素治疗,给予患者被动运动或穿弹力长袜等措施,监测双腿腿围及早发现血栓形成。

(3)患者出现面肌无力或双侧面瘫,暴露的角膜易于发生角膜炎,应进行防护性治疗。

(4)疾病早期可出现四肢或全身肌肉疼痛及皮肤痛觉过敏,可适当应用镇静药或抗抑郁药,短期试用大剂量激素可能有效。

(5)保持床单位清洁平整,定时翻身以防止压疮。肢体早期被动活动防止挛缩。瘫痪严重者注意肢体功能位,经常被动活动。肌力开始恢复后主动与被动活动相结合,进行按摩、理疗等神经功能康复治疗。

(6)尿潴留患者可行下腹部按摩,无效时可留置导尿管,预防尿路感染。便秘可做顺时针腹部按摩,遵医嘱给予缓泻剂和润肠剂。出现肠梗阻迹象时应立即禁食,给予肠动力药。

(五)病情观察

(1)密切观察患者的意识变化,及时评估呼吸及运动、感觉障碍情况。出现呼吸肌无力、呼吸困难、咳痰无力、烦躁不安及口唇发绀等缺氧症状应及时给予吸氧。必要时进行气管插管、气管切开,使用人工呼吸机辅助通气,加强气道管理。

(2)密切观察有无消化道出血、营养失调、压疮、下肢深静脉血栓形成、尿潴留、便秘等并发症发生,当患者出现胃部不适、腹痛、柏油样大便、肢体肿胀疼痛以及咳嗽、咳痰、发热等症状时应予重视。

(六)健康指导

(1)帮助患者及家属掌握疾病相关知识及自我护理方法;保持情绪稳定和健康心态。

(2)鼓励患者做肢体被动和主动活动,加强肢体功能锻炼和日常生活活动训练。运动锻炼过程中应有家属陪同,防止跌倒、受伤。

(3)注意营养均衡,增强体质和机体抵抗力,避免淋雨、受凉、疲劳和创伤等诱因。

(4)指导患者自我评估及监测病情,告知消化道出血、营养失调、压疮、下肢深静脉血栓形成的表现以及预防窒息的方法,当患者出现胃部不适、腹痛、柏油样大便、肢体肿胀疼痛以及咳嗽、咳痰、发热、外伤等情况时及时就诊。

(武莹莹)

第三节 短暂性脑缺血发作

短暂性脑缺血发作(transient ischemic attack,TIA)是指因脑血管病变引起的短暂性、局限性脑功能缺失或视网膜功能障碍,临床症状一般持续 10~20 分钟,多在 1 小时内缓解,最长不超过 24 小时,不遗留神经功能缺损症状。凡临床症状持续超过 1 小时且神经影像学检查有明确病灶者不宜称为 TIA。

一、病理生理

发生缺血部位的脑组织常无病理改变。主动脉弓发出的大动脉、颈动脉可见动脉粥样硬化改变、狭窄或闭塞。颅内动脉亦可有动脉硬化改变,或可见动脉炎性浸润。还可有颈动脉或椎动脉过长或扭曲。

二、病因与诱因

(一)血流动力学改变

各种原因如动脉炎和动脉硬化等所致的颈内动脉系统或椎-基底动脉系统的动脉严重狭窄，在此基础上血压的急剧波动导致原来靠侧支循环维持的脑区发生一过性缺血。

(二)微栓子形成

微栓子主要来源于动脉粥样硬化的不稳定斑块或附壁血栓的破碎脱落、瓣膜性或非瓣膜性心源性栓子及胆固醇结晶等。

(三)其他因素

锁骨下动脉盗血综合征，某些血液系统疾病，如真性红细胞增多症、血小板增多、各种原因所致的严重贫血和高凝状态等，也可参与 TIA 的发病。

三、临床表现

(一)一般特点

TIA 好发于 50～70 岁中老年人，男性多于女性，患者多伴有高血压、动脉粥样硬化、糖尿病、高血脂和心脏病等脑血管疾病危险因素。突发局灶性脑或视网膜功能障碍，持续时间短暂，多在 1 小时内恢复，最长不超过 24 小时，恢复完全，不留后遗症状，可反复发作，且每次发作症状基本相似。

(二)颈内动脉系统 TIA

大脑中动脉供血区的 TIA，病灶对侧肢体单瘫、偏瘫、面瘫和舌瘫，可伴有偏身感觉障碍和对侧同向偏盲，优势半球受累可有失语；大脑前动脉供血区的 TIA，病灶对侧下肢无力，可伴有人格和情感障碍；颈内动脉主干 TIA，病灶侧 Horner 征、单眼一过性黑矇或失明、对侧偏瘫及感觉障碍。

(三)椎-基底动脉系统 TIA

其最常见的症状是眩晕、恶心、呕吐、平衡失调、眼球运动异常和复视。可能出现的症状是吞咽功能障碍、构音障碍、共济失调(小脑缺血)、交叉性瘫痪(脑干缺血)。

四、辅助检查

(一)影像学检查

CT 或 MRI 检查大多正常，部分病例(发作时间＞60 分钟者)于弥散加权 MRI 和正电子发射体层成像(PET)可见片状缺血灶。CT 血管成像(CTA)、磁共振血管造影(MRA)检查可见血管狭窄、动脉粥样硬化斑，数字减影血管造影(DSA)可明确颅内外动脉的狭窄程度。

(二)彩色经颅多普勒(TCD)检查

TCD 可见颅内动脉狭窄、粥样硬化斑等，并可进行血流状况评估和微栓子监测。

(三)其他检查

血常规、血流变、血脂、血糖和同型半胱氨酸等。

五、治疗

消除病因、减少及预防复发、保护脑功能。

（一）病因治疗

高血压患者应控制高血压，使血压<18.7/12.0 kPa(140/90 mmHg)，有效地治疗糖尿病、高脂血症、血液系统疾病、心律失常等。

（二）预防性药物治疗

1.抗血小板聚集药物

常用的药物有阿司匹林、双嘧达莫、噻氯匹定、氯吡格雷和奥扎格雷等。

2.抗凝药物

临床伴有心房颤动、频发 TIA 且无出血倾向、严重高血压、肝肾疾病和消化性溃疡患者，可行抗凝治疗。常用药物有肝素、低分子肝素和华法林。

3.钙通道阻滞剂

防止血管痉挛，增加血流量，改善循环。常用的药物有尼莫地平和盐酸氟桂利嗪等。

（三）手术和介入治疗

对有颈动脉或椎-基底动脉严重狭窄（>70%）的 TIA 患者，经药物治疗效果不佳或病情有恶化趋势者，可酌情选择动脉血管成形术(PTA)和颈动脉内膜切除术(CEA)。

六、护理评估

（一）一般评估

1.生命体征

体温升高常见于继发感染、下丘脑或脑干受损引起的中枢性高热。合并有心脏疾病时常有脉搏的改变。患者多伴有高血压，在脑动脉粥样硬化或管腔狭窄的基础上，当测得患者血压偏低或波动较大时，脑部一过性缺血极易诱发 TIA。

2.患者主诉

(1)诱因：发病前有无剧烈运动或情绪激动。

(2)发作症状：发作时有无意识障碍、时间和地点的定向障碍、记忆丧失，有无眩晕、恶心、呕吐、平衡失调，有无吞咽、语言、视觉、运动功能障碍。

(3)发病形式：是否急性发病，持续时间及复发的时间，症状的部位、范围、性质、严重程度等。

(4)既往检查、治疗经过及效果，是否有遵医嘱治疗。目前情况包括使用药物的名称、剂量、用法和有无不良反应。

3.相关记录

患者年龄、性别、体重、体位、饮食、睡眠、皮肤、出入量、NIHSS 评分、GCS 评分、Norton 评分、吞咽功能障碍评定等记录结果。

（二）身体评估

1.头颈部

患者意识是否清楚，睁眼运动是否正常。两侧瞳孔是否等大、等圆、瞳孔对光反射是否灵敏；角膜反射是否正常。头颅大小、形状，注意有无头颅畸形。面部表情是否淡漠、颜色是否正常，有无畸形、面肌抽动、眼睑水肿、眼球突出、眼球震颤、巩膜黄染、结膜充血，额纹及鼻唇沟是否对称或变浅，鼓腮、示齿动作能否完成，伸舌是否居中，舌肌有无萎缩。有无吞咽困难、饮水呛咳，有无声音嘶哑或其他语言障碍。注意头颅有无局部肿块或压痛。咽反射是否存在或消失。有无头部活动受限、不自主活动及抬头无力；颈动脉搏动是否对称。脑膜刺激征是否阳性，颈椎、脊柱、肌肉有无压痛。颈动脉听诊是否闻及血管杂音。

2.胸部

脊柱有无畸形,心脏及肺部听诊是否异常。

3.腹部

腹壁反射、提睾反射是否存在,病理反射是否阳性。

4.四肢

四肢有无震颤、抽搐、肌阵挛等不自主运动或瘫痪,患者站立和行走时步态是否正常。肱二、三头肌反射,桡反射、膝腱反射、跟腱反射是否阳性。

(三)心理-社会评估

1.疾病知识

患者对疾病的性质、过程、防治及预后知识的了解程度。

2.心理状况

了解疾病对其日常生活、学习和工作的影响,患者能否面对现实、适应角色转变,有无焦虑、恐惧、抑郁、孤僻、自卑等心理反应及其程度;性格特点如何,人际关系和环境的适应能力如何。

3.社会支持系统

了解家庭的组成、经济状况、文化教育背景;家属对患者的关心、支持以及对患者所患疾病的认识程度;了解患者的工作单位或医疗保险机构所能承担的帮助和支持情况;患者出院后的继续就医条件,居住地的社区保健资源或继续康复治疗的可能性。

(四)辅助检查结果评估

部分病例(发作时间>60 分钟者)于弥散加权 MRI 可见片状缺血灶。CTA、MRA 及 DSA 检查可见血管狭窄、动脉粥样硬化斑。DSA 检查可明确颅内外动脉的狭窄程度,TCD 检查可发现颅内动脉狭窄,并可进行血流状况评估和微栓子监测。血常规和血生化等也是必要的,神经心理学检查可能发现轻微的脑功能损害。

(五)常用药物治疗效果的评估

1.应用抗血小板聚集剂评估

(1)用药剂量、时间、方法的评估与记录。

(2)胃肠道反应评估:观察并询问患者有无恶心、呕吐、上腹部不适或疼痛。

(3)出血评估:抗血小板药物可致胃肠溃疡和出血。患者服药期间,应定期检测血象和异常出血的情况,对肾功能明显障碍者应定期检查肾功能。

2.应用抗凝药物评估

(1)详细询问患者的过敏史和疾病史,有无严重肝肾功能不全,急性胃十二指肠溃疡,脑出血,严重凝血系统疾病等。

(2)凝血功能监测:用药过程中,抽血检查患者血小板计数,凝血功能,观察局部皮肤有无出血及全身各系统有无出血倾向及其他不良反应,观察患者牙龈及大小便有无出血。皮下注射抗凝药物,应观察注射部位皮肤有无瘀斑、硬结及其大小,询问患者有无疼痛。

3.应用钙通道阻滞剂评估

观察患者有无低血压表现,严密监测患者血压变化。注意观察患者有无一过性头晕、头痛、面色潮红、呕吐等。

七、护理诊断

（一）跌倒的危险

与突发眩晕、平衡失调和一过性失明有关。

（二）知识缺乏

缺乏疾病的防治知识。

（三）潜在并发症

脑卒中。

八、护理措施

（一）休息与运动

指导患者卧床休息，枕头不宜太高（以15°～20°为宜），以免影响头部供血。仰头或摇头幅度不要过大，注意观察有无频繁发作，记录每次发作的持续时间、间隔时间和伴随症状。避免重体力劳动，进行散步、慢跑等适当的体育锻炼，以改善心脏功能，增加脑部血流量，改善脑循环。

（二）合理饮食

指导患者进低盐、低脂、低糖、充足蛋白质和丰富维生素的饮食，多吃蔬菜水果，戒烟酒，忌辛辣油炸食物和暴饮暴食，避免过分饥饿。

（三）用药护理

指导患者正确服药，不可自行调整、更换或停用药物。注意观察药物不良反应，如抗凝治疗时密切观察有无出血倾向，使用抗血小板聚集剂治疗时，可出现可逆性白细胞和血小板减少，应定期查血象。

（四）心理护理

详细告诉患者本病的病因、常见症状、预防、治疗知识及自我护理方法。帮助患者了解本病的危害性，帮助患者寻找和去除自身的危险因素，积极治疗相关疾病，改变不良生活方式，建立良好的生活习惯。

（五）皮肤护理

观察患者肢体无力或麻木等症状有无减轻或加重，有无头痛、头晕等表现，给予肢体按摩、被动运动，长时间卧床时，给予功能卧位，加强翻身拍背，避免压疮的发生。

（六）健康教育

1.疾病预防指导

向患者和家属说明肥胖、吸烟、酗酒及不合理饮食与疾病发生的关系。指导患者选择低盐、低脂、足量蛋白质和丰富维生素的饮食。多食入谷类和鱼类、新鲜蔬菜、水果、豆类、坚果等，限制钠盐摄入量每天不超过6 g。少摄入糖类和甜食，忌辛辣、油炸食物和暴饮暴食；戒烟、限酒。告知患者心理因素与疾病的关系，使患者保持愉快心情，注意劳逸结合，培养自己的兴趣爱好，多参加有益于身心的社交活动。

2.疾病知识指导

告知患者和家属本病是脑卒中的一种先兆和警示，未经正确和及时治疗，约1/3患者数年内可发展为脑卒中。应评估患者和家属对疾病的认知程度。

3.就诊指标

患者出现肢体麻木、无力、眩晕、复视等症状及时就诊;定期门诊复查,积极治疗高血压、高血脂、糖尿病等疾病。

九、护理效果评价

(1)患者眩晕、恶心、呕吐、肢体单瘫、偏瘫和面瘫、单肢或偏身麻木等症状好转。

(2)患者一过性黑矇或失明症状消失,视力恢复。

(3)患者记忆力恢复,对时间、地点定向力均无任何障碍。

(4)患者症状无反复发作。

(5)患者对疾病知识、自身病情有一定了解,无焦虑、抑郁等心理情绪。

(武莹莹)

第四节 脑 梗 死

脑梗死又称缺血性脑卒中,是由于脑组织局部供血动脉血流的突然减少或停止,造成该血管供血区的脑组织缺血、缺氧导致脑组织坏死、软化,并伴有相应部位的临床症状和体征,如偏瘫、失语等神经功能缺失的症候。

一、病理生理

动脉内膜损伤、破裂,随后胆固醇沉积于内膜下,形成粥样斑块,管壁变性增厚,使管腔狭窄,动脉变硬弯曲,最终动脉完全闭塞,导致供血区形成缺血性梗死。梗死区伴有脑水肿及毛细血管周围点状出血,后期病变组织萎缩,坏死组织被格子细胞清除,留下瘢痕组织及空腔,通常称为缺血性坏死。脑栓塞引起的梗死发生快,可产生红色充血性梗死或白色缺血性或混合性梗死。红色充血性梗死,常由较大栓子阻塞血管所引起,在梗死基础上导致梗死区血管破裂和脑内出血。大脑的神经细胞对缺血的耐受性最低,3～4 分钟的缺血即引起梗死。

二、病因与诱因

脑血管病是神经科最常见的疾病,病因复杂,受多种因素的影响,一般根据常规把脑血管病按病因分类分为血管壁病变,血液成分改变和血流动力学改变。

流行病学研究证实,高血脂和高血压是动脉粥样硬化的两个主要危险因素,吸烟、饮酒、糖尿病、肥胖、高密度脂蛋白胆固醇降低、三酰甘油增高、血清脂蛋白增高均为脑血管病的危险因素,尤其是缺血性脑血管病的危险因素。

三、临床表现

临床表现因梗死的部位和梗死面积而有所不同,常见的临床表现如下。

(1)起病突然,常于安静休息或睡眠时发病。起病在数小时或 1～2 天达到高峰。

(2)头痛、眩晕、耳鸣、半身不遂,可以是单个肢体或一侧肢体,也可以是上肢比下肢重或下肢比上肢重，并出现吞咽困难，说话不清，伴有恶心、呕吐等多种情况，严重者很快昏迷不醒。

(3)腔隙性脑梗死患者可以无症状或症状轻微，因其他病而行脑CT检查发现此病，有的已属于陈旧性病灶。这种情况以老年人多见，患者常伴有高血压、动脉硬化、高脂血症、冠心病、糖尿病等慢性病。腔隙性脑梗死可以反复发作，有的患者最终发展为有症状的脑梗死，有的患者病情稳定，多年不变。故对老年人"无症状性脑卒中"应引起重视，在预防上持积极态度。

四、治疗

(一)急性期治疗

(1)溶栓治疗：发病后6小时之内，常用药物有尿激酶、链激酶、重组组织型纤溶酶原激活剂等。

(2)脱水剂：对较大面积的梗死应及时应用脱水治疗。

(3)抗血小板聚集药：右旋糖酐-40，有心、肾疾病者慎用。此外，可口服小剂量阿司匹林，有出血倾向或溃疡病患者禁用。

(4)钙通道阻滞剂：可选用桂利嗪、盐酸氟桂利嗪。

(5)血管扩张剂。

(二)恢复期治疗

继续口服抗血小板聚集药、钙通道阻滞剂等，但主要应加强功能锻炼，进行康复治疗，经过3～6个月即可生活自理。

(三)手术治疗

大面积梗死引起急性颅内压增高，除用脱水药以外，必要时可进行外科手术减压，以缓解症状。

五、护理评估

(一)一般评估

1.生命体征

监测患者的血压、脉搏、呼吸、体温有无异常。脑梗死的患者一般会出现血压升高。

2.患者主诉

询问患者发病时间及发病前有无头晕、头痛、恶心、呕吐等症状出现。

3.相关记录

体重、身高、上臂围、皮肤、饮食、NIHSS评分、GCS评分、BI(Barthel Index)等记录结果。

(二)身体评估

1.头颈部

脑梗死的患者一般都会出现不同程度的意识障碍，要注意观察患者意识障碍的类型；注意有无眼球运动受限、结膜有无水肿及眼睑闭合不全；观察瞳孔的大小以及对光反射情况；观察有无口角歪斜及鼻唇沟有无变浅，评估患者吞咽功能(洼田饮水试验结果)。

2.胸部

评估患者肺部呼吸音情况(肺部感染是脑梗死患者一个重要并发症)。

3.腹部

上腹部有无疼痛、饱胀，肠鸣音是否正常。有无大、小便失禁，并观察大小便的颜色、量和性质。

4.四肢

评估患者四肢肌力，腱反射情况，以及有无出现病例反射（如巴宾斯基征）、脑膜刺激征（如颈强直、凯尔尼格征和布鲁津斯基征）。

（三）心理-社会评估

评估患者及其照顾者对疾病的认知程度，心理反应与需求，家庭及社会支持情况，正确引导患者及家属配合治疗与护理。

（四）辅助检查评估

（1）血液检查：血脂、血糖、血流动力学和凝血功能有无异常。

（2）头部 CT 及 MRI 有无异常。

（3）DSA、MRA 及 TCD 检查结果有无异常。

六、护理诊断

（一）脑血流灌注不足

与脑血流不足、颅内压增高、组织缺血缺氧有关。

（二）躯体移动障碍

与意识障碍、肌力异常有关。

（三）言语沟通障碍

与意识障碍或相应言语功能区受损有关。

（四）焦虑

与担心疾病预后差有关。

（五）有发生压疮的可能

与长期卧床有关。

（六）有误吸的危险

与吞咽功能差有关。

（七）潜在并发症

肺部感染、泌尿系统感染。

七、护理措施

（一）一般护理

（1）严密观察病情，监测生命体征。备齐各种急救药品、仪器。

（2）保持呼吸道通畅，及时吸痰，防止窒息。

（3）多功能监护，氧气吸入。

（4）躁动的患者给予安全措施，必要时用约束带。

（5）保证呼吸机正常工作，观察血氧、血气结果，遵医嘱对症处理。

（6）保持各种管道通畅，并妥善固定，观察引流液的色、量、性状，做好记录。

（7）做好鼻饲喂养的护理。口腔护理 2 次/天。

（8）尿管护理 2 次/天。

（9）保持肢体功能位，按时翻身，叩背，预防压疮发生。

(10)准确测量24小时出入量并记录。

(11)护理记录客观、及时、准确、真实、完整。严格按计划实施护理措施。

(12)患者病情变化时,及时报告医师。

(13)脑血管造影术后,穿刺侧肢体制动,观察足背动脉、血压,有病情变化及时报告医师。

(14)做好晨晚间护理,做到两短六洁。

(二)健康教育

1.疾病知识指导

脑梗死患者康复时间比较长,患者出院后要教会患者及家属必要的护理方法。教会患者药物的名称、用法、疗效及不良反应。介绍脑梗死的症状及体征。并与患者及其家属共同制定包括饮食、锻炼在内的康复计划,告知其危险因素。

2.就诊指标

出现肢体麻木、无力、头痛、头晕、视物模糊等症状及时就诊,定期门诊复查,积极治疗高血压、高血脂、糖尿病等疾病。

八、护理效果评价

(1)患者脑血流得到改善。

(2)患者呼吸顺畅,无误吸发生。

(3)患者躯体活动得到显著提高。

(4)患者言语功能恢复或部分恢复。

(5)患者无压疮发生。

(6)患者生活基本能够自理。

(7)患者无肺部及尿路感染或发生感染后得到及时处理。

(武莹莹)

第五节　脑　出　血

脑出血(intracerebral hemorrhage,ICH)又称出血性脑卒中,是指原发性非外伤性脑实质内出血,是发病率和病死率都很高的疾病。脑出血可分为继发性和原发性脑出血。继发性脑出血是由于某种原发性血管病变如血液病、结缔组织病、脑肿瘤、脑血管畸形等引发的脑出血。原发性脑出血是指在动脉硬化的基础上,脑动脉破裂出血。

一、病理生理

绝大多数高血压性脑出血发生在基底节区的壳核和内囊区,约占ICH的70%。脑叶、脑干及小脑齿状核出血各占约10%。壳核出血常侵入内囊,如出血量大也可破入侧脑室,使血液充满脑室系统和蛛网膜下腔;丘脑出血常破入第三脑室或侧脑室,向外也可损伤内囊;脑桥或小脑出血则可直接破入到蛛网膜下腔或第四脑室。脑出血血肿较大时,可使脑组织和脑室变形移位,形成脑疝;幕上的半球出血,可出现小脑幕疝;小脑大量出血可发生枕大孔疝。

二、病因与诱因

最常见的病因为高血压合并细小动脉硬化，其他病因包括脑动脉粥样硬化，颅内动脉瘤和动静脉畸形、脑动脉炎、血液病(再生障碍性贫血、白血病、特发性血小板减少性紫癜、血友病等)、梗死后出血、脑淀粉样血管病、脑底异常血管网病、抗凝及溶栓治疗等。

三、临床表现

(一)一般表现

脑出血好发年龄为50～70岁，男性稍多于女性，冬春季发病率较高，多有高血压病史。情绪激动或活动时突然发病，症状常于数分钟至数小时达到高峰。

(二)不同部位出血的表现

1.壳核出血

壳核出血最常见，占脑出血的50%～60%，由豆纹动脉破裂所致，可分为局限型(血肿局限于壳核内)和扩延型(血肿向内扩展波及内囊外侧)。患者常有病灶对侧偏瘫、偏身感觉缺失和同向性偏盲，还可出现眼球向病灶对侧同向凝视不能，优势半球受累可有失语。

2.丘脑出血

丘脑出血占脑出血的20%，由丘脑穿通动脉或丘脑膝状体动脉破裂所致，分为局限型(血肿局限于丘脑)和扩延型(出血侵及内囊内侧)。患者常有“三偏征”，通常感觉障碍重于运动障碍，深浅感觉均受累，但深感觉障碍更明显。可有特征性眼征，如上视不能或凝视鼻尖、眼球偏斜或分离性斜视等。优势侧出血可出现丘脑性失语(言语缓慢不清、重复语言、发音困难等)；也可出现丘脑性痴呆(记忆力减退、计算力下降、情感障碍和人格改变等)。

3.脑干出血

脑干出血占脑出血的10%，绝大多数为脑桥出血，由基底动脉的脑桥分支破裂所致。偶见中脑出血，延髓出血罕见。脑桥出血患者常表现为突发头痛、呕吐、眩晕、复视、交叉性瘫痪或偏瘫、四肢瘫等。大量出血(血肿>5 mL)者，患者立即昏迷、双侧瞳孔缩小如针尖样、呕吐咖啡色胃内容物、中枢性高热、呼吸衰竭和四肢瘫痪，多于48小时内死亡。出血量小可无意识障碍。中枢性高热由于下丘脑散热中枢受损所致，表现为体温迅速升高，达40 ℃，解热镇痛剂无效，物理降温有效。

4.小脑出血

小脑出血约占脑出血的10%，多由小脑上动脉破裂所致。小量出血主要表现为小脑症状，如眼球震颤、病变侧共济失调、站立和步态不稳等，无肢体瘫痪。出血量较大者，发病12～24小时颅内压迅速升高、昏迷、双侧瞳孔缩小如针尖样、呼吸节律不规则、枕骨大孔疝形成而死亡。

5.脑室出血

脑室出血占脑出血的3%～5%，分为原发性和继发性。原发性脑室出血为脉络丛血管或室管膜下动脉破裂所致，继发性脑室出血为脑实质内出血破入脑室。出血量较少时，仅表现为头痛、呕吐、脑膜刺激征阳性。出血量较大时，很快昏迷、双侧针尖样瞳孔、四肢肌张力增高。

6.脑叶出血

脑叶出血占脑出血的5%～10%，常由淀粉样脑血管疾病、脑动脉畸形、高血压、血液病等所

致。出血以顶叶最为常见，其次为颞叶、枕叶及额叶。临床表现为头痛、呕吐等，肢体瘫痪较轻，昏迷少见。额叶出血可有前额痛、呕吐、对侧偏瘫和精神障碍，优势半球出血可出现运动性失语。顶叶出血偏瘫较轻，而偏侧感觉障碍显著，优势半球出血可出现混合型失语。颞叶出血表现为对侧中枢性面舌瘫及以上肢为主的瘫痪，优势半球出血可出现感觉性或混合性失语。枕叶出血表现为对侧同向性偏盲，可有一过性黑矇和视物变形，多无肢体瘫痪。

四、辅助检查

(一)头颅 CT

头颅 CT 是确诊脑出血的首选检查方法，可清晰、准确的显示出血的部位、出血量、血肿形态、脑水肿情况及是否破入脑室等。发病后立即出现边界清楚的高密度影像。

(二)头颅 MRI

头颅 MRI 对检出脑干、小脑的出血灶和监测脑出血的演进过程优于 CT。

(三)脑脊液

脑出血患者需谨慎进行腰椎穿刺检查，以免诱发脑疝。

(四)DSA

脑出血患者一般不需要进行 DSA 检查，除非疑有血管畸形、血管炎或烟雾病有需要外科手术或介入手术时才考虑进行。

(五)其他检查

其他检查包括血常规、血液生化、凝血功能、心电图检查。

五、治疗

治疗原则为脱水降颅压、调整血压、防止继续出血、减轻血肿所致继发性损害、促进神经功能恢复、加强护理防治并发症。

(一)一般治疗

卧床休息，密切观察生命体征，保持呼吸道通畅，吸氧，保持肢体功能位，鼻饲，预防感染，维持水电解质平衡等。

(二)脱水降颅压

积极控制脑水肿、降低颅内压是脑出血急性期治疗的重要环节。可选用：20%甘露醇 125～250 mL，快速静脉滴注，1 次用时 6～8 小时；呋塞米 20～40 mg 静脉推注，2～4 次/天；甘油果糖 500 mL静脉滴注，3～6 小时滴完，1～2 次/天。

(三)调控血压

脑出血患者血压过高时，可增加再出血的风险，应及时控制血压，常用的药物有苯磺酸、氨氯地平、硝普钠等。血压过低时，应进行升压治疗以维持足够的脑灌注，常用的药物有多巴胺、去甲肾上腺素等。

(四)止血和凝血治疗

止血和凝血治疗仅用于并发消化道出血或有凝血障碍时，对高血压性脑出血无效。常用的药物有 6-氨基己酸、对羧基苄酸、氨甲环酸等。应激性溃疡导致消化道出血时，可应用西咪替丁、奥美拉唑等药物。

（五）外科治疗

外科治疗有开颅血肿清除、脑室穿刺引流、经皮钻孔血肿穿刺抽吸等手术治疗。

（六）亚低温治疗

亚低温治疗是脑出血的新型辅助治疗方法，越早应用越好。

（七）康复治疗

早期将患肢置于功能位，病情稳定时，尽早行肢体、语言、心理康复治疗。

六、护理评估

（一）一般评估

1.生命体征

脑出血患者可有发热，评估是否为中枢性高热；脉率可加快、减慢或有心律不齐；注意观察呼吸频率、深度和节律（潮式、间停、抽泣样呼吸等）的异常；血压过高易致再出血，诱发脑疝，血压过低常提示病情危重，也可能是失血性休克表现。

2.患者主诉

询问患者既往有无高血压、动脉粥样硬化、血液病和家族性脑卒中史；是否遵医嘱进行降压、抗凝等治疗和治疗效果及目前用药情况；了解患者的性格特点、生活习惯与饮食结构。了解患者是在活动还是安静状态下起病，起病前有无情绪激动、活动过度、疲劳、用力排便等诱因和头晕、头痛、肢体麻木等前驱症状；发病时间及病情进展速度。

3.相关记录

生命体征、体重、体位、饮食、皮肤、出入量、GCS评分、NIHSS评分等记录结果。

（二）身体评估

1.头颈部

患者意识是否清楚，睁眼运动是否正常。两侧瞳孔是否等大等圆、瞳孔对光反射是否灵敏，角膜反射是否正常。是否存在剧烈头痛、喷射性呕吐、视盘水肿等颅内压增高的表现。有无面色苍白、口唇发绀、皮肤湿冷、烦躁不安，是否存在吞咽困难和饮水呛咳，有无声音嘶哑或其他语言障碍。注意头颅有无局部肿块或压痛，咽反射是否存在或消失。有无头部活动受限、不自主活动及抬头无力。颈动脉听诊是否闻及血管杂音。

2.胸部

脊柱有无畸形，心脏及肺部听诊是否异常。

3.腹部

上腹部有无疼痛、饱胀，肠鸣音是否正常。有无大、小便失禁，并观察大小便的颜色、量和性质。

4.四肢

四肢肌肉有无萎缩，皮肤是否干燥。脑膜刺激征是否阳性，颈椎、脊柱、肌肉有无压痛。肢体有无瘫痪及其类型、性质和程度。肱二、三头肌反射，桡反射、膝腱反射、跟腱反射是否阳性。

（三）心理-社会评估

了解患者是否存在因突发肢体残疾或瘫痪卧床，生活需要依赖他人而产生的焦虑、恐惧、绝望等心理反应；患者及家属对疾病的病因和诱因、治疗护理经过、防治知识及预后的了解程度；家庭成员组成、家庭环境及经济状况和家属对患者的关心和支持程度等。

(四)辅助检查结果评估

1.头颅 CT

有无高密度影响及其出现时间。

2.头颅 MRI 及 DSA

有无血管畸形、肿瘤及血管瘤等病变的相应表现。

3.脑脊液

颜色和压力变化。

4.血液检查

有无白细胞、血糖和血尿素氮增高及其程度等。

(五)常用药物治疗效果的评估

1.应用脱水药的评估

(1)用药剂量、方法、时间、疗程的评估与记录。

(2)观察患者瞳孔的变化,询问患者头痛、恶心等症状的变化。

(3)准确记录 24 小时出入量,用药期间监测水、电解质、酸碱平衡,注意补充氯化钠和氯化钾,以免造成低钠、低氯、低钾血症。

(4)观察局部皮肤情况,药物不能外渗入皮下,以免引起皮下组织坏死。

2.应用血管活性药物的评估

(1)脑出血患者密切监测血压变化,血压≥26.7/14.7 kPa(200/110 mmHg)时,应采取降压治疗,使血压维持在 24.0/14.0 kPa(180/105 mmHg)左右。收缩压在 24.0～26.7 kPa(180～200 mmHg)或舒张压在 13.3～14.7 kPa(100～110 mmHg)时暂不应用降压药物。

(2)脑出血患者血压降低速度和幅度不宜过快、过大,以免造成脑低灌注;血压过低时,应进行升压治疗以维持脑足够的脑灌注。急性期血压骤降提示病情危重,脑出血恢复期应将血压维持在正常范围。

3.应用止血和凝血药物的评估

(1)高血压性脑出血应用止血药物无效。

(2)并发上消化道出血时和凝血功能有障碍时,应用止血和抗凝药物。

七、护理诊断

(一)有受伤的危险

与脑出血导致脑功能损害、意识障碍有关。

(二)自理缺陷

与脑出血所致偏瘫、共济失调或医源性限制(绝对卧床)有关。

(三)有失用综合征的危险

与脑出血所致意识障碍、运动障碍或长期卧床有关。

(四)潜在并发症

脑疝、上消化道出血。

八、护理措施

(一)休息与运动

绝对卧床休息 2～4 周,抬高床头 15°～30°,减轻脑水肿。病室安静,减少探视,操作集中进行,减少刺激。躁动患者适当约束,必要时应用镇静剂,便秘患者应用缓泻剂。

(二)饮食护理

给予高蛋白、高维生素、清淡、易消化、营养丰富的流质或半流质饮食,补充足够的水分和热量。昏迷或有吞咽功能障碍的患者发病第 2～3 天遵医嘱予鼻饲饮食。食物应无刺激性,温度适宜,少量多餐,并加强口腔护理,保持口腔清洁。

(三)用药护理

脑出血患者抢救时,遵医嘱快速静脉滴注甘露醇或静脉注射呋塞米,甘露醇应在 15～30 分钟内滴完,避免药物外渗。注意甘露醇的致肾衰竭不良反应,观察尿液的颜色、量和性质,定期复查电解质。上消化道出血患者用药,应观察药物疗效和不良反应,如奥美拉唑可致转氨酶升高、枸橼酸铋钾引起大便发黑等。

(四)心理护理

详细告诉患者本病的原因、常见症状、预防、治疗知识及自我护理方法。帮助患者了解本病的危害性,帮助患者寻找和去除自身的危险因素,积极治疗相关疾病。安慰患者,消除其紧张情绪,创造安静舒适的环境,保证患者休息。

(五)皮肤护理

加强皮肤护理和大小便护理,每天床上擦浴 1～2 次,每 2～3 小时应协助患者变换体位 1 次,变换体位时,尽量减少头部摆动幅度,以免加重脑出血。注意保持床单整洁和干燥,应用气垫床或自动减压床,预防压疮。将患者瘫痪侧肢体置于功能位,指导和协助患者进行肢体的被动运动,预防关节僵硬和肢体挛缩畸形。

(六)健康教育

1.疾病预防指导

指导高血压患者避免情绪激动,保持心态平和;建立健康的生活方式,保证充足的睡眠,适当的运动,避免体力或脑力过度劳累和突然用力;低盐、低脂、高蛋白、高维生素饮食;戒烟限酒,养成定时排便的习惯,保持大便通畅。

2.用药指导与病情监测

告知患者和家属疾病的基本病因、主要危险因素和防治原则,遵医嘱服用降压药等。教会患者测量血压、血糖,并会鉴别早期疾病表现,发现剧烈头痛、头晕、恶心、肢体麻木、乏力、语言障碍等症状时,应及时就医。

3.康复指导

教会患者和家属自我护理方法和康复训练技巧,并使其认识到坚持主动或被动康复训练的意义。

4.就诊指标

患者出现肢体麻木、无力、头痛、头晕、视物模糊等症状及时就诊,定期门诊复查,积极治疗高血压、高血脂、糖尿病等疾病。

九、护理效果评价

(1)患者意识障碍无加重或意识清楚。

(2)患者没有发生因意识障碍而并发的误吸、窒息、压疮和感染。

(3)患者未发生脑疝、上消化道出血或脑疝抢救成功、上消化道出血得到有效控制。

(4)患者能适应长期卧床的状态,生活需要得到满足。

(武莹莹)

第六节　急性脊髓炎

急性脊髓炎是非特异性炎症引起脊髓白质脱髓鞘病变或坏死所致的急性横贯性脊髓损害。也称为急性横贯性脊髓炎,以胸3～5节段受累最为常见,其次是颈段和腰段。主要表现为病变水平以下肢体瘫痪、各种感觉缺失和自主神经功能障碍。本病可发生于任何年龄,但以青壮年较常见。

一、病因与发病机制

过度疲劳和外伤、受寒可能为其发病诱因。发病前1～2周常有病毒感染(如EB病毒),疱疹、流感、风疹、流行性腮腺炎、水痘等常为其前驱症状,人类免疫缺陷病毒(HIV)感染也可伴脊髓炎。本病的可能发病机制为细胞介导的免疫反应、病毒直接侵犯脊髓及自身免疫性脉管炎。病理证实急性脊髓炎可累及脊髓的任何节段,以胸段最常见。

二、临床表现

(一)前躯症状

病前数天或1～2周常有上呼吸道感染、发热、腹泻等症状,或有疫苗接种史。伴或不伴有发热,少数患者可在数小时内发展为完全性横贯性脊髓损害。

(二)典型表现

本病起病急,多在数小时至2～3天发展至高峰。首发症状多为双下肢麻木、无力,并可出现病变相应部位的背痛,病变节段有束带感,病损平面以下的运动障碍、感觉障碍和自主神经功能障碍。早期为双下肢弛缓性截瘫、肌张力降低、腱反射减弱或消失,感觉缺失,病理反射阴性,大小便潴留。病变节段以下的皮肤干燥、不出汗,颈段脊髓受损可出现霍纳综合征。常见并发症有压疮、泌尿道感染和坠积性肺炎。2～3周后随着脊髓休克期的恢复,瘫痪肢体出现腱反射、病理反射阳性,肌张力逐渐增高,肌力逐渐恢复,感觉恢复较慢。

(三)特殊类型

上升性脊髓炎是本病的一种特殊类型,是病变迅速上升并波及高位颈段脊髓甚至延髓的结果。起病急骤,感觉障碍平面常于1～2天内甚至数小时内上升至延髓,瘫痪也由下肢迅速波及上肢甚至延髓支配的肌群,出现吞咽困难,构音不清,呼吸肌瘫痪,常可引起死亡。

三、辅助检查

急性期周围血中白细胞增多;脑脊液中白细胞增多,蛋白含量明显增高。脊髓造影或磁共振成像有助于脊髓水肿和脊髓腔不完全梗阻的判断。早期行 MRI 检查是较为可靠手段之一,但其病变范围与临床不完全一致,可能是由于 MRI 对反应脊髓内水分改变非常敏感虽病变的边缘水分增多。

四、治疗

本病无特效治疗,主要减轻脊髓损害、防治并发症、加强功能训练及促进功能恢复。治疗要点主要有以下两点。

(一)药物治疗

急性脊髓炎急性期药物治疗应以糖皮质激素为主,糖皮质激素具有抗炎、抗水肿及免疫抑制作用。选用抗生素控制感染。

(二)功能训练

促进功能恢复,减少并发症。早期康复训练,被动运动及主动运动。

五、护理评估

(一)一般评估

1.生命体征

患者因感染可引起体温升高和心率加快。疾病波及高段颈髓和延髓时,易致呼吸肌瘫痪,注意观察呼吸的频率和节律。延髓心血管中枢受影响时,患者心率和血压波动较大。

2.患者主诉

发病前数天或 1～2 周有无发热、全身不适或上呼吸道感染症状、促发脊髓炎的主要原因及诱因等。询问其首发症状和典型表现,肌无力的部位,感觉障碍的部位和性质,大小便失禁/潴留等。

(二)身体评估

1.头颈部

评估患者的意识状态和面容、营养状态。面部表情是否淡漠、颜色是否正常,有无畸形、面肌抽动、眼睑水肿、眼球突出、眼球震颤、巩膜黄染、结膜充血。有无张口呼吸或鼻翼翕动,有无咳嗽无力。头颅大小、形状,注意有无头颅畸形。注意头颈部有无局部肿块或压痛;颈动脉搏动是否对称。有无头部活动受限、不自主活动及抬头无力。角膜反射、咽反射是否存在或消失,有无构音障碍或吞咽困难。脑膜刺激征是否阳性。

2.胸部

患者胸廓、脊柱有无畸形,有无呼吸困难。肺部感染者,可触及语音震颤。心脏及肺部叩诊和听诊是否异常,注意两侧对比。皮肤干燥和多汗的部位。注意感觉障碍的部位、性质、范围、感觉变化的平面及双侧对称性等。

(1)浅感觉。①痛觉:用针尖轻刺皮肤,确定痛觉减退、消失或过敏区域。检查时应掌握刺激强度,可从无痛觉区向正常区检查,自上而下,两侧对比。②温度觉:以盛有冷水(5～10 ℃)和热水(40～45 ℃)的两试管,分别接触患者皮肤,询问其感觉。③触觉:以棉花、棉签轻触患者皮肤,

询问其感觉。

(2)深感觉。①位置觉：嘱患者闭目，检查者用手指从两侧轻轻夹住患者的手指或足趾，做伸屈动作，询问其被夹手指/足趾的名称和活动的方向。②震动觉：将音叉震动后，放在患者的骨突起部的皮肤上，询问其有无震动、震动持续时间及对称情况。③实体感觉：嘱患者闭目，用手触摸分辨物体的大小、方圆、硬度。④两点辨别觉：以圆规的两个尖端，触及身体不同部位，测定患者分辨两点距离的能力。

3.腹部

患者腹部和膀胱区外形和膀胱区是否正常，触诊有无局部压痛、反跳痛，双侧感觉是否存在、对称，记录感觉变化的部位。腹壁反射、提睾反射是否存在、对称。肠鸣音是否减弱或消失，大便是否失禁或秘结。小便是否失禁或潴留。留置尿管者，观察尿道口有无发红、脓性分泌物，尿液的性质。

4.四肢

患者四肢外形有无畸形，判断四肢的肌力和肌张力。感觉障碍的部位和性质。四肢腱反射的强弱，是否存在病理反射等。

根据肌力的情况，一般均将肌力分为以下 0～5 级，共 6 个级别。

0 级：完全瘫痪，测不到肌肉收缩。

1 级：仅测到肌肉收缩，但不能产生动作。

2 级：肢体能在床上平行移动，但不能抵抗自身重力，即不能抬离床面。

3 级：肢体可以克服地心吸收力，能抬离床面，但不能抵抗阻力。

4 级：肢体能做对抗外界阻力的运动，但不完全。

5 级：肌力正常。

(三)心理-社会评估

主要了解患者患病后的情绪反应，及其学习、工作与家庭生活等情况，家庭成员的支持程度，家庭经济能力和社会支持资源。

(四)辅助检查结果评估

1.实验室检查

急性期血常规可见白细胞升高，脑脊液白细胞增多，蛋白含量明显增高。

2.磁共振检查

MRI 检查可在早期明确脊髓病变的性质、范围、程度，是确诊急性脊髓炎最可靠的措施。早期，脊髓病变段呈弥漫肿胀、增粗。病变脊髓和正常脊髓无明显界限。MRI 增强检查多数病例无强化，少数可呈弥漫性、周边性或斑片状强化。后期，脊髓不再肿胀，少部分患者出现脊髓萎缩。

(五)常用药物治疗效果的评估

严格按医嘱用药，严禁骤然停药，否则会加重病情。急性期大剂量应用糖皮质激素，注意观察患者症状是否改善及其不良反应。长期大量应用糖皮质激素还可引起物质代谢和水盐代谢紊乱，出现类肾上腺皮质功能亢进综合征，如水肿、低血钾、高血压、糖尿病、皮肤变薄、满月脸、水牛背、向心性肥胖、多毛、痤疮、肌无力和肌萎缩等症状，一般不需特殊治疗，停药后可自行消退。但肌无力恢复慢且不完全。低盐、低糖、高蛋白饮食及加用氯化钾等措施可减轻这些症状。骨质疏松及椎骨压迫性骨折是各种年龄患者应用糖皮质激素治疗中严重的并发症。

六、护理诊断

(一)躯体移动障碍

与脊髓病变有关。

(二)低效性呼吸形态

与呼吸肌麻痹有关。

(三)尿潴留

与膀胱自主神经功能障碍有关。

(四)生活自理缺陷

与肢体瘫痪有关。

(五)潜在并发症

压疮、坠积性肺炎、泌尿道感染。

七、护理措施

(一)病情观察

监测生命体征,应严密观察有无呼吸困难、心率加快、血压升高、体温升高,有无发绀、吞咽及言语障碍等。定期监测血生化指标。判断瘫痪和感觉平面有无上升,疾病有无进展。上升性脊髓炎:应迅速吸氧,准备气管插管、气管切开,呼吸机等抢救物品。

(二)一般护理

1.休息与活动

急性期特别是并发心肌炎时应卧床休息。如有呼吸肌麻痹应取平卧位,头偏向一侧。恢复期可适当活动,但避免过度劳累。

2.吸氧

给予低流量吸氧。如出现呼吸无力、呼吸困难应及时通知医师,必要时给予气管插管或气管切开、呼吸机辅助呼吸。

3.合理饮食

保证机体足够的营养,进食高蛋白、高热量、高维生素、易消化、含钾丰富(如橘子、香蕉等)的食物。吞咽困难进食呛咳者,应给予鼻饲,切勿勉强进食,以免引起吸入性肺炎及窒息。口腔护理一天 2 次,根据患者的情况选择合适的漱口液,可以自理的患者尽量鼓励患者自己洗漱。

(四)皮肤护理

大小便失禁、腹泻、发热、出汗、自主神经功能紊乱等都会使皮肤处于潮湿环境中,易致失禁性皮炎的发生,同时也可增加发生压疮的风险,须加强皮肤护理。具体措施为:每次交接班时,检查全身皮肤,观察有无局部发红等情况,每天清洁皮肤,保持床单位平整、清洁、干燥;对排便异常的患者及时清理排泄物,保持会阴、肛门周围皮肤清洁、干燥;每 1～2 小时翻身 1 次,对骨隆突或受压部位,如脚踝、足跟、骶尾部等部位常检查,并加强营养;使用一些护理用品和用具,如给予垫气垫床、涂抹润肤霜或用敷料、海绵垫保护等。但任何方法都不能替代定时翻身。输液以健侧、上肢为原则,输液前认真观察准备输液肢体一侧的皮肤情况,输液后随时观察输液肢体局部及皮肤情况,以免液体外渗造成皮肤红肿;给予洗漱、浸泡时水温勿过热以免造成烫伤,冰袋降温时间长可引起冻伤;自主神经功能障碍可致无外因肢体局部水肿,应注意对皮肤的观察及保护。

(五)康复训练

在脊髓受损初期,就应与康复师根据患者情况制订康复计划,康复的目的是保持各关节的正常功能位,每次翻身后将肢体位置摆放正确,做关节的被动或主动运动。给予日常生活活动训练,使患者能自行穿脱衣服、进食、盥洗、大小便、淋浴及开关门窗、电灯、水龙头等,增进患者的自我照顾能力。

(六)排泄异常的护理

1.尿失禁患者

护理人员要根据给患者输液或饮水的时间,给予排便用品,协助其排便,同时在患者小腹部加压,增加膀胱内压,锻炼恢复自主排尿功能。

2.尿潴留患者

应给予留置导尿管,根据入量(输液、饮水)时间,适时、规律地夹闭、开放尿管,以维持膀胱充盈、收缩功能;同时在排放尿液时可采用一些方法刺激诱导膀胱收缩,如轻敲患者下腹部、听流水声和热敷膀胱区。对留置导尿管的患者:应每天清洗、消毒尿道口,观察尿液的色、量是否正常,是否有沉淀,尿道口有无分泌物;患者病情允许的情况下,尽早拔除尿管。

3.大便秘结的患者

应保持适当的高纤维饮食与水分的摄取。餐后胃肠蠕动增强,当患者有便意感时,指导并协助患者增加腹压来引发排便。每天固定时间进行排便训练,养成排便规律。必要时肛门塞入开塞露,无效时可给予不保留灌肠。

4.大便失禁的患者

选择易消化、吸收的高营养、低排泄的要素饮食,同时指导患者练习腹肌加压与肛门括约肌收缩,掌握进食后的排便时间规律,协助放置排便用品(便盆、尿垫);随时清洁排便后肛门周围皮肤。

(七)心理护理

患者均为突然发病且伴有肢体瘫痪、排泄异常等,严重影响其正常生活,加之对疾病知识、治疗效果不了解容易产生恐惧感。本病病程较长,患者可出现不同程度的情绪低落,对治疗和康复缺乏信心,护理人员应及时向患者介绍疾病相关知识,动员和指导家人和朋友在各个方面关心、支持、帮助患者,减轻其思想负担,去除紧张情绪,鼓励患者表达自己的感受,倾听患者的诉说。帮助患者做肢体活动,给予精神上的鼓励及生活支持,树立战胜疾病的信心。

(八)健康教育

(1)瘫痪肢体应早期作被动运动、按摩,以改善血液循环,促进瘫痪肢体的恢复。保持肢体的功能位置,预防足下垂及畸形。同时可配合物理治疗。

(2)训练患者正确的咳嗽、咳痰方法,变换体位方法。

(3)提出治疗与护理的配合及要求包括休息与活动、饮食、类固醇皮质激素的应用及其注意事项。

(4)增加营养,增强体质,预防感冒。

(5)带尿管出院者,应指导留置尿管的护理及膀胱功能的训练。

(6)长期卧床者,应每2小时翻身、拍背1次,预防压疮及坠积性肺炎。

(7)就诊指标:出现生命体征改变、肢体感觉障碍、潜在并发症及时就诊。

八、护理效果评价

(1)自觉症状逐渐好转,生活基本自理。

(2)大小便失禁逐渐控制。

(3)无泌尿道感染发生。

(4)皮肤完好,无压疮。

(5)大便秘结、小便潴留逐渐解除,大小便通畅。

(武莹莹)

第七节　病毒性脑膜炎

病毒性脑膜炎是病毒侵犯脑膜引起的中枢神经系统感染性疾病。病毒性脑膜炎病原复杂,可引起该病的病毒有100多种,常见病毒有脊髓灰质炎病毒、柯萨奇病毒、麻疹病毒、单纯疱疹病毒、巨细胞病毒等。本病以夏秋季为高发季节,多急性起病。临床表现病毒感染的全身中毒症状如发热、腹泻、头痛、恶心、呕吐和颈强直等脑膜刺激征。不同的病毒所致病情轻重不等,轻者可自行缓解,预后良好,重者可引起严重的神经受损,颅内压增高,甚至导致死亡,或留有严重的后遗症。本病是一种自限性疾病,主要是对症治疗、支持治疗和防止并发症,一般采取退热、降低颅压、抗病毒、止痛、抗癫痫等。

一、发病机制

引起脑膜炎的病毒经胃肠道(肠道病毒)、呼吸道(流行性腮腺炎病毒、肠道病毒和腺病毒等)、皮肤(虫媒病毒、单纯疱疹病毒)、结合膜(某些肠道病毒)及泌尿生殖系统进入机体。

病毒感染机体后是否进入中枢神经系统取决于病毒的性质、病毒寄生的部位及机体对病毒的免疫反应。病毒在侵入部位和局部淋巴结内复制后,于第一次或第二次病毒血症时经血行播散至中枢神经系统及其以外的组织。一般多在中枢神经系统以外部位经多次复制后,在第二次病毒血症时由血源性途径到达中枢神经系统。也可沿神经进入,病毒进入机体后,经过初级复制侵入局部周围神经,然后沿周围神经轴索向中枢侵入。如脊髓灰质炎病毒、带状疱疹病毒、单纯疱疹病毒均可沿轴索直接侵入。

病毒性脑膜炎引起神经系统损伤主要是由于:①病毒对神经的直接侵袭;②机体对病毒抗原的免疫反应:剧烈的炎症反应可导致脱髓鞘病变及血管和血管周围的损伤,而血管病变又影响脑循环加重脑组织损伤。

二、临床表现

病毒性脑膜炎是病毒性中枢神经系统感染的常见疾病,各种病毒性脑膜炎的临床表现大致相同。一般急性起病,主要表现为发热、头痛、呕吐及脑膜刺激征。

典型病例呈突然起病,几小时内病情发展为高峰,表现为额部或眼眶后剧烈疼痛,并出现发热,体温可达40 ℃,此外,常伴有周身不适,颈痛、肌痛、眼睛运动时疼痛,畏光、恶心及呕吐等病

毒感染造成的非特异性全身症状和体征。症状的严重程度随年龄增长而增加，婴幼儿可有发热、易激惹及淡漠。神经系统体检时常发现颈项强直，Kernig 征和 Brudzinski 征可有可无，其他阳性体征少见。当出现昏迷、病理反射或局灶性神经症状和体征时，提示病变已累及脑实质。病毒性脑膜炎一般呈良性，病程 2～3 周，也可短至几天。少数患者可出现持续数周的头晕、疲乏、头痛及肌痛等不适症状，个别患者可持续数年。

病毒性脑膜炎中枢神经系统以外的表现常提示与所感染的病毒种类有关，不同病毒感染可出现各自特异的表现。某些肠道病毒感染时可出现皮疹，多与发热同时出现，柯萨奇 A 组病毒感染时有局部或多处斑丘疹，也可伴发疱疹性咽峡炎及腮腺炎。柯萨奇 B 组病毒感染可引起心肌炎及流行性肌痛。ECHO 病毒感染的皮疹可表现为斑丘疹，也可为瘀点状，分布于面部、躯干，也可涉及四肢包括手掌及足底部。疱疹病毒感染时出现皮肤或生殖道疱疹，生殖道疱疹多出现在单纯疱疹脑膜炎（HM）起病时，也可在起病前出现，或者不出现于脑膜炎病程中。带状疱疹脑膜炎一般在出疹后 7～10 天起病，也可在起病 1 周后才出疹。腮腺炎病毒脑膜炎可同时或先后出现腮腺肿大和胰腺炎、睾丸炎。EB 病毒感染可引起全身淋巴结肿大、黄疸及末梢血象中单核细胞增多、异型淋巴细胞达 10%。

三、辅助检查

（一）血和脑脊液检查

周围血象白细胞计数一般正常，可有轻度升高或降低，分类多无明显变化，在 EB 病毒感染时单核细胞增多，可达 60%，其中异型淋巴细胞超过 10%。腮腺炎病毒感染时可出现血、尿淀粉酶增高。

脑脊液检查对临床诊断病毒性脑膜炎十分重要。病毒性脑膜炎时脑脊液透明，压力正常或轻度升高，白细胞数增加，一般（10～1 000）$\times 10^6$/L 不等，很少超过 1 000$\times 10^6$/L，分类以淋巴细胞为主，患病初期则多以中性粒细胞为主，几小时后转为以淋巴细胞为主。肠道病毒感染时细胞计数多符合此特点，但在腮腺炎病毒感染时白细胞计数多高于此值，有时可达 2 000$\times 10^6$/L。蛋白含量轻度至中度升高，常不超过 1 500 mg/L。糖和氯化物含量多为正常，但在腮腺炎、淋巴细胞脉络丛脑膜炎及疱疹病毒感染时可出现糖含量轻度降低。细菌和真菌涂片、培养均阴性。脑脊液上述改变多在 2 周内恢复正常。

（二）病毒学检查

1.病毒分离

可取血、尿、便、咽拭子、脑脊液及局部分泌物、疱疹液等进行组织细胞培养、鸡胚培养或动物接种，现在多使用组织细胞培养法分离病毒，先观察细胞病变，再用特异性抗血清进行鉴定。脑脊液中分离出病毒，是病毒性脑膜炎诊断的金标准。除虫媒病毒外，其他能引起脑膜炎的病毒（特别是肠道病毒和腮腺炎病毒）均可从脑脊液中发现。也有些病毒分离困难（如某些肠道病毒的特殊型、小 DNA 病毒），且病毒分离需时长，一般需做回顾性诊断。

2.血清学试验

由于病毒分离有一定困难，且不是每个实验室都具备病毒分离的条件，故临床也采用血清学试验检测病毒抗原及抗体。常用的检测方法有中和试验、补体结合试验、免疫荧光法、放射免疫法、酶联免疫吸附试验（ELISA）、间接血凝及血凝抑制试验。无论采用何种方法进行检测，恢复期比急性期血清抗体滴度有4 倍升高即可诊断为近期感染。若仅有单份标本，出现特异性 IgM

抗体也可诊断为近期感染。血清学试验的特异性取决病毒的抗原性，应用提纯的病毒糖蛋白和多肽抗原可大大提高试验的特异性。肠道病毒因血清型较多，无共同抗原，若想确定或排除诊断，需要对60个血清型逐一鉴定，既费时又昂贵，不适于血清学试验。而血清学试验对虫媒病毒、疱疹病毒、腮腺炎病毒和淋巴细胞脉络丛脑膜炎病毒等则切实可行。

3.分子生物学方法

可采用核酸分子杂交、PCR等方法对病毒抗原片段进行病原学诊断。尤其对病毒培养不成功、不易培养、血清中抗原量、不产生抗体的及血清学方法无法检测的病毒性疾病，应用分子生物学技术均可获得诊断。

(三)脑电图

脑电图主要表现为高幅慢波，多呈弥漫性分布，可有痫样放电波，对诊断有参考价值。当病情好转时，脑电图改变也逐渐恢复。

(四)影像学检查

病毒性脑膜炎是多数头颅MRI和CT无特异性改变，但当病情严重或累计脑实质时，可伴有影像学异常。头颅MRI检查因其分辨率更高，较CT更能准确显示各种病毒性脑炎病变的部位、性质和程度，如脑水肿、脑出血、脑软化及脱髓鞘病变等。磁共振弥散加权成像(DWI)对发现病毒性脑炎急性期的病灶较 T_1WI 或 T_2WI 敏感，能在早期发现病毒性脑炎的异常信号。一般主张病程3～4周后应复查一次头颅MRI，对判断长远预后有帮助。

四、诊断

病毒性脑膜炎的诊断主要依靠临床表现及脑脊液化验检查，患者多急性起病，出现发热、头痛、恶心、呕吐、脑膜刺激征阳性及脑脊液的特点，本病诊断即可成立。特殊的病因诊断和病原体的确定有赖于实验室的病毒学检查。

五、鉴别诊断

本病应与非病毒性无菌性脑膜炎、结核性脑膜炎、细菌性脑膜炎、真菌性脑膜炎、寄生虫性脑膜炎及蛛网膜下腔出血等相鉴别。

无菌性脑膜炎除病毒感染外可见于白塞病、系统性红斑狼疮，脑脓肿也可为癌性脑膜病如肺癌、白血病和淋巴瘤等的一种表现。本病还可由梅毒螺旋体、钩端螺旋体、Lyme病、肺炎支原体、弓形虫和李斯特菌属等引起。所有无菌性脑膜炎脑脊液常规、生化都十分相似，无法从脑脊液检查上进行鉴别，但各病有其固有特征，亦不难鉴别。

区分细菌性脑膜炎与病毒性脑膜炎，脑脊液检查十分重要。典型的细菌性脑膜炎根据脑脊液细菌培养阳性，白细胞数明显增多，以中性粒细胞为主，糖降低而蛋白明显增高容易与病毒性脑膜炎相鉴别。病毒学检查和细菌培养对鉴别不典型病例、细菌性脑膜炎的早期及治疗不完全的细菌性脑膜炎十分必要，不但可用于确定诊断，而且是做出进一步治疗方案的依据。如果病毒分离有困难，等待血清学试验结果的时间又太长，可以考虑根据一些生化指标来进行快速鉴别诊断，这些指标包括肌酸磷酸激酶、乳酸、透明质酸、β内啡肽、尿酸、免疫球蛋白、C反应蛋白血清降钙素原及细胞因子(包括TNF-α、SIL-2R、IL-18与IFN-γ)等。然而，这些指标都有很大的非特异性，故不能单纯依靠此类检查确诊，需根据病史、体检、脑脊液特点、病情变化及治疗反应等做出综合判断。

结核性脑膜炎一般病程较长，亚急性或慢性起病，多有结核病接触史，临床出现结核中毒症状，脑脊液中蛋白含量高于病毒性脑膜炎，多在 1 000 mg/L 以上，糖和氯化物降低明显，容易与病毒性脑膜炎相鉴别。然而，一些不典型结核性脑膜炎，脑脊液改变类似病毒性脑膜炎，通过血清和脑脊液抗酸染色、PCR、细胞因子检测及基质金属蛋白酶 9(MMP9)等方法及治疗反应可确定诊断。

六、治疗

病毒性脑膜炎是一种良性、自限性疾病，多数在病后数天开始恢复，数周内完全恢复，无须特殊抗病毒制剂，大多数病毒引起的脑膜炎缺乏特异性治疗，主要针对病情改变给予相应营养支持及对症治疗。

(一)一般治疗

某些病毒感染缺乏特异性治疗手段，只能采取相应的对症处理，并注意纠正水、电解质紊乱，防止脑疝发生，预防其他脏器并发症及支持治疗。患者一般需卧床休息，多饮水。有明显颅内压增高征象时用 20%甘露醇、复方甘油及利尿剂等脱水以减轻症状。高热者给予退热药或物理降温，控制惊厥。并对不同病毒感染时的各种伴随症状予以相应处置。肾上腺皮质激素仅在高热或病情较重时短期应用。

(二)抗病毒治疗

抗病毒治疗疗效尚未能肯定，仅在一定应用范围内取得满意效果。单纯疱疹病毒或水痘-带状疱疹病毒感染所致的脑膜炎，可使用阿昔洛韦、丙氧鸟苷(更昔洛韦)、阿糖腺苷等治疗，其中阿昔洛韦较常用，剂量为每天 20～30 mg/kg，分 3 次静脉滴注，疗程 10～14 天。甲型流感病毒可试用奥司他韦。其他抗病毒药物包括利巴韦林、干扰素及中药大蒜液及板蓝根等。

(三)抗生素治疗

仅在实验室检查难以得出明确的病毒性感染结论，又不能排除细菌性感染的情况下使用适当抗生素，同时密切观察病情进展，直到细菌性感染的诊断被排除。诊治初期获得脑脊液和血培养结果之前，若脑脊液中白细胞数超过 $2\ 500\times10^6$/L，且分类中 80%～90%为中性粒细胞，蛋白含量超过 2 500 mg/L，或糖含量很低，可考虑为细菌性脑膜炎，应给予适当抗生素治疗；若病情较重，而又不能从脑脊液检查结果来区分病毒性脑膜炎和细菌性脑膜炎时，应使用抗生素治疗，直到获得脑脊液和血培养结果；若病情较轻，相隔 12 小时内脑脊液复查分类转为淋巴细胞为主时，可考虑停用抗生素。不管做出何种决定，均应密切观察病情变化与疗效，及时调整治疗计划。

七、护理措施

(一)一般护理

(1)执行内科一般护理常规。

(2)保持病房安静整洁空气流通，有防蚊措施，光线不宜过强，减少探视避免不良刺激而诱发惊厥；做好口腔护理，提高患者的舒适度；定时协助更换体位，预防压疮。并给予生活照护。

(3)体温过高的护理：保持病室适宜温湿度，体温高于 38.0 ℃患者应给予物理降温，如头部冷敷、头置冰袋、温水擦浴等，降温后 30 分钟复测体温。物理降温不佳时，遵嘱给予退热药，同时增加摄入量，鼓励患者多饮水，必要时遵医嘱静脉补充液体。保持口腔清洁并给予口腔护理。注意发热规律、特点及伴随症状，出现惊厥时及时处置，大汗时防止虚脱。高热呕吐者取头高卧位，头偏向一侧，以防呕吐物吸入造成窒息。

(4)呼吸道护理：保持呼吸道通畅，头偏向一侧，抽搐发作时，口内置舌垫，及时清理口鼻分泌物，并记录发作部位、顺序、表现、持续时间、发作频次、伴随症状等。

(二)饮食护理

保持充足水分，1 000～2 000 mL/d，给予高热量、清淡、易消化、富含维生素的饮食，少量多餐，减少腹胀，防止误吸，不能经口进食者及时给予鼻饲流质饮食，并做好留置胃管的护理。

(三)用药护理

遵医嘱正确给药，评估用药效果。

(1)颅内压高的患者要遵医嘱给脱水剂，注意监测尿量。常用的脱水剂有甘露醇、甘油果糖，使用20%甘露醇静脉滴注，脱水时要保证绝对快速输入，20%的甘露醇100～250 mL要在15～30分钟滴完，注意防止药液外漏，并注意尿量、血电解质及肾功能的变化，尤其注意有无低钾血症发生，并及时作出对症处理。患者每天补液量可按尿量加500 mL计算。按时予脱水剂降颅压治疗，密切观察生命体征尤其是瞳孔变化，控制血压，防止发生脑疝，开通并保持静脉通路，一旦发生脑疝，立即静脉使用脱水剂降低颅压。备好气管切开包、脑室穿刺引流包、监护仪、呼吸机和抢救药物。

(2)发热患者应用抗生素首选头孢曲松、头孢拉定等可透过血-脑屏障的药物。

(3)抗病毒药：抗病毒治疗可缩短病程，这类药物中应首选阿昔洛韦一般每次剂量为5 mg/kg静脉滴入，1次/8小时，每次滴入时间>1小时，连续给药7～10天。本药分子量小，容易通过血-脑屏障，但因本药成碱性，与其他药物混合容易引起pH变化，加药时应尽量注意其配伍禁忌，注意用药前现配现用。不良反应有变态反应、恶心、呕吐、腹痛、下肢抽搐、舌及手足麻木感、肝功能异常、血清肌酐值升高，一般在减量或终止给药后缓解。

(4)癫痫发作的患者，遵医嘱及时给药，尽快控制发作并记录发作时的临床表现。有些抗癫痫药物对肝肾功能有损害，如苯巴比妥、苯妥英钠、丙戊酸钠等，按医嘱服药后观察患者有无药物不良反应，如有无恶心、呕吐、食欲下降、全身不适、无力、昏睡等，并定期监测肝肾功能。抗癫痫药物可加速维生素D的代谢，所以长期服用者应在医师的指导下补充维生素D和甲状腺素。癫痫持续状态治疗时，地西泮10～20 mg静脉注射，其速度不超过2 mg/min，或用100～200 mg溶于5%葡萄糖氯化钠500 mL中缓慢滴注，维持12小时。地西泮可抑制呼吸，注射时应注意有无呼吸抑制和血压下降情况，在给药的同时，必须保持呼吸道通畅，必要时给予吸痰或气管切开。

(四)并发症护理

1.惊厥或抽搐

严重者可有全身抽搐、强直性痉挛或强直性瘫痪。积极去除诱因，如降温、脱水等；保持呼吸道通畅，头偏向一侧，清理口腔分泌物；使用压舌板或开口器，防止舌咬伤；必要时约束，防止坠床；遵医嘱给予镇静解痉药物，地西泮、苯巴比妥、水合氯醛等。

2.颅内压增高

观察患者瞳孔、意识、体温、呼吸、血压变化，遵医嘱正确使用脱水剂。

(五)病情观察

严密观察生命体征：血压升高、脉搏变慢、呼吸深慢，是颅内压增高的典型症状；观察瞳孔是否等大等圆，对光反应的灵敏度，意识障碍程度；观察有无剧烈头痛：头痛进行性加重，且伴恶心呕吐，应警惕脑疝的发生。如有病情变化，立即通知医师，遵嘱给予脱水药，并备好抢救物品、药

品。准确记录24小时出入量，防止体液不足。

（六）安全指导

（1）将患者安排在安静的房间，避免外界刺激，避免引起患者情绪激动的一切因素。

（2）应随时注意有无癫痫发作，24小时有陪护，无人陪伴不能单独沐浴或外出。

（3）患者床旁应备好发作时的抢救物品与药品，如压舌板、舌钳、氧气装置及抗癫痫药品等。

（4）癫痫发作时，家属要紧急呼叫医务人员。注意保护头部和四肢，摘下眼镜、义齿，解开衣领腰带。用缠有纱布的压舌板置于上下臼齿之间，避免舌咬伤。用手托住下颌，避免下颌关节脱位。抽搐时勿用力按压抽搐的肢体，避免骨折和脱臼。床旁有人保护，加床挡，防止坠床。

（5）对精神运动性发作的患者，注意保护，防自伤、伤人或走失。

（七）健康指导

（1）对清醒患者多给予交流，讲解有关知识，增强患者的信心和自理能力。

（2）向患者和（或）家属提供保护性护理及日常生活护理相关知识，提高患者生活质量。

（3）指导患者掌握肢体运动功能锻炼方法，注意肢体功能的训练，加强营养，以增强机体抵抗力。

（4）夏季注意防蚊灭蚊。

（5）如有继发癫痫者，指导其长期服用抗癫痫药，不能擅自减药或停药。

（6）出院后发现患者出现发热或伴有呕吐、抽搐等症状时，要及时送其至正规医院就医，以尽量减少后遗症发生。

（武莹莹）

第八节　阿尔茨海默病

阿尔茨海默病（AD）是老龄化社会必然出现的问题，特别是高龄患者的常见病。随着对阿尔茨海默病的深入研究，对AD已经能够正确诊断，而今生物学病因还未确定，治疗尚无根本性突破，AD的护理已成为延缓病情进展并提高阿尔茨海默病患者生活质量的重要手段。尤其是中、重度AD患者，出现记忆力严重下降、日常功能重度障碍，加上行为精神症状，发展到后期大、小便失禁，甚至完全卧床，这些不仅影响着AD患者的生命质量及生活质量，同时也是导致照顾者负担的重要原因。

一、护理评估

（一）危险因素

AD的危险因素已报道有20多种，主要公认的危险因素如下。

1.阳性家族史

家族中（特别是一级亲属中）有阿尔茨海默病或可疑阿尔茨海默病患者有一定的遗传性，亲属中发病的危险性较一般人明显增加，大约60%的直系亲属在进入80岁时可以发展为阿尔茨海默病。

2.年龄

60岁以上是一个重要的危险因素。据统计,60岁以上患者每隔5年AD的患病率和发病率就增加1倍。就患病率而言,60～64岁为1%,65～69岁为2%,70～74岁为4%,75～79岁为8%,80～85岁为16%。就发病率而言,75～79岁为2.5%,80～85岁为5%,85岁以上为10%。

3.性别

女性中的发病率稍高于男性,这可能是因为女性寿命长,进入高危阶段多,所以在AD患者中占有较高比例。

4.头部外伤史

几项研究已经发现,头部外伤是AD的一个危险因素。有证据表明,头部外伤后可导致免疫反应性脑内β淀粉样斑块形成或弥散化,这更加强了头部外伤作为AD的可能危险因素的地位。

5.智商

智商与AD的发病有关。高智商与脑的体积和神经的快速有关,可预防和延缓AD的发生,而低智商则增加AD发病的可能性。

6.摄入铝过多

过多地使用铝制品或摄入含铝的食物。

(二)临床观察

AD的发病过程较长,早期患者的表现较为隐蔽,无明显的发病日期。

1.记忆力下降

记忆力下降是患者最早发生的症状,尤其是近期记忆。生活中轻微的记忆障碍并不引起注意,患者也会尽力掩盖自己记忆力下降的事实,家里人怕被人歧视也不愿意说,反而帮助患者掩盖,患者表现为反复提同样的问题和叙述同一件事情。在职业活动中主要表现为能力的下降,学习新事物的能力也大为降低。有些患者记不起发生过的事情,似乎事情已完全消失。有些患者用加强笔记的方法以弥补缺陷,但不能持久。在病程的后期,患者的长期记忆亦受损。

2.视空间技能障碍

视空间技能障碍先从对顺序、时间的定向障碍开始,如今天是几号?我怎么想不起来了?其后出现地点、人物的定向障碍。这里是什么地方?患者在其家中、住家附近或自己熟悉的地方,常会不知自己身居何处或甚至迷路。那个人是谁?患者不能回答,不认识镜中自己像,和镜中自己像打招呼、谈话叫镜现象,有时把东西给镜中人,或围绕自己镜像做探索动作。患者还会把东西放错地方,任何人都有可能将钱包或钥匙放错地方,而阿尔茨海默病患者可能将东西放到特别不合适的地方,如把熨斗放到冰箱里、把手表放到糖罐里。当疾病进展至中、后期,病患可能严重到完全失去定向感。

3.语言障碍

AD患者初期语言障碍的程度轻,但健忘性失语、无意义语言明显。病患语言流利但毫无内容,字意言语搞错,人名和物名说出困难。记忆力、思考及行为等方面退步,使患者常常无法理解别人说的事,也不能用语言概括和表达自己的意思,说话变得不流利,常会中断和不连贯,逻辑性不够。患者可能会严重到忘记单个词语或找不到合适的词语来替代,结果旁人无法理解他所表达的意思,严重的甚至叫不出常用物体的名称。中期对言语不能理解,错语很多,语言流畅性障碍,不能准确交谈。看起来在积极谈话,但交谈内容支离破碎,尽管与之交谈的人不愿继续下去,但此时患者很快乐,谈笑风生,不知要持续多长时间。末期语言无目的,错语连篇,持续语言、模仿言语、刻板言语、重复言语均出现，另外有构音障碍，到后期一句整话也说不出来，只能说简单的1～2个字，如“不”“好好”等，渐渐就会听不清患者在说什么，最后处于缄默、无语状态，有时他们只会发出非文字声音或呻吟、尖叫。

4.能力下降

高级皮层功能障碍，工作能力下降，稍微复杂便不能完成。尽管不存在运动障碍，但习惯性动作如分别时手的挥动、调理动作、穿衣、绘画等均不能很好地完成。阿尔茨海默病患者可出现能力下降，如可能会帮着做些家务，有时甚至显得很主动，实际上却是越搞越糟，总在帮倒忙。

5.运用障碍

运用障碍多在本病中期出现。有构成失用、穿着失用、观念运动性失用、运动失用(如摔倒，多在疾病的初、中期出现)，所以造成做饭、洗衣、扫除、入浴、洗脸、穿脱衣服等日常生活行为缺陷。穿着失用在本病中经常见到，如不知道穿衣服的次序、做饭菜的步骤。肌肉张力逐渐增加，使得肌肉呈现僵硬状态，导致脸部表情冷淡，走路呈阿尔茨海默病症步态(拖步、小碎步)；若有小脑功能障碍，则易产生平衡与协调问题。这些缺损都容易使病患有跌倒的危险。在疾病末期，四肢挛缩明显，屈曲姿势睡眠，病患可能完全丧失运动能力，长期卧床，最后导致失用综合征，使其一切日常生活照顾均依赖他人协助。

6.计算障碍

AD患者的数学计算能力丧失，加法运算、减法运算以及其他一些数学运算都不能很好地完成，如100－7的数字计算障碍多出现在初、中期。这些问题给日常生活带来了许多障碍，尤其是在支付账单和保持收支平衡方面。

7.思维和判断能力障碍

较早出现抽象思维、概括、综合分析、判断等能力减退，呈进行性发展。患者开始时不能掌握技术或一般学识上新发展的要点，其后对原有的认识也模糊不清。如衣着违时，烈日下穿着厚衣，寒冬时却只穿薄衫。如未发生特殊语言障碍，在长时期内语言功能似乎完整，但在谈话中跟不上他人交谈的思路，可以发现对抽象名词的概念已经含糊。至后期一般常识也呈现衰退。

8.行为心理问题

(1)妄想：AD患者的发生率为20%～70%，是指患者对某些毫无根据或不符事实或根本不存在的事情，产生错误的想法并不听别人劝告。中期时大约40%的患者在疾病过程中会出现妄想症状，主要表现为被害(首位)、被窃，嫉妒妄想次之，其他还有被遗弃妄想、配偶是冒名顶替、住所不是自己的家等，妄想常导致攻击行为，特别是对阻止患者不受妄想影响的护理人员进行攻击。无原因或继发于心境障碍、幻觉、记忆力下降，如患者说“把我关起来了”，可能是想表达“我找不到周围的路”等。

(2)幻觉：是指人的感官在没有外界刺激或客观并不存在某种事情的情况下所产生的感觉，患者坚信确实存在，信以为真，且可影响患者的情绪和行为。15%～49%的患者会出现幻觉，包括幻视、听、触(感觉到某物的存在，而事实上并不存在)、嗅和味觉发生于中期。常发生在周围性感觉丧失的患者中，如耳聋、听力下降。

(3)攻击性行为：是指语言或躯体的攻击行为。表现为人格改变，处理起来比较困难，包括身体性攻击及语言性攻击。身体攻击行为包括咬人、用手肘推人、打人、踢人、捏人、推人、抓别人的头发、抓人、打人巴掌、吐口水、与人格斗、做威胁性姿势、丢东西、用物品打人、舞动武器威胁、使用武器、破坏物品、打墙壁；语言性攻击包括诅咒别人、敌意式语言、威胁性言语、持续性地叫某人的名字、辱骂、尖叫、不断要求。

(4)破坏性行为:摔东西、诬告。多数是在患者感到不高兴或让其勉强做不喜欢的事或感到不安时,而采取的保护自己的行为。

(5)异常行为。①漫游(无目的或目的性或夜间、反复性):漫游是指不停地运动,表现为毫无目的的迷惑状态,有时也表现为集中于一特定的目的地或特定的目标。可以在白天或夜间任何时间发生。户外漫游常使患者处于交通事故的危险之中或不安全的天气环境中。②错认(身份识别错误):混淆现实与视觉的界限,不能从面容辨别人物。不少阿尔茨海默病患者因认知障碍会出现与幻觉不同的误认现象,即把某物或人错认的现象,如不能认识亲友、家人;照镜子时不认识镜子里的自己,误认为是另一个人,面对面谈话;把屋内窗帘、衣柜或院内树木都误认为是人而与之交谈,出现亲切、拥抱或显出害怕、下跪等行为,这些表现与幻觉不同,多因患者认知退化所致。③重复动作:有时将钱包反复打开又合上,将衣服穿上又脱下,将衣橱打开又关闭,提出让人难以接受的要求和疑问。④二便障碍:早期患者由于定向力障碍,住院期间把治疗室认为是厕所,会出现随地大、小便或尿裤子现象,晚期出现二便失禁。⑤睡眠障碍:由于控制睡眠的神经路径受损,导致病患的睡眠形态发生紊乱,表现为睡眠倒错,白天经常打瞌睡,夜间兴奋不眠、到处乱走,从而引起夜间谵妄或无故叫醒护理者、吵闹、不安、好斗等现象。AD 患者通常都有每天的节律:早晨很合作,但在太阳落山的时候或夜晚时分,患者变得不可理喻而且易激惹,又称日落现象。

(6)抑郁:是 AD 最复杂的症状,多达 80%。早期出现心烦、哭泣、食欲下降、活动量减少。抑郁是 AD 患者心理情绪最复杂的症状之一,同时也是最常见的症状。患者多数为轻度抑郁,主要与视、听觉生理功能减退和语言障碍有关,具体表现为呆滞、退缩、食欲减退、心烦,造成患者睡眠障碍、疲倦等躯体不适的感觉。

(7)焦虑:在 AD 疾病后期出现,继发于抑郁、妄想等,也可继发于对丢失物品的关注。患者的焦虑不安主要有:认知障碍使他们对周围的环境及预期不能确定,于是出现失落和不安全感,许多情形下他们不能说出焦虑不安的原因,这种情况或间断或持续。焦虑是很常见的表现,如坐立不安、担心不好的事物发生、紧张、心悸、气短、恐惧等,严重焦虑者的注意力集中差,会突然发作肢体痉挛、疼痛或逃走等情况。

(8)激惹:由于患者能力下降所致,是对于不能处理的一些情况的过度反应。表现为情感失控,情绪极不稳定,常为一些小事发火、坐立不安、逃避、顽固;当患者的能力与护理者的要求相矛盾时,患者往往充满敌意可能触发激越现象,对治疗不合作。

(9)欣快:患者自得其乐、易怀旧、恋旧。常表现出满足感,话语增多,面部表情给人以幼稚、愚蠢的印象。

(10)淡漠、退缩:情感淡漠的患者,由于语言、视空间、视力、听力受损,引起知觉反应迟钝及感觉阻断,因为他们没有与他人交往的能力。患者表现为参加活动减少、退缩、孤独,回避与人交往,对生活和周围的环境缺乏兴趣。在陌生的环境和人面前有一种恐慌、胆怯的表现。

(11)人格障碍:患者变得多疑、孤僻、自私,行为与身份素质和修养不符。如与孙子争吃东西,把烟灰抖在别人头发里,把印章盖在别人脸上,在门前大、小便,不知羞耻。常收集破烂,并包裹数层加以收藏。易激惹,有时欣快,无故打骂人。随着阿尔茨海默病的加重,情感变得冷漠,对外界事物不关心,无兴趣,并出现焦虑、忧郁情绪。

AD 早期常出现情感症状和异常行为,以后逐渐出现幻觉、妄想等精神行为症状和行为问

题，所有的行为心理症状往往在晚期前达到高峰。

二、护理诊断

(一)思想过程改变

记忆障碍。

(二)社交障碍

患者的认知能力下降，表现为不愿参加社交活动。

(三)持家能力下降

患者表现为不能料理日常生活琐事。

(四)自理能力下降

患者的认知障碍包括记忆力、定向力、判断力和社会自我感障碍等。

(五)心理行为异常

表现为患者的社会性异常或怪异行为，主要包括偏执、情绪不稳定、无目的漫游、攻击、破坏、吵闹、大小便失禁等行为。

(六)语言沟通障碍

由于智力下降患者常无法理解别人说的事，会话能力下降，言语不流利常中断。

(七)并发症

AD 晚期患者智力下降严重，患者的活动越来越少，大部分时间卧床，合作能力丧失，完全依赖他人照料，稍不注意就会跌倒、坠床造成跌伤、骨折。患者会因吞咽引起呛咳易产生吸入性肺炎，因长期卧床造成压疮和失用综合征；饮水少、大小便失禁可导致泌尿系统感染，而并发症是导致患者死亡的主要原因。

(八)照顾者角色困难

患者给照料者很多困难和压力，严重影响照料者的身心健康，表现为生气、难堪、悲痛、疲倦和沮丧、失落等。

三、护理目标

(1)维持患者的适应水平。

(2)维护患者的尊严，提高患者的生活质量。

(3)护理者能够提供安全的环境。

(4)护理者能够表现出积极情绪。

(5)维持家庭的完整性，有效地减少社会负担。

四、护理措施

在 AD 患者的护理过程中，应该把患者的生活质量放在首要位置。由于疾病的原因，患者的认知功能全面衰退，护理人员应该意识到在考虑患者的生活质量时，许多因素均应列在考虑的范围内。所有这些影响患者生活质量的因素均需要和患者本人的情况及疾病发展的阶段结合起来考虑，才能最大限度地提高患者的生活质量。

(一)增进亲和力

患者对环境的变化非常敏感，采用变化与一些熟悉的事物相关联的方法，患者才有可能接受新的模式。因此特别要注意做好患者入院接触这一环节，与患者的护理者一起进行交谈，待患者情绪稳定后护士再主动适时地接待患者，这样患者才会有安全感。如果是再次住院的患者，应安排熟悉的责任护士和床位，使患者得到安全感，有助于增加患者的依从性。

（二）适宜患者的环境

吸引患者的环境设计可增加感觉刺激，过高的刺激也会使患者的症状加重。病房明亮的灯光可以帮助患者辨别周围的环境，设置无声的灯光开关以防夜间惊扰患者；病房电话铃声不可过响，特别是夜间。护士不要使用呼叫系统与患者直接通话。病室内物品应简单、摆放整齐，对日常用物定点、定位，对可能导致意外的器具须严格控制。允许患者将小件物品带到病房（如椅子、照片等其他小东西），应尽量避免搬迁病室，以消除患者对新环境的陌生感和压力。

（三）建立辅助支持系统

为了维持患者的适应水平、减少异常行为，可为患者建立辅助支持系统。如用装饰物、图片或文字做出明显、直观、简单、具有吸引力的标记来提醒患者，如患者的服饰有特殊标志；在病室的墙上挂上钟和日历，提醒时间概念；床头、房间、浴室和如厕等处有适宜患者的提示物，以此帮助患者减轻迷惑感，以免迷失方向。鼓励和赞赏是护理者顺利接触阿尔茨海默病患者的必备技巧。护理者要通过鼓励和赞赏患者的每一点进步，来提高患者的自信和成就感。要把阿尔茨海默病患者与护理者作为一个整体，建立一种互补的护理者和工作人员都参与的护理关系。通过公休座谈会、每周的健康宣教、安排护理者与护理者、患者见面座谈相互了解、沟通，共同修改护理计划。

（四）日常生活护理

1.穿衣

穿着的衣服件数不要多，且按顺序排列；衣服简单、宽松、合适，颜色统一；选用不需要熨烫面料的衣服；选择外衣最好选用双面能穿的；避免纽扣过多，最好以拉链代替纽扣；用弹性松紧带裤腰取代皮带；袜子成双放在一起不易穿混；少佩带装饰品使其衣着简单；鞋子大小合适，不选择系带鞋。选择式样千万不要与之争执，出现错误不要责备，如告诉患者这件上衣很适合她，然后再告知穿衣的步骤。

2.如厕

如厕途中及门上有明显标记；经常强化患者的记忆，认识标记；随着病情的不断发展，患者开始出现大、小便失禁。固定时间引导患者按时去厕所。留意观察患者上洗手间前的种种迹象，如局促不安、拽衣服等。如果患者发生失禁时不要责备，记录发生的时间，避免再次发生。为避免夜间失禁的发生，最好限制晚上饮用带有咖啡因的饮品。患者外出前提前做准备。穿衣要简便、容易脱，并随身携带备用衣物以便急用。

3.卫生

在照顾阿尔茨海默病患者洗脸时，应从后面或旁边进行帮助，因面对面为患者洗脸常使患者感到强迫而拒绝或不合作。如患者不肯刷牙或不会刷牙，可用棉棒沾盐水擦洗，达到清洁的效果。每天要检查假牙和牙槽是否吻合，每天三餐后要摘下清洗干净。

头发要剪短发，更易护理及清洁。指甲应剪短，以免伤人伤己。洗澡时要有人陪伴，不能独自一人。保持固定时间洗澡的习惯。为患者准备好水和洗浴用具。不用泡沫多的洗浴用品，以免滑倒。患者拒绝洗澡或不能洗澡时，可化整为零分部进行或床上擦浴。

4.服药

阿尔茨海默病患者无论病程长短都需要接受药物治疗，一般以口服给药为主。照料患者服药应注意：患者服药时必须有人在旁陪伴，帮助患者将药全部服下，以免遗忘或错服。对伴有抑郁症、幻觉和自杀倾向的阿尔茨海默病患者，一定要把药品管理好，放到患者拿不到或找不到的地方。遇到患者拒绝服药时，护理者应耐心说服，向患者解释，药吃下后让患者张开嘴，看看是否咽下，防止患者在无人时将药吐掉，也可以将药研碎拌在饭中吃下。患者服药后常不能诉说其不适，要细心观察有何不良反应，及时调整给药方案。卧床患者、吞咽困难患者不宜吞服药片，最好研碎后溶于水中服用。昏迷患者要下鼻饲管，应由胃管注入药物。

(五)饮食护理

一日三餐应定量、定时，最好是与其他人一起进食，尽量保持患者平时的饮食习惯，不要用尖锐的刀、叉进食。对视力不好的患者，餐桌要放在明亮的地方，餐具最好颜色比较鲜明，食物品种过多会使患者不知所措。不要太介意进餐礼仪，用手拿取食物也很方便，吃饭时阿尔茨海默病患者常会把衣服弄脏，这时不要责备他。

食物要简单，最好切成小块，软滑的食物较受欢迎。为避免患者把食物吞下而不加以慢慢咀嚼可能导致的窒息，最好避免患者同食固体及液体食物。水、维生素是人体代谢过程中不可缺少的，患者每天宜饮水 2 000 mL。多吃水果、蔬菜补充维生素 C，避免或减少铝制品餐具。注意补锌，锌主要从动物食品中补充，如牡蛎、肉、蛋、奶等。多食富含卵磷脂的食物，卵磷脂可改善思维能力、提高记忆力，主要有大豆、蛋黄、动物肝脏、鱼类、芝麻等。

患者多数因缺乏食欲而少食甚至拒食，直接影响营养的摄入，对这些患者要选择营养丰富、清淡宜口的食品，荤素搭配，食物温度适中，无刺、无骨，易于消化。保证其吃饱吃好，对吞咽有困难者应给以缓慢进食，不可催促，以防噎食及呛咳。对少数食欲亢进、暴饮暴食者，要适当限制食量，以防止其因消化吸收不良而出现呕吐、腹泻。如果患者不停地想吃东西，可以把用过的餐具放在洗涤盆中，以提醒患者在不久前才进餐完毕。

(六)行为心理问题的护理

患者的行为心理问题，一般是指阿尔茨海默病患者经常出现的知觉紊乱、思维内容、心境或行为等症状。70%～90%的阿尔茨海默病患者会出现行为障碍，是临床护理中最令人感到棘手的问题，也是患者住院的主要原因。可采用以下分析步骤。

1.确定问题

发生的时间、地点和怎样发生的。事件中的关键人物和态度。

2.分析问题

分析行为心理问题的原因或诱因(诱发事件)。

(1)导致行为心理发展的认知因素：①解决问题的能力下降；②感觉/感知能力改变；③判断力障碍；④精神病样/妄想思维形态；⑤注意力不能集中或定向力减弱。

(2)导致行为心理的身体因素。①身体不适(疼痛、感染)：身体有什么不舒服了？②过度兴奋：疲倦、饥饿影响耐力。

(3)导致行为心理的感情因素：①对挫折无应对能力；②自卑感；③对治疗不合作；④有以进攻性行为作为应对方式的病史。

(4)环境因素。①护理环境：外界刺激(光度、噪音、温度)，更换陪伴者、居住环境、原有的生活习惯改变。②与社会因素有关的护理稳定性、人与人之间的交流，患者的要求未得到满足。

③个人经历:受过去事件的影响。

(5)要达到的目的和需求。

3.制定方案

制定解决行为心理问题的方法,镇定应对、安抚情绪、运用沟通技术、采用奖励、疏导、等待和转移分散注意力,是解决问题的技巧。

(七)日落综合征(睡眠障碍)的护理

患者认知障碍带来的昼夜不分,会出现白天睡觉、夜间不睡、吵闹的现象。观察发现,患者往往是在每天太阳落山或者夜晚时分易激惹,这就是日落综合征。

护理这样的患者可在日间安排丰富多彩的活动,使得患者兴奋。增加日光照射,减少日间午睡,可以改善睡眠节律紊乱;夜间有壁灯照明,厕所有明显标记。在睡觉前让患者先上洗手间,就可避免半夜醒来。给予患者轻声安慰,有助于患者再次入睡。如果患者以为是日间,切勿与之争执,可陪伴患者一段时间,再劝说患者入睡。

(八)四处徘徊的护理

了解其需求,如患者感到单调乏味而四处徘徊,会增加患者的体能活动。如患者认为失去了东西而四处找寻,最好是把他们常用的物件放在显眼的地方。如患者的环境改变,最好能有他人陪同,直至患者熟悉新的环境和路途。提高灯光亮度,减少噪音、混乱和无关提示,尽可能避免搬家和更换护理者。患者外出一定要有人陪同,外出时最好佩戴写有姓名、地址和联系电话的卡片、手链,或把患者的姓名缝在衣领上,当患者迷路时有助于警方或旁人送回患者。告之邻里和朋友,如看到患者独自在外,就给护理者打电话。

(九)建立正性情感,了解患者的情感需求

AD患者常常处于病理性选择能力丧失阶段,护士要尊重患者的人格,无论患者的状况如何,对他们均一视同仁,不能歧视或讥笑。理解、关注患者的痛苦和情绪变化,尽量满足患者的合理要求。在遇到突发事情时,做到沉着、冷静。

要多接触患者,花时间与患者在一起很重要,不应使患者觉得照顾者总是匆匆忙忙,要不断地把爱心关心的信息传递给患者,只有通过与患者的感情交流建立信赖关系,患者才能合作。利用躯体语言使患者感到关爱。阿尔茨海默病患者对触觉的感受比语言文字好,可用肢体语言,如微笑、拍一拍患者的肩、拉一拉患者的手、把手放在患者肩上或握着他的手谈话,可适时地抚摸,使其感受到护理者时时在关爱着他们。当患者出现求助信号时,护理者要立即给予支持和帮助,主要是耐心倾听患者反复提出的要求并帮助其解决。

(十)掌握规律,不强制患者

AD患者的判断力、理解力下降,常会发生做错事或言行错误。只要患者的言行错误不危害他人,就不要刻意去纠正。随着疾病的逐渐发展,记忆障碍带来的护理问题会越来越多。由于病情发展的快慢和症状变化各不相同,患者的个体差异大,尤其到晚期,患者多不能自己表达要求和痛苦,护理者必须对受照顾的患者认真观察,及早发现问题,做好针对性护理。

(武莹莹)

第五章

呼吸内科疾病的护理

第一节　急性上呼吸道感染

一、概述

（一）疾病概述

急性上呼吸道感染简称上感，为外鼻孔至环状软骨下缘包括鼻腔、咽或喉部急性炎症的概称。主要病原体是病毒，少数是细菌，免疫功能低下者易感。通常病情较轻、病程短、可自愈，预后良好。但由于发病率高，不仅影响工作和生活，有时还可伴有严重并发症，并具有一定的传染性，应积极防治。

多发于冬春季节，多为散发，且可在气候突变时小规模流行。主要通过患者喷嚏和含有病毒的飞沫经空气传播，或经污染的手和用具接触传播。可引起上感的病原体大多为自然界中广泛存在的多种类型病毒，同时健康人群亦可携带，且人体对其感染后产生的免疫力较弱、短暂，病毒间也无交叉免疫，故可反复发病。

（二）相关病理生理

组织学上可无明显病理改变，亦可出现上皮细胞的破坏。可有炎症因子参与发病，使上呼吸道黏膜血管充血和分泌物增多，伴单核细胞浸润，浆液性及黏液性炎性渗出。继发细菌感染者可有中性粒细胞浸润及脓性分泌物。

（三）急性上呼吸道感染的病因与诱因

1.基本病因

急性上感有70%～80%由病毒引起，包括鼻病毒、冠状病毒、腺病毒、流感和副流感病毒，以及呼吸道合胞病毒、埃可病毒和柯萨奇病毒等。另有20%～30%的上感为细菌引起，可单纯发生或继发于病毒感染之后发生，以口腔定植菌溶血性链球菌为多见，其次为流感嗜血杆菌、肺炎链球菌和葡萄球菌等，偶见革兰氏阴性杆菌。

2.常见诱因

淋雨、受凉、气候突变、过度劳累等可降低呼吸道局部防御功能，致使原存的病毒或细菌迅速繁殖，或者直接接触含有病原体的患者喷嚏、空气、污染的手和用具诱发本病。老幼体弱，免疫功能低下或有慢性呼吸道疾病如鼻窦炎、扁桃体炎者更易发病。

(四)临床表现

临床表现有以下几种类型。

1.普通感冒

普通感冒俗称“伤风”,又称急性鼻炎或上呼吸道卡他,为病毒感染引起。起病较急,主要表现为鼻部症状,如喷嚏、鼻塞、流清水样鼻涕,也可表现为咳嗽、咽干、咽痒或烧灼感甚至鼻后滴漏感。咽干、咳嗽和鼻后滴漏与病毒诱发的炎症介质导致的上呼吸道传入神经高敏状态有关。2～3 天后鼻涕变稠,可伴咽痛、头痛、流泪、味觉迟钝、呼吸不畅、声嘶等,有时由于咽鼓管炎致听力减退。严重者有发热、轻度畏寒和头痛等。体检可见鼻腔黏膜充血、水肿、有分泌物,咽部可为轻度充血。一般经 5～7 天痊愈,伴并发症者可致病程迁延。

2.急性病毒性咽炎和喉炎

急性病毒性咽炎和喉炎由鼻病毒、腺病毒、流感病毒、副流感病毒以及肠病毒、呼吸道合胞病毒等引起。临床表现为咽痒和灼热感,咽痛不明显,咳嗽少见。急性喉炎多为流感病毒、副流感病毒及腺病毒等引起,临床表现为明显声嘶、讲话困难,可有发热、咽痛或咳嗽,咳嗽时咽喉疼痛加重。体检可见喉部充血、水肿,局部淋巴结轻度肿大和触痛,有时可闻及喉部的喘息声。

3.急性疱疹性咽峡炎

急性疱疹性咽峡炎多由柯萨奇病毒 A 引起,表现为明显咽痛、发热,病程约为 1 周。查体可见咽部充血,软腭、腭垂、咽及扁桃体表面有灰白色疱疹及浅表溃疡,周围伴红晕。多发于夏季,多见于儿童,偶见于成人。

4.急性咽结膜炎

急性咽结膜炎主要由腺病毒、柯萨奇病毒等引起。表现为发热、咽痛、畏光、流泪、咽及结膜明显充血。病程 4～6 天,多发于夏季,由游泳传播,儿童多见。

5.急性咽扁桃体炎

病原体多为溶血性链球菌,其次为流感嗜血杆菌、肺炎链球菌、葡萄球菌等。起病急,咽痛明显,伴发热、畏寒,体温可达 39 ℃。查体可发现咽部明显充血,扁桃体肿大、充血,表面有黄色脓性分泌物。有时伴有颌下淋巴结肿大、压痛,而肺部查体无异常体征。

(五)辅助检查

1.血液学检查

因多为病毒性感染,白细胞计数常正常或偏低,伴淋巴细胞比例升高。细菌感染者可有白细胞计数与中性粒细胞增多和核左移现象。

2.病原学检查

因病毒类型繁多,且明确类型对治疗无明显帮助,一般无须明确病原学检查。需要时可用免疫荧光法、酶联免疫吸附法、血清学诊断或病毒分离鉴定等方法确定病毒的类型。细菌培养可判断细菌类型并做药物敏感试验以指导临床用药。

(六)主要治疗原则

由于目前尚无特效抗病毒药物,以对症处理为主,同时戒烟、注意休息、多饮水、保持室内空气流通和防治继发细菌感染。对有急性咳嗽、鼻后滴漏和咽干的患者应给予伪麻黄碱治疗以减轻鼻部充血,亦可局部滴鼻应用。必要时适当加用解热镇痛类药物。

(七)药物治疗

1.抗菌药物治疗

目前已明确普通感冒无须使用抗菌药物。除非有白细胞计数升高、咽部脓苔、咯黄痰和流鼻涕等细菌感染证据，可根据当地流行病学史和经验用药，可选口服青霉素、第一代头孢菌素、大环内酯类或喹诺酮类。

2.抗病毒药物治疗

由于目前有滥用造成流感病毒耐药现象，所以如无发热，免疫功能正常，发病超过 2 天一般无须应用。对于免疫缺陷患者，可早期常规使用。利巴韦林和奥司他韦有较广的抗病毒谱，对流感病毒、副流感病毒和呼吸道合胞病毒等有较强的抑制作用，可缩短病程。

二、护理评估

(一)病因评估

主要评估患者健康史和发病史，是否有受凉感冒史。对流行性感冒者，应详细询问患者及家属的流行病史，以有效控制疾病进展。

(二)一般评估

1.生命体征

患者体温可正常或发热；有无呼吸频率加快或节律异常。

2.患者主诉

有无鼻塞、流涕、咽干、咽痒、咽痛、畏寒、发热、咳嗽、咳痰、声嘶、畏光、流泪、眼痛等症状。

3.相关记录

体温，痰液颜色、性状和量等记录结果。

(三)身体评估

1.视诊

咽喉部有无充血；鼻腔黏膜有无充血、水肿及分泌物情况；扁桃体有无充血、肿大(肿大扁桃体的分度)，有无黄色脓性分泌物；眼结膜有无充血等情况。

2.触诊

有无颌下、耳后等头颈部部位浅表淋巴结肿大，肿大淋巴结有无触痛。

3.听诊

有无异常呼吸音；双肺有无干、湿啰音。

(四)心理-社会评估

患者在疾病治疗过程中的心理反应与需求，家庭及社会支持情况，引导患者正确配合疾病的治疗与护理。

(五)辅助检查结果评估

1.血常规检查

有无白细胞计数降低或升高、有无淋巴细胞比值升高、有无中性粒细胞增多及核左移等。

2.胸部 X 线检查

有无肺纹理增粗、炎性浸润影等。

3.痰培养

有无细菌生长，药敏试验结果如何。

(六)治疗常用药效果的评估

对于呼吸道病毒感染,尚无特异的治疗药物。一般以对症处理为主,并防治继发细菌感染。

三、护理诊断

(一)舒适受损

鼻塞、流涕、咽痛、头痛与病毒、细菌感染有关。

(二)体温过高

体温过高与病毒、细菌感染有关。

四、护理措施

(一)病情观察

观察生命体征及主要症状,尤其是体温、咽痛、咳嗽等的变化。高热者联合使用物理降温与药物降温,并及时更换汗湿衣物。

(二)环境与休息

保持室内温、湿度适宜和空气流通,症状轻者应适当休息,病情重者或年老者卧床休息为主。

(三)饮食

选择清淡、富含维生素、易消化的食物,并保证足够热量。发热者应适当增加饮水量。

(四)口腔护理

进食后漱口或按时给予口腔护理,防止口腔感染。

(五)防止交叉感染

注意隔离患者,减少探视,以避免交叉感染。指导患者咳嗽时应避免对着他人。患者使用过的餐具、痰盂等用品应按规定及时消毒。

(六)用药护理

遵医嘱用药且注意观察药物的不良反应。为减轻马来酸氯苯那敏或苯海拉明等抗过敏药的头晕、嗜睡等不良反应,宜指导患者在临睡前服用,并告知驾驶员和高空作业者应避免使用。

(七)健康教育

1.疾病预防指导

生活规律、劳逸结合、坚持规律且适当的体育运动,以增强体质,提高抗寒能力和机体的抵抗力。保持室内空气流通,避免受凉、过度疲劳等感染的诱发因素。在高发季节少去人群密集的公共场所。

2.疾病知识指导

指导患者采取适当的措施避免疾病传播,防止交叉感染。患病期间注意休息,多饮水并遵医嘱用药。

3.预防感染的措施

注意保暖,防止受凉,尤其是要避免呼吸道感染。

4.就诊的指标

告诉患者如果出现下列情况应及时到医院就诊。

(1)经药物治疗症状不缓解。

(2)出现耳鸣、耳痛、外耳道流脓等中耳炎症状。

(3)恢复期出现胸闷、心悸、眼睑水肿、腰酸或关节疼痛。

五、护理效果评估

(1)患者自觉症状好转(鼻塞、流涕、咽部不适感、发热、咳嗽咳痰等症状减轻)。

(2)患者体温恢复正常。

(3)身体评估。①视诊:患者咽喉部充血减轻;鼻腔黏膜充血、水肿减轻情况;扁桃体无充血、肿大程度减轻,无脓性分泌物;眼结膜无充血等情况。②听诊:患者无异常呼吸音;双肺无干、湿啰音。

(赵　昆)

第二节　急性气管支气管炎

一、概述

(一)疾病概述

急性气管支气管炎是由生物、物理、化学刺激或过敏等因素引起的急性气管支气管黏膜炎症。多为散发,无流行倾向,年老体弱者易感。临床症状主要为咳嗽和咳痰。常发生于寒冷季节或气候突变时,也可由急性上呼吸道感染迁延不愈所致。

(二)相关病理生理

由病原体、吸入冷空气、粉尘、刺激性气体或因吸入致敏原引起气管支气管急性炎症反应。其共同的病理表现为气管、支气管黏膜充血水肿,淋巴细胞和中性粒细胞浸润;同时可伴纤毛上皮细胞损伤,脱落;黏液腺体肥大增生。合并细菌感染时,分泌物呈脓性。

(三)急性气管支气管炎的病因与诱因

病原体导致的感染是最主要病因,过度劳累、受凉、年老体弱是常见诱因。

1.病原体

病原体与上呼吸道感染类似。常见病毒为腺病毒、流感病毒(甲、乙)、冠状病毒、鼻病毒、单纯疱疹病毒、呼吸道合胞病毒和副流感病毒。常见细菌为流感嗜血杆菌、肺炎链球菌、卡他莫拉菌等,近年来衣原体和支原体感染明显增加,在病毒感染的基础上继发细菌感染亦较多见。

2.物理、化学因素

冷空气、粉尘、刺激性气体或烟雾(如二氧化硫、二氧化氮、氨气、氯气等)的吸入,均可刺激气管-支气管黏膜引起急性损伤和炎症反应。

3.变态反应

常见的吸入致敏原包括花粉、有机粉尘、真菌孢子、动物毛皮排泄物;或对细菌蛋白质的过敏,钩虫、蛔虫的幼虫在肺内的移行均可引起气管-支气管急性炎症反应。

(四)临床表现

临床主要表现为咳嗽咳痰。一般起病较急,通常全身症状较轻,可有发热。初为干咳或少量黏液痰,随后痰量增多,咳嗽加剧,偶伴血痰。咳嗽、咳痰可延续 2～3 周,如迁延不愈,可演变成慢性支气管炎。伴支气管痉挛时，可出现程度不等的胸闷气促。

(五)辅助检查

1.血液检查

病毒感染时，血常规检查白细胞计数多正常；细菌感染较重时，白细胞计数和中性粒细胞计数增高。血沉检查可有血沉快。

2.胸部X线检查

多无异常，或仅有肺纹理的增粗。

3.痰培养

细菌或支原体衣原体感染时，可明确病原体；药物敏感试验可指导临床用药。

(六)治疗要点

1.对症治疗

咳嗽无痰或少痰，可用右美沙芬、喷托维林(咳必清)镇咳。咳嗽有痰而不易咳出，可选用盐酸氨溴索、溴己新(必嗽平)，桃金娘油提取物化痰，也可雾化帮助祛痰。较为常用的为兼顾止咳和化痰的棕色合剂，也可选用中成药止咳祛痰。发生支气管痉挛时，可用平喘药如茶碱类、β_2受体激动剂等。发热可用解热镇痛药对症处理。

2.抗菌药物治疗

有细菌感染证据时应及时使用。可以首选新大环内酯类、青霉素类，亦可选用头孢菌素类或喹诺酮类等药物。多数患者口服抗菌药物即可，症状较重者可经肌内注射或静脉滴注给药，少数患者需要根据病原体培养结果指导用药。

3.一般治疗

多休息，多饮水，避免劳累。

二、护理评估

(一)病因评估

主要评估患者健康史和发病史，近期是否有受凉、劳累，是否有粉尘过敏史，是否有吸入冷空气或刺激性气体史。

(二)一般评估

1.生命体征

患者体温可正常或发热；有无呼吸频率加快或节律异常。

2.患者主诉

有无发热、咳嗽、咳痰、喘息等症状。

3.相关记录

体温，痰液颜色、性状和量等情况。

(三)身体评估

听诊有无异常呼吸音；有无双肺呼吸音变粗，两肺可否闻及散在的干、湿啰音，湿啰音部位是否固定，咳嗽后湿啰音是否减少或消失。有无闻及哮鸣音。

(四)心理-社会评估

患者在疾病治疗过程中的心理反应与需求，家庭及社会支持情况，引导患者正确配合疾病的治疗与护理。

(五)辅助检查结果评估

1.血液检查

有无白细胞总数和中性粒细胞百分比升高,有无血沉加快。

2.胸部 X 线检查

有无肺纹理增粗。

3.痰培养

有无致病菌生长,药敏试验结果如何。

(六)治疗常用药效果的评估

1.应用抗生素的评估要点

(1)记录每次给药的时间与次数,评估有无按时,按量给药,是否足疗程。

(2)评估用药后患者发热、咳嗽、咳痰等症状有否缓解。

(3)评估用药后患者是否出现皮疹、呼吸困难等变态反应。

(4)评估用药后患者有无较明显的恶心、呕吐、腹泻等不良反应。

2.应用止咳祛痰剂效果的评估

(1)记录每次给药的时间与药量。

(2)评估用祛痰剂后患者痰液是否变稀,是否较易咳出。

(3)评估用止咳药后,患者咳嗽频繁是否减轻,夜间睡眠是否改善。

3.应用平喘药后效果的评估

(1)记录每次给药的时间与量。

(2)评估用药后,患者呼吸困难是否减轻,听诊哮鸣音有否消失。

(3)如应用氨茶碱时间较长,需评估有无茶碱中毒表现。

三、护理诊断

(一)清理呼吸道无效

清理呼吸道无效与呼吸道感染、痰液黏稠有关。

(二)气体交换受损

气体交换受损与过敏、炎症引起支气管痉挛有关。

四、护理措施

(一)病情观察

观察生命体征及主要症状,尤其咳嗽,痰液的颜色、性质、量等的变化;有无呼吸困难与喘息等表现;监测体温情况。

(二)休息与保暖

急性期应减少活动,增加休息时间,室内空气新鲜,保持适宜的温度和湿度。

(三)保证充足的水分及营养

鼓励患者多饮水,必要时由静脉补充。给予易消化营养丰富的饮食,发热期间进食流质或半流质食物为宜。

(四)保持口腔清洁

由于患者发热、咳嗽、痰多且黏稠,咳嗽剧烈时可引起呕吐,故要保持口腔卫生,以增加舒适感，增进食欲，促进毒素的排泄。

（五）发热护理

热度不高不需特殊处理，高热时要采取物理降温或药物降温措施。

（六）保持呼吸道通畅

观察呼吸道分泌物的性质及能否有效地咳出痰液，指导并鼓励患者有效咳嗽；若为细菌感染所致，按医嘱使用敏感的抗生素。若痰液黏稠，可采用超声雾化吸入或蒸气吸入稀释分泌物；对于咳嗽无力的患者，宜经常更换体位，拍背，使呼吸道分泌物易于排出，促进炎症消散。

（七）给氧与解痉平喘

有咳喘症状者可给予氧气吸入或按医嘱采用雾化吸入平喘解痉剂，严重者可口服。

（八）健康教育

1.疾病预防指导

预防急性上呼吸道感染的诱发因素。增强体质，可选择合适的体育活动，如健康操、太极拳、跑步等，可进行耐寒训练，如冷水洗脸、冬泳等。

2.疾病知识指导

患病期间增加休息时间，避免劳累；饮食宜清淡、富含营养；按医嘱用药。

3.就诊指标

如 2 周后症状仍持续应及时就诊。

五、护理效果评估

(1)患者自觉症状好转（咳嗽咳痰、喘息、发热等症状减轻）。

(2)患者体温恢复正常。

(3)患者听诊时双肺有无闻及干、湿啰音。

（赵　昆）

第三节　慢性支气管炎

慢性支气管炎是由于感染或非感染因素引起气管、支气管黏膜及其周围组织的慢性非特异性炎症。临床以咳嗽、咳痰或伴有喘息反复发作为特征，每年持续 3 个月以上，且连续 2 年以上。

一、病因和发病机制

慢性支气管炎的病因极为复杂，迄今尚有许多因素还不够明确，往往是多种因素长期相互作用的综合结果。

（一）感染

病毒、支原体和细菌感染是本病急性发作的主要原因。病毒感染以流感病毒、鼻病毒、腺病毒和呼吸道合胞病毒常见；细菌感染以肺炎链球菌、流感嗜血杆菌和卡他莫拉菌及葡萄球菌常见。

(二)大气污染

化学气体如氯气、二氧化氮、二氧化硫等刺激性烟雾,空气中的粉尘等均可刺激支气管黏膜,使呼吸道清除功能受损,为细菌入侵创造条件。

(三)吸烟

吸烟为本病发病的主要因素。吸烟时间的长短与吸烟量决定发病率的高低,吸烟者的患病率较不吸烟者高 2～8 倍。

(四)过敏因素

喘息型支气管患者多有过敏史。患者痰中嗜酸性粒细胞和组胺的含量及血中 IgE 明显高于正常。此类患者实际上应属慢性支气管炎合并哮喘。

(五)其他因素

气候变化,特别是寒冷空气对慢性支气管炎的病情加重有密切关系。自主神经功能失调,副交感神经功能亢进,老年人肾上腺皮质功能减退,慢性支气管炎的发病率增加。维生素 C 缺乏,维生素 A 缺乏,易患慢性支气管炎。

二、临床表现

(一)症状

患者常在寒冷季节发病,出现咳嗽、咳痰,尤以晨起显著,白天多于夜间。病毒感染痰液为白色黏液泡沫状,继发细菌感染,痰液转为黄色或黄绿色黏液脓性,偶可带血。慢性支气管炎反复发作后,支气管黏膜的迷走神经感受器反应性增高,副交感神经功能亢进,可出现过敏现象而发生喘息。

(二)体征

早期多无体征。急性发作期可有肺底部闻及干、湿性啰音。喘息型支气管炎在咳嗽或深吸气后可闻及哮鸣音,发作时,有广泛哮鸣音。

(三)并发症

(1)阻塞性肺气肿:为慢性支气管炎最常见的并发症。

(2)支气管肺炎:慢性支气管炎蔓延至支气管周围肺组织中,患者表现寒战、发热、咳嗽加剧、痰量增多且呈脓性;白细胞总数及中性粒细胞增多;胸部 X 线显示双下肺野有斑点状或小片阴影。

(3)支气管扩张症。

三、诊断

(一)辅助检查

1.血常规

白细胞总数及中性粒细胞数可升高。

2.胸部 X 线

单纯型慢性支气管炎,X 线检查阴性或仅见双下肺纹理增多、增粗、模糊、呈条索状或网状。继发感染时为支气管周围炎症改变,表现为不规则斑点状阴影,重叠于肺纹理之上。

3.肺功能检查

早期病变多在小气道,常规肺功能检查多无异常。

(二)诊断要点

凡咳嗽、咳痰或伴有喘息,每年发作持续 3 个月,连续 2 年或 2 年以上者,并排除其他心、肺疾病(如肺结核、肺尘埃沉着病、支气管哮喘、支气管扩张症、肺癌、肺脓肿、心脏病、心功能不全等)、慢性鼻咽疾病后,即可诊断。如每年发病不足 3 个月,但有明确的客观检查依据(如胸部 X 线、肺功能等)亦可诊断。

(三)鉴别诊断

1.支气管扩张

多于儿童或青年期发病,常继发于麻疹、肺炎或百日咳后,并有咳嗽、咳痰反复发作的病史,合并感染时痰量增多,并呈脓性或伴有发热,病程中常反复咯血。在肺下部周围可闻及不易消散的湿性啰音。晚期重症患者可出现杵状指(趾)。胸部 X 线上可见双肺下野纹理粗乱或呈卷发状。薄层高分辨 CT(HRCT)检查有助于确诊。

2.肺结核

活动性肺结核患者多有午后低热、消瘦、乏力、盗汗等中毒症状。咳嗽痰量不多,常有咯血。老年肺结核的中毒症状多不明显,常被慢性支气管炎的症状所掩盖而误诊。胸部 X 线上可发现结核病灶,部分患者痰结核菌检查可获阳性。

3.支气管哮喘

支气管哮喘常为特质性患者或有过敏性疾病家族史,多于幼年发病。一般无慢性咳嗽、咳痰史。哮喘多突然发作,且有季节性,血和痰中嗜酸性粒细胞常增多,治疗后可迅速缓解。发作时双肺布满哮鸣音,呼气延长,缓解后可消失,且无症状,但气道反应性仍增高。慢性支气管炎合并哮喘的患者,病史中咳嗽、咳痰多发生在喘息之前,迁延不愈较长时间后伴有喘息,且咳嗽、咳痰的症状多较喘息更为突出,平喘药物疗效不如哮喘等可资鉴别。

4.肺癌

肺癌多发生于 40 岁以上男性,并有多年吸烟史的患者,刺激性咳嗽常伴痰中带血和胸痛。胸部 X 线检查肺部常有块影或反复发作的阻塞性肺炎。痰脱落细胞及支气管镜等检查,可明确诊断。

5.慢性肺间质纤维化

慢性咳嗽,咳少量黏液性非脓性痰,进行性呼吸困难,双肺底可闻及爆裂音(Velcro 啰音),严重者发绀并有杵状指。胸部 X 线见中下肺野及肺周边部纹理增多紊乱呈网状结构,其间见弥漫性细小斑点阴影。肺功能检查呈限制性通气功能障碍,弥散功能减低,动脉血氧分压(PaO_2)下降。肺活检是确诊的手段。

四、治疗

(一)急性发作期及慢性迁延期的治疗

以控制感染、祛痰、镇咳为主,同时解痉平喘。

1.抗感染药物

及时、有效、足量,感染控制后及时停用,以免产生细菌耐药或二重感染。一般患者可按常见致病菌用药。可选用青霉素 G 80×10^4 U 肌内注射;复方磺胺甲噁唑,每次 2 片,2 次/天;阿莫西林 2～4 g/d,3～4 次口服;氨苄西林 2～4 g/d,分 4 次口服;头孢氨苄 2～4 g/d 或头孢拉定 1～2 g/d,分 4 次口服;头孢呋辛 2 g/d 或头孢克洛 0.5～1 g/d,分 2～3 次口服。亦可选择新一代大环内酯类抗生素,如罗红霉素,0.3 g/d,2 次口服。抗菌治疗疗程一般 7～10 天,反复感染病

例可适当延长。严重感染时，可选用氨苄西林、环丙沙星、氧氟沙星、阿米卡星、奈替米星或头孢菌素类联合静脉滴注给药。

2.祛痰镇咳药

刺激性干咳者不宜单用镇咳药物，否则痰液不易咳出。可给盐酸溴环己胺醇 30 mg 或羧甲基半胱氨酸 500 mg，3 次/天，口服。乙酰半胱氨酸（富露施）及氯化铵甘草合剂均有一定的疗效。α-糜蛋白酶雾化吸入亦有消炎祛痰的作用。

3.解痉平喘

解痉平喘主要为解除支气管痉挛，利于痰液排出。常用药物为氨茶碱 0.1～0.2 g，8 次/小时口服；丙卡特罗 50 mg，2 次/天；特布他林 2.5 mg，2～3 次/天。慢性支气管炎有可逆性气道阻塞者应常规应用支气管舒张剂，如异丙托溴铵（异丙阿托品）气雾剂、特布他林等吸入治疗。阵发性咳嗽常伴不同程度的支气管痉挛，应用支气管扩张药后可改善症状，并有利于痰液的排出。

（二）缓解期的治疗

应以增强体质，提高机体抗病能力和预防发作为主。

五、护理措施

（一）常规护理

1.环境

保持室内空气新鲜、流通，安静，舒适，温湿度适宜。

2.休息

急性发作期应卧床休息，取半卧位。

3.给氧

持续低流量吸氧。

4.饮食

给予高热量、高蛋白、高维生素易消化饮食。

（二）专科护理

1.解除气道阻塞，改善肺泡通气

及时清除痰液，神志清醒患者应鼓励咳嗽，痰稠不易咯出时，给予雾化吸入或雾化泵药物喷入，减少局部淤血水肿，以利痰液排出。危重体弱患者，定时更换体位，叩击背部，使痰易于咯出，餐前应给予胸部叩击或胸壁震荡。方法：患者取侧卧位，护士两手手指并拢，手背隆起，指关节微屈，自肺底由下向上，由外向内叩拍胸壁，震动气管，边拍边鼓励患者咳嗽，以促进痰液的排出，每侧肺叶叩击 3～5 分钟。对神志不清者，可进行机械吸痰，需注意无菌操作，抽吸压力要适当，动作轻柔，每次抽吸时间不超过 15 秒，以免加重缺氧。

2.合理用氧，减轻呼吸困难

根据缺氧和二氧化碳潴留的程度不同，合理用氧，一般给予低流量、低浓度、持续吸氧，如病情需要提高氧浓度，应辅以呼吸兴奋剂刺激通气或使用呼吸机改善通气，吸氧后如呼吸困难缓解、呼吸频率减慢、节律正常、血压上升、心率减慢、心律正常、发绀减轻、皮肤转暖、神志转清、尿量增加等，表示氧疗有效。若呼吸过缓，意识障碍加深，需考虑二氧化碳潴留加重，必要时采取增加通气量措施。

（赵　昆）

第四节　支气管扩张症

一、疾病概述

(一)概念和特点

支气管扩张症是由于急、慢性呼吸道感染和支气管阻塞后，反复发生支气管炎症，致使支气管组织结构病理性破坏，引起的支气管异常和持久性扩张。临床上以慢性咳嗽、大量脓痰和(或)反复咯血为特征，患者多有童年麻疹、百日咳或支气管肺炎等病史。

(二)相关病理生理

支气管扩张的主要病因是支气管-肺组织感染和支气管阻塞，两者相互影响，促使支气管扩张的发生和发展。支气管扩张发生于有软骨的支气管近端分支，主要分为柱状、囊状和不规则扩张 3 种类型，腔内含有多量分泌物并容易积存。呼吸道相关疾病损伤气道清除机制和防御功能，使其清除分泌物的能力下降，易发生感染和炎症；细菌反复感染使气道内因充满包含炎性介质和病原菌的黏稠液体而逐渐扩大、形成瘢痕和扭曲；炎症可导致支气管壁血管增生，并伴有支气管动脉和肺动脉终末支的扩张和吻合，形成小血管瘤而易导致咯血。病变支气管反复炎症，使周围结缔组织和肺组织纤维化，最终引起肺的通气和换气功能障碍。继发于支气管肺组织感染病变的支气管扩张多见于下肺，尤以左下肺多见。继发于肺结核则多见于上肺叶。

(三)病因与诱因

1.支气管-肺组织感染

支气管扩张与扁桃体炎、鼻窦炎、百日咳、麻疹、支气管肺炎、肺结核等呼吸道感染密切相关，引起感染的常见病原体为铜绿假单胞菌、流感嗜血杆菌、卡他莫拉菌、肺炎克雷伯杆菌、金黄色葡萄球菌、非结核分枝杆菌、腺病毒和流感病毒等。婴幼儿期支气管-肺组织感染是支气管扩张最常见的病因。

2.支气管阻塞

异物、肿瘤、外源性压迫等可使支气管阻塞导致肺不张，胸腔负压直接牵拉支气管管壁导致支气管扩张。

3.支气管先天性发育缺损与遗传因素

支气管先天性发育缺损与遗传因素也可形成支气管扩张，可能与软骨发育不全或弹性纤维不足导致局部管壁薄弱或弹性较差有关。部分遗传性 α-抗胰蛋白酶缺乏者也可伴有支气管扩张。

4.其他全身性疾病

支气管扩张可能与机体免疫功能失调有关，目前已发现类风湿关节炎、溃疡性结肠炎、克罗恩病、系统性红斑狼疮等疾病同时伴有支气管扩张。

(四)临床表现

1.症状

(1)慢性咳嗽、大量脓痰：咳嗽多为阵发性，与体位改变有关，晨起及晚上临睡时咳嗽和咳痰

尤多。严重程度可用痰量估计，轻度每天少于 10 mL，中度每天 10～150 mL，重度每天多于 150 mL。感染急性发作时，黄绿色脓痰量每天可达数百毫升，将痰液放置后可出现分层的特征，即上层为泡沫，下悬脓性成分；中层为混浊黏液；下层为坏死组织沉淀物。合并厌氧菌感染时，痰和呼气具有臭味。

(2)咯血：反复咯血为本病的特点，可为痰中带血或大量咯血。少量咯血每天少于 100 mL，中量咯血每天 100～500 mL，大量咯血每天多于 500 mL 或一次咯血量多于 300 mL。咯血量有时与病情严重程度、病变范围不一致。部分病变发生在上叶的"干性支气管扩张"患者以反复咯血为唯一症状。

(3)反复肺部感染：由于扩张的支气管清除分泌物的功能丧失，引流差，易反复发生感染，其特点是同一肺段反复发生肺炎并迁延不愈。

(4)慢性感染中毒症状：可出现发热、乏力、食欲减退、消瘦、贫血等，儿童可影响发育。

2.体征

早期或病变轻者无异常肺部体征，病变严重或继发感染时，可在病变部位尤其下肺部闻及固定而持久的局限性粗湿啰音，有时可闻及哮鸣音，部分患者伴有杵状指(趾)。

(五)辅助检查

1.影像学检查

(1)胸部 X 线检查：囊状支气管扩张的气道表现为显著的囊腔，腔内可存在气液平面，纵切面可显示"双轨征"，横切面显示"环形阴影"，并可见气道壁增厚。

(2)胸部 CT 检查：可在横断面上清楚地显示扩张的支气管。高分辨 CT 进一步提高了诊断敏感性，成为支气管扩张症的主要诊断方法。

2.纤维支气管镜检查

纤维支气管镜检查有助于发现患者的出血部位或阻塞原因。还可局部灌洗，取灌洗液做细菌学和细胞学检查。

(六)治疗原则

保持引流通畅，处理咯血，控制感染，必要时手术治疗。

1.保持引流通畅、改善气流受限

清除气道分泌物保持气道通畅能减少继发感染和减轻全身中毒症状，如应用祛痰药物(盐酸氨溴索、溴己新、α-糜蛋白酶)等稀释痰液，痰液黏稠时可加用雾化吸入。应用振动、拍背、体位引流等方法促进气道分泌物的清除。应用支气管舒张剂可改善气流受限，伴有气道高反应及可逆性气流受限的患者疗效明显。如体位引流排痰效果不理想，可用纤维支气管镜吸痰法以保持呼吸道通畅。

2.控制感染

急性感染期的主要治疗措施。应根据症状、体征、痰液性状，必要时根据痰培养及药物敏感试验选择有效的抗生素。常用阿莫西林、头孢类抗生素、氨基糖苷类等药物，重症患者，尤其是铜绿假单胞菌感染者，常需第三代头孢菌素加氨基糖苷类药联合静脉用药。如有厌氧菌混合感染，加用甲硝唑或替硝唑等。

3.外科治疗

保守治疗不能缓解的反复大咯血且病变局限者，可考虑手术治疗。经充分的内科治疗后仍反复发作且病变为局限性支气管扩张，可通过外科手术切除病变组织。

二、护理评估

(一)一般评估

1.患者的主诉

有无胸闷、气促、心悸、疲倦、乏力等症状。

2.生命体征

严密观察呼吸的频率、节律、深浅和音响,患者呼吸可正常或增快,感染严重时或合并咯血可伴随不同程度的呼吸困难和发绀。患者体温正常或偏高,感染严重时可为高热。

3.咳嗽咳痰情况

观察咳嗽咳痰的发作时间、频率、持续时间、伴随的症状和影响因素等,患者反复继发肺部感染,支气管引流不畅,痰不易咳出时可导致咳嗽加剧,大量脓痰咳出后,患者感觉轻松,体温下降,精神改善。重点观察痰液的量、颜色、性质、气味和与体位的关系,痰液静置后的分层现象,记录24小时痰液排出量。注意患者是否出现面色苍白、出冷汗、烦躁不安等出血的症状,观察咯血的颜色、性质及量。

4.其他

血气分析、血氧饱和度、体重、体位等记录结果。

(二)身体评估

1.头颈部

患者的意识状态,面部颜色(贫血),皮肤黏膜有无脱水、是否粗糙干燥;呼吸困难和缺氧的程度(有无气促、口唇有无发绀、血氧饱和度数值等)。

2.胸部

检查胸廓的弹性,有无胸廓的挤压痛,两肺呼吸运动是否一致。病变部位可闻及固定而持久的局限性粗湿啰音或哮鸣音。

3.其他

患者有无杵状指(趾)。

(三)心理-社会评估

询问健康史、发病原因、病程进展时间以及以往所患疾病对支气管扩张的影响,评估患者对支气管扩张的认识;另外,患者常因慢性咳嗽、咳痰或痰量多、有异味等症状产生恐惧或焦虑的心理,并对疾病治疗缺乏治愈的自信。

(四)辅助检查阳性结果评估

血氧饱和度的数值;血气分析结果报告;胸部CT检查明确的病变部位。

(五)常用药物治疗效果的评估

抗生素使用后咳嗽咳痰症状有无减轻,原有增高的血白细胞计数有无回降至正常范围,核左移情况有无得到纠正。

三、护理诊断

(一)清理呼吸道无效

清理呼吸道无效与大量脓痰滞留呼吸道有关。

(二)有窒息的危险

有窒息的危险与大咯血有关。

(三)营养失调

低于机体需要量与慢性感染导致机体消耗有关。

(四)焦虑

焦虑与疾病迁延、个体健康受到威胁有关。

(五)活动无耐力

活动无耐力与营养不良、贫血等有关。

四、护理措施

(一)环境

保持室内空气新鲜、无臭味,定期开窗换气使空气流通,维持适宜的温湿度,注意保暖。

(二)休息和活动

休息能减少肺活动度,避免因活动诱发咯血。小量咯血者以静卧休息为主,大量咯血患者应绝对卧床休息,尽量避免搬动。取患侧卧位,可减少患侧胸部的活动度,既防止病灶向健侧扩散,同时有利于健侧肺的通气功能。缓解期患者可适当进行户外活动,但要避免过度劳累。

(三)饮食护理

提供高热量、高蛋白质、富含维生素易消化的饮食,多进食含铁食物有利于纠正贫血,饮食中富含维生素 A、维生素 C、维生素 E 等(如新鲜蔬菜、水果),以提高支气管黏膜的抗病能力。大量咯血者应禁食,小量咯血者宜进少量温、凉流质饮食,避免冰冷食物诱发咳嗽或加重咯血,少食多餐。为痰液稀释利于排痰,鼓励患者多饮水,每天 1 500～2 000 mL。指导患者在咳痰后及进食前后漱口,以祛除口臭,促进食欲。

(四)病情观察

严密观察病情,正确记录每天痰量及痰的性质,留好痰标本。有咯血者备好吸痰和吸氧设备。

(五)用药护理

遵医嘱使用抗生素、祛痰剂和支气管舒张剂,指导患者进行有效咳嗽,辅以叩背及时排出痰液。指导患者掌握药物的疗效、剂量、用法和不良反应。

(六)体位引流的护理

体位引流是利用重力作用促使呼吸道分泌物流入气管、支气管排出体外的方法,其效果与需引流部位所对应的体位有关。体位引流的护理措施如下。

(1)体位引流由康复科医师执行,引流前向患者说明体位引流的目的、操作过程和注意事项,消除顾虑取得合作。

(2)操作前测量生命体征,听诊肺部明确病变部位。引流前 15 分钟遵医嘱给予支气管舒张剂(有条件可使用雾化器或手按定量吸入器)。备好排痰用纸巾或一次性容器。

(3)根据病变部位、病情和患者经验选择合适体位(自觉有利于咳痰的体位)。引流体位的选择取决于分泌物潴留的部位和患者的耐受程度,原则上抬高病灶部位的位置,使引流支气管开口向下,有利于潴留的分泌物随重力作用流入支气管和气管排出。首先引流上叶,然后引流下叶后基底段。如果患者不能耐受,应及时调整姿势。头部外伤、胸部创伤、咯血、严重心血管疾病和病情状况不稳定者，不宜采用头低位进行体位引流。

(4)引流时鼓励患者做腹式深呼吸，辅以胸部叩击或震荡，指导患者进行有效咳嗽等措施，以提高引流效果。

(5)引流时间视病变部位、病情和患者身体状况而定，一般每天1～3次，每次15～20分钟。在空腹或饭前一个半小时前进行，早晨清醒后立即进行效果最好。咯血时不宜进行体位引流。

(6)引流过程应有护士或家人协助，注意观察患者反应，如出现咯血、面色苍白出冷汗、头晕、发绀、脉搏细弱、呼吸困难等情况，应立即停止引流。

(7)体位引流结束后，协助患者采取舒适体位休息，给予清水或漱口液漱口。记录痰液的性质、量及颜色，复查生命体征和肺部呼吸音及啰音的变化，评价体位引流的效果。

(七)窒息的抢救配合

(1)对大咯血及意识不清的患者，应在病床旁备好急救器械。

(2)一旦患者出现窒息征象，应立即取头低脚高45°俯卧位，面向一侧，轻拍背部，迅速排出气道和口咽部的血块，或直接刺激咽部以咳出血块。嘱患者不要屏气，以免诱发喉头痉挛。必要时用吸痰管进行负压吸引，以解除呼吸道阻塞。

(3)给予高浓度吸氧，做好气管插管或气管切开的准备与配合工作。

(4)咯血后为患者漱口，擦净血迹，防止因口咽部异物刺激引起剧烈咳嗽而诱发咯血，及时清理患者咯出的血块及污染的衣物、被褥，安慰患者，以助于稳定情绪，增加安全感，避免因精神过度紧张而加重病情。对精神极度紧张、咳嗽剧烈的患者，可按医嘱给予小剂量镇静剂或镇咳剂。

(5)密切观察咯血的量、颜色、性质及出血的速度，观察生命体征及意识状态的变化，有无胸闷、气促、呼吸困难、发绀、面色苍白、出冷汗、烦躁不安等窒息征象；有无阻塞性肺不张、肺部感染及休克等并发症的表现。

(6)用药护理：①垂体后叶素可收缩小动脉，减少肺血流量，从而减轻咯血。但也能引起子宫、肠道平滑肌收缩和冠状动脉收缩，故冠心病、高血压患者及孕妇忌用。静脉点滴时速度勿过快，以免引起恶心、便意、心悸、面色苍白等不良反应。②年老体弱、肺功能不全者在应用镇静剂和镇咳药后，应注意观察呼吸中枢和咳嗽反射受抑制情况，以早期发现因呼吸抑制导致的呼吸衰竭和不能咯出血块而发生窒息。

(八)心理护理

护士应以亲切的态度多与患者交谈，讲明支气管扩张反复发作的原因和治疗进展，帮助患者树立战胜疾病的信心，解除焦虑不安心理。呼吸困难患者应根据其病情采用恰当的沟通方式，及时了解病情，安慰患者。

(九)健康教育

(1)预防感冒等呼吸道感染，吸烟患者戒烟。不要滥用抗生素和止咳药。

(2)疾病知识指导：帮助患者和家属正确认识和对待疾病，了解疾病的发生、发展与治疗、护理过程，与患者及家属共同制订长期防治计划。

(3)保健知识的宣教：学会自我监测病情，一旦发现症状加重，应及时就诊。指导掌握有效咳嗽、胸部叩击、雾化吸入及体位引流的排痰方法，长期坚持，以控制病情的发展。

(4)生活指导：讲明加强营养对机体康复的作用，使患者能主动摄取必需的营养素，以增加机体抗病能力。鼓励患者参加体育锻炼，建立良好的生活习惯，劳逸结合，消除紧张心理，防止病情进一步恶化。

(5)及时到医院就诊的指标:体温过高,痰量明显增加;出现胸闷、气促、呼吸困难、发绀、面色苍白、出冷汗、烦躁不安等症状;咯血。

五、护理效果评估

(1)呼吸道保持通畅,痰易咳出,痰量减少或消失,血氧饱和度、动脉血气分析值在正常范围。

(2)肺部湿啰音或哮鸣音减轻或消失。

(3)患者体重增加,无并发症(咯血等)发生。

(赵　昆)

第五节　肺　　炎

一、概述

(一)疾病概述

肺炎是指终末气道、肺泡和肺间质的炎症,可由病原微生物、理化因素、免疫损伤、过敏及药物所致。细菌性肺炎是最常见的肺炎,也是最常见的感染性疾病之一。在抗菌药物应用以前,细菌性肺炎对儿童及老年人的健康威胁极大,抗菌药物的出现及发展曾一度使肺炎病死率明显下降。但近年来,尽管应用强力的抗菌药物和有效的疫苗,肺炎总的病死率却不再降低,甚至有所上升。

(二)肺炎分类

肺炎可按解剖、病因或患病环境加以分类。

1.解剖分类

(1)大叶性(肺泡性):肺炎病原体先在肺泡引起炎症,经肺泡间孔(Cohn 孔)向其他肺泡扩散,致使部分肺段或整个肺段、肺叶发生炎症改变。典型者表现为肺实质炎症,通常并不累及支气管。致病菌多为肺炎链球菌。胸部 X 线显示肺叶或肺段的实变阴影。

(2)小叶性(支气管性):肺炎病原体经支气管入侵,引起细支气管、终末细支气管及肺泡的炎症,常继发于其他疾病,如支气管炎、支气管扩张、上呼吸道病毒感染以及长期卧床的危重患者。其病原体有肺炎链球菌、葡萄球菌、病毒、肺炎支原体以及军团菌等。支气管腔内有分泌物,故常可闻及湿啰音,无实变的体征。X 线显示为沿肺纹理分布的不规则斑片状阴影,边缘密度浅而模糊,无实变征象,肺下叶常受累。

(3)间质性肺炎:以肺间质为主的炎症,可由细菌、支原体、衣原体、病毒或肺孢子菌等引起。累及支气管壁以及支气管周围,有肺泡壁增生及间质水肿,因病变仅在肺间质,故呼吸道症状较轻,异常体征较少。X 线通常表现为一侧或双侧肺下部的不规则条索状阴影,从肺门向外伸展,可呈网状,其间可有小片肺不张阴影。

2.病因分类

(1)细菌性肺炎:如肺炎链球菌、金黄色葡萄球菌、甲型溶血性链球菌、肺炎克雷伯杆菌、流感嗜血杆菌、铜绿假单胞菌肺炎等。

(2)非典型病原体所致肺炎:如军团菌、支原体和衣原体肺炎等。

(3)病毒性肺炎:如冠状病毒、腺病毒、呼吸道合胞病毒、流感病毒、麻疹病毒、巨细胞病毒、单纯疱疹病毒肺炎等。

(4)肺真菌病:如白念珠菌、曲霉菌、隐球菌、肺孢子菌肺炎等。

(5)其他病原体所致肺炎:如立克次体(如Q热立克次体)、弓形虫(如鼠弓形虫)、寄生虫(如肺包虫、肺吸虫、肺血吸虫)肺炎等。

(6)理化因素所致的肺炎:如放射性损伤引起的放射性肺炎,胃酸吸入引起的化学性肺炎,或对吸入或内源性脂类物质产生炎症反应的类脂性肺炎等。

3.患病环境分类

由于细菌学检查阳性率低,培养结果滞后,病因分类在临床上应用较为困难,目前多按肺炎的获得环境分成两类,有利于指导经验治疗。

(1)社区获得性肺炎(community acquired pneumonia,CAP)是指在医院外罹患的感染性肺实质炎症,包括具有明确潜伏期的病原体感染而在入院后平均潜伏期内发病的肺炎。其临床诊断依据如下:①新近出现的咳嗽、咳痰或原有呼吸道疾病症状加重,并出现脓性痰,伴或不伴胸痛。②发热。③肺实变体征和(或)闻及湿啰音。④白细胞$>10\times10^9$/L或$<4\times10^9$/L,伴或不伴中性粒细胞核左移。⑤胸部X线检查显示片状、斑片状浸润性阴影或间质性改变,伴或不伴胸腔积液。以上①~④项中任何1项加第⑤项,除外非感染性疾病可做出诊断。CAP常见病原体为肺炎链球菌、支原体、衣原体、流感嗜血杆菌和呼吸道病毒(甲、乙型流感病毒,腺病毒、呼吸合胞病毒和副流感病毒)等。

(2)医院获得性肺炎(hospital acquired pneumonia,HAP)亦称医院内肺炎,是指患者入院时不存在,也不处于潜伏期,而于入院48小时后在医院(包括老年护理院、康复院等)内发生的肺炎。HAP还包括呼吸机相关性肺炎(ventilator associated pneumonia,VAP)和卫生保健相关性肺炎(healthcare associated pneumonia,HCAP)。其临床诊断依据是X线检查出现新的或进展的肺部浸润影加上下列三个临床征候中的两个或以上即可诊断为肺炎:①发热超过38℃。②血白细胞计数增多或减少。③脓性气道分泌物。但HAP的临床表现、实验室和影像学检查特异性低,应注意与肺不张、心力衰竭和肺水肿、基础疾病肺侵犯、药物性肺损伤、肺栓塞和急性呼吸窘迫综合征等相鉴别。无感染高危因素患者的常见病原体依次为肺炎链球菌、流感嗜血杆菌、金黄色葡萄球菌、大肠埃希菌、肺炎克雷伯杆菌、不动杆菌属等;有感染高危因素患者为铜绿假单胞菌、肠杆菌属、肺炎克雷伯杆菌等,金黄色葡萄球菌的感染有明显增加的趋势。

(三)肺炎发病机制

正常的呼吸道免疫防御机制(支气管内黏液-纤毛运载系统、肺泡巨噬细胞等细胞防御的完整性等)使气管隆凸以下的呼吸道保持无菌。是否发生肺炎取决于两个因素:病原体和宿主因素。如果病原体数量多,毒力强和(或)宿主呼吸道局部和全身免疫防御系统损害,即可发生肺炎。病原体可通过下列途径引起肺炎:①空气吸入;②血行播散;③邻近感染部位蔓延;④上呼吸道定植菌的误吸。肺炎还可通过误吸胃肠道的定植菌(胃食管反流)和通过人工气道吸入环境中的致病菌引起。病原体直接抵达下呼吸道后,滋生繁殖,引起肺泡毛细血管充血、水肿,肺泡内纤维蛋白渗出及细胞浸润。除了金黄色葡萄球菌、铜绿假单胞菌和肺炎克雷伯杆菌等可引起肺组织的坏死性病变易形成空洞外,肺炎治愈后多不遗留瘢痕,肺的结构与功能均可恢复。

二、几种常见病原体所致肺炎

不同病原体所致肺炎在临床表现、辅助检查及治疗要点等方面均有差异。

(一)肺炎链球菌肺炎

肺炎链球菌肺炎是由肺炎链球菌或称肺炎球菌所引起的肺炎，约占社区获得性肺炎的半数。

1.临床表现

(1)症状：发病前常有受凉、淋雨、疲劳、醉酒、病毒感染史，多有上呼吸道感染的前驱症状。起病多急骤，高热、寒战，全身肌肉酸痛，体温通常在数小时内升至 39～40 ℃，高峰在下午或傍晚，或呈稽留热，脉率随之增速。可有患侧胸部疼痛，放射到肩部或腹部，咳嗽或深呼吸时加剧。痰少，可带血或呈铁锈色，胃纳锐减，偶有恶心、呕吐、腹痛或腹泻，易被误诊为急腹症。

(2)体征：患者呈急性热病容，面颊绯红，鼻翼翕动，皮肤灼热、干燥，口角及鼻周有单纯疱疹；病变广泛时可出现发绀。有败血症者，可出现皮肤、黏膜出血点，巩膜黄染。早期肺部体征无明显异常，仅有胸廓呼吸运动幅度减小，叩诊稍浊，听诊可有呼吸音减低及胸膜摩擦音。肺实变时叩诊浊音、触觉语颤增强并可闻及支气管呼吸音。消散期可闻及湿啰音。心率增快，有时心律不齐。重症患者有肠胀气，上腹部压痛多与炎症累及膈胸膜有关。重症感染时可伴休克、急性呼吸窘迫综合征及神经精神症状，表现为神志模糊、烦躁、呼吸困难、嗜睡、谵妄、昏迷等。累及脑膜时，有颈抵抗及出现病理性反射。

本病自然病程为 1～2 周。发病 5～10 天，体温可自行骤降或逐渐消退；使用有效的抗菌药物后可使体温在 1～3 天内恢复正常。患者的其他症状与体征亦随之逐渐消失。

(3)并发症：肺炎链球菌肺炎的并发症近年来已很少见。严重败血症或毒血症患者易发生感染性休克，尤其是老年人。表现为血压降低、四肢厥冷、多汗、发热、心动过速、心律失常等，而高热、胸痛、咳嗽等症状并不突出。其他并发症有胸膜炎、脓胸、心包炎、脑膜炎和关节炎等。

2.辅助检查

(1)血液检查：血白细胞计数$(10～20)\times10^{9}/L$，中性粒细胞多在 80%以上，并有核左移，细胞内可见中毒颗粒。年老体弱、酗酒、免疫功能低下者的白细胞计数可不增高，但中性粒细胞的百分比仍增高。

(2)细菌学检查：痰直接涂片做革兰氏染色及荚膜染色镜检，如发现典型的革兰氏染色阳性、带荚膜的双球菌或链球菌，即可初步做出病原诊断。痰培养 24～48 小时可以确定病原体。聚合酶链反应检测及荧光标记抗体检测可提高病原学诊断率。痰标本送检应注意器皿洁净无菌，在抗菌药物应用之前漱口后采集，取深部咳出的脓性或铁锈色痰。10%～20%患者合并菌血症，故重症肺炎应做血培养。

(3)X 线检查：早期仅见肺纹理增粗，或受累的肺段、肺叶稍模糊。随着病情进展，肺泡内充满炎性渗出物，表现为大片炎症浸润阴影或实变影，在实变阴影中可见支气管充气征，肋膈角可有少量胸腔积液。在消散期，X 线显示炎性浸润逐渐吸收，可有片状区域吸收较快，呈现“假空洞”征，多数病例在起病 3～4 周后才完全消散。老年患者肺炎病灶消散较慢，容易出现吸收不完全而成为机化性肺炎。

3.治疗要点

(1)抗菌药物治疗：一经诊断即应给予抗菌药物治疗，不必等待细菌培养结果。首选青霉素 G，用药途径及剂量视病情轻重及有无并发症而定：对于成年轻症患者，可用 24×10^{5} U/d，分3 次肌内注射，或用普鲁卡因青霉素每 12 小时肌内注射 60×10^4 U。病情稍重者，宜用青霉素 G(24～48)$\times10^5$ U/d，分次静脉滴注，每 6～8 小时 1 次；重症及并发脑膜炎者，可增至(10～30)$\times10^6$ U/d，分 4 次静脉滴注。对青霉素过敏者，或耐青霉素或多重耐药菌株感染者，可用呼吸氟喹诺酮类、头孢噻肟或头孢曲松等药物，多重耐药菌株感染者可用万古霉素、替考拉宁等。

(2)支持疗法：患者应卧床休息，注意补充足够蛋白质、热量及维生素。密切监测病情变化，注意防止休克。剧烈胸痛者，可酌用少量镇痛药，如可卡因 15 mg。不用阿司匹林或其他解热药，以免过度出汗、脱水及干扰真实热型，导致临床判断错误。鼓励饮水每天 1～2 L，轻症患者不需常规静脉输液，确有失水者可输液，保持尿比重在 1.020 以下，血清钠保持在 145 mmol/L 以下。中等或重症患者[PaO_2<8.0 kPa(60 mmHg)或有发绀]应给氧。若有明显麻痹性肠梗阻或胃扩张，应暂时禁食、禁饮和胃肠减压，直至肠蠕动恢复。烦躁不安、谵妄、失眠者酌用地西泮 5 mg 或水合氯醛 1～1.5 g，禁用抑制呼吸的镇静药。

(3)并发症的处理：经抗菌药物治疗后，高热常在 24 小时内消退，或数天内逐渐下降。若体温降而复升或 3 天后仍不降者，应考虑肺炎链球菌的肺外感染，如脓胸、心包炎或关节炎等。持续发热的其他原因尚有耐青霉素的肺炎链球菌(PRSP)或混合细菌感染、药物热或并存其他疾病。肿瘤或异物阻塞支气管时，经治疗后肺炎虽可消散，但阻塞因素未除，肺炎可再次出现。10%～20%肺炎链球菌肺炎伴发胸腔积液者，应酌情取胸液检查及培养以确定其性质。若治疗不当，约 5%并发脓胸，应积极排脓引流。

(二)葡萄球菌肺炎

葡萄球菌肺炎是由葡萄球菌引起的急性肺化脓性炎症。常发生于有基础疾病如糖尿病、血液病、艾滋病、肝病、营养不良、酒精中毒、静脉吸毒或原有支气管肺疾病者。儿童患流感或麻疹时也易罹患。多急骤起病，高热、寒战、胸痛，痰脓性，可早期出现循环衰竭。X 线表现为坏死性肺炎，如肺脓肿、肺气囊肿和脓胸。若治疗不及时或不当，病死率甚高。

1.临床表现

(1)症状：本病起病多急骤，寒战、高热，体温多高达 40 ℃，胸痛，痰脓性，量多，带血丝或呈脓血状。毒血症状明显，全身肌肉、关节酸痛，体质衰弱，精神萎靡，病情严重者可早期出现周围循环衰竭。院内感染者通常起病较隐袭，体温逐渐上升。老年人症状可不典型。血源性葡萄球菌肺炎常有皮肤伤口、疖痈和中心静脉导管置入等，或静脉吸毒史，咳脓性痰较少见。

(2)体征：早期可无体征，常与严重的中毒症状和呼吸道症状不平行，其后可出现两肺散在性湿啰音。病变较大或融合时可有肺实变体征，气胸或脓气胸则有相应体征。血源性葡萄球菌肺炎应注意肺外病灶，静脉吸毒者多有皮肤针口和三尖瓣赘生物，可闻及心脏杂音。

2.辅助检查

(1)血液检查：外周血白细胞计数明显升高，中性粒细胞比例增加，核左移。

(2)X 线检查：胸部 X 线显示肺段或肺叶实变，可形成空洞，或呈小叶状浸润，其中有单个或多发的液气囊腔。另一特征是 X 线阴影的易变性，表现为一处炎性浸润消失而在另一处出现新的病灶，或很小的单一病灶发展为大片阴影。治疗有效时，病变消散，阴影密度逐渐减低，2～4 周后病变完全消失，偶可遗留少许条索状阴影或肺纹理增多等。

3.治疗要点

强调应早期清除引流原发病灶，选用敏感的抗菌药物。近年来，金黄色葡萄球菌对青霉素 G 的耐药率已高达 90%，因此可选用耐青霉素酶的半合成青霉素或头孢菌素，如苯唑西林钠、氯唑

西林、头孢呋辛钠等，联合氨基糖苷类如阿米卡星等，亦有较好疗效。阿莫西林、氨苄西林与酶抑制剂组成的复方制剂对产酶金黄色葡萄球菌有效，亦可选用。对于抗甲氧西林金黄色葡萄球菌，则应选用万古霉素、替考拉宁等，近年国外还应用链阳霉素和噁唑烷酮类药物（如利奈唑胺）。万古霉素 1～2 g/d静脉点滴，或替考拉宁首日 0.8 g 静脉点滴，以后 0.4 g/d，偶有药物热、皮疹、静脉炎等不良反应。临床选择抗菌药物时可参考细菌培养的药物敏感试验。

（三）肺炎支原体肺炎

肺炎支原体肺炎是由肺炎支原体引起的呼吸道和肺部的急性炎症改变，常同时有咽炎、支气管炎和肺炎。支原体肺炎占非细菌性肺炎的 1/3 以上，或各种原因引起的肺炎的 10%。秋冬季节发病较多，但季节性差异并不显著。

1.临床表现

潜伏期 2～3 周，通常起病较缓慢。症状主要为乏力、咽痛、头痛、咳嗽、发热、食欲缺乏、腹泻、肌痛、耳痛等。咳嗽多为阵发性刺激性呛咳，咳少量黏液。发热可持续 2～3 周，体温恢复正常后可能仍有咳嗽。偶伴有胸骨后疼痛。肺外表现更为常见，如皮炎（斑丘疹和多形红斑）等。体格检查可见咽部充血，儿童偶可并发鼓膜炎或中耳炎，颈淋巴结肿大。胸部体格检查与肺部病变程度常不相称，可无明显体征。

2.辅助检查

（1）X 线检查：X 线显示肺部多种形态的浸润影，呈节段性分布，以肺下野多见，有的从肺门附近向外伸展。病变常经 3～4 周后自行消散。部分患者出现少量胸腔积液。

（2）血常规检查：血白细胞总数正常或略增高，以中性粒细胞为主。

（3）病原体检查：起病 2 周后，约 2/3 的患者冷凝集试验阳性，滴度＞1∶32，如果滴度逐步升高，更有诊断价值。约半数患者对链球菌 MG 凝集试验阳性。凝集试验为诊断肺炎支原体感染的传统实验方法，但其敏感性与特异性均不理想。血清支原体 IgM 抗体的测定（酶联免疫吸附试验最敏感，免疫荧光法特异性强，间接血凝法较实用）可进一步确诊。直接检测标本中肺炎支原体抗原，可用于临床早期快速诊断。单克隆抗体免疫印迹法、核酸杂交技术及聚合酶链反应技术等具有高效、特异而敏感等优点，易于推广，对诊断肺炎支原体感染有重要价值。

3.治疗要点

早期使用适当抗菌药物可减轻症状及缩短病程。本病有自限性，多数病例不经治疗可自愈。大环内酯类抗菌药物为首选，如红霉素、罗红霉素和阿奇霉素。氟喹诺酮类如左氧氟沙星、加替沙星和莫西沙星等，四环素类也用于肺炎支原体肺炎的治疗。疗程一般 2～3 周。因肺炎支原体无细胞壁，青霉素或头孢菌素类等抗菌药物无效。对剧烈呛咳者，应适当给予镇咳药。若继发细菌感染，可根据痰病原学检查，选用针对性的抗菌药物治疗。

（四）肺炎衣原体肺炎

肺炎衣原体肺炎是由肺炎衣原体引起的急性肺部炎症，常累及上下呼吸道，可引起咽炎、喉炎、扁桃体炎，鼻窦炎、支气管炎和肺炎。常在聚居场所的人群中流行，如军队、学校、家庭，通常感染所有的家庭成员，但 3 岁以下的儿童患病较少。

1.临床表现

起病多隐袭，早期表现为上呼吸道感染症状。临床上与支原体肺炎颇为相似。通常症状较轻，发热、寒战、肌痛、干咳，非胸膜炎性胸痛，头痛、不适和乏力。少有咯血。发生咽喉炎者表现为咽喉痛、声音嘶哑，有些患者可表现为双阶段病程：开始表现为咽炎，经对症处理好转，1～3 周后又发生肺炎或支气管炎，咳嗽加重。少数患者可无症状。肺炎衣原体感染时也可伴有肺外表现，如中耳炎、关节炎、甲状腺炎、脑炎、吉兰-巴雷综合征等。体格检查肺部偶闻湿啰音，随肺炎病变加重湿啰音可变得明显。

2.辅助检查

(1)血常规检查：血白细胞计数正常或稍高，血沉加快。

(2)病原体检查：可从痰、咽拭子、咽喉分泌物、支气管肺泡灌洗液中直接分离肺炎衣原体。也可用聚合酶链反应方法对呼吸道标本进行DNA扩增。原发感染者，早期可检测血清IgM，急性期血清标本如IgM抗体滴度多1∶16或急性期和恢复期的双份血清IgM或IgG抗体有4倍以上的升高。再感染者IgG滴度1∶512或4倍增高，或恢复期IgM有较大的升高。咽拭子分离出肺炎衣原体是诊断的金标准。

(3)X线检查：胸部X线表现以单侧、下叶肺泡渗出为主。可有少到中量的胸腔积液，多在疾病的早期出现。肺炎衣原体肺炎常可发展成双侧，表现为肺间质和肺泡渗出混合存在，病变可持续几周。原发感染的患者胸片表现多为肺泡渗出，再感染者则为肺泡渗出和间质病变混合型。

3.治疗要点

肺炎衣原体肺炎首选红霉素，亦可选用多西环素或克拉霉素，疗程均为14～21天。阿奇霉素0.5 g/d，连用5天。氟喹诺酮类也可选用。对发热、干咳、头痛等对症治疗。

(五)病毒性肺炎

病毒性肺炎是由上呼吸道病毒感染，向下蔓延所致的肺部炎症。可发生在免疫功能正常或抑制的儿童和成人。本病大多发生于冬春季节，暴发或散发流行。密切接触的人群或有心肺疾病者容易罹患。社区获得性肺炎住院患者约8%为病毒性肺炎。婴幼儿、老人、原有慢性心肺疾病者或妊娠妇女，病情较重，甚至导致死亡。

1.临床表现

好发于病毒疾病流行季节，临床症状通常较轻，与支原体肺炎的症状相似，但起病较急，发热、头痛、全身酸痛、倦怠等较突出，常在急性流感症状尚未消退时，即出现咳嗽、少痰或白色黏液痰、咽痛等呼吸道症状。小儿或老年人易发生重症病毒性肺炎，表现为呼吸困难、发绀、嗜睡、精神萎靡，甚至发生休克、心力衰竭和呼吸衰竭等并发症，也可发生急性呼吸窘迫综合征。本病常无显著的胸部体征，病情严重者有呼吸浅速，心率增快，发绀，肺部干、湿啰音。

2.辅助检查

(1)血常规检查：白细胞计数正常、稍高或偏低，血沉通常在正常范围。

(2)病原体检查：痰涂片所见的白细胞以单核细胞居多，痰培养常无致病细菌生长。

(3)X线检查：胸部X线检查可见肺纹理增多，小片状浸润或广泛浸润，病情严重者显示双肺弥漫性结节性浸润，但大叶实变及胸腔积液者均不多见。病毒性肺炎的致病原不同，其X线征象亦有不同的特征。

3.治疗要点

以对症为主，卧床休息，居室保持空气流通，注意隔离消毒，预防交叉感染。给予足量维生素及蛋白质，多饮水及少量多次进软食，酌情静脉输液及吸氧。保持呼吸道通畅，及时消除上呼吸道分泌物等。

原则上不宜应用抗菌药物预防继发性细菌感染，一旦明确已合并细菌感染，应及时选用敏感的抗菌药物。

目前已证实较有效的病毒抑制药物如下：①利巴韦林具有广谱抗病毒活性，包括呼吸道合胞病毒、腺病毒、副流感病毒和流感病毒。0.8～1.0 g/d，分 3 或 4 次服用；静脉滴注或肌内注射每天 10～15 mg/kg，分 2 次。亦可用雾化吸入，每次 10～30 mg，加蒸馏水 30 mL，每天 2 次，连续 5～7 天。②阿昔洛韦具有广谱、强效和起效快的特点。临床用于疱疹病毒、水痘病毒感染。尤其对免疫缺陷或应用免疫抑制剂者应尽早应用。每次 5 mg/kg，静脉滴注，每天 3 次，连续给药 7 天。③更昔洛韦可抑制 DNA 合成。主要用于巨细胞病毒感染，7.5～15 mg/(kg·d)，连用 10～15 天。④奥司他韦为神经氨酸酶抑制剂，对甲、乙型流感病毒均有很好作用，耐药发生率低，75 mg，每天 2 次，连用 5 天。⑤阿糖腺苷具有广泛的抗病毒作用。多用于治疗免疫缺陷患者的疱疹病毒与水痘病毒感染，5～15 mg/(kg·d)，静脉滴注，每 10～14 天为 1 个疗程。⑥金刚烷胺有阻止某些病毒进入人体细胞及退热作用。临床用于流感病毒等感染。成人量每次 100 mg，晨晚各 1 次，连用 3～5 天。

（六）肺真菌病

肺真菌病是最常见的深部真菌病。近年来由于广谱抗菌药物、糖皮质激素、细胞毒药物及免疫抑制剂的广泛使用，器官移植的开展，以及免疫缺陷病如艾滋病增多，肺真菌病有增多的趋势。真菌多在土壤中生长，孢子飞扬于空气中，被吸入到肺部引起肺真菌病(外源性)。有些真菌为寄生菌，当机体免疫力下降时可引起感染。体内其他部位真菌感染亦可循淋巴或血液到肺部，为继发性肺真菌病。

1.临床表现

临床上表现为持续发热、咳嗽、咳痰(黏液痰或乳白色、棕黄色痰，也可有血痰)、胸痛、消瘦、乏力等症状。肺部体征无特异性改变。

2.辅助检查

肺真菌病的病理改变可有过敏、化脓性炎症反应或形成慢性肉芽肿。X 线表现无特征性可为支气管肺炎、大叶性肺炎、单发或多发结节，乃至肿块状阴影和空洞。病理学诊断仍是肺真菌病的金标准。

3.治疗要点

轻症患者经去除诱因后病情常能逐渐好转，念珠菌感染常使用氟康唑、氟胞嘧啶治疗，肺曲霉素病首选两性霉素 B。肺真菌病重在预防，合理使用抗生素、糖皮质激素，改善营养状况加强口鼻腔的清洁护理，是减少肺真菌病的主要措施。

三、护理评估

（一）病因评估

主要评估患者发病史与健康史，询问与本病发生相关的因素，如有无受凉、淋雨、劳累等诱因；有无上呼吸道感染史；有无性阻塞性肺疾病、糖尿病等慢性基础疾病；是否吸烟及吸烟量；是否长期使用激素、免疫抑制剂等。

（二）一般评估

1.生命体征

有无心率加快、脉搏细速、血压下降、脉压变小、体温不升、高热、呼吸困难等。

2.患者主诉

有无畏寒、发热、咳嗽、咳痰、胸痛、呼吸困难等症状。

3.精神和意识状态

有无精神萎靡、表情淡漠、烦躁不安、神志模糊等。

4.皮肤黏膜

有无发绀、肢端湿冷。

5.尿量

疑有休克者,测每小时尿量。

6.相关记录

体温、呼吸、血压、心率、意识、尿量(必要时记录出入量),痰液颜色、性状和量等情况。

(三)身体评估

1.视诊

观察患者有无急性面容和鼻翼翕动等表现;有无面颊绯红、口唇发绀、有无唇周疱疹、有无皮肤黏膜出血判断患者意识是否清楚,有无烦躁、嗜睡、惊厥和表情淡漠等意识障碍;患者呼吸时双侧呼吸运动是否对称,有无一侧胸式呼吸运动的增强或减弱;有无三凹征,有无呼吸频率加快或节律异常。

2.触诊

有无头颈部浅表淋巴结肿大与压痛,气管是否居中,双肺触觉语颤是否对称;有无胸膜摩擦感。

3.听诊

有无闻及肺泡呼吸音减弱或消失,异常支气管呼吸音,胸膜摩擦音和干、湿啰音等。

(四)心理-社会评估

患者在疾病治疗过程中的心理反应与需求,家庭及社会支持情况,引导患者正确配合疾病的治疗与护理。

(五)辅助检查结果评估

1.血常规检查

有无白细胞计数和中性粒细胞比例增高及核左移、淋巴细胞增多。

2.胸部X线检查

有无肺纹理增粗、炎性浸润影等。

3.痰培养

有无致病菌生长,药敏试验结果如何。

4.血气分析

是否有PaO_2减低和(或)动脉血二氧化碳分压(Pa二氧化碳)升高。

(六)治疗常用药效果的评估

(1)应用抗生素的评估要点:①记录每次给药的时间与次数,评估有无按时、按量给药,是否足疗程。②评估用药后患者症状有否缓解。③评估用药后患者是否出现皮疹、呼吸困难等变态反应。④评估用药后患者有无胃肠道不适,使用氨基糖苷类抗生素注意有无肾、耳等不良反应。老年人或肾功能减退者应特别注意有无耳鸣、头晕、唇舌发麻不良反应。⑤使用抗真菌药后,评估患者有无肝功能受损。

(2)使用血管活性药时,需密切监测与评估患者血压、心率情况及外周循环改善情况。评估药液有无外渗等。

四、护理诊断

(一)体温过高

体温过高与肺部感染有关。

(二)清理呼吸道无效

清理呼吸道无效与气道分泌物多、痰液黏稠、胸痛、咳嗽无力等有关。

(三)潜在并发症

感染性休克。

五、护理措施

(一)体温过高

1.休息和环境

患者应卧床休息。环境应保持安静、阳光充足、空气清新,室温为 18～20 ℃,湿度 55%～60%。

2.饮食

提供足够热量、蛋白质和维生素的流质或半流质饮食,以补充高热引起的营养物质消耗。鼓励患者足量饮水(2～3 L/d)。

3.口腔护理

做好口腔护理,鼓励患者经常漱口;口唇疱疹者局部涂液体石蜡或抗病毒软膏。

4.病情观察

监测患者神志、体温、呼吸、脉搏、血压和尿量,做好记录,观察热型。重症肺炎不一定有高热,应重点观察儿童、老年人、久病体弱者的病情变化。

5.高热护理

寒战时注意保暖,及时添加被褥,给予热水袋时防止烫伤。高热时采用温水擦浴、冰袋、冰帽等物理降温措施,以逐渐降温为宜,防止虚脱。患者大汗时,及时协助擦汗和更换衣物,避免受凉。必要时遵医嘱使用退烧药。必要时遵医嘱静脉补液,补充因发热丢失的水分和盐,加快毒素排泄的热量散发。心脏病或老年人应注意补液速度,避免过快导致急性肺水肿。

6.用药护理

遵医嘱及时使用抗生素,观察疗效和不良反应。如头孢唑啉钠(先锋 V)可有发热、皮疹、胃肠道不适,偶见白细胞减少和丙氨酸氨基转移酶增高。喹诺酮类药(氧氟沙星、环丙沙星)偶见皮疹、恶心等。注意氨基糖苷类抗生素有肾、耳毒性的不良反应,老年人或肾功能减退者应慎用或适当减量。

(二)清理呼吸道无效

1.痰液观察

观察痰液颜色、性质、气味和量,如肺炎球菌肺炎呈铁锈色痰,克雷伯杆菌肺炎典型痰液为砖红色胶冻状,厌氧菌感染者痰液多有恶臭味等。最好在用抗生素前留取痰标本,痰液采集后应在 10 分钟内接种培养。

2.鼓励患者有效咳嗽,清除呼吸道分泌物

痰液黏稠不易咳出、年老体弱者,可给予翻身、拍背、雾化吸入、机械吸痰等协助排痰。

(三)潜在并发症(感染性休克)

1.密切观察病情

一旦出现休克先兆,应及时通知医师,准备药品,配合抢救。

2.体位

将患者安置在监护室,仰卧中凹位,抬高头胸部 20°、抬高下肢约 30°,有利于呼吸和静脉血回流,尽量减少搬动。

3.吸氧

迅速给予高流量吸氧。

4.尽快建立两条静脉通道

遵医嘱补液,以维持有效血容量,输液速度个体化,以中心静脉压作为调整补液速度的指标,中心静脉压<0.5 kPa(5 cmH_2O)可适当加快输液速度,中心静脉压≥1.0 kPa(10 cmH_2O)时,输液速度则不宜过快,以免诱发急性左心衰竭。

5.纠正水、电解质和酸碱失衡

监测和纠正钾、钠、氯和酸碱失衡。纠正酸中毒常用 5%的碳酸氢钠静脉点滴,但输液不宜过多过快。

6.血管活性药物

在输入多巴胺、间羟胺(阿拉明)等血管活性药物时,应根据血压随时调整滴速,维持收缩压在 12.0～13.3 kPa(90～100 mmHg),保证重要器官的血液供应,改善微循环。注意防止液体溢出血管外引起局部组织坏死。

7.糖皮质激素应用

激素有抗炎抗休克,增强人体对有害刺激的耐受力的作用,有利于缓解症状,改善病情,及回升血压,可在有效抗生素使用的情况下短期应用,如氢化可的松 100～200 mg 或地塞米松 5～10 mg静脉滴注,重症休克可加大剂量。

8.控制感染

联合使用广谱抗生素时,注意观察药物疗效和不良反应。

9.健康指导

(1)疾病预防指导:避免上呼吸道感染、受凉、淋雨、吸烟、酗酒,防止过度疲劳。尤其是免疫功能低下者(糖尿病、血液病、艾滋病、肝病、营养不良等)和慢性支气管炎、支气管扩张者。易感染人群如年老体弱者,慢性病患者可接种流感疫苗、肺炎疫苗等,以预防发病。

(2)疾病知识指导:对患者与家属进行有关肺炎知识的教育,使其了解肺炎的病因和诱因。指导患者遵医嘱按疗程用药,出院后定期随访。慢性病、长期卧床、年老体弱者,应注意经常改变体位、翻身、拍背,咳出气道痰液。

(3)就诊指标:出现高热、心率增快、咳嗽、咳痰、胸痛等症状及时就诊。

(赵　昆)

第六章
心内科疾病的护理

第一节 高 血 压

一、疾病概述

(一)概念和特点

高血压是一种常见病、多发病，是心、脑血管病的重要病因和危险因素。根据病因常分为原发性高血压和继续发性高血压，95%以上的高血压患者属于原发性高血压，通常将原发性高血压简称为高血压。原发性高血压是以血压升高为主要临床表现伴或不伴有多种心血管危险因素的综合征。

高血压的标准是根据临床及流行病学资料界定的，目前我国高血压定义为收缩压≥18.7 kPa(140 mmHg)和(或)舒张压≥12.0 kPa(90 mmHg)，根据血压升高水平，又进一步将高血压分为1～3级。

(二)相关病理生理

高血压的发病机制目前尚未形成统一认识，但其血流动大学特征主要是总外周血管阻力相对或绝对增高，从这一点考虑，高血压的发病机制主要存在于五个环节，即交感神经系统活性亢进、肾性水钠潴留、肾素-血管紧张素-醛固酮系统(RAAS)激活、细胞膜离子转运异常以及胰岛素抵抗。相关病理改变主要集中在对心、脑、肾、视网膜的变化。

1.心

左心室肥厚和扩张。

2.脑

脑血管缺血与变性、粥样硬化，形成微动脉瘤或闭塞性病变，从而引发脑出血、脑血栓、腔隙性脑梗死。

3.肾

肾小球纤维化、萎缩、肾动脉硬化，引起肾实质缺血和肾单位不断减少，导致肾衰竭。

4.视网膜

视网膜小动脉痉挛、硬化，甚至可能引起视网膜渗血和出血。

(三)主要病因与诱因

高血压的病因为多因素,主要包括遗传和环境因素两个方面,两者互为结果。

1.遗传因素

高血压具有明显的家庭聚集性,基因对血压的控制是肯定的,这些与高血压产生有关的基因被称为原发性高血压相关基因。在遗传表型上,不仅血压升高发生率体现遗传性,在血压高度、并发症发生以及其他相关因素方面,如肥胖等也具有遗传性。

2.环境因素

(1)饮食:血压水平和高血压的患病率与钠盐平均摄入量显著相关,摄盐越多,血压水平和患病率越高。摄盐过多导致血压升高主要见于对盐敏感的人群。另外,膳食中充足的钾、钙、镁和优质蛋白可防止血压升高,素食为主者血压常低于肉食者。长期饮咖啡、大量饮酒、饮食中缺钙、饱和脂肪酸过多,不饱和脂肪酸与饱和脂肪酸比值降低等均可引起血压升高。

(2)精神心理:社会因素包括职业、经济、劳动种类、文化程度、人际关系等,对血压的影响主要是通过精神和心理因素起作用。因此脑力劳动者高血压发病率高于体力劳动者,从事精神紧张度高的职业和长期生活在噪音环境者高血压也较多。

3.其他因素

肥胖者高血压患病率是体重正常者 2～3 倍,超重是血压升高的重要独立危险因素。一般采用体质指数(BMI)来衡量肥胖程度,腰围反映向心性肥胖程度,血压与 BMI 呈显著正相关,腹型肥胖者容易发生高血压。服用避孕药的妇女血压升高发生率及程度与服用药物时间长短有关,但这种高血压一般较轻主,且停药后可逆转。睡眠呼吸暂停低通气综合征的患者 50%有高血压,且血压的高度与睡眠呼吸暂停低通气综合征的病程有关。

(四)临床表现

大多数起病缓慢、渐进,缺乏特殊的临床表现。血压随着季节、昼夜、情绪等因素有较大波动。

1.一般表现

(1)症状:头痛是最常见的症状,较常见的还有头晕、头胀、耳鸣眼花、疲劳、注意力不集中、失眠等。这些症状在紧张或劳累后加重,典型的高血压头痛在血压下降后即可消失。

(2)体征:高血压的体征较少,血压升高时可闻及主动脉瓣区第二心音亢进及收缩期杂音。皮肤黏膜、四肢血压、周围血管搏动、血管杂音检查有助于继续性高血压的病因判断。

2.高血压急症和亚急症

高血压急症是指高血压患者在某些诱因作用下,血压急剧升高[一般＞24.0/16.0 kPa (180/120 mmHg)],同时伴有进行性心、脑、肾等重要靶器官功能不全的表现。高血压急症的患者如不能及时降低血压,预后很差,常死于肾衰竭、脑卒中或心力衰竭。高血压亚急症是指血压显著升高但不伴靶器官损害,患者常有血压升高引起的症状。

(五)辅助检查

1.常规检查

尿常规、血糖、血脂、肾功能、血清电解质、心电图和胸部 X 线等检查,有助于发现相关危险因素和靶器官损害。必要时行超声心动图、眼底检查等。

2.特殊检查

为进一步了解患者血压节律和靶器官损害情况,可有选择地进行一些特殊检查。如 24 小时

动态血压监测(ABPM),踝/臂血压比值,心率变异,颈动脉内膜中层厚度(IMT),动脉弹性功能测定,血浆肾素活性(PRA)等。

(六)治疗原则

1.治疗目标

高血压是一种以动脉血压持续升高为特征的进行性"心血管综合征",常伴有其他危险因素、靶器官损害或临床疾患,需要进行综合干预。常常采用药物治疗与非药物治疗,以及防治各种心血管病危险因素等相结合。因此,高血压的治疗目标是尽可能地降低心血管事件的发生率和病死率。

2.非药物治疗

(1)合理膳食:低盐饮食,限制钠盐摄入;限制乙醇摄入量。

(2)控制体重:体质指数如>24 则需要限制热量摄入和增加体力活动。

(3)适宜运动:增加有氧运动。

(4)其他:定期测量血压,规范治疗,改善治疗依从性,尽可能实现降压达标,坚持长期平稳有效地控制血压。保持健康心态,减少精神压力,戒烟等。

治疗时根据年龄、病程、血压水平、心血管病危险因素、靶器官损害程度、血流动力学状态以及并发症等来选择合适药物。

3.药物治疗

降压药物的选择一般应从一线药物、单一药物开始,疗效不佳时,才联合用药。若非血压较高,或高血压急症,降压时用药以小剂量开始,逐渐加量,使血压逐渐下降,老年患者更需如此。

(1)利尿剂:通过利钠排水、降低细胞外高血容量、减轻外周血管阻力发挥降压作用。作用较平稳、缓慢,持续时间相对较长,作用持久服药 2～3 周后作用达高峰,能增强其他降压的疗效,适用于轻、中度高血压。有噻嗪类、袢利尿剂和保钾利尿剂三类,以噻嗪类使用最多。

(2)β受体阻滞剂:通过抑制过度激活的交感神经活性、抑制心肌收缩力、减轻心率发挥降压作用。降压作用较迅速、强力,适用于不同严重程度的高血压,尤其是心率较快的中、青年患者或合并心绞痛的患者,对老年高血压疗效相对较差。二度、三度心脏传导阻滞和哮喘患者禁用,慢性阻塞性肺疾病、运动员、周围血管病或糖耐量异常者慎用。有选择性(β_1)、非选择性(β_1和 β_2)和兼有 α 受体阻滞三类,常用的有美托洛尔、阿替洛尔、比索洛尔、普萘洛尔等。

(3)钙通道阻滞剂:通过阻断血管平滑肌细胞上的钙离子通道,扩张血管降低血压。降压效果起效迅速,降压幅度相对较强,剂量和疗效呈正相关,除心力衰竭患者外较少有治疗禁忌证。分为二氢吡啶类和非二氢吡啶类,前者以硝苯地平为代表,后者有维拉帕米和地尔硫䓬。

(4)血管紧张素转换酶抑制剂:通过抑制血管紧张素转换酶阻断肾素血管紧张素系统,从而达到降压作用。降压起效缓慢,逐渐增强,在 3～4 周时达最大作用,限制摄入或联合使用利尿剂可使起效迅速和作用增强。常用的有卡托普利、依那普利、贝那普利等。

(5)血管紧张素Ⅱ受体阻滞剂:通过阻断血管紧张素Ⅱ受体发挥降压作用。起效缓慢,但持久而平稳,一般在 6～8 周达到最大作用,持续时间达 24 小时以上。常用的药物有氯沙坦、缬沙坦、厄贝沙坦、替米沙坦等。

(6)α受体阻滞剂:不作为一般高血压的首选药,适用于高血压伴前列腺增生患者,也用于难治性高血压的治疗。如哌唑嗪。

二、护理评估

(一)一般评估

1.生命体征

体温、脉搏、呼吸可正常,但血压测量值升高。必要时可测量立、卧位血压和四肢血压,监测24小时血压以判断血压节律变化情况。高血压诊断的主要依据是患者在静息状态下,坐位时上臂肱动脉部位血压的测量值。但必须是在未服用降压药的情况下,非同日3次测量血压,若收缩压≥18.7 kPa(140 mmHg)和(或)舒张压≥12.0 kPa(90 mmHg)则诊断为高血压。患者既往有高血压史,目前正在使用降压药,血压虽然<18.7/12.0 kPa(140/90 mmHg),也诊断为高血压。

2.病史和病程

询问患者有无高血压、糖尿病、血脂异常、冠心病、脑卒中或肾脏病的家庭史;患高血压的时间,血压最高水平,是否接受过降压治疗及其疗效与不良反应;有无合并其他相关疾病;是否服用引起血压升高的药物,如口服避孕药、甘珀酸、麻黄碱滴鼻药、可卡因、类固醇等。

3.生活方式

膳食脂肪、盐、酒摄入量,吸烟支数,体力活动量以及体重变化等情况。

4.患者的主诉

约1/5患者无症状,常见的主诉有头痛、头晕、疲劳、心悸、耳鸣等症状,疲劳、激动或紧张、失眠时可加剧,休息后多可缓解。也可出现视力模糊、鼻出血等较重症状,患者主诉症状严重程度与血压水平有一定关联。有脏器受累的患者还会有胸闷、气短、心绞痛、多尿等主诉。

5.相关记录

身高、体重、腰围、臀围、饮食(摄盐量和饮酒量)、活动量、血压等记录结果。评估超重和肥胖最简便和常用的指标是体质指数(BMI)和腰围。BMI反映全身肥胖程度,腰围反映中心型肥胖的程度。BMI的计算公式:BMI=体重(kg)/身高的平方(m^2),成年人正常BMI为18.5~23.9 kg/m^2,超重者BMI为24~27.9 kg/m^2,肥胖者BMI≥28 kg/m^2。成年人正常腰围<90/84 cm(男/女),如腰围≥90/85 cm(男/女),提示需要控制体重。

(二)身体评估

1.头颈部

部分患者有甲亢突眼征,颈部可听诊到血管杂音提示颈部血管狭窄、不完全性阻塞或代偿性血流量增多、加快。

2.胸背部

结合X线结果综合考虑心界有无扩大,心脏听诊可在主动脉瓣区闻及第二心音亢进、收缩期杂音或收缩早期喀喇音。

3.腹部和腰背部

背部两侧肋脊角、上腹部脐两侧、腰部肋脊处有血管杂音,提示存在血管狭窄。肾动脉狭窄的血管杂音常向腹两侧传导,大多具有舒张期成分。

4.四肢和其他

观察有无神经纤维瘤性皮肤斑,库欣综合征时可有向心性肥胖、紫纹与多毛的现象,下肢可见凹陷性水肿,观察四肢动脉搏动情况。

（三）心理-社会评估

评估患者家庭情况、工作环境、文化程度及有无精神创伤史；患者在疾病治疗过程中的心理反应与需求，家庭及社会支持情况，引导患者正确配合疾病的治疗与护理。

（四）辅助检查结果评估

1.常规检查

有无血液生化（钾、空腹血糖、总胆固醇、甘油三酯、高密度脂蛋白胆固醇、低密度脂蛋白胆固醇和尿酸、肌酐）、全血细胞计数、血红蛋白和血细胞比容、尿蛋白、尿糖的异常；心电图检查有无异常；24 小时动脉血压监测检查 24 小时血压情况及其节律变化。

2.推荐检查

超声心动图和颈动脉超声、餐后血糖、尿蛋白定量、眼底、胸部 X 线检查、脉搏波传导速度以及踝臂血压指数等可帮助判断是否存在脏器受累。

3.选择检查项目

对怀疑继续性高血压患者可根据需要选择进行相应的脑功能、心功能和肾功能检查。

（五）血压水平分类和心血管风险分层评估

1.按血压水平分类

据血压升高水平，可将血压分为正常血压、正常高值、高血压（分为 1 级、2 级和 3 级）和单纯收缩期高血压（表 6-1）。

表 6-1　血压水平分类和定义

分类	收缩压/mmHg		舒张压/mmHg
正常血压	＜120	和	＜90
正常高值	120～139	和（或）	89～90
高血压	≥140	和（或）	≥90
1 级高血压（轻度）	140～159	和（或）	90～99
2 级高血压（中度）	160～179	和（或）	100～109
3 级高血压（重度）	≥180	和（或）	≥110
单纯收缩期高血压	≥140	和	＜90

2.心血管风险分层评估

虽然高血压及血压水平是影响心血管事件发生和预后的独立危险因素，但是并非唯一决定因素。大部分高血压患者还有血压升高以外的心血管危险因素。因此要准确确定降压治疗的时机和方案，实施危险因素的综合管理就应当对患者进行心血管风险的评估并分层。根据血压水平、心血管危险因素、靶器官损害、伴临床疾患，高血压患者的心血管风险分为低危、中危、高危和很高危 4 个层次（表 6-2）。

表 6-2　高血压患者心血管风险水平分层

其他危险因素和病史	1 级高血压	2 级高血压	3 级高血压
无	低危	中危	高危
1～2 个其他危险因素	中危	中危	很高危
≥3 个其他危险因素或靶器官损害	高危	高危	很高危
临床并发症或合并糖尿病	很高危	很高危	很高危

(六)常用药物疗效的评估

1.利尿剂

(1)准确记录患者出入量(尤其是24小时尿量):大量利尿可引起血容量过度降低,心排血量下降,血尿素氮增高。患者皮肤弹性减低,出现直立性低血压和少尿。

(2)血生化检查的结果:长期使用噻嗪类利尿剂有可能导致水、电解质紊乱,出现低钠、低氯和低钾血症。

2.β受体阻滞剂

(1)患者自觉症状:疲乏、肢体冷感、激动不安、胃肠不适等症状。

(2)心动过缓或传导阻滞:因药物可抑制心肌收缩力、减慢心率,引起心动过缓或传导阻滞。

(3)反跳现象:长期服用该药患者突然停药可发生反跳现象,即原有的症状加重或出现新的表现,较常见的有血压反跳性升高,伴头痛、焦虑等,称为撤药综合征。

(4)液体潴留:可表现为体重增加、凹陷性水肿。

3.钙通道阻滞剂

(1)监测心率和心律的变化:二氢吡啶类钙通道阻滞剂可反射性激活交感神经,导致心率增加,发生心动过速。而非二氢吡啶类钙通道阻滞剂具有抑制心脏收缩功能和传导功能,有导致传导阻滞的不良反应。

(2)其他体征:可引起面部潮红、脚踝部水肿、牙龈增生等。

4.血管紧张素转化酶抑制剂

(1)患者自觉症状:持续性干咳、头晕、皮疹、味觉障碍及血管神经性水肿等情况。

(2)高血钾:长期应用该类药物可能导致血钾升高,应定期监测血钾和血肌酐的水平。

(3)肾功能的损害:定期监测肾功能。

5.血管紧张素Ⅱ受体阻滞剂

(1)患者自觉症状:有无腹泻等症状。

(2)高血钾:长期应用该类药物可能导致血钾升高,应定期监测血钾和血肌酐的水平。

(3)肾功能的损害:定期监测肾功能。

6.α受体阻滞剂

直立性低血压:服用该类药物的患者可出现直立性晕厥现象,测量坐、立位血压是否差异过大。

三、护理诊断

(一)疼痛

头痛:与血压升高有关。

(二)有受伤的危险

有受伤的危险与头晕、视力模糊、意识改变或发生直立性低血压有关。

(三)营养失调

高于机体需要量:与摄入过多,缺少运动有关。

(四)焦虑

焦虑与血压控制不满意、已发生并发症有关。

(五)知识缺乏

缺乏疾病预防、保健知识和高血压用药知识。

(六)潜在并发症

1.高血压急症

高血压急症与血压突然/显著升高并伴有靶器官损害有关。

2.电解质紊乱

电解质紊乱与长期应用降压药有关。

四、护理措施

(一)控制体重

超重和肥胖是导致血压升高的重要原因之一,而以腹部脂肪堆积为典型特征的中心性肥胖还会进一步增加高血压等心血管与代谢性疾病的风险,适当控制体重,减少脂肪含量,可显著降低血压。最有效的减重措施是控制能量摄入和增加运动。减重的速度因人而异,通常以每周减重 0.5～1.0 kg 为宜。

(二)合理饮食

合理饮食是控制体重的重要手段。高血压患者饮食需遵循平衡膳食的原则,控制高热量食物的摄入,如高脂肪食物、含糖饮料和酒类等;适当控制碳水化合物的摄入;减少钠盐的摄入。

钠盐可显著升高血压,增加高血压发病的风险,而钾盐可对抗钠盐升高血压的作用。世界卫生组织推荐每天钠盐摄入量应<5 g。高血压患者应尽可能减少钠盐的摄入,增加食物中钾盐的含量。烹调高血压患者的食物尽可能减少用盐、味精和酱油等调味品,可使用定量的盐勺;少食或不食含钠盐高的各类加工食品,如咸菜、火腿和各类炒货等;增加蔬菜、水果的摄入量;肾功能良好者可使用含钾的烹调用盐。

(三)制订康复运动计划

合理的运动计划不但能控制体重,降低血压,还能改善糖代谢。在运动方面应采用有规律的、中等强度的有氧运动。建议每天体力活动 30 分钟左右,每周至少进行 3 次有氧锻炼,如步行、慢跑、骑车、游泳、跳舞和非比赛性划船等。运动强度指标为运动时最大心率达到(170－年龄),运动的强度、时间和频度以不出现不适反应为度。

典型的运动计划包括 3 个阶段:5～10 分钟的轻度热身活动;20～30 分钟的耐力活动或有氧运动;放松运动 5 分钟,逐渐减少用力,使心脑血管系统的反应和身体产热功能逐渐稳定下来。运动的形式和运动量均应根据个人的兴趣和身体状况而定。

(四)监测血压的变化

血压测量是评估血压水平、诊断高血压和观察降压疗效的主要手段。在临床工作中主要采用诊室血压和动态血压测量,家庭血压测量因为可以测量长期血压变异,避免白大衣效应等作用越来越受到大家的重视。

1.诊室血压监测

由医护人员在诊室按统一规范进行测量,是目前评估血压水平和临床诊断高血压并进行分级的标准方法和主要依据。具体方法和要求如下:①选择符合计量标准的水银柱血压计,或经过验证的电子血压计。②使用大小合适的气囊袖带。③测压前患者至少安静休息 5 分钟,30 分钟内禁止吸烟、饮咖啡、茶,并排空膀胱。④测量时最好裸露上臂,上臂与心脏处于同一水平。怀疑有外周血管病者可测量四肢血压，老年人、糖尿病患者及有直立性低血压情况的应加测立、卧位血压。⑤袖带下缘在肘弯上 2.5 cm，听诊器听件置于肱动脉搏动处。⑥使用水银柱血压计时，应快速充气，当桡动脉搏动消失后将气囊压力再升高 4.0 kPa(30 mmHg)，以 0.3～0.8 kPa/s (2～6 mmHg/s)的速度缓慢放气，获得舒张压后快速放气至零。⑦应间隔 1～2 分钟重复测量，取 2 次读数的平均值记录。如果 2 次读数相差 0.7 kPa(5 mmHg)以上，应再次测量，取 3 次读数的平均值。

2.动态血压监测

通过自动的血压测量仪器完成，测量次数较多，无测量者误差，可避免“白大衣效应”，并可监测夜间睡眠期间的血压。因此，可评估血压短时变异和昼夜节律。

3.家庭血压监测

家庭血压监测又称自测血压或家庭自测血压，是由患者本人或家庭成员协助完成测量，可避免白大衣效应。家庭血压监测还可用于评估数天、数周甚至数月、数年血压的长期变异或降压治疗效应，而且有助于增强患者的参与意识，改善治疗依从性，但不适用于精神高度焦虑的患者。

(五)降压目标的确立

帮助患者确立降压目标。在患者能耐受的情况下，逐步降压达标。一般高血压患者血压控制目标值至少＜18.7/12.0 kPa(140/90 mmHg)；如合并稳定性冠心病、糖尿病或慢性肾病的患者宜确立个体化降压目标，一般可将血压降至 17.3/10.7 kPa(130/80 mmHg)以下，脑卒中后高血压患者一般血压目标＜18.7 kPa(140 mmHg)；老年高血压降压目标收缩压＜20.0 kPa (150 mmHg)；对舒张压＜8.0 kPa(60 mmHg)的冠心病患者，应在密切监测血压的前提下逐渐实现收缩压达标。

(六)用药护理

需要使用降压药物的患者包括：高血压 2 级或以上患者；高血压合并糖尿病，或已有心、脑、肾靶器官损害和并发症患者；凡血压持续升高，改善生活行为后血压仍未获得有效控制者。从心血管危险分层的角度，高危和极高危患者必须使用降压药物强化治疗。

应严格按医嘱用药，并注意观察常用药的毒副作用，发现问题及时处理，控制输液速度等。

(七)高血压急症的护理

1.避免诱因

安抚患者，避免情绪激动，保持轻松、稳定心态，必要时使用镇静剂。指导其按医嘱服用降压药，不可擅自减量或停服，以免血压急剧升高。另外，避免过度劳累和寒冷刺激。

2.病情监测

监测血压变化，一旦发现有高血压急症的表现，如血压急剧升高、剧烈头痛、呕吐、大汗、视力模糊、面色及神志改变、肢体运动障碍等，应立即通知医师。

3.高血压急症的护理

绝对卧床，抬高床头，避免一切不良刺激和不必要活动，协助生活护理。保持呼吸道通畅，吸氧。进行心电、血压和呼吸监测，建立静脉通道并遵医嘱用药，用药过程中监测血压变化，避免血压骤降。应用硝普钠、硝酸甘油时采用静脉泵入方式，密切观察药物不良反应。

(八)心理护理

长期、过度的心理应激会显著增加心血管风险。应向患者阐述不良情绪可诱发血压升高，帮助患者预防和缓解精神压力以及纠正和治疗病态心理，必要时可寻求专业心理辅导或治疗。

(九)健康教育

1.疾病知识指导

让患者了解自身病情,包括血压水平、危险因素及合并疾患等。告知患者高血压的风险和有效治疗的益处。对患者及家属进行高血压相关知识指导,提高护患配合度。

2.饮食指导

宜清淡饮食,控制能量摄入。营养均衡,减少脂肪摄入,少吃或不吃肥肉和动物内脏。控制钠盐的摄入,增加钾盐的摄入,学会正确烹调食物的要领,并选用定量盐勺。

3.戒烟限酒

吸烟是心血管病的主要危险因素之一,可导致血管内皮损害,显著增加高血压患者发生动脉粥样硬化性疾病的风险。应强烈建议并督促高血压患者戒烟,并指导患者寻求药物辅助戒烟。长期大量饮酒可导致血压升,限制饮酒量可显著降低高血压的发病风险。所有高血压患者均应控制饮酒量,每天饮酒量白酒、葡萄酒、啤酒的量分别应少于 50 mL、100 mL 和 300 mL。

4.适当运动计划

学会制订适当的运动计划,并能自我监测最大运动心率,控制运动强度,按运动计划的 3 个阶段实施运动。

5.用药原则

按时、正确服用相关药物,让患者了解常用药物不良反应及自我观察要点。

6.家庭血压监测

教会患者出院后进行血压的自我监测,提倡进行家庭血压监测,每次就诊携带监测记录。家庭血压监测适用于:一般高血压患者的血压监测,“白大衣”高血压识别,难治性高血压的鉴别,评价长期血压变异,辅助降压疗效评价,以及预测心血管风险及评估预后等。

对患者进行家庭血压监测的相关知识和技能培训:①使用经过验证的上臂式全自动或半自动电子血压计。②测量方案:每天早晚各测 1 次,每次 2～3 遍,取平均值;血压控制平稳者可每周只测 1 天,初诊高血压或血压不稳定的高血压患者,建立连续测血压 7 天,取后 6 天血压平均值作为参考值。③详细记录每次测量血压的日期、时间及所有血压读数,尽可能向医师提供完整的血压记录。

7.及时就诊的指标

(1)血压过高或过低。

(2)出现弥漫性严重头痛、呕吐、意识障碍、精神错乱,甚至昏迷、局灶性或全身性抽搐。

(3)高血压急症和亚急症。

(4)出现脑血管病、心力衰竭、肾衰竭的表现。

(5)突发剧烈而持续且不能耐受的胸痛,两侧肢体血压及脉搏明显不对称,严重怀疑主动脉夹层动脉瘤。

(6)随访时间:依据心血管风险分层,低危或仅服 1 种药物治疗者每 1～3 个月随诊 1 次;新发现的高危或较复杂病例、高危者至少每 2 周随诊 1 次;血压达标且稳定者每个月随诊 1 次。

五、护理效果评估

(1)患者头痛减轻或消失,食欲增加。

(2)患者情绪稳定,了解自身疾病,并能积极配合治疗。服药依从性好,血压控制在降压目标范围内。

(3)患者能主动养成良好生活方式。

(4)患者掌握家庭血压监测的方法,有效记录监测数据并提供给医护人员。

(5)患者未受伤。

(6)患者未发生相关并发症,或并发症发生后能得到及时治疗与护理。

(张营营)

第二节　慢性肺源性心脏病

一、疾病概述

(一)概念

慢性肺源性心脏病(简称慢性肺心病)是由肺组织、肺血管或胸廓的慢性病变引起肺组织结构和(或)功能异常,产生肺血管阻力增加,肺动脉压力增高,使右心室扩张和(或)肥厚,伴或不伴右心衰竭的心脏病,并排除先天性心脏病和左心病变引起者。

(二)相关病理生理

由于肺功能和结构的不可逆性改变,发生反复的气道感染和低氧血症,导致一系列体液因子和肺血管的变化,使肺血管阻力增加,肺动脉血管的结构重塑,产生肺动脉高压。肺血管阻力增加的功能性因素:缺氧、高碳酸血症和呼吸性酸中毒使肺血管收缩、痉挛,其中缺氧是肺动脉高压形成最重要的因素。

肺循环阻力增加时,右心发挥其代偿功能,以克服肺动脉压升高的阻力而发生右心室肥厚。肺动脉高压早期,右心室尚能代偿,舒张末期压仍正常。随着病情的进展,特别是急性加重期,肺动脉压持续升高,超过右心室的代偿能力,右心失代偿,右心排血量下降,右心室收缩末期残留血量增加,舒张末压增高,促使右心室扩大和右心室功能衰竭。

慢性肺心病除发现右心室改变外,也有少数可见左心室肥厚。由于缺氧、高碳酸血症、酸中毒、相对血流量增多等因素,使左心负荷加重。如病情进展,则可发生左心室肥厚,甚至导致左心衰竭。

(三)慢性肺源性心脏病的病因与诱因

1.病因

(1)支气管、肺疾病:以慢性阻塞性肺疾病(COPD)最为多见,占80%～90%,其次为支气管哮喘、支气管扩张、重症肺结核、肺尘埃沉着症、结节病、间质性肺炎、过敏性肺泡炎、嗜酸性肉芽肿、药物相关性肺疾病等。

(2)胸廓运动障碍性疾病:较少见,严重的脊椎后凸、侧凸、脊椎结核、类风湿关节炎、胸膜广泛粘连及胸廓成形术后造成的严重胸廓或脊椎畸形,以及神经肌肉疾病如脊髓灰质炎,均可引起胸廓活动受限、肺受压、支气管扭曲或变形,导致肺功能受损。气道引流不畅,肺部反复感染,并发肺气肿或纤维化。

(3)肺血管疾病:慢性血栓栓塞性肺动脉高压、肺小动脉炎、累及肺动脉的过敏性肉芽肿病,

以及原因不明的原发性肺动脉高压，均可引起肺血管阻力增加、肺动脉高压和右心室负荷加重，发展成慢性肺心病。

(4)其他：原发性肺泡通气不足及先天性口咽畸形、睡眠呼吸暂停低通气综合征等均可产生低氧血症，引起肺血管收缩，导致肺动脉高压，发展成慢性肺心病。

2.诱因

呼吸道感染，各种变应原、有害气体、粉尘吸入等。

(四)临床表现

本病发展缓慢，临床上除原有肺、胸疾病的各种症状和体征外，主要是逐步出现肺、心力衰竭以及其他器官损害的征象。按其功能的代偿期与失代偿期进行分述。

1.肺、心功能代偿期

(1)症状：咳嗽、咳痰、气促，活动后可有心悸、呼吸困难、乏力和劳动耐力下降。急性感染可使上述症状加重。少有胸痛或咯血。

(2)体征：可有不同程度的发绀和肺气肿体征。偶有干、湿啰音，心音遥远，$P_2>A_2$，三尖瓣区可出现收缩期杂音或剑突下心脏搏动增强，提示有右心室肥厚。部分患者因肺气肿使胸膜腔内压升高，阻碍腔静脉回流，可有颈静脉充盈。此期肝界下移是膈下降所致。

2.肺、心功能失代偿期

(1)呼吸衰竭：①症状有呼吸困难加重，夜间为甚，常有头痛、失眠、食欲下降，但白天嗜睡，甚至出现表情淡漠、神志恍惚、谵妄等肺性脑病的表现；②体征有明显发绀，球结膜充血、水肿，严重时可有视网膜血管扩张、视盘水肿等颅内压升高的表现。腱反射减弱或消失，出现病理反射。因高碳酸血症可出现周围血管扩张的表现，如皮肤潮红、多汗。

(2)右心衰竭：①症状有气促更明显，心悸、食欲缺乏、腹胀、恶心等；②体征有发绀更明显，颈静脉怒张，心率增快，可出现心律失常，剑突下可闻及收缩期杂音，甚至出现舒张期杂音。肝大且有压痛，肝颈静脉回流征阳性，下肢水肿，重者可有腹水。少数患者可出现肺水肿及全心衰竭的体征。

3.并发症

(1)肺性脑病。

(2)酸碱失衡及电解质紊乱：可发生各种不同类型的酸碱失衡及电解质紊乱。

(3)心律失常：多表现为房性期前收缩及阵发性室上性心动过速，其中以紊乱性房性心动过速最具特征性。

(4)休克：慢性肺心病休克并不多见，一旦发生，预后不良。发生原因有严重感染、失血(多由上消化道出血所致)和严重心力衰竭或心律失常。

(5)弥散性血管内凝血(DIC)。

(五)辅助检查

1.X线检查

除肺、胸基础疾病及急性肺部感染的特征外，尚有肺动脉高压症，右心室增大征皆为诊断慢性肺心病的主要依据。个别患者心力衰竭控制后可见心影有所缩小。

2.心电图检查

主要表现有右心室肥大改变。

3.超声心动图检查

通过测定度右心室流出道,右心室内径、右心室前壁的厚度、右心室内径比值、右肺动脉内径或肺动脉干及右心房增大等指标,可诊断慢性肺心病。

4.血气分析

慢性肺心病肺功能失代偿期可出现低氧血症或合并高碳酸症,当 $PaO_2 < 8.0$ kPa(约 60 mmHg)、$PaCO_2 > 6.7$ kPa(约 50 mmHg)时,表示有呼吸衰竭。

5.血液检查

红细胞及血红蛋白可升高。全血黏度及血浆黏度可增加,红细胞电泳时间常延长;合并感染时白细胞总数增高,中性粒细胞增加。部分患者血清学检查可有肾功能或肝功能改变;血清钾、钠、氯、钙、镁均可有变化。

6.其他

肺功能检查对早期或缓解期慢性肺心病患者有意义。痰细菌学检查对急性加重期慢性肺心病可以指导抗生素的选用。

(六)主要治疗原则

积极控制感染;通畅呼吸道,改善呼吸功能;纠正缺氧和二氧化碳潴留;控制呼吸和心力衰竭;以治肺为主,治心为辅;积极处理并发症。

(七)急性加重期的药物治疗

1.控制感染

参考痰菌培养及药敏试验选择抗生素。在还没有培养结果前,根据感染的环境及痰涂片革兰氏染色选用抗生素。社区获得性感染以革兰氏阳性菌占多数,医院感染则以革兰氏阴性菌为主。或选用二者兼顾的抗生素。常用的有青霉素类、氨基糖苷类、喹诺酮类及头孢菌素类抗感染药物,必须注意可能继发真菌感染。

2.控制心力衰竭

慢性肺心病心力衰竭的治疗与其他心脏病心力衰竭的治疗有其不同之处,因为慢性肺心病患者一般在积极控制感染、改善呼吸功能后心力衰竭便能得到改善,患者尿量增多,水肿消退,不需加用利尿药。但对治疗无效的重症患者,可适当选用利尿药、正性肌力药或扩血管药物。

(1)利尿药:原则上宜选用作用轻的利尿药,小剂量使用。利尿药应用后可出现低钾、低氯性碱中毒,痰液黏稠不易排痰和血液浓缩,应注意预防。

(2)正性肌力药:慢性肺心病患者由于慢性缺氧及感染,对洋地黄类药物的耐受性很低,疗效较差,且易发生心律失常。正性肌力药的剂量宜小,一般约为常规剂量的 1/2 或 2/3,同时选用作用快、排泄快的洋地黄类药物,用药前应注意纠正缺氧,防治低钾血症,以免发生药物毒性反应。

(3)血管扩张药:钙通道阻滞剂、一氧化氮(NO)等有一定的降低肺动脉压效果。

3.控制心律失常

一般经过治疗慢性肺心病的感染、缺氧后,心律失常可自行消失。如果持续存在可根据心律失常的类型选用药物。

4.抗凝治疗

应用普通肝素或低分子肝素防止肺微小动脉原位血栓形成。

二、护理评估

(一)一般评估

(1)生命体征(T、P、R、BP):急性加重期合并肺部感染患者体温可升高;心率加快或有心律不齐;呼吸频率常达每分钟 40 次;脉压增大,或持续低血压提示患者可能并发休克、消化道出血或 DIC。

(2)评估患者神志,有无白天嗜睡,甚至出现表情淡漠、神志恍惚、谵妄等肺性脑病的表现。

(3)评估咳嗽、咳痰、呼吸困难、发绀等,观察痰的量及性状。

(4)评估患者的营养状况,皮肤和黏膜,查看水肿部位及程度。

(二)身体评估

1.视诊

面部颜色、口唇有无发绀、有无球结膜充血、水肿、皮肤潮红、多汗(二氧化碳潴留、高碳酸血症的体征);颈静脉充盈情况:有无颈静脉怒张(右心衰竭的主要体征)。

2.触诊

(1)测量腹围:观察有无腹水征象;观察平卧时背部有无水肿出现(心源性水肿的特点先是出现在身体下垂部位)。

(2)肝脏肿大并有压痛,肝颈静脉回流征阳性。

(3)下肢有无凹陷性水肿情况(从踝内侧开始检查,逐渐向上),根据每天下肢水肿的部位记录情况与患尿量情况作动态的综合分析,判断水肿是否减轻,心力衰竭治疗是否有效。

3.叩诊

心界有无扩大。

4.听诊

肺部常可闻及湿啰音和哮鸣音;心尖部第一心音减弱,肺动脉瓣第二心音亢进;剑突下可闻及收缩期杂音,甚至出现舒张期杂音(结合病例综合考虑)。

(三)心理-社会评估

患者在疾病治疗过程中的心理反应与需求,家庭及社会支持情况,引导患者正确配合疾病的治疗与护理。

(四)辅助检查结果评估

1.血气分析

PaO_2<8.0 kPa(约 60 mmHg),$PaCO_2$>6.7 kPa(约 50 mmHg)时,提示有呼吸衰竭。根据血 pH 情况,有无酸碱失衡,判断是哪一类型的酸碱失衡。

2.血常规检查

红细胞及血红蛋白可升高,提示全血黏度及血浆黏度可增加;白细胞总数增高,中性粒细胞增加提示合并感染。

3.电解质

肺心病急性加重期由于呼吸衰竭、心力衰竭可引起各种电解质紊乱。应用利尿剂后,其中低血钾和失盐性低钠综合征最为多见,所以需要结合出入量与生化检查结果综合做动态的分析。

4.痰细菌学检查

痰细菌学检查可指导抗生素的选用。

(五)肺心病治疗常用药效果的评估

1.应用强心剂评估要点

用药前后要评估患者血氧分压情况、电解质情况。注意纠正缺氧，防治低钾血症，以免发生药物毒性反应。

2.应用利尿剂评估要点

(1)准确记录患者出入量(尤其是尿量/24 小时)，过度脱水引起血液浓缩、痰液黏稠不易排出等不良反应。

(2)血生化检查的结果：长期使用噻嗪类利尿剂有可能导致水、电解质紊乱，产生低钠、低氯和低钾血症。

三、护理诊断

(一)气体交换受损

与肺血管阻力增高引起肺淤血、肺血管收缩导致肺血流量减少有关。

(二)清理呼吸道无效

与呼吸道感染、痰多黏稠有关。

(三)活动无耐力

与心肺功能减退有关。

(四)体液过多

与心排血量减少、肾血流灌注量减少有关。

(五)潜在并发症

肺性脑病。

四、护理措施

(一)急性期卧床休息

心肺衰竭时应绝对卧床休息，呼吸困难时取半坐卧位或高枕卧位；下肢水肿者应抬高下肢，恢复期适度活动，以能耐受为度。

(二)饮食

进食高热量、高蛋白、丰富维生素、易消化、无刺激的饮食，重者给予半流质或鼻饲饮食，水肿者，宜限制水和钠盐的摄入。

(三)给氧

持续低流量摄氧，使用呼吸机的患者按机械通气护理常规护理。

(四)保持呼吸道通畅

医护人员需指导和鼓励患者进行有效的咳嗽和排痰。

(五)严密观察生命体征、神志等病情变化

患者烦躁不安时，警惕呼吸衰竭，电解质紊乱，未建立人工气道者慎用镇静剂，以免诱发和加重肺性脑病。给予床栏，防坠床。

（六）水肿患者的护理

做好皮肤护理，预防皮肤完整性受损。

（七）心血管并发症护理

心力衰竭、呼吸衰竭、消化道出血者分别按其相应护理常规护理。

（八）给予心理疏导和支持

帮助患者克服多疑，敏感，依赖等心理。

（九）健康教育

1.疾病预防指导

由于慢性肺心病是各种原发肺胸疾病晚期的并发症，应对高危人群宣传教育，劝导戒烟，积极防治慢性阻塞性肺疾病等慢性支气管肺疾病，以降低发病率。指导腹式和缩唇式呼吸训练，改善通气。

2.疾病知识指导

使患者和家属了解疾病发生、发展过程，减少反复发作的次数。积极防治原发病，避免和防治可能导致病情急性加重的诱因，坚持家庭氧疗等。加强饮食营养，以保证机体康复的需要。病情缓解期应根据肺、心功能及体力情况进行适当的体育锻炼，如散步、气功、太极拳、腹式呼吸、缩唇呼吸等，改善呼吸功能，提高机体免疫功能。

3.就诊指标

(1)体温升高。

(2)呼吸困难加重。

(3)咳嗽剧烈、咳痰不畅。

(4)尿量减少、水肿明显。

(5)患者神志淡漠、嗜睡、躁动、口唇发绀加重等。

五、护理效果评估

(1)患者神志清楚、情绪稳定。

(2)患者自觉症状好转(咳嗽、咳痰、呼吸困难减轻、发绀好转)。

(3)患者体温正常、心率由快变慢，血压平稳。

(4)患者尿量增加、体重减轻、水肿减轻。

(5)患者血气分析、血常规检查、电解质检查均恢复至缓解期水平。

（张营营）

第三节　风湿性心脏瓣膜病

风湿性心脏瓣膜病(简称风心病)多见于20～40岁，女性多于男性，约1/3的患者无典型风湿热病史。二尖瓣病变最常见，发生率达95%～98%；主动脉瓣病变次之，发生率为20%～35%；三尖瓣病变为5%；肺动脉瓣病变仅为1%；联合瓣膜病变占20%～30%。非风湿性心瓣膜病见于老年瓣膜病、二尖瓣脱垂综合征、先天性瓣膜异常、感染性心内膜炎、外伤等。

一、二尖瓣狭窄

(一)病因和发病机制

二尖瓣狭窄(MS)几乎均为风湿性,2/3为女性,急性风湿热一般10年后(至少2年)才出现杂音,常于25～30岁时出现症状。先天性MS罕见,患儿的存活时间一般不超过2年。老年性二尖瓣狭窄患者并不罕见。占位性病变,如左心房黏液瘤或血栓形成很少导致MS。

MS是一种进行性损害性病变,狭窄程度随年龄增加而逐渐加重。无症状期为10～20年。多数患者在风湿热发作后10年内无狭窄的临床症状。在随后的10年内,多数患者可做出二尖瓣狭窄的诊断,但患者常无症状。正常二尖瓣瓣口面积为4～6 cm^2,当瓣口缩小到1.5～2.5 cm^2时,才出现明显的血流动力学障碍,患者可感到劳累时心悸气促,此时患者一般在20～40岁。再过10年,当瓣口缩小到1.1～1.5 cm^2时,就会出现明显的左心衰竭症状。当瓣口小于1.0 cm^2时,肺动脉压明显升高,患者出现右心衰竭的症状和体征,随后因反复发作心力衰竭而死亡。

(二)临床表现

1.症状

MS的临床表现主要有呼吸困难、咯血、咳嗽、心悸,少数患者可有胸痛、晕厥。合并快速性心房颤动、肺部感染等,可发生急性左心衰竭。有胸痛者,常提示合并冠心病、严重主动脉瓣病变或肺动脉高压(致右心室缺血)等。出现晕厥者少见,如反复发生晕厥多提示合并主动脉瓣狭窄、左心房球形血栓、并发肺栓塞或左心房黏液瘤等。由于患者左心房扩大和肺动脉扩张而挤压左喉返神经而引起声音嘶哑,压迫食管可引起吞咽困难。肺水肿为重度二尖瓣狭窄的严重并发症,患者突然出现重度呼吸困难,不能平卧,咳粉红色泡沫样痰,双肺布满啰音,如不及时抢救,往往致死。长期的肺淤血可引起肺动脉高压、右心衰竭而使患者出现颈静脉曲张、肝大、直立性水肿和胸腔积液、腹水等;右心衰竭发生后患者的呼吸困难减轻,发生急性肺水肿和大咯血的危险性减少。

MS常并发心房颤动(发生率为20%～60%,平均为50%),主要见于病程晚期;房颤发生后心排血量减少20%左右,可诱发、加重心功能不全,甚至引起急性肺水肿。房颤发生后平均存活年限为5年左右,但也有存活长达25年以上者。由于房颤后心房内血流缓慢及淤滞,故易促发心房内血栓形成,血栓脱落后可引起栓塞。其他并发症有感染性心内膜炎(8%)、肺部感染等。

2.体征

查体可有二尖瓣面容——双颧绀红色,心尖区第一心音(S_1)亢进和开瓣音(如瓣膜钙化僵硬则第一心音减弱、开瓣音消失),心尖区有低调的隆隆样舒张中晚期杂音,常伴舒张期震颤。肺动脉高压时可有肺动瓣第二音(P_2)亢进,也可有肺动脉扩张及三尖瓣关闭不全的杂音。心房颤动特别是伴有较快心室率时,心尖区舒张期杂音可发生改变或暂时消失,心率变慢后杂音又重新出现。所谓"哑型MS"是指有MS存在,但临床上未能闻及心尖区舒张期杂音,这种情况可见于快速性心房颤动、合并重度二尖瓣反流或主动脉瓣病变、心脏重度转位、合并肺气肿、肥胖及重度心功能不全等。

(三)诊断

1.辅助检查

(1)X线:典型表现为二尖瓣型心脏,左心房大、右心室大、主动脉结小,食管下段后移,肺淤血,间质性肺水肿和含铁血黄素沉着等征象。

(2)心电图：可出现二尖瓣型 P 波，PTFV1(＋)，心电轴右偏和右心室肥厚。

(3)超声心动图：可确定狭窄瓣口面积及形态，M 型超声可见二尖瓣运动曲线呈典型“城垛样改变”。

2.诊断要点

查体发现心尖区隆隆样舒张期杂音、心尖区 S_1 亢进和开瓣音、P_2 亢进，可考虑 MS 的诊断。辅助检查可明确诊断。

依瓣口大小，将 MS 分为轻、中、重度；其瓣口面积分别为 1.5～2.0 cm^2、1.0～1.5 cm^2、小于 1.0 cm^2。

3.鉴别诊断

临床上应与下列情况的心尖区舒张期杂音相鉴别，如功能性 MS、左心房黏液瘤或左心房球形血栓、扩张型或肥厚型心肌病、三尖瓣狭窄、Austin-Flint 杂音、Carey-Coombs 杂音及甲状腺功能亢进症、贫血、二尖瓣关闭不全、室缺等流经二尖瓣口的血流增加时产生的舒张期杂音。

(四)治疗

MS 患者左心室并无压力负荷或容量负荷过重，因此没有任何特殊的内科治疗。内科治疗的重点是针对房颤和防止血栓栓塞并发症。对出现肺淤血或肺水肿的患者，可慎用利尿药和静脉血管扩张药，以减轻心脏前负荷和肺淤血。洋地黄仅适用于控制快速性房颤时的心室率。β 受体阻滞剂仅适用于心房颤动并快速心室率或有窦性心动过速时。MS 的主要治疗措施是手术。

二、二尖瓣关闭不全

(一)病因和发病机制

二尖瓣关闭(MR)包括急性和慢性 2 种类型。急性二尖瓣关闭不全起病急，病情重。急性 MR 多为腱索断裂或乳头肌断裂引起。此外，感染性心内膜炎所致的瓣膜穿孔、二尖瓣置换术后发生的瓣周漏、MS 的闭式二尖瓣分离术或球囊扩张术的瓣膜撕裂等也可引起。慢性 MR 在我国以风心病为其最常见原因，在西方国家则二尖瓣脱垂为常见原因。其他原因有冠心病、老年瓣膜病、感染性心内膜炎、左心室显著扩大、先天畸形、特发性腱索断裂、系统性红斑狼疮、类风湿关节炎、肥厚型梗阻性心肌病、心内膜心肌纤维化和左心房黏液瘤等。

急性 MR 时，左心房压急速上升，进而导致肺淤血，甚至急性肺水肿，相继出现肺动脉高压及右心衰竭；而左心室的前向排血量明显减少。慢性 MR 时，左心房顺应性增加，左心房扩大。同时扩大的左心房、左心室在较长时间内适应容量负荷增加，使左心房室压不至于明显上升，故肺淤血出现较晚。持续的严重过度负荷，终致左心衰竭，肺淤血、肺动脉高压、右心衰竭相继出现。

(二)临床表现

1.症状

轻度 MR 患者，如无细菌性心内膜炎等并发症，可无症状。最早症状常为活动后易疲乏，或体力活动后心悸、呼吸困难。当出现左心衰竭时，可表现为活动后呼吸困难或端坐呼吸，但较少发生肺水肿及咯血。一旦出现左心衰竭，多呈进行性加重，病情多难以控制。急性 MR 时，起病急，病情重，肺淤血，甚至急性肺水肿，相继出现肺动脉高压及右心衰竭。

2.体征

查体于心尖区可闻及全收缩期吹风样高调一贯性杂音，可伴震颤；杂音一般向左腋下和左肩胛下区传导。心尖冲动呈高动力型；瓣叶缩短所致重度关闭不全者，第一心音常减弱。

二尖瓣脱垂者的收缩期非喷射性喀喇音和收缩晚期杂音为本病的特征。凡使左心室舒张末期容积减少的因素，如从平卧位到坐位或直立位、吸入亚硝酸异戊酯等都可以使喀喇音提前和收缩期杂音延长；凡使左心室舒张末期容积增加的因素，如下蹲、握拳、使用普萘洛尔（心得安）等均使喀喇音出现晚和收缩期杂音缩短。严重的二尖瓣脱垂产生全收缩期杂音。

（三）诊断

1.辅助检查

（1）左心室造影：为本病半定量反流严重程度的“金标准”。

（2）多普勒超声：诊断 MR 敏感性几乎达 100%，一般将左心房内最大反流面积 $<4\ cm^2$ 为轻度反流，$4\sim8\ cm^2$ 为中度反流，$>8\ cm^2$ 为重度反流。

（3）超声心动图：可显示二尖瓣形态特征，并提供心腔大小、心功能及并发症等情况。

2.诊断要点

MR 的主要诊断依据为心尖区响亮而粗糙的全收缩期杂音，伴左心房、左心室增大。确诊有赖于超声心动图等辅助检查。

3.鉴别诊断

因非风湿性 MR 占全部 MR 的 55%，加之其他心脏疾病也可在心尖区闻及收缩期杂音，故应注意鉴别。非风湿性 MR 杂音可见于房缺合并 MR、乳头肌功能不全或断裂、室间隔缺损、三尖瓣关闭不全、主动脉瓣狭窄及关闭不全、二尖瓣腱索断裂或瓣叶穿孔、二尖瓣脱垂、二尖瓣环钙化、扩张型心肌病、直背综合征等。

（四）治疗

1.二尖瓣关闭不全

无症状的慢性 MR、左心室功能正常时，并无公认的内科治疗。如无高血压，也无应用扩血管药或 ACEI 的指征。主要的治疗措施是手术。

2.二尖瓣脱垂

二尖瓣脱垂不伴有 MR 时，内科治疗主要是预防心内膜炎和防止栓塞。β 受体阻滞剂可应用于二尖瓣脱垂患者伴有心悸、心动过速或伴交感神经兴奋增加的症状及有胸痛、忧虑的患者。

三、主动脉瓣狭窄

（一）病因和发病机制

主动脉瓣狭窄（AS）的主要原因是风湿性、先天性和老年退行性瓣膜病变。风湿性 AS 约占慢性风湿性心脏病的 25%，男性多见，几乎均伴发二尖瓣病变和主动脉瓣关闭不全。

正常瓣口面积 $\geqslant 3.0\ cm^2$。当瓣口面积减少一半时，收缩期无明显跨瓣压差；小于或等于 $1.0\ cm^2$ 时，左心室收缩压明显增高，压差显著。左心室对慢性 AS 所致后负荷增加的代偿机制为进行性左心室壁向心性肥厚，顺应性降低，左心室舒张末期压力进行性增高；进而导致左心房代偿性肥厚，最终由于室壁应力增高、心肌缺血和纤维化而致左心衰竭。严重的 AS 致心肌缺血。

（二）临床表现

1.症状

AS 可多年无症状，一旦出现症状平均寿命仅 3 年。典型的 AS 三联症是晕厥、心绞痛和劳力性呼吸困难。呼吸困难是最常见的症状，约见于90%的患者，先是劳力性呼吸困难，进而发生端坐呼吸、阵发性夜间呼吸困难和急性肺水肿。心绞痛见于60%的有症状患者，多发生于劳累或卧床时，3%～5%的患者可发生猝死。晕厥或晕厥先兆可见于1/3的有症状患者，可发生于用力或服用硝酸甘油时，表明AS严重。晕厥也可由心室纤颤引起。少部分患者可发生心律失常、感染性心内膜炎、体循环栓塞、胃肠道出血和猝死等。

2.体征

查体心尖部抬举性搏动十分有力且有滞留感，心尖部向左下方移位。80%的患者于心底部主动脉瓣区可能触及收缩期震颤，反映跨膜压差＞5.3 kPa(40 mmHg)。典型的AS收缩期杂音在3/6级以上，为喷射性，呈递增-递减型，菱峰位于收缩中期，在胸骨右缘第2肋间及胸骨左缘第3～4肋间最清楚。主动脉瓣区第二心音减弱或消失。收缩压显著降低，脉压小，脉搏弱。高度主动脉瓣狭窄时，杂音可不明显，而心尖部可闻及第四心音，提示狭窄严重，跨膜压差在9.3 kPa(70 mmHg)以上。

(三)诊断

1.辅助检查

(1)心电图：可表现为左心室肥厚、伴ST-T改变和左心房增大。

(2)超声心动图：有助于确定瓣口狭窄的程度和病因诊断。

(3)心导管检查：可测出跨瓣压差并据此计算出瓣口面积，＞1.0 cm^2 为轻度狭窄，0.75～1.0 cm^2 为中度狭窄，＜0.75 cm^2 为重度狭窄。根据压差判断，则平均压差＞6.7 kPa(50 mmHg)或峰压差＞9.3 kPa(70 mmHg)为重度狭窄。

2.诊断和鉴别诊断

根据病史、主动脉瓣区粗糙而响亮的喷射性收缩期杂音和收缩期震颤，诊断多无困难。应鉴别是风湿性、先天性、老年钙化性AS或特发性肥厚型主动脉瓣下狭窄(IHSS)。病史、超声心动图等可助鉴别。

(四)治疗

无症状的AS患者并无特殊内科治疗。有症状的AS则必须手术。有肺淤血的患者，可慎用利尿药。ACEI具有血管扩张作用，应慎用于瓣膜狭窄的患者，以免前负荷过度降低致心排血量减少，引起低血压、晕厥等。AS患者也应避免应用β受体阻滞剂等负性肌力药物。重度AS患者应选用瓣膜置换术。经皮主动脉球囊成形术尚不成熟，仅适用于不能手术患者的姑息治疗。

四、主动脉瓣关闭不全

(一)病因和发病机制

主动脉瓣关闭不全(AR)是由主动脉瓣和主动脉根部病变所引起，分急性与慢性两类。慢性AR的病因有风湿性、先天性畸形、主动脉瓣脱垂、老年瓣膜病变、主动脉瓣黏液变性、梅毒性AR、升主动脉粥样硬化与扩张、马方综合征、强直性脊柱炎、特发性升主动脉扩张、严重高血压和(或)动脉粥样硬化等，其中2/3的AR为风心病引起，单纯风湿性AR少见。

急性AR的原因有：感染性心内膜炎、主动脉根部夹层或动脉瘤、由外伤或其他原因导致的主动脉瓣破裂或急性脱垂、AS行球囊成形术或瓣膜置换术的并发症。

急性AR时，心室舒张期血流从主动脉反流入左心室，左心室同时接受左心房和主动脉反流的血液，左心室急性扩张以适应容量过度负荷的能力有限，故左心室舒张压急剧上升，随之左心房压升高、肺淤血、肺水肿。同时,AR使心脏前向排血量减少。

慢性AR时,常缓慢发展、逐渐加重,故左心室有充足的时间进行代偿;使左心室能够在反流量达心排血量80%左右的情况下,多年不出现严重循环障碍的症状;晚期才出现心室收缩功能降低,左心衰竭。

(二)临床表现

1.症状

急性AR,轻者可无症状,重者可出现急性左心衰竭和低血压。慢性AR可多年(5~10年)无症状,首发症状可为心悸、胸壁冲撞感、心前区不适、头部强烈搏动感;随着左心功能减退,出现劳累后气急或呼吸困难,左心衰竭逐渐加重后,可随时发生阵发性夜间呼吸困难、肺水肿及端坐呼吸,随后发生右心衰竭。也可发生心绞痛(较主动脉瓣狭窄少见)和晕厥。在出现左心衰竭后,病情呈进行性恶化,常于1~2年死亡。

2.体征

查体在胸骨左缘第3~4肋间或胸骨右缘第2肋间闻及哈气样递减型舒张期杂音。该杂音沿胸骨左缘向下传导,达心尖部及腋前线,取坐位、前倾、深呼气后屏气最清楚。主动脉瓣区第二心音减弱或消失。脉压升高,有水冲脉,周围血管征常见。

(三)诊断

1.辅助检查

(1)胸部X线:表现为左心室、左心房大,心胸比率增大,左心室段延长及隆突,心尖向下延伸,心腰凹陷,心脏呈主动脉型,主动脉继发性扩张。

(2)心电图:表现为左心室肥厚伴劳损。

(3)超声心动图:可见主动脉增宽,AR时存在裂隙或瓣膜撕裂、穿孔等,二尖瓣前叶舒张期纤细扑动或震颤(为AR的可靠征象,但敏感性只有43%),左心室扩大,室间隔活动增强并向右移动等。

(4)心脏多普勒超声心动图:可显示血液自主动脉反流入左心室。

(5)主动脉根部造影:诊断本病的金标准,若注射造影剂后,造影剂反流到左心室,可确定AR的诊断,若左心室造影剂浓度低于主动脉内造影剂浓度,则提示为轻度AR;若两者浓度相近,则提示中度反流;若左心室浓度高于主动脉浓度,则提示重度反流。

2.诊断要点

如在胸骨左缘或主动脉瓣区有哈气样舒张期杂音,左心室明显增大,并有周围血管征,则AR之诊断不难确立。超声心动图、心脏多普勒超声心动和主动脉根部造影可明确诊断。风湿性AR常与AS并存,同时合并二尖瓣病变。

3.鉴别诊断

风湿性AR需与老年性和梅毒性AR、马方综合征及瓣膜松弛综合征、先天性主动脉瓣异常、细菌性心内膜炎、高血压和动脉粥样硬化性主动脉瓣病变、主动脉夹层、动脉瘤及外伤等所致的AR相鉴别。

(四)治疗

有症状的AR患者必须手术治疗,而不是长期内科治疗的对象。血管扩张药(包括ACEI)应用于慢性AR患者,目的是减轻后负荷,增加前向心排血量而减轻反流,但是否能有效降低左心室舒张末容量,增加LVEF尚不肯定。

五、护理措施

注意休息，劳逸结合，避免过重体力活动。但在心功能允许情况下，可进行适量的轻体力活动或轻体力的工作。预防感冒、防止扁桃体炎、牙龈炎等。如具发生感染可选用青霉素治疗。对青霉素过敏者可选用红霉素或林可霉素治疗。心功能不全者应控制水分的摄入，饮食中适量限制钠盐，每天以 10 g 以下为宜，切忌食用盐腌制品。服用利尿药者应吃些水果，如香蕉、橘子等。房颤的患者不宜做剧烈活动。应定期门诊随访；在适当时期要考虑行外科手术治疗，何时进行，应由医师根据具体情况定。如需拔牙或作其他小手术，术前应采用抗生素预防感染。

（张营营）

第四节　心 包 疾 病

一、疾病概述

（一）概念和特点

心包疾病种类繁多，大部分是继发性心包炎，按病因可分为特发性感染、结缔组织病、全身性疾病、代谢性疾病、肿瘤、药物反应、射线照射、外伤和医源性等。按病程进展可分为急性心包炎（伴或不伴心包积液）、慢性心包积液、粘连性心包炎、亚急性渗出性缩窄性心包炎、慢性缩窄性心包炎等。临床上以急性心包炎和慢性缩窄性心包炎最为常见。

急性心包炎是由心包脏层和壁层急性炎症，可由细菌、病毒、自身免疫、物理、化学等因素引起。心包炎是某种疾病表现的一部分或为其并发症，故常被原发病所掩盖，但也可单独存在。心包炎的尸解诊断发病率为 2%～6%，而临床统计占住院患者构成为 1%，说明急性心包炎极易漏诊。心包炎发病率男性多于女性，约为 3∶2。

慢性缩窄性心包炎是指心脏被致密厚实的纤维化或钙化心包所包围，使心室舒张期充盈受限而产生一系列循环障碍的病征。缩窄性心包炎发病率较低，发病年龄以 20～30 岁最多，男与女比为 2∶1。

（二）相关病理生理

1.急性心包炎

心包急性炎症反应时，心包脏层和壁层出现炎性渗出，若无明显液体积聚，为纤维蛋白性心包炎。急性纤维蛋白性心包炎或少量积液不致引起心包压力升高，不影响血流动力学。但如液体迅速增多，心包无法伸展以适应其容量的变化，使心包内压力急骤上升，即可引起心脏受压，导致心室舒张期充盈受阻，并使周围静脉压升高，最终使心排血量降低，血压下降，构成急性心脏压塞的临床表现。

2.慢性缩窄性心包炎

急性心包炎后，渗出液逐渐吸收可有纤维组织增生、心包增厚粘连、壁层与脏层融合钙化，使心脏和大血管根部受限。心包缩窄使心室舒张期扩张受阻，心室舒张期充盈减少，使每搏输出量下降。为维持心排血量，心率增快，同时由于上、下腔静脉回流受阻，出现静脉压升高。长期缩窄,心肌可萎缩。

(三)病因

1.急性心包炎

过去常见病因为风湿热、结核和细菌感染性,近年来病毒感染、肿瘤、尿毒症性及心肌梗死性心包炎发病率明显增多。

(1)感染性:由病毒、细菌、真菌、寄生虫、立克次体等感染引起。

(2)非感染性:常见有急性非特异性心包炎、肿瘤、自身免疫(风湿热及其他结缔组织疾病、心肌梗死后综合征、心包切开后综合征及药物性)、代谢疾病、外伤或放射性等物理因素、邻近器官疾病。

2.缩窄性心包炎

继续于急性心包炎,以结构性最为常见,其次为急性非特异性心包炎、化脓性或创伤性心包炎后演变而来。放射性心包炎和心脏直视手术后引起者逐渐增多,少数与心包肿瘤有关,也有部分患者病因不明。

(四)临床表现

1.急性心包炎

(1)纤维蛋白性心包炎:心前区疼痛为主要症状。疼痛性质可尖锐,与呼吸运动有关,常因咳嗽、深呼吸、变换体位或吞咽而加重。疼痛部位在心前区,可放射到颈部、左肩、左臂及左肩胛骨,也可达上腹部。疼痛也可呈压榨样,位于胸骨后。

心包摩擦音是其典型体征,呈抓刮样粗糙音,与心音的发生无相关性。多位于心前区,以胸骨左缘第 3、4 肋间最为明显;坐位时身体前倾、深吸气或将听诊器胸件加压更容易听到。心包摩擦单可持续数小时或数天、数周,当积液增多时摩擦音消失,但如有部分心包粘连则仍可闻及。

(2)渗出性心包炎:临床表现取决于积液对心脏的压塞程度,轻者可维持正常的血流动力学,重者出现循环障碍或衰竭。

呼吸困难是心包积液最突出的症状,严重时患者呈端坐呼吸,身体前倾、呼吸浅速、面色苍白。也可因压迫气管和食管产生干咳、声音嘶哑和吞咽困难。此外还可有发冷、发热、心前区或上腹部闷胀、乏力、烦躁等症状。

心尖冲动弱或消失,心脏叩诊心浊音界扩大,心音低而遥远。大量积液时可在左肩胛骨下出现浊音及左肺受压迫所引起的支气管呼吸音,称为心包积液征。大量渗液可使收缩压降低,舒张压变化不大,故脉压变小。可累及静脉回流,出现颈静脉曲张、肝大、腹水及下肢水肿等。

(3)心脏压塞:快速心包积液可引起急性心脏压塞,表现为明显心动过速、血压下降、脉压变小和静脉压明显上升,可产生急性循环衰竭、休克等。如积液较慢可出现亚急性或慢性心脏压塞,表现为体循环静脉淤血、颈静脉曲张、静脉压升高、奇脉等。

2.缩窄性心包炎

多见于急性心包炎后 1 年内形成。常常表现为劳力性呼吸困难、疲乏、食欲缺乏、上腹胀满或疼痛。体检可见颈静脉曲张、肝大、腹水、下肢水肿、心率增快,可见 Kussmaul 征;心尖冲动不明显,心浊音界不增大,心音减低,可闻及心包叩击音。心律一般为窦性,有时可有心房颤动。脉搏细弱无力,动脉收缩压降低,脉压变小。

(五)辅助检查

1.化验室检查

取决于原发病,感染性者常有白细胞计数增加、血沉增快等炎症反应。

2.X线检查

对渗出性心包炎有一定价值,可见心脏阴影向两侧增大,心脏搏动减弱或消失。成人液体量少于250 mL、儿童少于150 mL时,X线检查难以检出。缩窄性心包炎X线检查示心影偏小、正常或轻度增大,左右心缘变直,主动脉弓小或难以辨识,上腔静脉常扩张,有时可见心包钙化。

3.心电图

急性心包炎时心电图可出现的异常现象包括:除aVR导联以外ST段抬高,呈弓背向下型,aVR导联中ST段压低;数天后ST段回基线,出现T波低平及倒置,持续数周至数月后T波恢复正常;除aVR和V_1导联外P-R段压低,无病理性Q波,常常有窦性心动过速。心包积液时有QRS波低电压和电交替。缩窄性心包炎心电图中有QRS低电压,T波低平或倒置。

4.超声心动图

对诊断心包积液简单易行,迅速可靠。对缩窄性心包炎的诊断价值较低,均为非特异表现。心脏压塞的特征:右心房及右心室舒张期塌陷,吸气时右心室内径增大,左心室内径减少,室间隔左移等。

5.磁共振显像

能清晰显示心包积液的容量和分布情况,并可分辨积液的性质,但费用高,少用。

6.心包穿刺

可证实心包积液的存在并对抽取液体做常规涂片、细菌培养和找肿瘤细胞等检查。心包穿刺的主要指征是心脏压塞和未能明确病因的渗出性心包炎。

7.心包镜及心包活检

有助于明确病因。

8.右心导管检查

对缩窄性心包炎可检查出血流动力学的改变。

(六)治疗原则

1.病因治疗

针对病因,应用抗生素、抗结核药物、化疗药物等。

2.对症治疗

呼吸困难者给予半卧位、吸氧;疼痛者应用镇痛剂,首选非甾体抗炎药。

3.心包穿刺

可解除心脏压塞和减轻大量渗液引起的压迫症状,必要时可经穿刺在心包腔内注入抗菌药物或化疗药物等。

4.心包切开引流及心包切除术等

心包切除术是缩窄性心包炎的唯一治疗措施,切开指征由临床症状、超声心动图、心脏导管等决定。

二、护理评估

(一)一般评估

1.生命体征

体温可正常,急性非特异性心包炎和化脓性心包炎可出现高热。根据心包内渗液对心脏压塞的程度不同,可出现心率增快,血压低、脉压变小、脉搏细弱或奇脉等。

2.患者主诉

有心脏压塞时有无心前区疼痛、疲乏、劳力性呼吸困难、干咳、声音嘶哑及吞咽困难等症状,缩窄性心包炎心搏量降低时患者有厌食、上腹胀满或疼痛感。

3.相关记录

体位、心前区疼痛情况(部位、性状和持续时间、影响因素等)、皮肤、出入量等记录结果。

(二)身体评估

1.头颈部

大量渗液累及静脉回流,可出现颈静脉曲张现象。

2.胸部

心前区视诊示心尖冲动不明显。纤维蛋白性心包炎时心前区可扪及心包摩擦感;当渗出液增多时心尖冲动弱,位于心浊音界左缘的内侧或不能扪及。急性渗出性心包炎时心脏叩浊音界向两侧增大,皆为绝对浊音区。缩窄性心包炎患者心浊音界不增大。心包摩擦音是纤维蛋白性心包炎的典型表现,随着心包内渗液增多心音低而遥远,大量积液时可在左肩胛骨下出现浊音及支气管呼吸音,缩窄性心包炎患者在胸骨左缘第 3、4 肋间可闻及心包叩击音,发生于第二心音后 0.09～0.12 秒,呈拍击性质,是舒张期充盈血流因心包的缩窄而突然受阻并引起心室壁的振动所致。

3.腹部

大量心包渗液患者可有肝大、腹水或下肢水肿等(腹水较皮下水肿出现的要早而明显)。

4.其他

呼吸困难时可出现端坐呼吸、面色苍白,可有发绀。

(三)心理-社会评估

患者在疾病治疗过程中的心理反应与需求,家庭及社会支持情况,引导患者正确配合疾病的治疗与护理。

(四)辅助检查结果评估

1.心电图

心率(律)是否有改变。

2.X 线检查

肺部无明显充血现象而心影显著增大是心包积液的有力证据,可与心力衰竭相区别。

三、护理诊断

(一)气体交换受阻

与肺淤血、肺或支气和受压有关。

(二)疼痛:胸痛

与心包炎症有关。

(三)体液过多

与渗出性、缩窄性心包炎有关。

(四)体温过高

与心包炎症有关。

(五)活动无耐力

与心排血量减少有关。

四、护理措施

(一)一般护理

协助患者取舒适卧位,出现心脏压塞的患者往往被迫采用前倾端坐位。保持环境安静,注意病室的温度和湿度,避免受凉。观察患者呼吸状况、监测血压气分析结果,患者出现胸闷气急时应给予氧气吸入。控制输液速度,防止加重心脏负荷。

(二)疼痛的护理

评估疼痛情况:疼痛的部位、性质及其变化情况,是否可闻及心包摩擦音。指导患者避免用力咳嗽、深呼吸或突然改变体位等,以免引起疼痛。使用非甾体抗炎药时应观察药物疗效以及患者有无胃肠道反应、出血等不良反应。若疼痛加重,可应用吗啡类药物。

(三)用药护理

使用抗菌、抗结核、抗肿瘤、镇痛等药物时监测疗效、观察不良反应是否发生。

(四)心理护理

多关心体贴患者,使患者保持良好的情绪,积极配合治疗护理。

(五)皮肤护理

有心脏压塞症状的患者常被迫采取端坐卧位,应加强骶尾部骨隆突处皮肤的护理,可协助患者定时更换前倾角度、决不按摩、防止皮肤擦伤,预防压疮。

(六)心包穿刺术的配合和护理

1.术前护理

术前常规行心脏超声检查,以确定积液量和穿刺部位,并标记好最佳穿刺点。备齐用物,向患者说明手术的意义和必要性,解除顾虑,必要时可使用少量镇静剂;如有咳嗽,可给予镇咳药物;建立静脉通道,备好抢救药品如阿托品等;进行心电、血压监测。

2.术中配合

嘱患者避免剧烈咳嗽或深呼吸,穿刺过程中如有不适应立即告知医护人员。严格无菌操作,抽液时随时夹闭胶管,防止空气进入心包腔;抽液要缓慢,第一次抽液量不超过 100 mL,以后每次抽液量不超过 300 mL,以防急性右心室扩张。若抽出新鲜血液应立即停止抽吸,密切观察有无心脏压塞症状。记录抽液量、性状,并采集好标本送检。抽液过程中均应密切观察患者的反应和主诉,如有异常,及时处理。

3.术后护理

拔除穿刺针后,于穿刺部位处覆盖无菌纱布并固定。嘱患者休息,穿刺后 2 小时内继续心电、血压监测,密切观察生命体征。心包引流者需做好引流管护理,待每天引流量<25 mL 时可

拔除引流管。

(七)健康教育

1.疾病知识指导

嘱患者注意休息，防寒保暖，防止呼吸道感染。加强营养，进食高热量、高蛋白、高维生素的易消化食物，限制钠盐摄入。对缩窄性心包炎患者讲明行心包切除术的重要性，解除思想顾虑，配合好治疗，以利心功能恢复。术后仍应休息半年左右。

2.用药指导与病情监测

鼓励患者坚持足够疗程药物治疗(如抗结核治疗)的重要性，不可擅自停药，防止复发。注意药物的变态反应，定期检查肝肾功能，定期随访。

五、护理效果评估

(1)患者自觉症状好转，包括呼吸困难、疼痛减轻、食欲增加、活动耐力增强等。

(2)患者心排血量能满足机体需要，心排血量减少症状和肺淤血症状减轻或消失。

(3)患者体温降至正常范围。

(4)患者焦虑感减轻，情绪稳定，能复述疾病相关知识及配合治疗护理的方法。

(5)患者能配合并顺利完成心包穿刺术。

(6)患者及早发现心脏压塞征兆，预防休克发生。

(张营营)

第五节　病毒性心肌炎

病毒性心肌炎是指由嗜心肌性病毒感染所致的，以非特异性间质性的心肌炎为主要病变的疾病，可呈局限性或弥漫性改变。

一、病因和发病机制

确切的发病机制尚不清楚，可能与病毒感染和自身免疫反应有关。最常见的病毒是柯萨奇B组2～5型和A组9型病毒，其次是埃可病毒、腺病毒、流感病毒等。

二、临床表现

半数以上患者在发病前1～3周有病毒感染的临床表现，如发热、头痛、全身倦怠感等上呼吸道感染症状，或有恶心、呕吐、腹痛、腹泻等消化道症状。然后出现心血管系统症状，如心悸、气短、胸闷、胸痛等。重症患者可出现心力衰竭、休克、晕厥、阿-斯综合征、猝死等。

三、辅助检查

(一)实验室检查

(1)血常规：白细胞计数轻度升高，血沉加快。

(2)血清心肌损伤标志物：急性期肌酸激酶(CK)、肌酸激酶同工酶(CK-MB)、心肌肌钙蛋白

T(cTnT)，心肌肌钙蛋白 I(cTnI)，天门冬酸氨基转移酶(AST)等增高。其中 cTnT、cTnI 的敏感性及特异性最强，并且检测时间窗也最宽(可达 2 周)。

(3)血清病毒中和抗体及血凝抑制抗体升高，>4 倍或 1 次>1：640即为阳性标准。

(4)从患者咽部、粪便、血液标本中可做病毒分离。

(二)心电图检查

各种类型的心律失常、非特异性的 ST-T 改变。

(三)X 线检查

正常或不同程度心脏扩大、心搏动减弱，心力衰竭时有肺淤血、肺水肿征。

(四)超声心动图检查

心脏扩大，室壁运动减弱，若伴有心包炎，可见心包积液征、心收缩功能降低。

四、治疗要点

病毒性心肌炎无特效治疗，治疗目的在于减轻心脏负荷，控制心律失常和防治心力衰竭。

(一)休息

休息是治疗急性病毒性心肌炎最重要的措施，急性期应卧床休息，尤其是心脏扩大或心力衰竭者，至少应休息 3 个月，待心界恢复正常或不再缩小，体温正常方可活动。

(二)改善心肌代谢，促进心肌恢复治疗

(1)静脉滴注维生素 C 5～10 g+5%葡萄糖 500～1 000 mL，每天 1 次，2 周 1 个疗程。

(2)极化液(ATP、辅酶 A、维生素 C)静脉滴注，加强心肌营养。

(3)辅酶 Q_{10} 每次 10 mg，每天 3 次，口服；曲美他嗪每次 20 mg，每天 3 次，口服。

(三)抗病毒治疗

干扰素(10～30)×10^5 U，每天 1 次肌内注射，2 周为 1 个疗程；黄芪注射液可能有抗病毒、调节免疫功能，可口服或静脉滴注。

(四)抗生素应用

治疗初期应常规应用青霉素(40～80)×10^5 U/d 或克林霉素 1.2 g/d 静脉滴注 1 周。

(五)并发症治疗

并发心力衰竭、心律失常者按相应常规治疗。但在急性心肌炎时洋地黄制剂用量宜偏小，因此时易引起洋地黄中毒。

(六)激素应用

病程早期不主张应用糖皮质激素，但在重症病例，如伴难治性心力衰竭或三度房室传导阻滞者可少量、短期内试用。

病毒性心肌炎大多数预后良好，重症者死于心力衰竭，严重心律失常；少数患者转为慢性，或发展为扩张型心肌病。

五、护理措施

(一)病情观察

监测患者脉搏、心律的变化情况，及时发现患者是否发生心力衰竭、严重心律失常等危重情况。

(二)充分休息

对病毒性心肌炎患者来说,休息是减轻心脏负荷的最好方法。症状明显、血清心肌酶增高或出现严重心律失常的患者应卧床 3 个月以上,心脏增大者最好卧床半年至 1 年,待症状、体征、心脏大小、心电图恢复正常后,逐渐增加活动量。

(三)饮食

给予高热量、高蛋白、高维生素、丰富矿物质饮食,增加营养,满足机体消耗并促进心肌细胞恢复。

(四)心理支持

病毒性心肌炎患者中青壮年占一定比例,且在疾病急性期心悸等症状明显,影响患者的日常生活和工作,使患者产生焦急、烦躁等情绪。故应向患者讲明本病的演变过程及预后,使患者安心休养。

(张营营)

第七章

消化内科疾病的护理

第一节 反流性食管炎

反流性食管炎(reflux esophagitis,RE)是指胃、十二指肠内容物反流入食管所引起的食管黏膜炎症、糜烂、溃疡和纤维化等病变,甚至引起咽喉、气道等食管以外的组织损害。其发病男性多于女性,男女比例为(2～3)∶1,发病率为1.92%。随着年龄的增长,食管下段括约肌收缩力的下降,胃、十二指肠内容物自发性反流,而使老年人反流性食管炎的发病率有所增加。

一、病因与发病机制

(一)抗反流屏障削弱

食管下括约肌是指食管末端3～4 cm长的环形肌束。正常人静息时压力为1.3～4.0 kPa(10～30 mmHg),为一高压带,防止胃内容物反流入食管。由于年龄的增长,机体老化导致食管下括约肌的收缩力下降引起食物反流。一过性食管下括约肌松弛也是反流性食管炎的主要发病机制。

(二)食管清除作用减弱

正常情况下,一旦发生食物的反流,大部分反流物通过1～2次食管自发和继发性的蠕动性收缩将食管内容物排入胃内,即容量清除,剩余的部分则由唾液缓慢地中和。老年人食管蠕动缓慢和唾液产生减少,影响了食管的清除作用。

(三)食管黏膜屏障作用下降

反流物进入食管后,可以凭借食管上皮表面黏液、不移动水层和表面HCO_3^-、复层鳞状上皮等构成上皮屏障,以及黏膜下丰富的血液供应构成的后上皮屏障,发挥其抗反流物对食管黏膜损伤的作用。随着机体老化,食管黏膜逐渐萎缩,黏膜屏障作用下降。

二、护理评估

(一)健康史

询问患者的饮食结构及习惯、有无长期服用药物史。

(二)身体评估

1.反流症状

反酸、反食、反胃(指胃内容物在无恶心和不用力的情况下涌入口腔)、嗳气等,多在餐后明显或加重，平卧或躯体前屈时易出现。

2.反流物引起的刺激症状

胸骨后或剑突下烧灼感、胸痛、吞咽困难等。常由胸骨下段向上伸延，常在餐后1小时出现，平卧、弯腰或腹压增高时可加重。反流物刺激食管痉挛导致胸痛，常发生在胸骨后或剑突下。严重时可为剧烈刺痛，可放射到后背、胸部、肩部、颈部、耳后，有的酷似心绞痛的特点。

3.其他症状

咽部不适，有异物感、棉团感或堵塞感，可能与酸反流引起食管上段括约肌压力升高有关。

4.并发症

(1)上消化道出血：因食管黏膜炎症、糜烂及溃疡可以导致上消化道出血。

(2)食管狭窄：食管炎反复发作致使纤维组织增生，最终导致瘢痕性狭窄。

(3)Barrett 食管：在食管黏膜的修复过程中，食管-贲门交界处 2 cm 以上的食管鳞状上皮被特殊的柱状上皮取代，称为 Barrett 食管。Barrett 食管发生溃疡时，又称 Barrett 溃疡。Barrett 食管是食管癌的主要癌前病变，其腺癌的发生率较正常人高 30～50 倍。

(三)辅助检查

1.内镜检查

内镜检查是反流性食管炎最准确、最可靠的诊断方法，能判断其严重程度和有无并发症，结合活检可与其他疾病相鉴别。

2. 24 小时食管 pH 监测

应用便携式 pH 记录仪在生理状态下对患者进行 24 小时食管 pH 连续监测，可提供食管是否存在过度酸反流的客观依据。在进行该项检查前 3 天，应停用抑酸药与促胃肠动力的药物。

3.食管吞钡 X 线检查

对不愿意接受或不能耐受内镜检查者行该检查。严重患者可发现阳性 X 线征。

(四)心理-社会状况

反流性食管炎长期持续存在，病情反复、病程迁延，因此患者会出现食欲缺乏，体重下降，导致患者心情烦躁、焦虑；合并消化道出血时会使患者紧张、恐惧。应注意评估患者的情绪状态及对本病的认知程度。

三、护理诊断

(一)疼痛

胸痛与胃食管黏膜炎性病变有关。

(二)营养失调：低于机能需要量

低于机体需要量与害怕进食、消化吸收不良等有关。

(三)有体液不足的危险

体液不足的危险与合并消化道出血引起活动性体液丢失、呕吐及液体摄入量不足有关。

(四)焦虑

焦虑与病情反复、病程迁延有关。

(五)知识缺乏

缺乏对反流性食管炎病因和预防知识的了解。

四、护理目标

(1)患者能说出缓解疼痛的方法,诉疼痛减轻,发作频率减少。

(2)吞咽困难症状缓解,进食量增加,体重增加。

(3)减轻患者焦虑程度,配合治疗及护理。

(4)患者能说出反流性食管炎发病的相关因素,改变生活方式及不良习惯,积极配合药物治疗。

五、护理措施

(一)一般护理

为减少平卧时及夜间反流可将床头抬高 15～20 cm。避免睡前 2 小时内进食,白天进餐后亦不宜立即卧床。应避免食用使食管下括约肌压力降低的食物和药物,如高脂肪、巧克力、咖啡、浓茶及硝酸甘油、钙通道阻滞剂等。应戒烟及禁酒。减少一切影响腹压增高的因素,如肥胖、便秘、紧束腰带等。

(二)用药护理

遵医嘱给予药物治疗,注意观察药物的疗效及不良反应。

1.H_2 受体拮抗剂

药物应在餐中或餐后即刻服用,若需同时服用抗酸药,则两药应间隔 1 小时以上。若静脉给药应注意控制速度,过快可引起低血压和心律失常。西咪替丁对雄性激素受体有亲和力,可导致男性乳腺发育、勃起功能障碍以及性功能紊乱,应做好解释工作。该药物主要通过肾排泄,用药期间应监测肾功能。

2.质子泵抑制剂

奥美拉唑可引起头晕,应嘱患者用药期间避免开车或做其他必须高度集中注意力的工作。兰索拉唑的不良反应包括荨麻疹、皮疹、瘙痒、头痛、口苦、肝功能异常等,轻度不良反应不影响继续用药,较严重时应及时停药。泮托拉唑的不良反应较少,偶可引起头痛和腹泻。

3.抗酸药

该药在饭后 1 小时和睡前服用。服用片剂时应嚼服,乳剂给药前应充分摇匀。

抗酸剂应避免与奶制品、酸性饮料及食物同时服用。

(三)饮食护理

(1)指导患者有规律地定时进餐,饮食不宜过饱,选择营养丰富、易消化的食物。避免摄入过咸、过甜、过辣的刺激性食物。

(2)制订饮食计划:与患者共同制定饮食计划,指导患者及家属改进烹饪技巧,增加食物的色、香、味,刺激患者食欲。

(3)观察并记录患者每天进餐次数、量、种类,以了解其摄入营养素的情况。

(四)健康教育

1.疾病知识的指导

向患者及家属介绍本病的有关病因,避免诱发因素。保持良好的心理状态,平时生活要有规律,合理安排工作和休息时间,注意劳逸结合,积极配合治疗。

2.饮食指导

指导患者加强饮食卫生和饮食营养，养成有规律的饮食习惯；避免过冷、过热、辛辣等刺激性食物及浓茶、咖啡等饮料；嗜酒者应戒酒。

3.用药指导

根据病因及病情进行指导，嘱患者长期维持治疗，介绍药物的不良反应，如有异常及时复诊。

六、护理效果评价

(1)患者疼痛得到缓解，发作频率减少。

(2)患者营养状况得到改善。

(3)患者焦虑程度减轻。

(赵　昆)

第二节　消化性溃疡

消化性溃疡主要指发生于胃和十二指肠的慢性溃疡，即胃溃疡(GU)和十二指肠溃疡(DU)，因溃疡的形成与胃酸/胃蛋白酶的消化作用有关而得名。临床以慢性病程、周期性发作和节律性上腹部疼痛为主要特点。消化性溃疡是消化系统的常见病，秋冬和冬春之交好发。临床上十二指肠溃疡较胃溃疡多见，两者之比约为 3∶1。男性患病较女性多见，男女之比为(3～4)∶1。十二指肠溃疡好发于青壮年，胃溃疡的发病年龄高峰比十二指肠溃疡约晚 10 年。

一、致病因素

(一)幽门螺杆菌感染

大量研究表明幽门螺杆菌感染是消化性溃疡的主要病因，尤其是十二指肠溃疡。其机制尚未完全阐明，可能是幽门螺杆菌感染通过直接或间接作用于胃、十二指肠黏膜，使黏膜屏障作用削弱，胃酸分泌增加，引起局部炎症和免疫反应，导致胃、十二指肠黏膜损害和溃疡形成。

(二)胃酸和胃蛋白酶

消化性溃疡的最终形成是由于胃酸/胃蛋白酶对黏膜的自身消化所致。胃酸分泌增多不仅破坏胃黏膜屏障，还能激活胃蛋白酶，从而降解蛋白质分子，损伤黏膜，故胃酸在溃疡的形成过程中起关键作用，是溃疡形成的直接原因。

(三)非甾体抗炎药

如阿司匹林、吲哚美辛、糖皮质激素等可直接作用于胃、十二指肠黏膜，损害黏膜屏障，还可抑制前列腺素合成，削弱其对黏膜的保护作用。

(四)其他因素

1.遗传

O 型血人群的十二指肠溃疡发病率高于其他血型。

2.吸烟

烟草中的尼古丁成分可引起胃酸分泌增加、幽门括约肌张力降低、胆汁及胰液反流增多，从而削弱胃肠黏膜屏障。

3.胃十二指肠运动异常

胃排空增快可使十二指肠壶腹部酸负荷增大；胃排空延缓可引起十二指肠液反流入胃，增加胃黏膜侵袭因素。

总之，胃酸/胃蛋白酶的损害作用增强和(或)胃、十二指肠黏膜防御/修复机制减弱是本病发生的根本环节。但胃和十二指肠溃疡发病机制也有所不同，胃溃疡的发病主要是防御/修复机制减弱，十二指肠溃疡的发病主要是损害作用增强。

二、护理评估

(一)健康史

患者吸烟、酗酒史、病程时间、有无服用非甾体抗炎药、遗传及家族史。

(二)身体状况

临床表现轻重不一，部分患者可无症状或症状较轻，或以出血、穿孔等并发症为首发表现。典型的消化性溃疡有如下临床特点。①慢性病程：病史可达数年至数十年。②周期性发作：发作与缓解交替出现，发作常有季节性，多在秋冬和冬春之交好发。③节律性上腹部疼痛：腹痛与进食之间有明显的相关性和节律性。

1.症状

(1)上腹部疼痛：为本病的主要症状，疼痛部位多位于中上腹，可偏右或偏左。疼痛性质可为钝痛、胀痛、灼痛、剧痛或饥饿不适感。多数患者疼痛有典型的节律性，胃溃疡疼痛常在餐后1小时内发生，至下次餐前消失，即进食-疼痛-缓解，故又称饱食痛；十二指肠溃疡疼痛常在两餐之间发生，至下次进餐后缓解，即疼痛-进食-缓解，故又称空腹痛或饥饿痛，部分患者也可出现午夜痛。

(2)其他：可有反酸、嗳气、恶心、呕吐、腹胀、食欲缺乏等消化不良的症状，或有失眠、多汗等自主神经功能失调的表现，病程长者可出现消瘦、体重下降和贫血。

2.体征

溃疡发作期上腹部可有局限性轻压痛，胃溃疡压痛点常位于剑突下稍偏左，十二指肠溃疡压痛点多在剑突下稍偏右。缓解期无明显体征。

3.并发症

(1)出血是最常见的并发症。出血引起的临床表现取决于出血的量和速度，轻者仅表现为呕血与黑便，重者可出现休克征象。

(2)穿孔：急性穿孔是最严重的并发症，常见诱因有饮食过饱、饮酒、劳累、服用甾体抗炎药等。表现为突发的剧烈腹痛，迅速蔓延至全腹，并出现腹肌紧张、弥漫性腹部压痛、反跳痛，肝浊音界缩小或消失，肠鸣音减弱或消失等体征，部分患者出现休克。慢性穿孔的症状不如急性穿孔剧烈，往往表现为腹痛节律的改变，常放射至背部。

(3)幽门梗阻：多由十二指肠溃疡或幽门管溃疡引起。溃疡急性发作时炎症水肿可引起暂时性梗阻，慢性溃疡愈合后形成瘢痕可致永久性梗阻。主要表现为上腹胀痛，餐后明显，频繁大量呕吐，呕吐物含酸性发酵宿食。严重呕吐可致脱水和低氯低钾性碱中毒，常继发营养不良和体重减轻。上腹部空腹振水音、胃蠕动波及插胃管抽液量超过200 mL是幽门梗阻的特征性表现。

(4)癌变：少数胃溃疡可发生癌变。对有长期胃溃疡病史、年龄在45岁以上、胃溃疡上腹痛的节律性消失、症状顽固且经严格内科治疗无效、粪便隐血试验持续阳性者，应考虑癌变，需进一步检查和定期随访。

（三）心理-社会状况

由于本病病程长、周期性发作和节律性腹痛，会使患者产生紧张、焦虑或抑郁等情绪，当并发出血、穿孔或癌变时，易产生恐惧心理。

（四）实验室及其他检查

1.胃镜及胃黏膜活组织检查

胃镜及胃黏膜活组织检查是确诊消化性溃疡首选的检查方法。胃镜检查可直接观察溃疡部位、病变大小和性质，还可在直视下取活组织做病理学检查及幽门螺杆菌检测。

2.X线钡剂检查

龛影是溃疡的X线检查直接征象，对溃疡有确诊价值；激惹和变形等间接征象，提示可能有溃疡的发生。

3.幽门螺杆菌检测

幽门螺杆菌检测是消化性溃疡诊断的常规检查项目，因为有无幽门螺杆菌感染决定治疗方案的选择。

4.粪便隐血试验

隐血试验阳性提示溃疡活动期，胃溃疡患者如隐血试验持续阳性，提示癌变的可能。

三、护理诊断

（一）疼痛

腹痛与胃酸刺激溃疡面、引起化学性炎症或并发穿孔等有关。

（二）营养失调：低于机体需要量

低于机体需要量与疼痛所致摄食减少或频繁呕吐有关。

（三）焦虑

焦虑与溃疡反复发作、迁延不愈或出现并发症使病情加重有关。

（四）潜在并发症

出血、穿孔、幽门梗阻、癌变。

（五）知识缺乏

缺乏溃疡病防治知识。

四、护理目标

（1）患者能够了解并避免发病诱因，能够描述正确的溃疡防治知识，主动参与、积极配合防治。

（2）未出现上消化道出血、穿孔、幽门梗阻、溃疡癌变等并发症或出现能被及时发现和处理。

（3）焦虑程度减轻或消失。

五、护理措施

（一）病情观察

密切观察患者腹痛的规律和特点，与进食、服药的关系，呕吐物及粪便的颜色和性状；监测生

命体征及腹部体征的变化。观察患者有无出血、穿孔、幽门梗阻和癌变征象，一旦发现及时通知医师，并配合做好各项护理工作。

(二)生活护理

1.适当休息

溃疡活动期且症状较重或有并发症者，应适当休息。

2.饮食护理

基本要求同慢性胃炎。指导患者进餐定时定量、少食多餐、细嚼慢咽。选择营养丰富、易消化，低脂、适量蛋白质的食物，如脱脂牛奶、鸡蛋和鱼等；主食以面食为主，因其柔软、含碱且易消化，不习惯于面食则以软米饭或米粥代替；避免辛辣、油炸、过酸、过咸食物及浓茶、咖啡等刺激食物和饮料，以减少胃酸分泌。

(三)药物治疗的护理

严格遵医嘱用药，注意观察药物的疗效及不良反应，并告知患者用药的注意事项。

1.碱性抗酸药

应在饭后 1 小时和睡前服用，避免与奶制品、酸性食物及饮料同服。氢氧化铝凝胶能阻碍磷的吸收，引起磷缺乏症，长期大量服用还可引起严重便秘；服用镁制剂可引起腹泻。

2.H_2 受体拮抗药

应在餐中或餐后即刻服用，也可将一天的剂量在睡前顿服，若与抗酸药联用时，两药间隔 1 小时以上。静脉给药时要注意控制速度，避免低血压和心律失常的发生。长期大量应用西咪替丁可出现男性乳房肿胀、性欲减退、腹泻、眩晕、头痛、肌肉痉挛或肌痛、皮疹、脱发，偶见粒细胞减少、精神错乱等。

3.质子泵抑制药

奥美拉唑可引起头晕，告知患者服药期间避免从事注意力高度集中的工作；兰索拉唑的主要不良反应有荨麻疹、皮疹、瘙痒、头痛、口干、肝功能异常等，不良反应严重时应及时停药；泮托拉唑的不良反应较少，偶有头痛和腹泻。

4.保护胃黏膜药物

硫糖铝片应在餐前 1 小时服用，可有便秘、口干、皮疹、眩晕、嗜睡等不良反应；米索前列醇可引起子宫收缩，孕妇禁用。

5.根除幽门螺杆菌药物

应在餐后服用抗生素，尽量减少对胃黏膜的刺激，服药要定时定量，以达到根除幽门螺杆菌的目的。

(四)并发症的护理

1.穿孔

急性穿孔时，禁食并胃肠减压，做好术前准备工作；慢性穿孔时，密切观察疼痛的性质，指导患者遵医嘱用药。

2.幽门梗阻

观察患者呕吐物的性状，准确记录出入液量，重者禁食禁水、胃肠减压，及时纠正水、电解质、酸碱平衡紊乱。

3.出血

出血患者按出血护理常规护理。

(五)心理护理

正确评估患者及家属的心理反应，告知患者及家属，经过正规治疗和积极预防，溃疡是可以痊愈的，并说明不良情绪会诱发和加重病情，使患者树立信心，消除紧张、恐惧心理。指导患者心理放松，转移注意力，保持乐观的情绪。

(六)健康教育

1.疾病知识指导

向患者及家属介绍导致溃疡发生及加重的相关因素；指导患者生活规律，保持乐观的心态，保证充足的睡眠和休息，适当锻炼，提高机体抵抗力；建立合理的饮食习惯和结构，戒除烟酒，避免摄入刺激性食物。

2.用药指导

指导患者严格遵医嘱正确服药，学会观察药物疗效和不良反应，不可自行停药和减量，以避免溃疡复发；忌用或慎用对胃黏膜有损害的药物，如阿司匹林、咖啡因、糖皮质激素等；若用药后腹痛节律改变或出现并发症应及时就医。

六、护理效果评价

(1)患者能说出引起疼痛的原因、诱因，戒除烟酒，饮食规律，能选择适宜的食物，未因饮食不当诱发疼痛。

(2)能正确服药，上腹部疼痛减轻并渐消失，无恶心、呕吐、呕血、黑便。

(3)情绪稳定，无焦虑或恐惧，生活态度积极乐观。

(赵　昆)

第三节　慢性胃炎

慢性胃炎是指由多种原因引起的胃黏膜慢性炎症。其发病率在各种胃病中居首位，男性多于女性，各个年龄段均可发病，且随年龄增长发病率逐渐增高。慢性胃炎分为浅表性(又称非萎缩性)、萎缩性和特殊类型三大类。慢性浅表性胃炎是指不伴有胃黏膜萎缩性改变的慢性炎症，幽门螺杆菌感染是其主要病因；慢性萎缩性胃炎是指胃黏膜已经发生了萎缩性改变，常伴有肠上皮化生，又分为多灶萎缩性胃炎和自身免疫性胃炎两大类；特殊类型胃炎种类很多，临床上较少见。

一、致病因素

(一)幽门螺杆菌感染

幽门螺杆菌感染是慢性浅表性胃炎最主要的病因。幽门螺杆菌具有鞭毛，其分泌的黏液素可直接侵袭胃黏膜，释放的尿素酶可分解尿素产生 NH_3 中和胃酸，使幽门螺杆菌在胃黏膜定居和繁殖，同时可损伤上皮细胞膜；幽门螺杆菌产生的细胞毒素还可引起炎症反应和菌体壁诱导自身免疫反应的发生，导致胃黏膜慢性炎症。

（二）饮食因素

高盐饮食，长期饮烈酒、浓茶、咖啡，摄取过热、过冷、过于粗糙的食物等，均易引起慢性胃炎。

（三）自身免疫

患者血液中存在自身抗体，如抗壁细胞抗体和抗内因子抗体，可使壁细胞数目减少，胃酸分泌减少或缺失，还可使维生素 B_{12} 吸收障碍导致恶性贫血。

（四）其他因素

各种原因引起的十二指肠液反流入胃，削弱或破坏胃黏膜的屏障功能；老年胃黏膜退行性病变；胃黏膜营养因子缺乏，如促胃液素（胃泌素）缺乏；服用非甾体抗炎药等，均可引起慢性胃炎。

二、护理评估

（一）健康史

幽门螺杆菌的感染可能通过人与人的接触相传播，故需要询问患者家庭成员是否有相同病史；是否长期饮浓茶、烈酒、咖啡，过热、过冷、过于粗糙的食物；是否长期大量服用非甾体抗炎药、糖皮质激素等药物；有无不规律的饮食习惯或不良烟酒嗜好；有无慢性口腔、咽喉炎症，肝、胆及胰腺疾病，心力衰竭，类风湿性关节炎等易并发慢性胃炎的疾病存在。

（二）自身状况

1.症状

慢性胃炎进展缓慢，病程迁延。由幽门螺杆菌引起的慢性胃炎多数患者无症状；部分患者有上腹隐痛、餐后饱胀感、食欲缺乏、嗳气、反酸、恶心和呕吐等消化不良的表现，这些症状的有无及严重程度与胃镜所见及组织病理学改变无肯定的相关性，而与病变是否处于活动期有关。自身免疫性胃炎患者消化道症状较少，可伴有贫血，在典型恶性贫血时，除贫血外还可伴有全身衰弱、神情淡漠和周围神经系统改变等维生素 B_{12} 缺乏的临床表现。

2.体征

多不明显，可有上腹轻压痛。

（三）辅助检查

1.纤维胃镜检查

结合直视下组织活检是最可靠的确诊方法。通过活检可明确病变类型。由于慢性胃炎病变可呈多灶分布，活检应在多部位取材。

2.血清学检查

多灶萎缩性胃炎时，抗壁细胞抗体滴度低，血清促胃泌素水平正常或偏低；自身免疫性胃炎时，抗壁细胞抗体和抗内因子抗体可呈阳性，血清促胃泌素水平明显升高。

3.胃液分析

自身免疫性胃炎时，胃酸缺乏；多灶萎缩性胃炎时，胃酸分泌正常或偏低。

（四）心理-社会状况

慢性胃炎病程迁延，多无明显症状，易被患者忽视。一旦症状明显又经久不愈，易使患者产生烦躁、焦虑等不良情绪。少数患者因担心癌变而存在恐惧心理。

三、护理诊断

(一)疼痛

腹痛与胃酸刺激溃疡面、引起化学性炎症或并发穿孔等有关。

(二)营养失调:低于机体需要量

低于机体需要量与疼痛所致摄食减少或频繁呕吐有关。

(三)焦虑

焦虑与溃疡反复发作、迁延不愈或出现并发症使病情加重有关。

(四)潜在并发症

出血、穿孔、幽门梗阻、癌变。

(五)知识缺乏

缺乏溃疡病防治知识。

四、护理目标

腹痛缓解或消失;进食量恢复正常,消化吸收功能良好,营养中等或良好;焦虑感消失,情绪平稳。

五、护理措施

(一)病情观察

主要观察有无上腹不适、腹胀、食欲缺乏等消化不良的表现;观察腹痛的部位、性质,呕吐物与大便的颜色、量及性状;评估实验室及胃镜检查结果。

(二)饮食护理

1.营养状况评估

观察并记录患者每天进餐次数、量和品种,以了解机体的营养摄入状况。定期监测体重,监测血红蛋白浓度、血清蛋白等有关营养指标的变化。

2.制定饮食计划

(1)与患者及其家属共同制定饮食计划,以营养丰富、易消化、少刺激为原则。

(2)胃酸低者可适当食用刺激胃酸分泌或酸性的食物,如浓肉汤、鸡汤、山楂、食醋等;胃酸高者应指导患者避免食用酸性和多脂肪食物,可进食牛奶、菜泥、面包等。

(3)鼓励患者养成良好的饮食习惯,进食应规律,少食多餐,细嚼慢咽。

(4)避免摄入过冷、过热、过咸、过甜、辛辣和粗糙的食物,戒除烟酒。

(5)提供舒适的进餐环境,改进烹饪技巧,保持口腔清洁卫生,以促进患者的食欲。

(三)药物治疗的护理

1.严格遵医嘱用药

注意观察药物的疗效及不良反应。

2.枸橼酸铋钾

宜在餐前半小时服用,因其在酸性环境中方起作用;服药时要用吸管直接吸入,防止将牙齿、舌染黑;部分患者服药后出现便秘或黑便,少数患者有恶心、一过性血清转氨酶升高,停药后可自行消失,极少数患者可能出现急性肾衰竭。

3.抗菌药物

服用阿莫西林前应详细询问患者有无青霉素过敏史,用药过程中要注意观察有无变态反应的发生;服用甲硝唑可引起恶心、呕吐等胃肠道反应及口腔金属味、舌炎、排尿困难等不良反应,宜在餐后半小时服用。

4.多潘立酮及西沙必利

应在餐前服用,不宜与阿托品等解痉药合用。

(四)心理护理

护理人员应主动安慰、关心患者,向患者说明不良情绪会诱发和加重病情,经过正规的治疗和护理慢性胃炎可以康复。

(五)健康教育

向患者及家属介绍本病的有关知识、预防措施等;指导患者避免诱发因素,保持愉快的心情,生活规律,养成良好的饮食习惯,戒除烟酒;向患者介绍服用药物后可能出现的不良反应,指导患者按医嘱坚持用药,定期复查,如有异常及时复诊。

六、护理效果评价

腹痛减轻,食欲缺乏消失,营养状况改善,情绪平稳。

(赵 昆)

第八章

血液内科疾病的护理

第一节 缺铁性贫血

缺铁性贫血(iron deficient anemia,IDA)是指体内可用来制造血红蛋白的贮存铁缺乏,血红蛋白合成减少而引起的一种小细胞、低色素性贫血,是最常见的一种贫血,以生育年龄的妇女(特别是孕妇)和婴幼儿发病率较高。

一、临床表现

(一)贫血表现

常见乏力、易倦、头昏、头痛、耳鸣、心悸、气促、纳差等,伴苍白、心率增快。

(二)组织缺铁表现

精神行为异常,如烦躁、易怒、注意力不集中、异食癖;体力、耐力下降;易感染;儿童生长发育迟缓、智力低下;口腔炎、舌炎、舌乳头萎缩、口角炎、缺铁性吞咽困难(称 Plummer-Vinson 征);毛发干枯、脱落;皮肤干燥、皱缩;指(趾)甲缺乏光泽、脆薄易裂,重者指(趾)甲变平,甚至凹下呈勺状(匙状甲)。

(三)缺铁原发病表现

如消化性溃疡、肿瘤或痔疮导致的黑便、血便、腹部不适,肠道寄生虫感染导致的腹痛或大便性状改变,妇女月经过多,肿瘤性疾病的消瘦,血管内溶血的血红蛋白尿等。

二、诊断

(1)患者具有缺铁性贫血的症状及体征:乏力、易倦、气促、纳差等,注意患者是否存在精神行为异常和缺铁原发病表现。

(2)根据国内的诊断标准,缺铁性贫血的诊断标准符合以下 3 条:①贫血为小细胞低色素性。男性血红蛋白含量<120 g/L,女性血红蛋白含量<110 g/L,孕妇血红蛋白含量<100 g/L;平均红细胞体积<80 fl,平均血红蛋白含量<27 pg,平均血红蛋白浓度<32%。②有缺铁的依据:符合贮铁耗尽(ID)或缺铁性红细胞生成(IDE)的诊断。

ID 符合下列任一条即可诊断。①血清铁蛋白<12 μg/L。②骨髓铁染色显示骨髓小粒可染铁消失,铁粒幼红细胞少于 15%。

IDE：①符合 ID 诊断标准。②血清铁低于 8.95 μmol/L，总铁结合力升高＞64.44 μmol/L，转铁蛋白饱和度＜15％。③红细胞原始卟啉/血红蛋白含量＞4.5 μg/gHb。

(3)存在铁缺乏的病因，铁剂治疗有效。

三、治疗

(一)病因治疗

IDA 的病因诊断是治疗 IDA 的前提，只有明确诊断后方有可能去除病因。如婴幼儿、青少年和妊娠妇女营养不足引起的 IDA，应改善饮食；胃、十二指肠溃疡伴慢性失血或胃癌术后残胃癌所致的 IDA，应多次检查大便潜血，做胃肠道 X 线或内镜检查，必要时手术根治。月经过多引起的 IDA，应调理月经；寄生虫感染者应驱虫治疗等。

(二)补铁治疗

首选口服铁剂，如琥珀酸亚铁 0.1 g，每天 3 次。餐后服用胃肠道反应小且易耐受。应注意，进食谷类、乳类和茶等会抑制铁剂的吸收，鱼、肉类、维生素 C 可加强铁剂的吸收。口服铁剂后，先是外周血网织红细胞增多，高峰在开始服药 5～10 天，2 周后血红蛋白浓度上升，一般 2 个月左右恢复正常。铁剂治疗在血红蛋白恢复正常持续 4～6 个月，待铁蛋白正常后停药。若口服铁剂不能耐受或吸收障碍，可用右旋糖酐铁肌内注射，每次 50 mg，每天或隔天 1 次，缓慢注射，注意变态反应。注射用铁的总需量(mg)＝(需达到的血红蛋白浓度－患者的血红蛋白浓度)×0.33×患者体重(kg)。

四、护理措施

(一)一般护理措施

1.休息活动

轻度的缺铁性贫血症可适当活动，一般生活基本能自理，但不宜进行剧烈运动和重体力劳动；严重的缺铁性贫血多存在慢性出血性疾病，体质虚弱，活动无耐力，应卧床休息，给予生活协助。患者调整变换体位时要缓慢并给予扶持，防止因体位突变发生晕厥、摔伤。

2.皮肤毛发

保持皮肤、毛发的清洁，除日常洗漱，如洗脸、洗手、泡足、洗外阴、刷牙漱口之外，定时周身洗浴、洗头、更衣，夏日每天 1～2 次洗澡，春秋每周 1～2 次，冬日每周 1 次，每月理发 1 次。重度卧床患者可在床上洗头、擦浴、更衣、换被单。长期卧床者要有预防压疮的措施，如定时翻身、变换卧位，同时对受压部位给予温水擦拭及压疮贴贴敷，保持床位平整、清洁、干燥、舒适。

3.营养

给予高蛋白、富含铁的饮食，纠正偏食不良习惯。除谷物主食外，多选用动物肝、肾、瘦肉、蛋类、鱼类、菌藻类，增加维生素 C 含量，食用新鲜蔬菜和水果，以利于铁的吸收。

4.心理

主动关心、体贴患者，做好有关疾病及其自我护理知识的宣传教育。多与患者沟通交谈，了解和掌握其心理状态，特别是久病的重症者，要及时发现其情绪上的波动，并给予有针对性的帮助，疏导解除其不良心态使之安心疗养。

(二)重点护理措施

1.疲乏、无力、心悸、气短者

应卧床休息以减少耗氧量,必要时给予吸氧疗法。

2.皮肤干皱,指(趾)甲脆薄者

注意保护,应用维生素 A 软膏或润肤霜涂擦,滋润皮肤防止干裂出血、疼痛;不留长指(趾)甲,定时修剪,防止折断损伤;选用中性无刺激性洗涤剂,不用碱性皂类。

3.口腔炎、舌炎疼痛者

给予漱口液漱口,餐后定时进行特殊口腔护理,有溃疡时可用 1% 龙胆紫涂抹创面或贴敷溃疡药膜。

4.出现与缺铁有关的异常行为者

及时与医师联系给予合理的处理。

5.药物护理

按医嘱给患者服用铁剂,并向患者说明服用铁剂时的注意事项:①为避免胃肠道反应,铁剂应进餐后服用,并从小剂量开始;②服用铁剂时忌饮茶,避免与牛奶同服,以免影响铁的吸收;③可同服维生素 C 以增加铁的吸收;④口服液体铁剂时,患者必须使用吸管,避免牙齿染黑;⑤要告诉患者对口服铁剂疗效的观察及坚持用药的重要性。治疗后网织红细胞数开始上升,1 周左右达高峰,血红蛋白于 2 周后逐渐上升,1～2 个月后可恢复正常。在血红蛋白完全正常后,仍需继续补铁 3～6 个月,待血清铁蛋白＞50 μg/L 后才能停药。

(三)治疗过程中可能出现的情况及应急措施

1.贫血性心脏病

心率增加,心前区可闻及收缩期杂音,心脏扩大,心功能不全。向家属讲解引起贫血性心脏病的原因及如何预防其发生。保持病室安静、舒适,尽量减少不必要的刺激。卧床休息,减轻心脏负担。密切观察心率、呼吸、血压及贫血的改善状况。必要时吸氧。控制输液速度及输液的总量,必要时记录 24 小时出入水量。

2.活动无耐力

活动后乏力、虚弱、气喘、出汗,头晕,眼前发黑,耳鸣。注意休息,适量活动,贫血程度轻的可参加日常活动,无须卧床休息。对严重贫血者,应根据其活动耐力下降程度制定休息方式、活动强度及每次活动持续时间。增加患者的营养,提供高蛋白、高维生素、易消化饮食,必要时静脉输血、血浆、白蛋白。

3.有感染的危险

体温高于正常范围。病室每天通风换气,限制探视人员,白细胞计数过低者给予单独隔离房间。医务人员严格执行无菌操作规程。保持床单清洁、整齐,衣被平整、柔软。保持口腔卫生,指导年长、儿童晨起、饭后、睡前漱口,避免用硬毛牙刷。气候变化,要及时添减衣服,预防呼吸道感染。向患者及家属讲解导致感染发生的危险因素,指导家属掌握预防感染的方法与措施。

4.胃肠道反应

服用铁剂的护理,铁剂对胃肠道的刺激可引起胃肠不适、疼痛、恶心、呕吐及便秘或腹泻。

口服铁剂从小剂量开始,在两餐之间服药,可与维生素 C 同服,以利吸收;服铁剂后,牙往往黑染,大便呈黑色,停药后恢复正常,应向家属说明其原因,消除顾虑。铁剂治疗有效者,于服药 3～4 天网织红细胞计数上升,1 周后可见血红蛋白含量逐渐上升。如服药 3～4 周无效,应查找

原因。注射铁剂时应精确计算剂量，分次深部肌内注射，更换注射部位，以免引起组织坏死。

5.营养失调的护理

及时添加含铁丰富的食物，帮助纠正不良饮食习惯。合理搭配患者的膳食，让患者了解动物血、黄豆、肉类含铁较丰富，是防治缺铁的理想食品；维生素C、肉类、氨基酸、果糖、脂肪酸可促进铁吸收，茶、咖啡、牛奶等抑制铁吸收，应避免与含铁多的食物同时食用。

6.局部疼痛及静脉炎

肌内注射铁剂时，因其吸收缓慢且疼痛，应在不同部位轮流深部注射。治疗中应密切观察可能出现注射铁剂部位的疼痛、发热、头痛、头昏、皮疹，甚至过敏性休克等不良反应，应及时到医院进行对症处理。在注射铁剂时，应常规备好肾上腺素。有肝肾功能严重受损者禁用。静脉滴注铁剂反应多而严重者一般不用。一旦静脉注射铁剂时，应避免外渗，以免引起局部疼痛及静脉炎。注射时不可与其他药物混合配伍，以免发生沉淀而影响疗效。

（四）健康教育

1.介绍疾病知识

缺铁性贫血是指由于各种原因使机体内贮存铁缺乏，导致血红蛋白合成不足，红细胞的成熟受到影响而发生的贫血。红细胞的主要功能是借助所含的血红蛋白把氧运输到各组织器官，所以缺铁性贫血主要表现是与组织缺氧有关的系列症状和体征。血红蛋白又是血液红色来源，故贫血患者可有不同程度的外观皮肤黏膜苍白、毛发干枯无华，同时可有疲乏、无力、心慌、气短等症状，个别的有异食癖。如果患者存在原发疾病，还应介绍相关的疾病知识，令其了解缺铁性贫血是继发引起，应积极配合诊治原发疾病。一般的缺铁性贫血通过合理的治疗是可以缓解和治愈的。

2.心理指导

缺铁性贫血病程长，患者多有焦虑情绪，应鼓励患者安心疗养。对于可能继发某种疾病引起的缺铁性贫血患者，在原发性疾病未查清之前患者疑虑重的，给予安慰和必要的解释，使之减少顾虑，指导其积极配合检查以明确诊断，有利于更合理的治疗。

3.检查治疗指导

常用检查项目有血液化验和骨髓穿刺检查，以确定是否为缺铁引起的贫血。检查操作前向患者做解释，如检查目的、方法、采血或采骨髓的部位、体位及所需的时间等。在接受治疗的过程中，有些检查要重复做，以观察疗效或确诊，这一点需向患者做详细说明，减少患者顾虑，使之愿意配合。对于缺铁原因不明的还须进行其他检查，如胃肠内窥镜、X线、粪潜血检验等，也要向患者说明查前、查中如何配合医护技人员及检查后的注意事项。治疗过程中，尤其铁剂治疗，要向患者说明用药方法和可能的不良反应，让患者有心理准备，一旦出现不良反应能主动及时地向医护反映，尽早得到处置。

4.饮食指导

（1）选用高蛋白含铁丰富的食物：谷类，如小米、糯米、高粱、面粉等；肉禽蛋类，如羊肝、羊肾、牛肾、猪肝、鸡肝、鸡肫、鸭蛋、鸡蛋等；水产类，如黑鱼、咸带鱼、蛤蜊、海蜇、虾米、虾子、虾皮、鲫鱼等；蔬菜，如豌豆苗、芹菜、小白菜、芥菜、香菜、金花菜、太古菜、苋菜、辣椒、丝瓜等；豆类及其制品，如黄豆、黑豆、芝麻、豇豆、蚕豆、毛豆、红腐乳、豆腐、腐竹、豆腐干、豆浆等；菌藻类（含铁非常丰富），如黑木耳、海带、紫菜、蘑菇等；水果，如红果（大山楂）、橄榄、海棠、桃、草莓、葡萄、樱桃等；硬果类，如西瓜子、南瓜子、松子仁、葵花子、核桃仁、花生仁等；调味品，如芝麻酱、豆瓣酱、酱油等。其中动物性食物铁的吸收率较高，故当首选动物性食物。

(2)多食含维生素C的食物有利于铁的吸收：新鲜蔬菜和水果含维生素C丰富，应多选用。茶叶含鞣酸能使铁沉淀而影响铁的吸收，故纠正贫血阶段忌用浓茶。

(3)克服偏食：从多种食物中获取全面的营养，制订食谱，有计划地将饮食多样化；改进烹调技巧，促进食欲。

(4)用铁锅烹调。

5.休息、活动指导

病情危重者绝对卧床休息，避免活动时突然变换体位而致直立性低血压头晕而摔倒损伤。生活规律、睡眠充足、休养环境安静、舒适，病情许可的可适当娱乐，如看电视，听广播，读书，看报。根据病情设定活动强度，病情好转过程中逐渐加大活动量。

(江广红)

第二节　巨幼细胞贫血

叶酸、维生素B_{12}缺乏或某些药物影响核苷酸代谢导致细胞核脱氧核糖核酸(DNA)合成障碍所致的贫血称巨幼细胞贫血(megaloblastic anemia，MA)。

一、临床表现

(一)血液系统表现

起病缓慢，常有面色苍白、乏力、耐力下降、头昏、心悸等贫血症状。重者全血细胞数减少，反复感染和出血。少数患者可出现轻度黄疸。

(二)消化系统表现

口腔黏膜、舌乳头萎缩，舌面呈“牛肉样舌”，可伴舌痛。胃肠道黏膜萎缩可引起食欲缺乏、恶心、腹胀、腹泻或便秘。

(三)神经系统表现和精神症状

因脊髓侧束和后束有亚急性联合变性，可出现对称性远端肢体麻木，深感觉障碍如震动感和运动感消失；共济失调或步态不稳；锥体束征阳性、肌张力增加、腱反射亢进。患者味觉、嗅觉降低，视力下降，黑蒙征；重者可有大、小便失禁。叶酸缺乏者有易怒、妄想等精神症状。维生素B_{12}缺乏者有抑郁、失眠、记忆力下降、谵妄、幻觉、妄想甚至精神错乱、人格变态等。

二、诊断

(一)症状及体征

(1)消化道症状最早为舌炎，舌质鲜红伴剧痛，乳头呈粗颗粒状，晚期舌乳头萎缩，舌面光滑如镜。同时存在消化不良、腹泻。

(2)患者贫血貌，皮肤轻度黄染、水肿。

(3)神经系统症状以手足麻木、肢端刺痛多见。

(4)维生素B_{12}缺乏者还表现为震动感和位置觉的消失，行走异常步态，共济失调，视力障碍等。

(5)叶酸缺乏者多有狂躁、抑郁、定向力和记忆力减退等精神症状，称为“巨幼细胞性痴呆”。黏膜和皮肤可有出血点。免疫力低下，易感染。

(二)实验室检查

1.血常规

呈大细胞性贫血，平均红细胞体积、平均血红蛋白含量均增高，平均血红蛋白浓度正常。网织红细胞计数可正常。重者全血细胞减少。血片中可见红细胞大小不等、中央淡染区消失，有大椭圆形红细胞、点彩红细胞等；中性粒细胞核分叶过多(5 叶核占 5%以上或出现 6 叶以上的细胞核)，亦可见巨杆状核粒细胞。

2.骨髓细胞学检查

增生活跃或明显活跃，骨髓铁染色常增多。造血细胞出现巨幼变：红系增生显著，胞体大，核大，核染色质疏松细致，胞浆较胞核成熟，呈“核幼浆老”状；粒系可见巨中、晚幼粒细胞，巨杆状核粒细胞，成熟粒细胞分叶过多；巨核细胞体积增大，分叶过多。

3.血清维生素 B_{12}、叶酸及红细胞叶酸含量测定

血清维生素 B_{12} 缺乏，低于 74 pmol/L(100 ng/mL)。血清叶酸缺乏，低于 6.8 nmol/L(3 ng/mL)，红细胞叶酸低于 227 nmol/L(100 ng/mL)，若无条件测血清维生素 B_{12} 和叶酸水平，可给予诊断性治疗，叶酸或维生素 B_{12} 治疗 1 周左右网织红细胞上升者，应考虑叶酸或维生素 B_{12} 缺乏。

4.其他

(1)胃酸降低、恶性贫血时内因子抗体及 Schilling 试验(测定放射性核素标记的维生素 B_{12} 吸收情况)阳性。

(2)维生素 B_{12} 缺乏时伴尿高半胱氨酸 24 小时排泄量增加。

(3)血清间接胆红素可稍增高。

三、治疗

(一)原发病的治疗

有原发病(如胃肠道疾病、自身免疫病等)的 MA，应积极治疗原发病；用药后继发的 MA，应酌情停药。

(二)补充缺乏的营养物质

1.叶酸缺乏

口服叶酸，每次 5～10 mg，每天 2～3 次，用至贫血表现完全消失。若无原发病，不需维持治疗；如同时有维生素 B_{12} 缺乏，则需同时注射维生素 B_{12}，否则可加重神经系统损伤。

2.维生素 B_{12} 缺乏

肌内注射维生素 B_{12}，每次 500 μg，每周 2 次；无维生素 B_{12} 吸收障碍者可口服维生素 B_{12} 片剂 500 μg，每天 1 次；若有神经系统表现，治疗维持半年到 1 年；恶性贫血患者，治疗维持终身。

四、护理措施

(一)一般护理措施

1.休息活动

根据病情适当休息，重度营养不良或有明显神经系统受影响者绝对卧床休息，给予生活照

顾。经治疗症状缓解后可做轻度活动，但注意安全防摔倒、损伤。

2.皮肤毛发

保持皮肤、毛发清洁。除日常漱洗外，定时洗澡、洗头、理发、更衣。重症卧床者要在床上洗头、擦浴、更衣及换被单，长期卧床者要有预防压疮的措施，特别是有神经系统症状者，可有肢体麻木、感觉异常的情况，应定时翻身、变换体位，同时对受压部位及肢体给予温水擦拭及按摩，保持床位平整、清洁、干燥、舒适。

3.营养

摄取富含维生素 B_{12} 及叶酸的食品，如肝、肾、瘦肉及新鲜绿叶蔬菜等，纠正不正确的烹调习惯，烧煮时间不宜过长，否则蔬菜中叶酸损失过大。鼓励患者多吃水果以增加维生素 C 的摄入量，因为维生素 C 参与叶酸还原合成 DNA，维生素 C 缺乏亦能导致叶酸缺乏。婴儿期合理增加辅食。克服偏食，鼓励多种营养摄入。

4.心理

主动关心、体贴患者，做好有关疾病及其自我护理知识的宣传教育。特别对于有精神、神经症状的患者，更应给予关照，关注其情绪变化，及时疏导其不良心理状态，使之安心疗养。

(二)重点护理措施

(1)舌炎患者给予特殊口腔护理，可加用 0.1%红霉素液或 0.1%新霉素液漱口，局部溃疡可用锡类散或 1%龙胆紫涂抹，局部疼痛影响进食者可在饭前用 1%普鲁卡因漱口，待止痛后再进食，饭后用漱口水漱口或行口腔护理。

(2)胃肠道症状明显，如食欲差、腹胀、腹泻等，酌情改用半流食，每天 5～6 餐，少食多餐，忌油腻。根据情况给予助消化药物缓解胃肠消化不良症状。

(3)神经系统症状者减少活动，必要时卧床休息。需用拐杖的患者，要耐心指导其使用拐杖的方法，防止跌伤。

(4)观察用药反应，服用叶酸期间观察疗效的同时，注意观察不良反应，如变态反应，表现为红斑、皮疹、瘙痒、全身不适、呼吸困难、支气管痉挛。大剂量(15 mg/d 连用 1 个月或更长时间)可引起胃肠不适，食欲缺乏、恶心、腹胀、胃肠胀气、口内不良气味等；还可出现睡眠不佳、注意力分散、易激动、兴奋或精神抑郁、精神错乱、判断力减弱等征象，一旦发生不良反应征象及时与医师联系给予处理。应用维生素 B_{12} 治疗时，大量新生红细胞生成，细胞外钾迅速移到细胞内，血钾下降，应按医嘱口服钾盐。治疗过程中还应注意观察肾功能变化，因为维生素 B_{12} 治疗可引起血清和尿中的尿酸水平升高以致肾脏损害，所以随时了解患者有无肾功能不全的征象。此外，由于维生素 B_{12} 治疗后血小板骤增，还须注意观察患者有无发生血栓栓塞，特别在治疗第一周时更要随时警惕。

(三)治疗过程中可能出现的情况及应急措施

1.心力衰竭

应排除其他原因引起的心力衰竭，因为本病严重的贫血可使心肌缺氧而发生心力衰竭，所以使患者采取端坐位或倚靠坐位，双下肢下垂，以减少回心血量，并给予持续高流量氧气吸入，氧流量 5～6 L/min，同时联系输注红细胞，并给予利尿、强心剂等药物，以防心力衰竭加重。

2.出血

由于血小板计数减少及其他凝血因子的缺乏，本病出血也不少见。出血严重者，可输注血小板，并选用止血剂，如卡巴克洛 5 mg，每天 3 次，口服。

3.痛风

严重的巨幼细胞贫血可见骨髓内无效造血引起的血细胞破坏亢进，致使血清内尿酸增高，引起痛风的发作，但极为罕见。发生痛风，应卧床休息，抬高患肢，直至缓解后72小时开始恢复活动，并多饮水，可给予别嘌呤醇口服。

4.精神抑郁症

严重的巨幼细胞贫血不仅可发生外周神经炎，亦有发生精神异常者，这可能与维生素 B_{12} 缺乏有关。需加大维生素 B_{12} 的剂量，每周500～1 000 μg。精神抑郁明显者，给予多塞平每次25 mg，每天3次，口服。

5.溶血

本病并发溶血，应考虑巨幼样变的红细胞遭破坏发生了溶血，所并发的急性溶血，以适量输血治疗为及时有效的方法。

6.低血钾症

严重巨幼细胞贫血患者在补充治疗后，血钾可突然降低，要及时补钾盐，尤其对老年患者及原有心血管病患者、纳差者要特别注意。

(四)健康教育

1.简介疾病的知识

巨幼细胞贫血是由于维生素 B_{12}、叶酸缺乏所引起的一组贫血病，我国的营养不良引起的营养性巨幼细胞贫血多见，且多见于儿童和孕妇。另一类是恶性贫血以北欧、北美等地老人多见，有遗传倾向和种族差异，我国罕见。一般营养性巨幼细胞贫血经过适当治疗可迅速治愈。恶性贫血需要终身治疗，疗效甚佳。

2.心理指导

鼓励安慰患者安心疗养，消除不良情绪，积极配合诊疗和护理。有神经症状者，活动受限制而沮丧，焦虑，应给予精神安慰和支持，多与之交谈，掌握心理状态、消除消极心理。

3.检查治疗指导

除常规一般检查外，血液化验和骨髓穿刺检查、24小时留尿化验等也必不可少。检查前向患者解释检查目的、方法、所需时间及注意事项。接受治疗过程中有些检查需重复做以观察疗效或出于诊断目的，均要耐心说明，减少患者顾虑，使其能积极配合。治疗过程中，特别是补充维生素 B_{12} 或叶酸制剂之前应向患者说明用药的目的、方法和可能的不良反应，使其有心理准备，一旦发生不良反应可主动向医、护说明，以得到及时处理。

4.饮食指导

(1)进食叶酸和维生素 B_{12} 含量丰富的食物：叶酸在新鲜绿叶蔬菜或水果中含量最多，如胡萝卜、菠菜、土豆及苹果、西红柿等，而大豆、牛肝、鸡肉、猪肉、鸡蛋中含量亦不少。维生素 B_{12} 在动物食品中含量较多，如牛肝、羊肝、鸡蛋、牛肉、羊乳、干酪、牛奶、鸡肉等，臭豆腐、大豆和腐乳中含量亦很丰富。

(2)母乳、羊乳中维生素 B_{12} 含量不高，所以婴儿喂养要及时添加辅助食品。

(3)食物烹调后叶酸含量的损失在50%以上，尤其加水煮沸后更甚，因此，烧煮食物不要时间过长。

(4)克服偏食，从多种食物中获取营养。制订食谱，有计划地将饮食品种多样化。改进烹调技巧，促进食欲，以利于纠正贫血。

(5)维生素C参与叶酸代谢,多食维生素C含量丰富的食物有助于纠正叶酸缺乏。

5.休息、活动指导

病情重的、有神经、精神症状者限制活动,卧床休息。病情允许的可在床上听广播,看电视或读书报等,但要适度,要保证充足的睡眠。病情转好的过程中逐渐加大活动量,制定活动计划,保证活动量的渐进性。休养环境安静、舒适。有周围神经炎症状的要注意肢体的保暖。如果用热水袋须注意水温不超过60 ℃,且热水袋外加套,以防烫伤。

6.出院指导

营养性巨幼细胞贫血大多数可以预防,注意进食含叶酸及维生素 B_{12} 的食物,纠正偏食及不正确的烹调方法。胃全切或次全切者按医嘱补充维生素 B_{12}。恶性贫血患者终生维持治疗,不可随意停药。患者出院后半年复查1次。

(陈　艳)

第三节　血　友　病

血友病是一组因遗传性凝血活酶生成障碍引起的出血性疾病,包括血友病A(遗传性抗血友病球蛋白缺乏症或FⅧ缺乏症)、血友病B(遗传性FⅨ缺乏症)及遗传性FⅪ缺乏症(Rosenthal综合征),其中以血友病A最为常见。血友病以阳性家族史、幼年发病、自发或轻度外伤后出血不止、血肿形成及关节出血为特征。

一、病因与发病机制

血友病A、B均属性染色体(X染色体)连锁隐性遗传性疾病。遗传性FⅪ缺乏症为常染色体隐性遗传性疾病,双亲都可遗传,子女均能发病。

二、临床表现

(一)出血

出血的轻重与血友病类型及相关因子缺乏程度有关。血友病A出血较重,血友病B次之,遗传性FⅪ缺乏症最轻。血友病的出血多为自发性或轻度外伤、小手术(如拔牙、扁桃体切除)后出血不止。

(二)血肿压迫的表现

血肿压迫周围神经可致局部疼痛、麻木及肌肉萎缩;压迫血管可致相应供血部位缺血性坏死或淤血、水肿;口腔底部、咽后壁、喉及颈部出血可致呼吸困难甚至窒息;压迫输尿管可致排尿障碍。

三、辅助检查

(一)筛选试验

出血时间、凝血酶原时间、血小板计数、血小板聚集功能正常,活化部分凝血活酶时间(APTT)延长。

(二)临床确诊试验

FⅧ活性测定辅以FⅧ:Ag测定和FⅨ活性测定辅以FⅨ:Ag测定可以确诊血友病A和血友病B。

(三)基因诊断试验

主要用于携带者检测和产前诊断,目前用于基因分析的方法主要有DNA印迹法、限制性内切酶片段长度多态性等。

四、治疗要点

治疗原则是以替代治疗为主的综合治疗。

(一)一般治疗

可用凝血酶、巴曲酶(立血止)、吸收性明胶海绵等药物加压止血;可使用夹板、模具等使患者出血的肌肉和关节处于休息位;肌肉出血常为自限性,不主张进行血肿穿刺,以防感染。

(二)替代治疗

补充缺失的凝血因子是防治血友病出血最重要的措施。主要制剂有新鲜冰冻血浆、冷沉淀物以及凝血酶原复合物等。

(三)药物治疗

去氨加压素(DDAVP);糖皮质激素;抗纤溶药物,如氨基己酸、氨甲苯酸等。

(四)外科治疗

对于关节强直、畸形的患者,可在补充足量相应凝血因子的基础上行关节成形术或置换术。

五、护理措施

(一)一般护理

1.饮食

给予易消化饮食,防止食物过硬,避免暴食,少吃刺激性食物。

2.运动与休息

防止外伤,尽量避免如拳击、足球、篮球等过度负重或进行剧烈的接触性运动,对活动性出血的患者,应限制其活动范围和活动强度,较严重时要卧床休息。

(二)病情观察

监测患者自觉症状、不同部位的出血情况;经常评估关节外形、局部有无压痛、关节活动能力有无异常等。注意观察和警惕隐匿性的大出血或重要脏器出血。

(三)对症护理

1.局部出血

按医嘱给予患者止血处理,紧急情况配合抢救,颈部或喉部软组织出血时,应协助患者取侧卧位或头偏向一侧,必要时用吸引器将血吸出,避免积血压迫呼吸道引起窒息,做好气管插管或切开的准备。

2.关节出血及康复

关节腔或关节周围组织出血时,急性期应给予局部制动并保持功能位,血肿消退前避免过早行走使患肢负重,出血控制后可鼓励患者循序渐进地活动受累关节及理疗。

（四）正确输注各种凝血因子制品

避免异型血，制品取回后应立即输注，如是冷沉淀物或者冷冻血浆，输血前应将其置于37 ℃温水（水浴箱）中解冻、融化，以患者可耐受的速度快速输注。输入后随时观察有无变态反应发生及止血效果。

（五）用药护理

DDAVP的不良反应有心率加快、颜面潮红、血压升高、少尿及头痛等，要密切观察，反复使用可发生水潴留和低钠血症，需限制体液摄入；对有心脑血管疾病的老年患者慎用。

（六）心理护理

本病为遗传病，终身有出血倾向。患者易产生焦虑和恐惧，应关心、理解、安慰患者；为患者提供有关血友病社会团体的信息，鼓励患者及家属参与相关的社团及咨询活动，通过与医护人员或患者间的信息交流，相互支持，共同应对这一慢性病给患者带来的困难和烦恼，提高生活质量。

（七）健康指导

（1）向患者及家属介绍疾病相关知识，教会患者预防出血的方法，避免剧烈的接触运动，不要穿硬底鞋或赤脚走路，使用锋利工具时小心，尽量避免手术治疗。

（2）注意口腔卫生，防龋齿。

（3）避免使用阿司匹林等有抑制凝血机制作用的药物，出血严重者及时就医。

（4）告诉患者若外出或远行，应携带写明血友病的病历卡，以备发生意外时可得到及时救助。

（5）控制体重，减轻关节负荷。

（6）学会自我监测出血症状和体征和止血方法。

（7）重视遗传咨询、婚前检查和产前检查，血友病患者和女性携带者最好不要婚配，携带者妊娠早期，应检查胎儿是否患血友病，以决定是否终止妊娠。

（李　敏）

第四节　弥散性血管内凝血

弥散性血管内凝血（DIC）是在许多疾病基础上，凝血及纤溶系统被激活，导致全身微血栓形成，凝血因子大量消耗并继发纤溶亢进，引起全身出血及微循环衰竭的临床综合征。

一、病因与发病机制

（一）病因

与感染性疾病、淋巴瘤等恶性肿瘤、羊水栓塞等病理产科、手术及创伤、严重中毒或免疫反应、急性胰腺炎、重型肝炎等全身各系统疾病有关。

（二）发病机制

DIC是一种病理过程，本身并不是一个独立的疾病，只是众多疾病复杂的病理过程中的中间环节。凝血酶与纤溶酶的形成，是导致血管内微血栓形成、凝血因子减少及纤溶亢进等病理生理改变的关键机制。

二、临床表现

(一)出血

特点为自发性、多发性出血,部位可遍及全身,多见于皮肤、黏膜、伤口及穿刺部位;其次为某些内脏出血,严重者可发生颅内出血。

(二)休克或微循环障碍

一过性或持续性血压下降,早期即出现肾、肺、脑等器官功能不全,表现为肢体湿冷、少尿或无尿、呼吸困难、发绀及不同程度的意识障碍等。

(三)微血管栓塞

与弥漫性微血栓的形成有关。皮肤黏膜栓塞可使浅表组织缺血、坏死及局部溃疡形成;内脏栓塞常见于肾、肺、脑等,可引起急性肾衰竭、呼吸衰竭、颅内高压等,从而出现相应的症状和体征。

(四)微血管病性溶血

可表现为进行性贫血,贫血程度与出血量不成比例,偶见皮肤、巩膜黄染,大量溶血时还可以出现黄疸、血红蛋白尿。

三、辅助检查

(一)消耗性凝血障碍方面的检测

指血小板及凝血因子消耗性减少的相关检查,DIC时,血小板计数减少,凝血酶原时间(PT)延长,部分凝血活酶时间(APTT)延长等。

(二)继发性纤溶亢进方面的检测

指纤溶亢进及纤维蛋白降解产物生成增多的检测,DIC时,纤维蛋白的降解产物(FDP)明显增多,纤溶酶及纤溶酶原激活物的活性升高等,*D*-二聚体定量升高或定性阳性等。

(三)其他

DIC时,外周血涂片红细胞形态常呈盔形、多角形等改变;血栓弹力图(TEG)可反映止血功能,但对于DIC特异性与敏感性均不清楚。

四、治疗要点

治疗原则是以治疗原发病,去除诱因为根本,抗凝治疗与凝血因子补充同步进行。

(一)去除诱因、治疗原发病

如控制感染,治疗肿瘤,病理产科及外伤;纠正缺氧、缺血及酸中毒等。

(二)抗凝治疗

抗凝治疗是终止DIC病理过程、减轻器官损伤,重建凝血-抗凝平衡的重要措施。

1.肝素治疗

(1)肝素:常用于急性或暴发型DIC。

(2)低分子量肝素:预防、治疗慢性或代偿性DIC时优于肝素。

2.其他抗凝及抗血小板聚集药物

复方丹参注射液、右旋糖酐-40、噻氯匹定、双嘧达莫、重组人活化蛋白C(APC)。

(三)替代治疗

适用于有明显血小板或凝血因子减少证据和已进行病因及抗凝治疗,DIC 未能得到良好控制者。对于 APTT 时间显著延长者可输新鲜全血、新鲜血浆或冷沉淀物,以补充凝血因子。对于纤维蛋白原显著降低或血小板数显著减少者可分别输纤维蛋白原浓缩剂或血小板悬液。

(四)抗纤溶治疗

适用于继发性纤溶亢进为主的 DIC 晚期。常用药物有氨甲苯酸、氨基己酸等。

(五)溶栓疗法

由于 DIC 主要形成微血管血栓,并多伴有纤溶亢进,因此原则上不使用溶栓剂。

(六)其他

糖皮质激素治疗,但不作为常规应用。

五、护理措施

(一)一般护理

1.饮食

进高热量、高蛋白、高维生素饮食,有消化道出血者应进食冷流质或半流质饮食,必要时可禁食。昏迷者给予鼻饲,并做好护理。

2.运动与休息

卧床休息,根据病情采取合适体位,如休克患者采取中凹卧位,呼吸困难者可采取半坐卧位,意识障碍者采取保护性措施。注意保暖,防压疮,协助排便,必要时保留尿管。

(二)病情观察

严密监测患者的生命体征、神志和尿量变化,记录 24 小时液体出入量;观察表情,皮肤的颜色与温湿度;有无皮肤黏膜和重要器官栓塞的症状和体征,如皮肤栓塞出现四肢末端发绀,肾栓塞出现腰痛、血尿等;注意出血部位、范围及其严重度的观察。

(三)用药护理

肝素的主要不良反应是出血,还会引起发热、变态反应、脱发、血小板减少等,在治疗过程中注意观察患者出血情况,监测各项实验室指标,APTT 为最常用的监护指标,正常值为(40±5)秒,使其延长 60%~100%为最佳剂量,若过量可采用鱼精蛋白中和,鱼精蛋白 1 mg 可中和肝素1 mg。右旋糖酐-40 可引起变态反应,重者可致过敏性休克,使用时应谨慎。

(四)心理护理

由于病情危重,症状较多,患者常有濒死感,可表现多种心理活动,如悲观绝望,烦躁不安、恐惧紧张等心理异常。因此,应针对患者心理进行耐心讲解,列举成功案例,增强患者信心,使其积极配合治疗。

(五)健康指导

向患者及其家属讲解疾病相关知识,强调反复进行实验室检查的必要性和重要性,特殊药物治疗的不良反应,保证充足的睡眠;提供易消化吸收富含营养的食物,适当运动,循序渐进。

(刘海岭)

第九章

骨科疾病的护理

第一节　肱骨干骨折

一、疾病概述

(一)概念

肱骨干骨折是发生在肱骨外髁颈下 1～2 cm 至肱骨髁上 2 cm 段内的骨折。在肱骨干中下 1/3 段后外侧有桡神经沟,此处骨折最容易发生桡神经损伤。

(二)相关病理生理

1.骨折的愈合过程

(1)血肿炎症极化期:在伤后 48～72 小时,血肿在骨折部位形成。由于创伤后,骨骼的血液供应减少,可引起骨坏死。死亡细胞促进成纤维细胞和成骨细胞向骨折部位移行,迅速形成纤维软骨,形成骨的纤维愈合。

(2)原始骨痂形成期:由于血管和细胞的增殖,骨折后的 2～3 周间骨折断端的周围形成骨痂。随着愈合的继续,骨痂被塑造成疏松的纤维组织,伸向骨内。常发生在骨折后 3 周至 6 个月内。

(3)骨板形成塑形期:在骨愈合的最后阶段,过多的骨痂被吸收,骨连接完成。随着肢体的负重,骨痂不断得到加强,损伤的骨组织逐渐恢复到损伤前的结构强度和形状。这个过程最早发生在骨折后 6 周,可持续 1 年。

2.影响愈合的因素

(1)全身因素:如年龄、营养和代谢因素、健康状况。

(2)局部因素:如骨折的类型和数量、骨折部位的血液供应、软组织损伤程度、软组织嵌入以及感染等。

(3)治疗方法:如反复多次的手法复位、骨折固定不牢固、过早和不恰当的功能锻炼、治疗操作不当等。

(三)病因与诱因

肱骨干骨折可由直接暴力或间接暴力引起。直接暴力常由外侧打击肱骨干中部,致横形或粉碎性骨折。间接暴力常由于手部或肘部着地,外力向上传导,加上身体倾斜所产生的剪式应力，多导致中下1/3骨折。

（四）临床表现

1.症状

患侧上臂出现疼痛、肿胀、皮下瘀斑，上肢活动障碍。

2.体征

患侧上臂可见畸形、反常活动、骨摩擦感、骨擦音。若合并桡神经损伤，可出现患侧垂腕畸形、各手指关节不能背伸、拇指不能伸直、前臂旋后障碍、手背桡侧皮肤感觉减退或消失。

（五）辅助检查

X线拍片可确定骨折类型、移位方向。

（六）治疗原则

1.手法复位外固定

在止痛、持续牵引和肌肉放松的情况下复位，复位后可选择石膏或小夹板固定。复位后比较稳定的骨折，可用U形石膏固定。中、下段长斜形或长螺旋形骨折因手法复位后不稳定，可采用上肢悬垂石膏固定，宜采用轻质石膏，以免因重量太大导致骨折端分离。选择小夹板固定者可屈肘90°角位，用三角巾悬吊，成人固定6～8周，儿童固定4～6周。

2.切开复位内固定

在切开直视下复位后用加压钢板螺钉内固定或带锁髓内针固定。内固定可在半年后取出，若无不适，也可不取。

二、护理评估

（一）一般评估

1.健康史

(1)一般情况：了解患者的年龄、职业特点、运动爱好、日常饮食结构、有无酗酒等。

(2)受伤情况：了解患者受伤的原因、部位和时间，受伤时的体位和环境，外力作用的方式、方向与性质，骨折轻重程度及有无合并桡神经损伤，急救处理的过程等。

(3)既往史：重点了解与骨折愈合有关的因素，如患者有无骨折史，有无药物滥用、服用特殊药物及药物过敏史，有无手术史等。

2.生命体征

按护理常规监测生命体征。

3.患者主诉

受伤的原因、时间、外力方式与性质、骨折轻重程度及有无合并桡神经损伤、受伤时的体位和环境、急救处理的过程等。

4.相关记录

外伤情况及既往史；X线片及实验室检查等结果记录。

（二）身体评估

1.术前评估

(1)视诊：患侧上臂出现疼痛、肿胀、皮下瘀斑，可见畸形；若合并桡神经损伤，可出现患侧垂腕畸形。

(2)触诊：患侧有触痛，骨摩擦感或骨擦音，若合并桡神经损伤，手背桡侧皮肤感觉减退或消失。

(3)动诊:可见反常活动,若合并桡神经损伤,各手指关节不能背伸,拇指不能伸直,前臂旋后障碍。

(4)量诊:患肢有无短缩、双侧上肢周径大小、关节活动度。

2.术后评估

(1)视诊:患侧上臂出现肿胀、皮下瘀斑减轻或消退;外固定清洁、干燥,保持有效固定。

(2)触诊:患侧触痛减轻或消退;若合并桡神经损伤者,手背桡侧皮肤感觉改善或恢复正常。

(3)动诊:反常活动消失;若合并桡神经损伤者,各手指关节能背伸,拇指能伸直,前臂旋后正常。

(4)量诊:患肢无短缩、双侧上肢周径大小相等、关节活动度无差异。

(三)心理-社会评估

患者突然受伤骨折,患侧肢体活动障碍,生活自理能力下降,疼痛刺激以及外固定的使用,易产生焦虑、紧张及自身形象紊乱等心理变化。

(四)辅助检查阳性结果评估

X 线片结果确定骨折类型、移位方向。

(五)治疗效果的评估

(1)局部无压痛及纵向叩击痛。

(2)局部无反常活动。

(3)X 线片显示骨折处有连续骨痂通过,骨折线已模糊。

(4)拆除外固定后,成人上肢能胸前平举 1 kg 重物持续达 1 分钟。

(5)连续观察 2 周骨折处不变形。

三、护理诊断

(一)疼痛

疼痛与骨折、软组织损伤、肌痉挛和水肿有关。

(二)潜在并发症

肌萎缩、关节僵硬。

四、护理措施

(一)病情观察与体位护理

1.疼痛护理

及时评估患者疼痛程度,遵医嘱给予止痛药物。

2.体位

用吊带或三角巾将患肢托起,以促进静脉回流,减轻肢体肿胀、疼痛。

(二)饮食护理

指导患者进食高蛋白、高维生素、高热量、高钙和高铁的食物。

(三)生活护理

指导患者进行力所能及的活动,必要时为其帮助。

(四)心理护理

向患者和家属解释骨折的愈合是一个循序渐进的过程,充分固定能为骨折断端连接提供良好的条件。正确的功能锻炼可以促进断端生长愈合和患肢功能恢复。

(五)健康教育

1.指导功能锻炼

复位固定后尽早开始手指屈伸活动,并进行上臂肌肉的主动舒缩运动,但禁止做上臂旋转运动。经 2～3 周,开始主动的腕、肘关节屈伸活动和肩关节的外展、内收活动,逐渐增加活动量和活动频率。经 6～8 周加大活动量,并做肩关节旋转活动,以防肩关节僵硬或萎缩。

2.复查

告知患者若骨折远端肢体肿胀或疼痛明显加重,肢体感觉麻木、肢端发凉,夹板或外固定松动,应立即到医院复查并评估功能恢复情况。

3.安全指导

指导患者及家属评估家庭环境的安全性,妥善放置可能影响患者活动的障碍物。

五、护理效果评估

(1)患者是否主诉骨折部位疼痛减轻或消失,感觉舒适。

(2)患侧肢端能否维持正常的组织灌注,皮肤温度和颜色正常,末梢动脉搏动有力。

(3)能否避免出现肌萎缩、关节僵硬等并发症发生。一旦发生,能否及时发现和处理。

(4)患者在指导下能否按计划进行有效的功能锻炼,患肢功能恢复情况及有无活动障碍。

(李　梅)

第二节　肱骨髁上骨折

一、疾病概述

(一)概念

肱骨髁上骨折是指肱骨干与肱骨髁交接处发生的骨折。在肱骨干中下 1/3 段后外侧有桡神经沟,此处骨折最容易发生桡神经损伤。肱骨髁上骨折多发生于 10 岁以下儿童,占小儿肘部骨折的 30％～40％。

(二)相关病理生理

在肱骨髁内、前方有肱动脉和正中神经,肱骨髁的内侧和外侧分别有尺神经和桡神经,骨折断端向前移位或侧方移位可损伤相应神经血管。在儿童期,肱骨下端有骨骺,若骨折线穿过骺板,有可能影响骨骺发育,导致肘内翻或外翻畸形。

(三)病因和诱因

肱骨髁上骨折多由间接暴力引起。根据暴力类型和骨折移位方向,可分为屈曲型和伸直型。

(四)临床表现

1.症状

受伤后肘部出现疼痛、肿胀和功能障碍,肘后凸起,患肢处于半屈曲位,可有皮下瘀斑。

2.体征

局部明显压痛和肿胀,有骨擦音及反常活动,肘部可扪到骨折断端,肘后三角关系正常。

(五)辅助检查

肘部正、侧位X线拍片能够确定骨折的存在以及骨折移位情况。

(六)治疗原则

1.手法复位外固定

对受伤时间短,局部肿胀轻,没有血液循环障碍者,可进行手法复位外固定。复位后用后侧石膏托在屈肘位固定4~5周,屈肘角度以能清晰地扪到桡动脉搏动,无感觉运动障碍为宜。伤后时间较长,局部组织损伤严重,出现骨折部严重肿胀时,应卧床休息,抬高患肢,或用尺骨鹰嘴悬吊牵引,牵引重量1~2 kg,同时加强手指活动,待3~5天肿胀消退后进行手法复位。

2.切开复位内固定

手法复位失败或有神经血管损伤者,在切开直视下复位后为固定。

二、护理评估

(一)一般评估

1.健康史

(1)一般情况:了解患者的年龄、运动爱好、日常饮食结构等。

(2)受伤情况:了解患者受伤的原因、部位和时间,受伤时的体位和环境,外力作用的方式、方向与性质,骨折轻重程度及有无合并神经血管损伤,急救处理的过程等。

(3)既往史:重点了解与骨折愈合有关的因素,如患者有无骨折史,有无药物过敏史,有无手术史等。

2.生命体征

按护理常规监测生命体征。

3.患者主诉

受伤的原因、时间、外力方式与性质,骨折轻重程度及有无合并桡神经损伤、受伤时的体位和环境、急救处理的过程等。

4.相关记录

外伤情况及既往史;X线拍片及实验室检查等结果记录。

(二)身体评估

1.术前评估

(1)视诊:受伤后肘部出现肿胀和功能障碍,患肢处于半屈由位,可有皮下瘀斑。若肱动脉挫伤或受压,可因前臂缺血而表现为局部肿胀、剧痛、皮肤苍白、发凉、麻木。

(2)触诊:患肢有触痛、骨摩擦音,肘部可扪到骨折断端,肘后关系正常。若合并正中神经、尺神经或桡神经损伤,可有手臂感觉异常。

(3)动诊:可见反常活动,若合并正中神经、尺神经或桡神经损伤,可有运动障碍。

(4)量诊:患肢有无短缩、双侧上肢周径大小、关节活动度。

2.术后评估

(1)视诊:受伤后肘部肿胀、皮下瘀斑减轻或消退;外固定清洁、干燥,保持有效固定。若肱动脉挫伤或受压者,前臂缺血改善,局部肿胀减轻或消退、皮肤的颜色、温度、感觉正常。

(2)触诊:患侧触痛减轻或消退;骨摩擦音消失;肘部可不能扪到骨折断端。若合并正中神经、尺神经或桡神经损伤者,手臂感觉恢复正常。

(3)动诊:反常活动消失。若合并正中神经、尺神经或桡神经损伤者,运动正常。

(4)量诊:患肢无短缩,双侧上肢周径大小相等、关节活动度无差异。

(三)心理-社会评估

患者突然受伤骨折,患侧肢体活动障碍,生活自理能力下降,疼痛刺激以及外固定的使用,易产生焦虑、紧张及自身形象紊乱等心理变化。

(四)辅助检查阳性结果评估

肘部正、侧位 X 线拍片结果确定骨折类型、移位方向。

(五)治疗效果的评估

(1)局部无压痛及纵向叩击痛。

(2)局部无反常活动。

(3)X 线片显示骨折处有连续骨痂通过,骨折线已模糊。

(4)拆除外固定后,成人上肢能胸前平举 1 kg 重物持续达 1 分钟。

(5)连续观察 2 周骨折处不变形。

三、护理诊断

(一)疼痛

疼痛与骨折、软组织损伤、肌痉挛和水肿有关。

(二)外周神经血管功能障碍的危险

外周神经血管功能障碍的危险与骨和软组织损伤、外固定不当有关。

(三)不依从行为

不依从行为与患儿年龄小、缺乏对健康的正确认识有关。

四、护理措施

(一)病情观察与体位护理

1.疼痛护理

及时评估患者的疼痛程度,遵医嘱给予止痛药物。

2.体位

用吊带或三角巾将患肢托起,以促进静脉回流,减轻肢体肿胀疼痛。

3.患肢缺血护理

观察石膏绷带或夹板固定的松紧度,必要时及时调整,以免神经、血管受压,影响有效组织灌注。观察前臂肿胀程度及手的感觉运动功能,如出现高张力肿胀、手指发凉、感觉异常、手指主动活动障碍、被动伸直剧痛、桡动脉搏动减弱或消失,即可确定骨筋膜室高压存在,须立即通知医师,并做好手术准备。如已出现“5P”征,及时手术也难以避免缺血性肌挛缩,从而遗留爪形手畸形。

(二)饮食护理

指导患者进食高蛋白、高维生素、高热量、高钙和高铁的食物。

(三)生活护理

指导患者进行力所能及的活动,必要时为其帮助。

(四)心理护理

向患者和家属解释骨折的愈合是一个循序渐进的过程,充分固定能为骨折断端连接提供良好的条件。正确的功能锻炼可以促进断端生长愈合和患肢功能恢复。

(五)健康教育

1.指导功能锻炼

复位固定后尽早开始手指及腕关节屈伸活动,并进行上臂肌肉的主动舒缩运动,有利于减轻水肿。经4～6周外固定解除,开始肘关节屈伸活动。手术切开复位且内固定稳定的患者,术后2周即可开始肘关节活动。若患者为小儿,应耐心向患儿及家属解释功能锻炼的重要性,指导锻炼的方法,使家属能协助进行功能锻炼。

2.复查

告知患者及其家属若骨折远端肢体肿胀或疼痛明显加重,肢体感觉麻木、肢端发凉,夹板或外固定松动,应立即到医院复查并评估功能恢复情况。

3.安全指导

指导患者及其家属评估家庭环境的安全性,妥善放置可能影响患者活动的障碍物。

五、护理效果评估

(1)患者是否主诉骨折部位疼痛减轻或消失,感觉舒适。

(2)患侧肢端能否维持正常的组织灌注,皮肤温度和颜色正常,末梢动脉搏动有力。

(3)能否避免因缺血性肌挛缩导致爪形手畸形的发生。一旦发生骨筋膜室综合征,能否及时发现和处理。

(4)患者在指导下能否按计划进行有效的功能锻炼,患肢功能恢复情况及有无活动障碍。

(李 梅)

第三节 尺桡骨干双骨折

一、疾病概述

(一)概念

尺桡骨干双骨折较多见,占各类骨折的6%左右,以青少年多见。因骨折后常导致复杂的移位,使复位十分困难,易发生骨筋膜室综合征。

(二)相关病理生理

骨筋膜室综合征:骨筋膜室是由骨、骨间膜、肌间膜和深筋膜形成的密闭腔隙。骨折时,骨折部位骨筋膜室内的压力增高,导致肌肉和神经因急性缺血而产生一系列早期综合征,主要表现为“5P”

征:疼痛(pain)、苍白(pallor)、感觉异常(paresthesia)、麻痹(paralysis)及脉搏消失(pulseless)。

(三)病因与诱因

尺桡骨干双骨折多由于直接暴力、间接暴力和扭转暴力致伤。

1.直接暴力

多由于重物直接打击、挤压或刀伤引起。特点为两骨同一平面的横形或粉碎性骨折,多伴有不同程度的软组织损伤,包括肌肉、肌腱断裂、神经血管损伤等,整复对位不稳定。

2.间接暴力

常为跌倒时手掌着地,由于桡骨负重较多,暴力作用向上传到后首先使桡骨骨折,继而残余暴力通过骨间膜向内下方传导,引起低位尺骨斜形骨折。

3.扭转暴力

跌倒时手掌着地,同时前臂发生旋转,导致不同平面的尺桡骨螺旋形骨折或斜形骨折,尺骨的骨折线多高于桡骨的骨折线。

(四)临床表现

1.症状

受伤后,患侧前臂出现疼痛、肿胀、畸形及功能障碍。

2.体征

可发现畸形、反常活动、骨摩擦感。尺骨上 1/3 骨干骨折可合并桡骨小头脱位,称为孟氏(Monteggia)骨折。桡骨干下 1/3 骨干骨折合并尺骨小头脱位,称为盖氏(Galeazzi)骨折。

(五)辅助检查

X 线拍片检查应包括肘关节或腕关节,可发现骨折部位、类型、移位方向以及是否合并有桡骨头脱位或尺骨小头脱位。

(六)治疗原则

1.手法复位外固定

手法复位成功后采用石膏固定,即用上肢前、后石膏夹板固定,待肿胀消退后改为上肢管型石膏固定,一般经 8～12 周可达到骨性愈合。也可以采用小夹板固定,即在前臂掌侧、背侧、尺侧和桡侧分别放置四块小夹板并捆扎,将前臂放在防旋板上固定,再用三角巾悬吊患肢。

2.切开复位内固定

在骨折部位选择切口,在直视下准确对位,用加压钢板螺钉固定或髓内针固定。

二、护理评估

(一)一般评估

1.健康史

(1)一般情况:了解患者的年龄、职业特点、运动爱好、日常饮食结构、有无酗酒等。

(2)受伤情况:了解患者受伤的原因、部位和时间,受伤时的体位和环境,外力作用的方式、方向与性质,骨折轻重程度,急救处理的过程等。

(3)既往史:重点了解与骨折愈合有关的因素,如患者有无骨折史,有无药物滥用、服用特殊药物及药物过敏史,有无手术史等。

2.生命体征

按护理常规监测生命体征。

3.患者主诉

受伤的原因、时间、外力方式与性质，骨折轻重程度及有无合并桡神经损伤、受伤时的体位和环境、急救处理的过程等。

4.相关记录

外伤情况及既往史；X 线拍片及实验室检查等结果记录。

(二)身体评估

1.术前评估

(1)视诊：患侧前臂出现肿胀、皮下瘀斑。

(2)触诊：患肢有触痛、骨摩擦音或骨擦感。

(3)动诊：可见反常活动。

(4)量诊：患肢有无短缩、双侧上肢周径大小、关节活动度。

2.术后评估

(1)视诊：患侧前臂出现肿胀、皮下瘀斑减轻或消退；外固定清洁、干燥，保持有效固定。

(2)触诊：患侧触痛减轻或消退；骨摩擦音或骨擦感消失。

(3)动诊：反常活动消失。

(4)量诊：患肢无短缩，双侧上肢周径大小相等、关节活动度无差异。

(三)心理-社会评估

患者突然受伤骨折，患侧肢体活动障碍，生活自理能力下降，疼痛刺激以及外固定的使用，易产生焦虑、紧张及自身形象紊乱等心理变化。

(四)辅助检查阳性结果评估

肘关节或腕关节 X 线拍片结果确定骨折类型、移位方向以及是否合并有桡骨头脱位或尺骨小头脱位。

(五)治疗效果的评估

(1)局部无压痛及纵向叩击痛。

(2)局部无反常活动。

(3)X 线片显示骨折处有连续骨痂通过，骨折线已模糊。

(4)拆除外固定后，成人上肢能平举 1 kg 重物持续达 1 分钟。

(5)连续观察 2 周骨折处不变形。

三、护理诊断

(一)疼痛

疼痛与骨折、软组织损伤、肌痉挛和水肿有关。

(二)外周神经血管功能障碍的危险

外周神经血管功能障碍的危险与骨和软组织损伤、外固定不当有关。

(三)潜在并发症

肌萎缩、关节僵硬。

四、护理措施

(一)病情观察与体位护理

1.疼痛护理

及时评估患者疼痛程度,遵医嘱给予止痛药物。

2.体位

用吊带或三角巾将患肢托起,以促进静脉回流,减轻肢体肿胀疼痛。

3.患肢缺血护理

观察石膏绷带或夹板固定的松紧度,必要时及时调整,以免神经、血管受压,影响有效组织灌注。观察前臂肿胀程度及手的感觉运动功能,如出现高张力肿胀、手指发凉、感觉异常、手指主动活动障碍、被动伸直剧痛、桡动脉搏动减弱或消失,即可确定骨筋膜室高压存在,须立即通知医师,并做好手术准备。如已出现“5P”征,及时手术也难以避免缺血性肌挛缩,从而遗留爪形手畸形。

4.局部制动

支持并保护患肢在复位后体位,防止腕关节旋前或旋后。

(二)饮食护理

指导患者进食高蛋白、高维生素、高热量、高钙和高铁的食物。

(三)生活护理

指导患者进行力所能及的活动,必要时提供帮助。

(四)心理护理

向患者和家属解释骨折的愈合是一个循序渐进的过程,充分固定能为骨折断端连接提供良好的条件。正确的功能锻炼可以促进断端生长愈合和患肢功能恢复。

(五)健康教育

1.指导功能锻炼

复位固定后尽早开始手指伸屈和用力握拳活动,并进行上臂和前臂肌肉的主动舒缩运动。2 周后局部肿胀消退,开始练习腕关节活动。4 周后开始练习肘关节和肩关节活动。经 8～10 周拍片证实骨折已愈合,才可进行前臂旋转活动。

2.复查

告知患者及其家属若骨折远端肢体肿胀或疼痛明显加重,肢体感觉麻木、肢端发凉,夹板或外固定松动,应立即到医院复查并评估功能恢复情况。

3.安全指导

指导患者及其家属评估家庭环境的安全性,妥善放置可能影响患者活动的障碍物。

五、护理效果评估

(1)患者是否主诉骨折部位疼痛减轻或消失,感觉舒适。

(2)患侧肢端能否维持正常的组织灌注,皮肤温度和颜色正常,末梢动脉搏动有力。

(3)能否避免因缺血性肌挛缩导致爪形手畸形的发生。一旦发生骨筋膜室综合征,能否及时发现和处理。

(4)患者在指导下能否按计划进行有效的功能锻炼,患肢功能恢复情况及有无活动障碍。

(李　梅)

第四节　桡骨远端骨折

一、疾病概述

(一)概念

桡骨远端骨折是指距桡骨远端关节面 3 cm 内的骨折，常见于有骨质疏松的中老年妇女。

(二)病因与分类

多为间接暴力引起。根据受伤的机制不同，可发生伸直型骨折和屈曲型骨折。

(三)临床表现

1.症状

伤后腕关节局部疼痛和皮下瘀斑、肿胀、功能障碍。

2.体征

患侧腕部压痛明显，腕关节活动受限。伸直型骨折由于远折端向背侧移位，从侧面看腕关节呈“银叉”畸形；又由于其远折端向桡侧移位，从正面看呈“枪刺样”畸形。屈曲型骨折者受伤后腕部出现下垂畸形。

(四)辅助检查

X 线拍片可见典型移位。

(五)治疗原则

1.手法复位外固定

对伸直型骨折者，手法复位后在旋前、屈腕、尺偏位用超腕关节石膏绷带固定或小夹板固定 2 周。水肿消退后，在腕关节中立位改用前臂管型石膏或继续用小夹板固定。屈曲型骨折处理原则基本相同，复位手法相反。

2.切开复位内固定

严重粉碎性骨折移位明显、手法复位失败或复位后外固定不能维持复位者，可行切开复位，用松质骨螺钉、T 形钢板或钢针固定。

二、护理评估

(一)一般评估

1.健康史

(1)一般情况：了解患者的年龄、职业特点、运动爱好、日常饮食结构、有无酗酒等。

(2)受伤情况：了解患者受伤的原因、部位和时间，受伤时的体位和环境，外力作用的方式、方向与性质，骨折轻重程度，急救处理的过程等。

(3)既往史：重点了解与骨折愈合有关的因素，如患者有无骨折史，有无药物滥用、服用特殊药物及药物过敏史，有无手术史等。

2.生命体征

按护理常规监测生命体征。

3.患者主诉

受伤的原因、时间、外力方式与性质，骨折轻重程度及有无合并桡神经损伤、受伤时的体位和环境、急救处理的过程等。

4.相关记录

外伤情况及既往史；X线片及实验室检查等结果记录。

(二)身体评估

1.术前评估

(1)视诊：患侧腕关节出现肿胀、皮下瘀斑；伸直型骨折从侧面看腕关节呈“银叉”畸形，从正面看呈“枪刺样”畸形；屈曲型骨折者受伤后腕部出现下垂畸形。

(2)触诊：患侧腕关节压痛明显。

(3)动诊：患侧腕关节活动受限。

(4)量诊：患肢有无短缩、双侧上肢周径大小、关节活动度。

2.术后评估

(1)视诊：患侧腕关节出现肿胀、皮下瘀斑减轻或消退；外固定清洁、干燥，保持有效固定。

(2)触诊：患侧腕关节压痛减轻或消退。

(3)动诊：患侧腕关节活动改善或恢复正常。

(4)量诊：患肢无短缩，双侧上肢周径大小相等、关节活动度无差异。

(三)心理-社会评估

患者突然受伤骨折，患侧肢体活动障碍，生活自理能力下降，疼痛刺激以及外固定的使用，易产生焦虑、紧张及自身形象紊乱等心理变化。

(四)辅助检查阳性结果评估

肘腕关节X线片结果可以确定骨折类型、移位方向。

(五)治疗效果的评估

(1)局部无压痛。

(2)局部无反常活动。

(3)X线片显示骨折处有连续骨痂通过，骨折线已模糊。

(4)拆除外固定后，成人上肢能胸前平举1 kg重物持续达1分钟。

(5)连续观察2周骨折处不变形。

三、护理诊断

(一)疼痛

疼痛与骨折、软组织损伤、肌痉挛和水肿有关。

(二)外周神经血管功能障碍的危险

外周神经血管功能障碍的危险与骨和软组织损伤、外固定不当有关。

四、护理措施

(一)病情观察与体位护理

1.疼痛护理

及时评估患者疼痛程度,遵医嘱给予止痛药物。

2.体位

用吊带或三角巾将患肢托起,以促进静脉回流,减轻肢体肿胀疼痛。

3.患肢缺血护理

观察石膏绷带或夹板固定的松紧度,必要时及时调整,以免神经、血管受压,影响有效组织灌注。观察前臂肿胀程度及手的感觉运动功能,如出现高张力肿胀、手指发凉、感觉异常、手指主动活动障碍、被动伸直剧痛、桡动脉搏动减弱或消失,即可确定骨筋膜室高压存在,须立即通知医师,并做好手术准备。

4.局部制动

支持并保护患肢在复位后体位,防止腕关节旋前或旋后。

(二)饮食护理

指导患者进食高蛋白、高维生素、高热量、高钙和高铁的食物。

(三)生活护理

指导患者进行力所能及的活动,必要时提供帮助。

(四)心理护理

向患者和家属解释骨折的愈合是一个循序渐进的过程,充分固定能为骨折断端连接提供良好的条件。正确的功能锻炼可以促进断端生长愈合和患肢功能恢复。

(五)健康教育

1.指导功能锻炼

复位固定后尽早开始手指伸屈和用力握拳活动,并进行前臂肌肉的主动舒缩运动。经4～6周可去除外固定,逐渐开始关节活动。

2.复查

告知患者及其家属若骨折远端肢体肿胀或疼痛明显加重,肢体感觉麻木、肢端发凉,夹板或外固定松动,应立即到医院复查并评估功能恢复情况。

3.安全指导

指导患者及其家属评估家庭环境的安全性,妥善放置可能影响患者活动的障碍物。

五、护理效果评估

(1)患者是否主诉骨折部位疼痛减轻或消失,感觉舒适。

(2)患侧肢端能否维持正常的组织灌注,皮肤温度和颜色正常,末梢动脉搏动有力。

(3)能否避免因缺血性肌挛缩的发生。一旦发生,能否及时发现和处理。

(4)患者在指导下能否按计划进行有效的功能锻炼,患肢功能恢复情况及有无活动障碍。

(张莉莉)

第五节　股骨干骨折

一、疾病概述

(一)概念

股骨干骨折是至股骨转子以下、股骨髁以上部位的骨折,包括粗隆下 2～5 cm 至股骨髁上 2～5 cm 的骨干,约占全身骨折 6%。

(二)相关病理生理

股骨是人体最粗、最长、承受应力最大的管状骨,股骨干血运丰富,一旦骨折,常有大量失血。股骨干为 3 组肌肉所包围,其中伸肌群最大,由股神经支配;屈肌群次之,由坐骨神经支配;内收肌群最小,由闭孔神经支配,由于大腿的肌肉发达,骨折后多有错位及重叠。股骨干周围的外展肌群,与其他肌群相比其肌力稍弱,外展肌群位于臀部附着在大粗隆上,由于内收肌的作用,骨折远端常有向内收移位的倾向,已对位的骨折,常有向外弓的倾向,这种移位和成角倾向,在骨折治疗中应注意纠正和防止。

一般股骨上 1/3 骨折时,其移位方向比较规律,骨折近端因受外展、外旋肌群和髂腰肌的作用而出现外展、外旋和屈曲等向前、外成角突起移位,骨折远端则向内、向后、向上重叠移位。股骨中 1/3 骨折时,除原骨折端向上重叠外,移位多随暴力方向而异,一般远折端多向后向内移位。股骨下 1/3 骨折时,近折端因受内收肌的牵拉而向后倾斜成角突起移位,有损伤腘窝部动、静脉及神经的危险。

(三)病因与分类

多数骨折由强大的直接暴力所致,如撞击、挤压等;一部分骨折由间接暴力所致,如杠杆作用、扭转作用、由高处跌落等。正常股骨干在遭受强大外力才发生骨折。多数原因是车祸、行人相撞、摩托车车祸、坠落伤与枪弹伤等高能量损伤。

股骨干骨折由于部位不同可分为上 1/3 骨折,中 1/3 骨折和下 1/3 骨折,以中下 1/3 交界处骨折最为多见。

(四)临床表现

1.症状

受伤后患肢疼痛、肿胀,远端肢体异常扭曲,不能站立和行走。

2.体征

患肢明显畸形,可出现反常活动、骨擦音。单一股骨干骨折因失血较多者,可能出现休克前期表现;若合并多处骨折,或双侧股骨干骨折,发生休克的可能性很大,甚至可以出现休克表现。若骨折损伤腘动脉、腘静脉、胫神经或腓总神经,可出现远端肢体相应的血液循环、感觉和运动障碍。

(五)辅助检查

X 线正、侧位片可明确骨折部位、类型和移位情况。

(六)治疗原则

1.非手术治疗

(1)牵引法:①皮牵引,适用于3岁以下儿童。②骨牵引,适于成人各类型股骨骨折。由于需长期卧床、住院时间长、并发症多,目前已逐渐少用。牵引现在更多的是作为常规的术前准备或其他治疗前使用。

(2)石膏支具:离床治疗和防止髋人字石膏引起膝关节、髋关节挛缩导致石膏支具的发展。石膏支具在理论上有许多特点,它允许逐渐负重,可以改善肌肉和关节的功能,增加骨骼的应力刺激,促进骨折愈合。

2.手术治疗

采用切开复位内固定。由于内固定器械的改进,手术技术的提高以及人们对骨折治疗观念的改变,股骨干骨折多趋向于手术治疗。内固定的选择应考虑到患者的全身情况、软组织情况及骨折损伤类型。内固定材料包括钢板螺钉固定和髓内钉固定。

二、护理评估

(一)一般评估

1.健康史

(1)一般情况:了解患者的年龄、职业特点、运动爱好、日常饮食结构、有无酗酒等。

(2)受伤情况:了解患者受伤的原因、部位和时间,受伤时的体位和环境,外力作用的方式、方向与性质,骨折轻重程度,急救处理的过程等。

(3)既往史:重点了解与骨折愈合有关的因素,如患者有无骨折史,有无药物滥用、服用特殊药物及药物过敏史,有无手术史等。

2.生命体征

密切观察患者的生命体征及神志,警惕休克的发生。

3.患者主诉

受伤的原因、时间、外力方式与性质,骨折轻重程度及有无合并血管神经损伤、受伤时的体位和环境、急救处理的过程等。

4.相关记录

外伤情况及既往史;X线片及实验室检查等结果记录。

(二)身体评估

1.术前评估

(1)视诊:肢体肿胀,缩短,由于肌肉痉挛,常有明显的扭曲畸形。

(2)触诊:局部皮温可偏高,明显压痛。完全骨折有骨擦音。触诊患肢足背动脉、腘窝动脉搏动情况。

(3)动诊:可见反常活动,膝、髋关节活动受限,不能站立和行走。

(4)量诊:患肢有无短缩、双侧下肢周径大小、关节活动度。

2.术后评估

(1)视诊:牵引患者患肢保持外展中立位;外固定清洁、干燥,保持有效固定。

(2)触诊:患肢局部压痛减轻或消退。

(3)动诊:患肢根据愈合情况进行如活动足部、踝关节及小腿。

(4)量诊:患肢无短缩,双侧上肢周径大小相等、关节活动度无差异。

(三)心理-社会评估

评估心理状态,了解患者的社会背景,致伤经过及家庭支持系统,对疾病的接受程度,是否承受心理负担,能否有效调节角色转换。

(四)辅助检查阳性结果评估

X线拍片结果明确骨折具体部位、类型、稳定性及损伤程度。

(五)治疗效果的评估

1.非手术治疗评估要点

(1)消肿处理效果的评估:观察患肢肿胀变化;使用冷疗技术后效果;末梢感觉异常者避免冻伤。联合药物静脉使用时密切观察穿刺部位,谨防药物外渗引起局部组织损害。

(2)保持有效牵引效果评估:骨牵引穿刺的针眼有无出现感染征,注意观察患者有无足下垂情况,并注意膝关节外侧腓总神经有无受压。小儿悬吊牵引时无故哭闹时仔细查找原因,调整牵引带,经常检查双足的血液循环和感觉有无异常,皮肤有无破损、溃疡。

(3)观察石膏松紧情况,有无松脱、过紧、污染、断裂。长期固定有无出现关节僵硬、肌肉萎缩、肺炎、压疮、泌尿系统感染等并发症。

2.手术治疗评估要点

(1)评估术区伤口敷料有无渗血、渗液,评估早期功能锻炼的掌握情况。

(2)观察患肢末梢血液循环、活动、感觉,及早发现术后并发症。

三、护理诊断

(一)疼痛

疼痛与骨折有关。

(二)躯体移动障碍

躯体移动障碍与骨折或牵引有关。

(三)潜在并发症

低血容量休克。

四、护理措施

(一)病情观察与并发症预防

1.病情观察

由于股骨干骨折失血量较大,观察患者有无脉搏增快、皮肤湿冷、血压下降等低血容量性休克表现。因骨折可损伤下肢重要神经或血管,观察患肢血液供应,如足背动脉搏动和毛细血管充盈情况,并与健肢比较,同时观察患肢是否出现感觉和运动障碍等。一旦发生异常,及时报告医师并协助处理。

2.疼痛护理

及时评估患者疼痛程度,遵医嘱给予止痛药物。

3.牵引护理

(1)保持有效牵引,定期测量下肢的长度和力线,以免造成过度牵引和骨端旋转。

(2)注意牵引针是否有移位,若有移位,应消毒后调整。

(3)预防腓总神经损伤,在膝外侧腓骨头处垫纱布或棉垫,防止腓总神经受压,经常检查足部背伸运动，询问是否有感觉异常等情况。

(4)长期卧床者，骶尾处皮肤受压易发生压疮，给予睡气垫床，定时按摩受压处皮肤，足跟悬空。

(二)饮食

给予患者高热量、高蛋白、高纤维素、高钙、富含维生素及集胶成分饮食。如牛奶、鸡蛋、海米、虾皮、鱼汤、骨头汤、新鲜蔬菜和水果等。

(三)用药护理

了解药物不良反应，对症处理用药时观察其用药后效果。根据疼痛程度使用止痛药，并评估不良反应。

(四)心理护理

向患者及其家属解释骨折的愈合是一个循序渐进的过程，充分固定能为骨折断端连接提供良好的条件。正确的功能锻炼可以促进断端生长愈合和患肢功能恢复。鼓励患者表达自己的思想，减轻患者及其家属的心理负担。

(五)健康教育

1.指导功能锻炼

患肢固定后，可在持续牵引下做股四头肌等长舒缩运动，并活动足部、踝关节和小腿。卧床期间鼓励患者利用牵引架拉手环或使用双肘、健侧下肢三点支撑抬起身体使局部减轻压力。在X线拍片证实有牢固的骨折愈合后，才能取消牵引，进行较大范围的运动。有条件时，也可在经8～10周，有外固定架保护，早起不负重活动，以后逐渐增加负重。股骨中段以上骨折，下床活动时始终应注意保持患肢的外展体位，以免因负重和内收肌的作用而发生继发性向外成角突起畸形。

2.复查

告知患者及其家属若骨折远端肢体肿胀或疼痛明显加重，肢体感觉麻木、肢端发凉，应立即到医院复查并评估功能恢复情况。

3.安全指导

指导患者及其家属评估家庭环境的安全性，妥善放置可能影响患者活动的障碍物。

五、护理效果评估

(1)患者是否主诉骨折部位疼痛减轻或消失，感觉舒适。

(2)患侧肢端能否维持正常的组织灌注，皮肤温度和颜色正常，末梢动脉搏动有力。

(3)能否避免低血容量休克等并发症的发生。一旦发生，能否及时发现和处理。

(4)患者在指导下能否按计划进行有效的功能锻炼，患肢功能恢复情况及有无活动障碍。

(张莉莉)

第六节　胫腓骨干骨折

一、疾病概述

(一)概念

胫腓骨干骨折指胫骨平台以下至踝以上部分发生的骨折，占全身骨折的13%～17%。

(二)相关病理生理

胫腓骨是长管状骨中最常发生骨折的部位，10 岁以下儿童尤为多见，其中以胫腓骨双骨折最多，胫骨骨折次之，单纯腓骨骨折最少。胫腓骨由于其部位的关系，遭受直接暴力打击、压轧的机会较多，又因胫骨前内侧紧贴皮肤，所以开放性骨折较多见。严重外伤、创口面积大、骨折粉碎、污染严重、组织遭受挫裂伤为本病的特点。

(三)病因与分类

1.病因

(1)直接暴力：多为重物撞击伤、车轮碾轧等直接暴力损伤，可引起胫腓骨同一平面的横形、短斜形或粉碎性骨折。

(2)间接暴力：多为高处坠落后足着地，身体发生扭转所致。可引起胫骨、腓骨螺旋形或斜形骨折，软组织损伤较小，腓骨的骨折线高于胫骨骨折线。儿童胫腓骨干骨折常为青枝骨折。

2.分类

胫腓骨干骨折可分为：①胫腓骨干双骨折；②单纯胫骨干骨折；③单纯腓骨骨折。

(四)临床表现

1.症状

患肢局部疼痛、肿胀，不敢站立和行走。

2.体征

患肢可有反常活动和明显畸形。由于胫腓骨表浅，骨折常合并软组织损伤，形成开放性骨折，可见骨折端外露。胫骨上 1/3 骨折可致胫后动脉损伤，引起下肢严重缺血甚至坏死。胫骨中 1/3 骨折可引起骨筋膜室压力升高，胫前区和腓肠肌区可有张力增加。胫骨下 1/3 骨折由于血运差，软组织覆盖少，容易发生延迟愈合或不愈合。腓骨颈有移位的骨折可损伤腓总神经，可出现相应感觉和运动功能障碍。骨折后期，若骨折对位对线不良，使关节面失去平行，改变了关节的受力面，易发生创伤性关节。小儿青枝骨折表现为不敢负重和局部压痛。

(五)辅助检查

X 线检查应包括膝关节和踝关节，可确定骨折的部位、类型和移位情况。

(六)治疗原则

1.非手术治疗

(1)手法复位外固定：稳定的胫腓骨骨干横形骨折或短斜形骨折可在手法复位后用小夹板或长腿石膏固定，6～8 周可扶拐负重行走。单纯胫骨干骨折由于有完整腓骨的支撑，石膏固定经 6～8 周可下地活动。单纯胫骨干骨折若不伴有胫腓上、下关节分离，也无须特殊治疗。为减少下地活动时疼痛，用石膏固定 3～4 周。

(2)牵引复位：不稳定的胫腓骨干双骨折可采用腿骨结节牵引，纠正缩短畸形后手法复位，小夹板固定。6 周后去除牵引，改用小腿功能支架固定，或行长腿石膏固定，可下地负重行走。

2.手术治疗

手法复位失败、损伤严重或开放性骨折者应切开复位，选择钢板螺钉或髓内针固定。若固定牢固，手术经 4～6 周可负重行走。

二、护理评估

(一)一般评估

1.健康史

(1)一般情况:了解患者的年龄、职业特点、运动爱好、日常饮食结构、有无酗酒等。

(2)受伤情况:了解患者受伤的原因、部位和时间,受伤时的体位和环境,外力作用的方式、方向与性质,骨折轻重程度,急救处理的过程等。

(3)既往史:重点了解与骨折愈合有关的因素,如患者有无骨折史,有无药物滥用、服用特殊药物及药物过敏史,有无手术史等。

2.生命体征

(1)发热:骨折患者体温一般在正常范围。损伤严重或因血肿吸收,可出现低热但一般不超过 38 ℃。开放性骨折出现高热,多由感染引起。

(2)休克:因骨折部位大量出血、剧烈疼痛或合并内脏损伤引起失血性或创伤性休克,多见于严重的开放性骨折。

3.患者主诉

受伤的原因、时间、外力方式与性质,骨折轻重程度及有无合并血管神经损伤、受伤时的体位和环境、急救处理的过程等。

4.相关记录

外伤情况及既往史;X 线片及实验室检查等结果记录。

(二)身体评估

1.术前评估

(1)视诊:肢体肿胀,有明显畸形。

(2)触诊:局部皮温可偏高,明显压痛;有骨擦音。

(3)动诊:可见反常活动,不能站立和行走。

(4)量诊:患肢有无短缩、双侧下肢周径大小、关节活动度。

2.术后评估

(1)视诊:牵引患者患肢保持外展中立位;外固定清洁、干燥,保持有效固定。

(2)触诊:患肢局部压痛减轻或消退。

(3)动诊:患肢根据愈合情况进行如活动足部、踝关节及小腿。

(4)量诊:患肢无短缩,双侧上肢周径大小相等、关节活动度无差异。

(三)心理-社会评估

评估心理状态,了解患者的社会背景,致伤经过及家庭支持系统,对疾病的接受程度,是否承受心理负担,能否有效调节角色转换。

(四)辅助检查阳性结果评估

X 线片结果可以明确骨折具体部位、类型、稳定性及损伤程度。

(五)治疗效果的评估

(1)局部无压痛及叩击痛。

(2)局部无反常活动。

(3)内固定治疗者,X 线片显示骨折处有连续骨痂通过,骨折线已模糊。

(4)X 线片证实骨折愈合后可正常行走或负重行走。

(5)连续观察 2 周骨折处不变形。

三、护理诊断

(一)疼痛

疼痛与骨折、软组织损伤、肌痉挛和水肿有关。

(二)外周神经血管功能障碍的危险

外周神经血管功能障碍的危险与骨和软组织损伤、外固定不当有关。

(三)潜在并发症

肌萎缩、关节僵硬。

四、护理措施

(一)病情观察与并发症预防

1.病情观察

因骨折可损伤下肢重要神经或血管,观察患肢血液供应,如足背动脉搏动和毛细血管充盈情况,并与健肢比较,同时观察患肢是否出现感觉和运动障碍等。一旦发生异常,及时报告医师并协助处理。

2.疼痛护理

及时评估患者的疼痛程度,遵医嘱给予止痛药物。

3.牵引护理

(1)保持有效牵引,定期测量下肢的长度和力线,以免造成过度牵引和骨端旋转。

(2)注意牵引针是否有移位,若有移位,应消毒后调整。

(3)预防腓总神经损伤,经常检查足部背伸运动,询问是否有感觉异常等情况。

(4)长期卧床者,骶尾处皮肤受压易发生压疮,给予睡气垫床,定时按摩受压处皮肤,足跟悬空。

(二)饮食

给予患者高热量、高蛋白、高纤维素、高钙、富含维生素及果胶成分饮食。如牛奶、鸡蛋、海米、虾皮、鱼汤、骨头汤、新鲜蔬菜和水果等。

(三)用药护理

了解药物不良反应,对症处理用药时观察其用药后效果。根据疼痛程度使用止痛药,并评估不良反应。

(四)心理护理

向患者及其家属解释骨折的愈合是一个循序渐进的过程,充分固定能为骨折断端连接提供良好的条件。正确的功能锻炼可以促进断端生长愈合和患肢功能恢复。鼓励患者表达自己的思想,减轻患者及其家属的心理负担。

(五)健康教育

1.指导功能锻炼

复位固定后尽早开始趾间和足部关节的屈伸活动,做四头肌等长舒缩运动以及髌骨的被动运动。有夹板外固定者可进行踝关节和膝关节活动,但禁止在膝关节伸直情况下旋转大腿,以防

发生骨不连。去除牵引或外固定后遵医嘱进行膝关节和踝关节的屈伸练习和髋关节各种运动，逐渐下地行走。

2.复查

告知患者及其家属若骨折远端肢体肿胀或疼痛明显加重，肢体感觉麻木、肢端发凉，应立即到医院复查并评估功能恢复情况。

3.安全指导

指导患者及其家属评估家庭环境的安全性，妥善放置可能影响患者活动的障碍物。

五、护理效果评估

(1)患者是否主诉骨折部位疼痛减轻或消失，感觉舒适。

(2)患侧肢端能否维持正常的组织灌注，皮肤温度和颜色正常，末梢动脉搏动有力。

(3)能否避免低血容量休克等并发症的发生。一旦发生，能否及时发现和处理。

(4)患者在指导下能否按计划进行有效的功能锻炼，患肢功能恢复情况及有无活动障碍。

(张莉莉)

第七节　颈椎间盘突出症

颈椎间盘突出症(LDH)是指颈椎间盘的髓核和相应破裂的纤维环突向椎管内，而引起的颈髓后神经根受压的一系列临床表现，致压物是单纯的椎间盘组织。它与颈椎病属于不同病理变化的颈椎疾病。颈椎间盘突出症临床上并不少见，是较为常见的脊柱疾病之一，发病率仅次于腰椎间盘突出。严重时可发生高位截瘫危及生命。

颈椎间盘突出临床多见于20～40岁的青壮年，约占患者人数的80%。有一定的职业倾向性，如长期保持固定姿势的人群：办公室职员、教师、手术室护士、长期观看显微镜者、油漆工等较易发生。颈椎间盘突出患者男性明显多于女性，农村多于城市。女性多发于孕产后，往往是突然发生的腰痛异常剧烈，活动有障碍。另外长期生活、工作在潮湿及寒冷环境中的人也较易发生。

一、病因机制

椎间盘是人体各组织中最早最易随年龄发生退行性改变的组织，椎间盘的退变多开始于20岁以后，随着年龄的增长退变程度不断加重，以 C_5～C_6 的退变最常见，其次是 C_6～C_7，两者占颈椎间盘突出症的90%。颈椎间盘突出症常由颈部创伤、退行性变等因素导致。致伤原因主要是突然遭受到意外力量作用或颈椎突然快速屈伸旋转运动，使髓核突破纤维环，造成脊髓或神经根受压，出现急性发病，多见于交通事故或体育运动。临床还有部分患者呈慢性发病。

二、临床表现

颈椎间盘前部较高较厚，正常髓核位置偏后且纤维环后方薄弱，故髓核容易向后方突出或脱出，而椎间盘的后方有脊髓、神经根等重要结构，因此突出的髓核容易刺激或压迫脊髓或神经根，产生临床症状。

(一)症状

症状呈现多样性:颈部不适、疼痛,并肩部酸痛、疲劳。单侧上肢及手部放射性疼痛、麻木、无力。双侧手麻木无力,跨步无力,步态不稳,腿有打软踩棉花感,容易跌倒,病重者可出现瘫痪等。

(二)一般体征

当椎间盘突出压迫颈神经根时,颈部可出现颈肌痉挛,颈发僵,生理前凸减小或消失,部分节段棘突有压痛,上肢可查出受压神经根分布区的痛觉过敏或麻木,肌肉力量减弱,肌萎缩,肌腱反射减退或消失。压迫脊髓时可表现为四肢肌张力增高,腹壁反射、提睾反射减退或消失,病理反射多呈阳性。当脊髓半侧受压时可出现典型 Brown-Sequard 征(即末梢性麻痹、与病变脊髓分节相应的皮肤区域感觉消失)。

(三)特殊体检

1.颈椎间孔挤压试验

颈椎间孔挤压试验为患者取坐位,头颈后仰并向侧方旋转,检查者立于背后,用双手按压患者额头顶部,出现上肢放射痛或麻木者为阳性。对症状轻者可采用头顶叩击法检查。

2.神经根牵拉试验

神经根牵拉试验为患者端坐,检查者一手轻推患侧头颈部,另一手握住患侧腕部,对抗牵拉,可诱发上肢放射痛或麻木。

三、治疗

对颈椎间盘突出症诊断明确;对保守治疗无效、顽固性疼痛、神经根或脊髓压迫症状严重者应采取手术治疗。

(一)前路椎间盘切除融合

适用于中央型和旁中央型椎间盘突出症患者,对原有退变者应同时去除增生的骨赘,以免残留可能的致压物。

(二)后路椎间盘切除术

适用于侧方型颈椎间盘突出症或多节段受累、伴椎管狭窄或后纵韧带骨化者。单纯的椎间盘突出可采用半椎板及部分关节突切除术,通过减压孔摘除压迫神经根的椎间盘组织。若伴有椎管狭窄或后纵韧带骨化,则可采用全椎板减压术。

(三)经皮椎间盘切除术

具有创伤小、出血少等优点,国内尚未广泛开展。

(四)经皮激光椎间盘减压术

首先用于治疗腰椎间盘突出症,近年来国内外学者将其用于颈椎间盘突出症的治疗。

(五)融核术

年轻患者,经非手术治疗数周无效则可选用此法。虽有不少学者报道该法疗效不亚于外科手术治疗,但诸多因素限制其广泛应用:①该法采用颈前路穿刺途径,而颈前方解剖结构密集,如血管神经束、气管食管束等,增加了穿刺的难度和危险性;②使用木瓜凝乳蛋白酶有损伤脊髓的潜在危险性。

四、护理

(一)术前护理

1.术前健康宣教

为保证患者术前训练质量和有一个良好的状态，积极配合治疗并安全渡过围术期，减少术后并发症，护理人员须做好患者的术前健康教育，以配合手术治疗的顺利开展，内容应包括以下几点。

(1)首先护理人员要有一个认真的工作态度、良好的精神面貌和熟练的操作技术；在对待患者及其家属时要热情和蔼，以取得他们的信任。

(2)对术前准备的具体内容、术后需要进行监测的设备、管道以及术后可能出现的一些状况，如切口疼痛、渗血以及因麻醉、插管造成的咽喉部疼痛、痰多、痰中带血以及恶心、呕吐等情况。需要仔细向患者及其家属进行交代，消除因其未知带来的恐惧、不安情绪，使其在精神上、心理上都有所准备，以良好的心态迎接手术。

(3)护士应在医护观点一致的前提下进行健康教育。在进行术前健康教育时，不可将该手治疗效果绝对化，避免引起患者的误解，成为引发医疗纠纷的隐患。另外患者也经常通过护理人员来了解手术医师的情况，患者非常注重主刀医师的技术与经验，担心人为因素增加手术的危险性。提示在进行术前健康教育时，可将同病种术后效果好的患者介绍给术前患者，让其现身说法，增加患者对术者的信赖。

2.心理护理

颈椎手术部位特殊，靠近脊髓，危险性大，患者对手术抱有恐惧心理，顾虑大，思想负担重。因此满足其心理需求是必要的，要通过细心观察，与患者及时沟通，缓解心理压力。

3.指导训练

术前训练项目较为重要且不易掌握动作要领，医护人员要在训练中给予指导，并对训练效果给予评价，以减少患者自行训练所致效果偏差而影响手术。

(1)气管食管推移训练：主要用于颈前路手术。要求在术前3～5天即开始进行。方法：患者自己或护理人员用手的2～4指插入一侧颈部的内脏鞘与血管鞘间隙，持续向对侧牵拉；或用大拇指推移，循序渐进，开始时每次持续1～2分钟，逐渐增加至15～30分钟，每天2～3次。要求每次推拉气管过中线，以适应手术时对气管的牵拉，减轻不适感，注意要保护皮肤，勿损伤。

(2)有效咳嗽排痰训练。方法：嘱患者先缓慢吸气，同时上身向前倾，咳嗽时将腹壁内收，一次吸气连续咳三声，停止咳嗽将余气尽量呼出，再缓慢吸气，或平静呼吸片刻后，再次进行咳嗽练习。时间一般控制在5分钟以内，避免餐后、饮水后进行，以免引起恶心。患者无力咳痰时，可用右手示指和中指按压气管，以刺激咳嗽，或用双手压迫患者上腹部或下腹部，增加膈肌反弹力，帮助患者咳嗽咳痰。同时要向患者解释通过有效咳嗽可预防肺部感染，并告知患者术后咳嗽可能会有些不舒服或疼痛，但不影响伤口愈合。对于接受能力较弱的老年患者和儿童，可通过指导其进行吹气球的练习方法来达到增加肺活量的目的。具体方法：准备一些普通气球，练习时每次将气球吹得尽可能大，然后放松5～10秒，重复以上动作，每次10～15分钟，每天3次。

(3)体位训练：颈椎前路手术时患者的体位是仰卧时颈部稍稍地过伸，因此术前患者需要练习去枕平卧或颈部稍稍地处于过伸仰卧位，以坚持2～3小时为宜，以免术中长期处于这一固定体位而产生不适感；俯卧位的练习，主要用于颈后路手术患者.患者俯卧在床上，胸部用高枕头或叠好的被子垫高 20～30 cm，额部垫一硬的东西如书本等，以保持颈部屈曲的姿势，坚持时间应超过手术所需的时间，一般以能坚持 3～4 小时为宜。

(4)床上大小便及肢体功能锻炼：强调其对手术及术后康复的积极意义，使患者在术前两日学会床上解大小便；教会患者术后如何在床上进行四肢的主动活动；讲解轴线翻身的配合要点和重要性。

4.感染的预防

住院患者要保持口腔清洁，经常用含漱液含漱；有吸烟习惯的患者应在入院时即劝其停止吸烟，以减少呼吸道的刺激及分泌物，对痰多黏稠者应给以雾化吸入，或使用祛痰药。指导患者训练深呼吸运动，可增加肺通气量，也有利于排痰，避免发生坠积性肺炎。

5.手术前日准备

(1)药敏试验：包括抗生素试验、碘过敏试验(手术中拟行造影者)。如过敏试验呈阳性者，及时通知医师，并做好标记。

(2)交叉配血：及时抽取血标本，送血库，做好血型鉴定和交叉配血试验。

(3)皮肤准备：按照手术要求常规备皮，范围分别为颈椎前路(包括下颌部、颈部、上胸部)、颈椎后路(要理光头，包括颈项部、肩胛区)；若需要取自体移植，供骨区(多为髂骨区)同时准备。另外，还要修剪指甲、沐浴、更换清洁衣裤。

(4)选配颈托：为达到充分减压的目的，术中需切除椎间盘组织及部分椎体骨质并进行植骨，颈椎稳定性受到一定影响，因此术后需佩戴颈托进行保护。目前多采用前后两片式颈托，松紧可自由调节，根据患者个体选择不同的型号，术前试戴一段时间，达到既能控制颈部活动，又无特别不适为宜。让患者立、卧位试戴均合适，便于术后佩戴，预防术后并发症，因此要求护士应详细讲解颈托的佩戴、脱取、使用、保养等方法，并要求患者及其家属能正确复述且能在护士指导下正确操作。佩戴颈托松紧适宜，维持颈椎的生理曲度，过松影响制动效果，过紧颈托边缘易压伤枕骨处皮肤并影响呼吸；颈托勿直接与患者皮肤接触，因其材料为优质泡沫，吸汗性能差，故颈托内应垫棉质软衬垫，有利于汗液吸收，每天更换内衬垫 1～2 次，确保颈部舒适、清洁；佩戴期间，保持颈托清洁，必要时用软刷蘸洗洁精清洗干净，毛巾擦干，置阴凉处晾干；加强颈部皮肤护理，向患者及其家属详细讲解佩戴颈托期间皮肤护理的重要性，指导、协助并教会家属定时检查颈托边缘及枕部皮肤情况，并定时按摩。

(5)胃肠道准备：术前一天以半流质或流质为佳，对于择期手术患者、大便功能障碍导致便秘及排便困难的患者，为了防止麻醉后肛门松弛，不能控制粪便的排出，增加污染的机会或避免术后腹胀及术后排便的痛苦，易在术前晚及术日晨用 0.1%～0.2%的肥皂水各清洁灌肠 1 次。

6.手术当天的护理

(1)观察：夜班护士要观察患者的情绪，精神状况、生命体征、禁食禁饮情况；若患者体温突然升高、女性患者月经来潮及其他异常情况要及时与医师联系，择期手术的患者应推迟手术日期。

(2)饮食：术日晨患者禁食禁水，术前禁食 12 小时以上，禁饮 4～6 小时，防止麻醉或手术过程中呕吐而致窒息或吸入性肺炎。但抗结核药、降糖药、降血压药应根据情况服用。

(3)用物准备：准备好带往手术室的各种用物，包括颈托、术中用药、影像学资料、病历等并全面检查术前各项准备工作是否完善，应确认所有术前医嘱、操作及医疗文书均已完成。

(4)着装准备：要求患者仅穿病员服，里面不穿任何内衣。告知患者不要化妆、涂口红、指甲油，以免影响术中对皮肤颜色的观察。请患者取下佩戴的饰物、义齿、手表、隐形眼镜等，贵重物

品交由家属保管。

(5)交接患者：向接病员的手术室工作人员交点术中用物、病历等，扶患者上平车，转运期间把患者的安全放在首位。并仔细核对确认患者为拟行手术的患者。

(6)病床准备：患者进入手术室后，病床更换清洁床单、被套等物，准备输液架、氧气装置、吸引器、气管切开包、监护仪、两个沙袋及其他必须用物。

(二)术后护理

1.体位

患者术后返回病房，搬运时至少有3人参与，当班护士应协助将患者抬上病床，手术医师负责头颈部，搬运时必须保持脊柱水平位，头颈部置于自然中立位，局部不弯曲，不扭转，动作轻稳，步调一致，尽量减少震动，注意保护伤口，如有引流管、输液管要防止牵拉脱出。因术后均戴有颈托，将患者放置适当体位后，需摘下颈托，头颈部两侧各放一沙袋以固定并制动，局部制动不仅可减少出血，还可以防止植骨块或内固定的移位。交接输血、输液及引流管情况。

2.密切观察病情变化

术后进行心电监护，术后6小时内监测血压、脉搏、呼吸、血氧饱和度每15～30分钟1次，病情平稳后改为1～2小时1次。因手术过程中刺激脊髓导致脊髓、神经根水肿，可造成呼吸肌麻痹；牵拉气管、食管、喉上、喉返神经可出现呼吸道分泌物增多、声嘶、呛咳、吞咽和呼吸困难等异常情况，应重点观察呼吸的频率、节律、深浅、面色的变化以及四肢皮肤感觉、运动和肌力情况。低流量给氧12～24小时。用醋酸地塞米松、硫酸庆大霉素或盐酸氨溴索加入生理盐水行超声雾化，每天2～3次。鼓励患者咳嗽，促进排痰，必要时使用吸痰器，保持呼吸道通畅。如出现憋气、呼吸表浅、口唇及四肢末梢发绀，血氧饱和度降低，应立即报告医师并协助处理。

3.观察伤口敷料情况有无渗出

如有渗出及时更换潮湿的敷料，并观察渗出液的量和色；妥善固定引流管并保持通畅，一般术后24～48小时，引流量少于50 mL，且色淡即可拔管。并注意观察有无脑脊液漏。

4.皮肤护理

避免皮肤长时间受压，注意保持床单位清洁、平整，协助翻身，拍背每2小时1次。更换体位时脊柱保持中立位，防止颈部过屈、过伸及旋转。

5.预防肺部、泌尿系统感染

卧床期间给予口腔护理每天2次，术后第2天即可嘱患者做深呼吸及扩胸运动。每天1∶5 000呋喃西林或生理盐水500 mL密闭式冲洗膀胱2次，会阴擦洗2次，每天更换尿袋，定时放尿，并嘱其多饮水，每天不少于2 500 mL。

6.活动护理

下床时先坐起，逐渐移至床边，双足垂于床下，适应片刻，无头晕、眼花等感觉时，再站立行走，防止因长时间卧床后突然站立导致直立性低血压而摔倒。

7.加强锻炼

术后第一天协助患者做肢体抬高、关节被动活动及肌肉按摩等，第二天嘱患者练习握拳、抬臂，伸、曲髋、膝、肘各关节，每天2～3次，每天15～30分钟，循序渐进，以患者不疲劳为主。

(三)出院指导

(1)嘱患者术后3个月内继续佩戴颈托保护颈部，避免颈部屈伸和旋转运动。

(2)术后继续佩戴颈托3个月，保持颈托清洁，松紧适中，内垫小毛巾或软布确保舒适，防止皮肤压伤；始终保持颈部置中立位，平视前方，卧位时去枕平卧或仅垫小薄枕，保持颈椎正常曲度；禁止做低头、仰头、旋转动作；避免长时间看电视、电脑、看书报，防颈部过度疲劳；避免用高枕，保持颈部功能位，有利于康复，特殊情况遵医嘱。

(3)继续加强功能锻炼，保持正常肌力，加大关节活动度。持之以恒，促进颈部肌肉血液循环，防止颈背肌失用性萎缩。

(4)术后 3 个月门诊复查随访。若颈部出现剧烈疼痛或吞咽困难，有梗塞感，应及时来院复查，可能为植骨块、内固定松动、移位、脱落。

(5)6 个月后可恢复工作，工作中注意不能长时间持续屈颈，保持颈椎正常曲度防复发；术后 3 个月内禁抬重物。

(6)营养神经药物应用 1～3 个月。

(张莉莉)

第十章

妇科疾病的护理

第一节 闭 经

闭经(amenorrhea)是妇科常见症状,分为原发性闭经和继发性闭经两类。原发性闭经指年龄超过16岁,第二性征已发育,或年龄超过14岁,第二性征尚未发育,且无月经来潮者;继发性闭经指正常月经建立后,因病理性原因月经停止6个月,或按自身原来月经周期计算停经3个周期以上者。青春期以前、妊娠期、哺乳期以及绝经后的无月经均属生理现象。

一、护理评估

(一)健康史

原发性闭经较少见,常由于遗传性因素或先天性发育缺陷所致,评估时应注意患者生殖器官和第二性征发育情况及家族史。继发性闭经发病率高,病因复杂,评估时应详细询问患者月经史,已婚者应注意有无产后大出血、不孕及流产史。根据控制正常月经周期的4个环节,按病变部位将闭经分为下丘脑性闭经、垂体性闭经、卵巢性闭经及子宫性闭经等。

1.下丘脑性闭经

最常见,以功能性原因为主。

(1)精神因素:精神创伤、紧张忧虑、环境改变、过度劳累、盼子心切或畏惧妊娠等可使内分泌调节功能紊乱而发生闭经。闭经多为一时性,可自行恢复。

(2)剧烈运动、体重下降和神经性厌食均可诱发闭经。因初潮发生和月经维持有赖于一定比例(17%~20%)的机体脂肪,中枢神经对体重下降极为敏感。

(3)药物:一般在停药后3~6个月月经恢复。

2.垂体性闭经

垂体器质性病变或功能失调可影响卵巢功能而引起闭经。

(1)垂体梗死:常见于产后出血使垂体缺血坏死,出现闭经、性欲减退、毛发脱落、第二性征衰退等希恩综合征。

(2)垂体肿瘤:可引起闭经溢乳综合征。

3.卵巢性闭经

因性激素水平低落,子宫内膜不发生周期性变化而导致闭经。

(1)卵巢功能早衰:40岁前绝经者称卵巢功能早衰,常伴有围绝经期综合征的表现。

(2)卵巢功能性肿瘤、卵巢切除或组织破坏。

(3)多囊卵巢综合征:表现为闭经、不孕、多毛、肥胖、双侧卵巢增大。

4.子宫性闭经

月经调节功能及第二性征发育正常,但子宫内膜受到破坏或对卵巢激素不能产生正常的反应而引起闭经。

(1)先天性子宫发育不良或子宫切除术后者。

(2)子宫内膜损伤:子宫腔放疗后、结核性子宫内膜炎、子宫腔粘连综合征,后者因人工流产刮宫过度,使子宫内膜损伤粘连而无月经产生。

5.其他内分泌功能异常

甲状腺功能减退或亢进、肾上腺皮质功能亢进、糖尿病等可引起闭经。

(二)身体状况

了解患者的闭经类型、时间及伴随症状。注意观察患者精神状态、智力发育、营养与健康状况;检查全身发育状况,测量身高、体重、四肢与躯干比例;第二性征如音调、毛发分布、乳房发育状况,挤压乳腺有无乳汁分泌;妇科检查生殖器官有无发育异常和肿瘤等。

(三)心理-社会状况

患者担心闭经对自己的健康、性生活及生育能力有影响,病程过长及治疗效果不佳会加重患者及其家属的心理压力,使其情绪低落、焦虑,反过来又加重闭经。

(四)辅助检查

1.子宫功能检查

(1)诊断性刮宫:适用于已婚妇女,必要时可在宫腔镜直视下检查。

(2)子宫输卵管碘油造影:了解子宫腔及输卵管情况。

(3)药物撤退试验:①孕激素试验可评估内源性雌激素水平;②雌、孕激素序贯疗法。

2.卵巢功能检查

通过B超检查、基础体温测定、宫颈黏液结晶检查、阴道脱落细胞检查、血清激素测定、诊断性刮宫,了解排卵情况及体内性激素水平。

3.垂体功能检查

如垂体兴奋试验等。

4.其他检查

B超检查、染色体检查及内分泌检查等。

(五)处理要点

(1)全身治疗:积极治疗全身性疾病,增强体质,加强营养,保持正常体重。

(2)心理治疗:精神因素所致闭经,应行心理疏导。

(3)病因治疗:子宫腔粘连、先天畸形、卵巢及垂体肿瘤等采取相应手术治疗。

(4)性激素替代疗法:根据病变部位及病因,给予相应激素治疗,常用雌激素替代疗法,雌、孕激素序贯疗法和雌、孕激素合并疗法。

(5)诱发排卵:常用氯米芬、HCG。

二、护理诊断

(一)焦虑

与担心闭经对健康、性生活及生育的影响有关。

(二)功能障碍性悲哀

与长期闭经及治疗效果不佳，担心丧失女性形象有关。

三、护理措施

(一)一般护理

1.鼓励患者增加营养

营养不良引起的闭经者，应供给足够的营养。

2.保证睡眠

工作紧张引起的闭经者，鼓励患者加强锻炼，增强体质，注意劳逸结合。如为肥胖引起的闭经，指导患者进低热量饮食，但需要富有维生素和矿物质，嘱咐患者适当增加运动量。

(二)病情观察

(1)观察患者情绪变化，有无引起闭经的精神因素，如工作、家庭、生活等情况。

(2)对有人工流产、剖宫产史的闭经患者，应监测阴道流血情况及月经变化。

(3)注意患者体重增加或减少的数据和时间，与闭经前、后的关系。

(4)观察患者甲状腺有无肿大、有无糖尿病症状。

(三)用药护理

指导患者合理使用性激素，说明性激素的作用、不良反应、用药方法及注意事项。

(四)心理护理

讲解月经的生理知识，使患者了解闭经与女性特征、生育及健康的关系，减轻心理压力，避免闭经加重。对原发性闭经者，特别是生殖器官畸形者进行心理疏导，使其保持心情舒畅，正确对待疾病，提高对自我形象的认识。

(五)健康指导

(1)告知患者要耐心坚持规范治疗，在医师的指导下接受全身系统检查。

(2)短期治疗效果可能不明显，要有心理准备，不要放弃治疗，树立战胜疾病的信心。

（杨瑞红）

第二节　功能失调性子宫出血

功能失调性子宫出血(dysfunctional uterine bleeding，DUB)简称功血，为妇科常见病。它是由于调节生殖系统的神经内分泌机制失常引起的异常子宫出血，而全身及内、外生殖器官无器质性病变存在。常表现为月经周期长短不一、经期延长、经量过多或不规则阴道出血。功血可分为排卵性功血和无排卵性功血两类，约85%病例属无排卵性功血。功血可发生于月经初潮至绝经期间的任何年龄，约50%患者发生于绝经前期，育龄期约占30%，青春期约占20%。

一、护理评估

(一)健康史

1.无排卵性功血

(1)青春期:与下丘脑-垂体-卵巢轴调节功能未健全有关,过度劳累、精神紧张、恐惧、忧伤、环境及气候改变等应激刺激,以及肥胖、营养不良等因素易导致下丘脑-垂体-卵巢轴调节功能紊乱,卵巢不能排卵。

(2)绝经过渡期:因卵巢功能衰退,卵巢对促性腺激素敏感性降低,卵泡在发育过程中因退行性变而不能排卵。

(3)生育期:可因内、外环境改变,如劳累、应激、流产、手术或疾病等引起短暂无排卵。亦可因肥胖、多囊卵巢综合征、高泌乳素血症等因素长期存在,引起持续无排卵。

2.排卵性功血

黄体功能不足原因在于神经内分泌调节功能紊乱,导致卵泡期尿促卵泡素(FSH)缺乏,卵泡发育缓慢,雌激素分泌减少,正反馈作用不足,黄体生成素(LH)峰值不高,使黄体发育不全、功能不足。子宫内膜不规则脱落者,由于下丘脑-垂体-卵巢轴调节功能紊乱或黄体机制异常引起萎缩过程延长。

评估时注意了解患者的发病年龄、月经史、婚育史及发病诱因,有无性激素治疗不当及全身性出血性疾病史。

(二)身体状况

1.月经紊乱

(1)无排卵性功血:最常见的症状是子宫不规则性出血,特点是月经周期紊乱,经期长短不一,经量多少不定。可先有数周或数月停经,然后阴道流血,量较多,持续2～3周或更长时间,不易自止,无腹痛或其他不适。

(2)排卵性功血:黄体功能不足者月经周期缩短,月经频发(月经周期短于21天),不易受孕或怀孕早期易流产;子宫内膜不规则脱落者月经周期正常,但经期延长,长达10天,多发生于产后或流产后。

2.贫血

因出血多或时间长,患者出现头晕、乏力、面色苍白等贫血征象。

3.体格检查

体格检查包括全身检查和妇科检查,排除全身性疾病及生殖器官器质性病变。

(三)心理-社会状况

青春期患者常因害羞而影响及时诊治,生育期患者担心影响生育而焦虑,围绝经期患者因治疗效果不佳或怀疑为恶性肿瘤而焦虑、紧张、恐惧。

(四)辅助检查

1.诊断性刮宫

诊断性刮宫可了解子宫内膜反应、子宫内膜病变,达到止血的目的。不规则流血者可随时刮宫,用以止血。确定有无排卵或黄体功能,于月经前1天或者月经来潮6小时内做诊断性刮宫,无排卵性功血的子宫内膜呈增生期改变,黄体功能不足显示子宫内膜分泌不良。子宫内膜不规则脱落,于月经周期第5～6天进行诊断性刮宫,增生期与分泌期子宫内膜共存。

2.B超检查

了解子宫内膜厚度及生殖器官有无器质性改变。

3.血常规及凝血功能检查

了解有无贫血、感染及凝血功能障碍。

4.宫腔镜检查

直接观察子宫内膜，选择病变区进行活组织检查。

5.卵巢功能检查

判断卵巢有无排卵或黄体功能。

(五)处理要点

1.无排卵性功血

青春期和生育期患者以止血、调整周期、促排卵为原则。围绝经期患者以止血、防止子宫内膜癌变为原则。

2.排卵性功血

黄体功能不足的治疗原则是促进卵泡发育，刺激黄体功能及黄体功能替代，分别应用氯米芬、人绒毛膜促性腺激素(HCG)和孕酮；子宫内膜不规则脱落的治疗原则是促使黄体及时萎缩，子宫内膜及时完整脱落，常用药物有孕激素和 HCG。

二、护理诊断

(一)潜在并发症

贫血。

(二)知识缺乏

缺乏性激素治疗的知识。

(三)有感染的危险

与经期延长、机体抵抗力下降有关。

(四)焦虑

与性激素使用及药物不良反应有关。

三、护理措施

(一)一般护理

患者体质往往较差，应加强营养，改善全身情况，可补充铁剂、维生素 C 和蛋白质。成人体内大约每 100 mL 血中含 50 mg 铁，行经期妇女，每天从食物中吸收铁 0.7～2.0 mg，经量多者应额外补充铁。向患者推荐含铁较多的食物如猪肝、胡萝卜、葡萄干等。按照患者的饮食习惯，为患者制订适合于个人的饮食计划，保证患者获得足够的营养。

(二)病情观察

观察并记录患者的生命体征、出量及入量，嘱患者保留出血期间使用的会阴垫及内裤，以便更准确地估计出血量，出血较多者，督促其卧床休息，避免过度疲劳和剧烈活动，贫血严重者，遵医嘱做好配血、输血、止血措施，执行治疗方案，维持患者正常血容量。

(三)对症护理

1.无排卵性功血

(1)止血:对大量出血患者,要求在性激素治疗 8 小时内见效,24～48 小时内出血基本停止,若 96 小时以上仍不止血者,应考虑有器质性病变存在。

性激素止血:①应用大剂量雌激素可迅速提高血内雌激素浓度,促使子宫内膜生长,短期内修复创面而止血,主要用于青春期功血。目前多选用妊马雌酮 2.5 mg 或己烯雌酚 1～2 mg。②孕激素适用于体内已有一定水平雌激素的患者。常用药物如甲羟孕酮或炔诺酮,用药原则同雌激素。③雄激素主要用于围绝经期功血患者的辅助治疗,可随时停用。④联合用药止血效果优于单一药物,可用三合激素或口服短效避孕药,血止后逐渐减量。

刮宫术:止血及排除子宫内膜癌变,适用于年龄大于 35 岁、药物治疗无效或存在子宫内膜癌高危因素的患者。

其他止血药:卡巴克洛和酚磺乙胺可减少微血管的通透性,氨基已酸、氨甲苯酸、氨甲环酸等可抑制纤维蛋白溶酶,有减少出血量的辅助作用,但不能赖以止血。

(2)调整月经周期:一般连续用药 3 个周期。在此过程中务必积极纠正贫血,加强营养,以改善体质。

雌、孕激素序贯疗法:人工周期,通过模拟自然月经周期中卵巢的内分泌变化,将雌、孕激素序贯应用,使子宫内膜发生相应变化,引起周期性脱落。适用于青春期功血或生育期功血者,可诱发卵巢自然排卵。雌激素自月经来潮第 5 天开始用药,妊马雌酮 1.25 mg 或己烯雌酚 1 mg,每晚 1 次,连服 20 天,于服雌激素最后 10 天加用甲羟孕酮每天 10 mg,两药同时用完,停药后 3～7 天出血。于出血第 5 天重复用药,一般连续使用 3 个周期。用药 2～3 个周期后,患者常能自发排卵。

雌、孕激素联合疗法:可周期性口服短效避孕药,适用于生育期功血、内源性雌激素水平较高者或绝经过渡期功血者。

后半周期疗法:于月经周期的后半周期(撤药性出血的第 16 天)开始服用甲羟孕酮,每天 10 mg,连服 10 天为 1 个周期,共 3 个周期为 1 个疗程。适用于青春期或绝经过渡期功血者。

(3)促排卵:适用于育龄期功血者。常用药物如氯米芬、人绒毛膜促性腺激素(HCG)等。于月经第5 天开始每天口服氯米芬 50 mg,连续 5 天,以促进卵泡发育。B 超监测卵泡发育接近成熟时,可大剂量肌内注射 HCG 5 000 U 以诱发排卵。青春期不提倡使用。

(4)手术治疗:以刮宫术最常用,既能明确诊断,又能迅速止血。绝经过渡期出血患者激素治疗前宜常规刮宫,最好在子宫镜下行分段诊断性刮宫,以排除子宫内细微器质性病变。对青春期功血刮宫应持慎重态度。必要时行子宫次全切除或子宫切除术。

2.排卵性功血

(1)黄体功能不足:药物治疗如下。①黄体功能替代疗法:自排卵后开始每天肌内注射孕酮 10 mg,共 10～14 天,用以补充黄体分泌孕酮的不足。②黄体功能刺激疗法:通常应用 HCG 以促进及支持黄体功能。于基础体温上升后开始,隔天肌内注射 HCG 1 000～2 000 U,共 5 次,可使血浆孕酮明显上升,随之正常月经周期恢复。③促进卵泡发育:于月经第 5 天开始,每晚口服氯米芬 50 mg,共 5 天。

(2)子宫内膜不规则脱落:药物治疗如下。①孕激素:自排卵后第 1～2 天或下次月经前 10～14 天开始,每天口服甲羟孕酮 10 mg,连续 10 天,有生育要求可肌内注射孕酮。②HCG:用

法同黄体功能不足。

3.性激素治疗的注意事项

(1)严格遵医嘱正确用药,不得随意停服或漏服,以免使用不当引起子宫出血。

(2)药物减量必须按规定在血止后开始,每 3 天减量 1 次,每次减量不超过原剂量的 1/3,直至维持量,持续用至血止后 20 天停药。

(3)雌激素口服可能引起恶心、呕吐等胃肠道反应,可饭后或睡前服用;对存在血液高凝倾向或血栓性疾病史者禁忌使用。

(4)雄激素用量过大可能出现男性化不良反应。

(四)预防感染

(1)测体温、脉搏。

(2)指导患者保持会阴部清洁,出血期间禁止盆浴及性生活。

(3)注意有无腹痛等生殖器官感染征象。

(4)按医嘱使用抗生素。

(五)心理护理

注意情绪调节,避免过度紧张与精神刺激。特别是青春期少女,父母不仅要关注女孩的学习状况与膳食状况,还要重视女孩的情绪变化,与其多沟通,了解其内心世界的变化,帮助其释放不良情绪,以使其保持相对稳定的精神-心理状态,避免情绪上的大起大落。

(六)健康指导

(1)宜清淡饮食,多食富含维生素 C 的新鲜瓜果、蔬菜。注意休息,保持心情舒畅。

(2)强调严格掌握雌激素的适应证,并合理使用,对更年期及绝经后妇女更应慎用,应用时间不宜过长,量不宜大,并应严密观察反应。

(3)月经期避免剧烈运动,禁止盆浴及性生活,保持会阴部清洁。

(杨瑞红)

第三节　围绝经期综合征

围绝经期综合征(menopausal syndrome,MPS)是指妇女在绝经前、后由于卵巢功能衰退、雌激素水平波动或下降所致的以自主神经功能紊乱为主,伴有神经心理症状的一组综合征。多发生于 45～55 岁,约 2/3 的妇女出现不同程度的低雌激素血症引发的一系列症状。绝经分为自然绝经和人工绝经。自然绝经是指卵巢内卵泡生理性耗竭所致的绝经;人工绝经是指双侧卵巢经手术切除或受放射线损坏导致的绝经,后者更易发生围绝经期综合征。

一、护理评估

(一)健康史

了解患者的发病年龄、职业、文化水平及性格特征,询问月经情况及生育史,有无卵巢切除或盆腔肿瘤放疗,有无心血管疾病及其他疾病病史。

(二)身体状况

1.月经紊乱

半数以上妇女出现 2～8 年无排卵性月经，表现为月经频发、不规则子宫出血、月经稀发(月经周期超过 35 天)以至绝经，少数妇女可突然绝经。

2.雌激素下降相关征象

(1)血管舒缩症状：主要表现为潮热、出汗，是血管舒缩功能不稳定的表现，是围绝经期综合征最突出的特征性症状。潮热起自前胸，涌向头颈部，然后波及全身。在潮红的区域患者感到灼热，皮肤发红，紧接着大量出汗。持续数秒至数分钟不等。此种血管功能不稳定可历时 1 年，有时长达 5 年或更长。

(2)精神神经症状：常有焦虑、抑郁、激动、喜怒无常、脾气暴躁、记忆力下降、注意力不集中、失眠多梦等。

(3)泌尿生殖系统症状：出现阴道干燥、性交困难及老年性阴道炎，排尿困难、尿频、尿急、尿失禁及反复发作的尿路感染。

(4)心血管疾病：绝经后妇女冠状动脉粥样硬化性心脏病(简称冠心病)、高血压和脑出血的发病率及死亡率逐渐增加。

(5)骨质疏松症：绝经后妇女约有 25％患骨质疏松症、腰酸背痛、腿抽搐、肌肉关节疼痛等。

3.体格检查

全身检查注意血压、精神状态、皮肤、毛发、乳房改变及心脏功能，妇科检查注意生殖器官有无萎缩、炎症及张力性尿失禁。

(三)心理-社会状况

因家庭和社会环境的变化或绝经前曾有精神状态不稳定等，更易引起患者心情不畅、忧虑、多疑、孤独等。

(四)辅助检查

根据患者的具体情况不同，可选择血常规、尿常规、心电图及血脂检查、B 超、宫颈刮片及诊断性刮宫等。

(五)处理要点

1.一般治疗

加强心理治疗及体育锻炼，补充钙剂，必要时选用镇静剂、谷维素。

2.激素替代疗法

补充雌激素是关键，可改善症状、提高生活质量。

二、护理诊断

(一)自我形象紊乱

与对疾病不正确认识及精神神经症状有关。

(二)知识缺乏

缺乏性激素治疗相关知识。

三、护理措施

(一)一般护理

改善饮食,摄入高蛋白质、高维生素、高钙饮食,必要时可补充钙剂,能延缓骨质疏松症的发生,达到抗衰老效果。

(二)病情观察

(1)观察月经改变情况,注意经量、周期、经期有无异常。

(2)观察面部潮红时间和程度。

(3)观察血压波动、心悸、胸闷及情绪变化。

(4)观察骨质疏松症的影响,如关节酸痛、行动不便等。

(5)观察情绪变化,如情绪不稳定、易怒、易激动、多言多语、记忆力降低。

(三)用药护理

指导应用性激素。

1.适应证

主要用于治疗雌激素缺乏所致的潮热多汗、精神症状、老年性阴道炎、尿路感染,预防存在高危因素的心血管疾病、骨质疏松症等。

2.药物选择及用法

在医师指导下使用,尽量选用天然性激素,剂量个体化,以最小有效量为佳。

3.禁忌证

原因不明的子宫出血、肝胆疾病、血栓性静脉炎及乳腺癌等。

4.注意事项

(1)雌激素剂量过大可引起乳房胀痛、白带多、头痛、水肿、色素沉着、体重增加等,可酌情减量或改用雌三醇。

(2)用药期间可能发生异常子宫出血,多为突破性出血,但应排除子宫内膜癌。

(3)较长时间的口服用药可能影响肝功能,应定期复查肝功能。

(4)单一雌激素长期应用,可使子宫内膜癌危险性增加,雌、孕激素联合用药能够降低风险。坚持体育锻炼,多参加社会活动;定期健康体检,积极防治围绝经期妇女常见病。

(四)心理护理

使患者及其家属了解围绝经期是必然的生理过程,介绍减轻压力的方法,改变患者的认知、情绪和行为,使其正确评价自己。

(五)健康指导

(1)向围绝经期妇女及其家属介绍绝经是一个生理过程,绝经发生的原因及绝经前、后身体将发生的变化,帮助患者消除因绝经变化产生的恐惧心理,并对将发生的变化做好心理准备。

(2)介绍绝经前、后减轻症状的方法,嘱患者适当地摄取钙质和维生素 D;坚持锻炼如散步、骑自行车等;合理安排工作,注意劳逸结合。

(3)定期普查,更年期妇女最好半年至一年进行 1 次体格检查,包括妇科检查和防癌检查,有选择地做内分泌检查。

(4)绝经前行双侧卵巢切除术者,宜适时补充雌激素。

(万海青)

第四节 异位妊娠

受精卵在于子宫体腔以外着床称为异位妊娠,习称宫外孕。异位妊娠依受精卵在子宫体腔外种植部位不同分为输卵管妊娠、卵巢妊娠、腹腔妊娠、阔韧带妊娠和宫颈妊娠(图 10-1)。

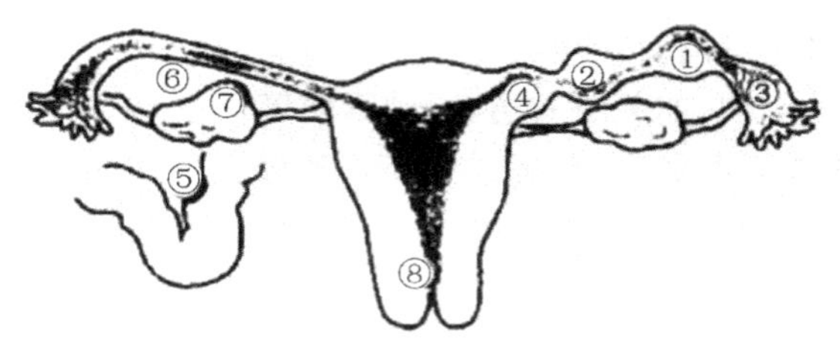

①输卵管壶腹部妊娠;②输卵管峡部妊娠;③输卵管伞部妊娠;④输卵管间质部妊娠;⑤腹腔妊娠;⑥阔韧带妊娠;⑦卵巢妊娠;⑧宫颈妊娠

图 10-1 异位妊娠的发生部位

异位妊娠是妇产科常见的急腹症,发病率约 1%,是孕产妇的主要死亡原因之一。以输卵管妊娠最常见。输卵管妊娠占异位妊娠 95%左右,其中壶腹部妊娠最多见,约占 78%,其次为峡部、伞部、间质部妊娠较少见。

一、护理评估

(一)病史

应仔细询问月经史,以准确推断停经时间。注意不要将不规则阴道流血误认为末次月经,或由于月经仅过期几天,不认为是停经。此外,对不孕、放置宫内节育器、绝育术、输卵管复通术、盆腔炎等与发病相关的高危因素应予高度重视。

(二)身心状况

输卵管妊娠发生流产或破裂前,症状及体征不明显。当患者腹腔内出血较多时呈贫血貌,严重者可出现面色苍白,四肢湿冷,脉快、弱、细,血压下降等休克症状。体温一般正常,出现休克时体温略低,腹腔内血液吸收时体温略升高,但不超过 38 ℃。下腹有明显压痛、反跳痛,尤以患侧为重,肌紧张不明显,叩诊有移动性浊音。血凝后下腹可触及包块。

由于输卵管妊娠流产或破裂后,腹腔内急性大量出血及剧烈腹痛,以及妊娠终止的现实都将是孕妇出现较为激烈的情绪反应。可表现为哭泣、自责、无助、抑郁和恐惧等行为。

(三)诊断检查

1.腹部检查

输卵管妊娠流产或破裂者,下腹部有明显压痛或反跳痛,尤以患侧为甚,轻度腹肌紧张;出血多时,叩诊有移动性浊音;如出血时间较长,形成血凝块,在下腹可触及软性肿块。

2.盆腔检查

输卵管妊娠未发生流产或破裂者,除子宫略大较软外,仔细检查可能触及胀大的输卵管并有

轻度压痛。输卵管妊娠流产或破裂者，阴道后穹隆饱满，有触痛。将宫颈轻轻上抬或左右摇动时引起剧烈疼痛，称为宫颈抬举痛或摇摆痛，是输卵管妊娠的主要体征之一。子宫稍大而软，腹腔内出血多时子宫检查呈漂浮感。

3.阴道后穹隆穿刺

一种简单、可靠的诊断方法，适用于疑有腹腔内出血的患者。由于腹腔内血液易积聚于子宫直肠陷凹，抽出暗红色不凝血为阳性，说明存在血腹症。无内出血、内出血量少、血肿位置较高或子宫直肠陷凹有粘连者，可能抽不出血液，因而穿刺阴性不能排除输卵管妊娠存在。如有移动性浊音，可做腹腔穿刺。

4.妊娠试验

放射免疫法测血中 HCG，尤其是 β-HCG 阳性有助诊断。虽然此方法灵敏度高，异位妊娠的阳性率一般可达 90%，但 β-HCG 阴性者仍不能完全排除异位妊娠。

5.血清孕酮测定

对判断正常妊娠胚胎的发育情况有帮助，血清孕酮值<5 ng/mL 应考虑宫内妊娠流产或异位妊娠。

6.超声检查

B 超显像有助于诊断异位妊娠。阴道 B 超检查较腹部 B 超检查准确性高。诊断早期异位妊娠。单凭 B 超现象有时可能会误诊。若能结合临床表现及β-HCG测定等，对诊断的帮助很大。

7.腹腔镜检查

适用于输卵管妊娠尚未流产或破裂的早期患者和诊断有困难的患者，腹腔内有大量出血或伴有休克者，禁做腹腔镜检查。在早期异位妊娠患者，腹腔镜可见一侧输卵管肿大，表面紫蓝色，腹腔内无出血或有少量出血。

8.子宫内膜病理检查

诊刮仅适用于阴道流血量较多的患者，目的在于排除宫内妊娠流产。将宫腔排出物或刮出物做病理检查，切片中见到绒毛，可诊断为宫内妊娠，仅见蜕膜未见绒毛者有助于诊断异位妊娠。现已经很少依靠诊断性刮宫协助诊断。

二、护理诊断

(一)潜在并发症

出血性休克。

(二)恐惧

与担心手术失败有关。

三、预期目标

(1)患者休克症状得以及时发现并缓解。

(2)患者能以正常心态接受此次妊娠失败的事实。

四、护理措施

(一)接受手术治疗患者的护理

(1)护士在严密监测患者生命体征的同时，配合医师积极纠正患者休克症状，做好术前准备。

手术治疗是输卵管异位妊娠的主要处理原则。对于严重内出血并发休克的患者,护士应立即开放静脉,交叉配血,做好输血输液的准备。以便配合医师积极纠正休克,补充血容量,并按急症手术要求迅速做好手术准备。

(2)加强心理护理:护士于术前简洁明了地向患者及家属讲明手术的必要性,并以亲切的态度和切实的行动赢得患者及家属的信任,保持周围环境的安静、有序,减少和消除患者的紧张、恐惧心理,协助患者接受手术治疗方案。术后,护士应帮助患者以正常的心态接受此次妊娠失败的现实,向她们讲述异位妊娠的有关知识,一方面可以减少因害怕再次发生移位妊娠而抵触妊娠的不良情绪,另一方面也可以增加和提高患者的自我保健意识。

(二)接受非手术治疗患者的护理

对于接受非手术治疗方案的患者,护士应从以下几方面加强护理。

(1)护士需密切观察患者的一般情况、生命体征,并重视患者的主诉,尤应注意阴道流血量与腹腔内出血量不成比例,当阴道流血量不多时,不要误认为腹腔内出血量亦很少。

(2)护士应告诉患者病情发展的一些指征,如出血增多、腹痛加剧、肛门坠胀感明显等,以便当患者病情发展时,医患均能及时发现,给予相应处理。

(3)患者应卧床休息,避免腹部压力增大,从而减少异位妊娠破裂的机会。在患者卧床期间,护士需提供相应的生活护理。

(4)护士应协助正确留取血标本,以检测治疗效果。

(5)护士应指导患者摄取足够的营养物质,尤其是富含铁蛋白的食物,如动物肝脏、肉类、豆类、绿叶蔬菜以及黑木耳等,以促进血红蛋白的增加,增强患者的抵抗力。

(三)出院指导

输卵管妊娠的预后在于防治输卵管的损伤和感染,因此护士应做好妇女的健康保健工作,防止发生盆腔感染。教育患者保持良好的卫生习惯,勤洗浴、勤换衣,性伴侣稳定。发生盆腔炎后须立即彻底治疗,以免延误病情。另外,由于输卵管妊娠者中约有10%的再发生率和50%~60%的不孕率。因此,护士需告诫患者,下次妊娠时要及时就医,并且不宜轻易终止妊娠。

五、护理效果评价

(1)患者的休克症状得以及时发现并纠正。

(2)患者消除了恐惧心理.愿意接受手术治疗。

(万海青)

第五节　外阴及阴道创伤

外阴、阴道部位置虽较隐蔽,但损伤并不少见。此处组织薄弱、神经敏感、血管丰富,受伤后损害重,较疼痛。解剖上前为尿道口,后为肛门,易继发感染,使病情复杂化。

一、护理评估

(一)病因评估

(1)分娩:分娩是导致外阴、阴道创伤的主要原因。

(2)外伤:如骑跨在自行车架上或自高处跌落骑跨于硬物上,外阴骤然触于锐器上,创伤有时可伤及阴道,甚至穿过阴道损伤尿道、膀胱或直肠。

(3)幼女受到强暴所致软组织受损。

(4)初次性交可使处女膜破裂:绝大多数可自行愈合,偶可见裂口延至小阴唇、阴道或伤及穹隆,引起大量阴道流血。

(二)身心状况

1.症状

疼痛为主要症状,程度可轻可重,患者常坐卧不安,行走困难,随着局部肿块的逐渐增大,疼痛也越来越严重,甚至出现疼痛性休克;水肿或血肿导致局部肿胀,也是常见症状;少量或大量血液自阴道或外阴创伤处流出。

2.体征

患者出血多,可出现脉搏快、血压低等出血性休克或贫血的体征。妇科检查外阴肿胀出血,形成外阴血肿时,可见外阴部有紫蓝色肿块突起,有明显压痛。

(三)心理-社会状况

由于是意外事件,且创伤又涉及女性最隐蔽部位,患者及家属常表现出明显的忧虑和担心。

(四)辅助检查

出血多者红细胞计数及血红蛋白值下降,合并感染者,可见白细胞增高。

二、护理诊断

(一)疼痛

与外阴、阴道的创伤有关。

(二)恐惧

与突发创伤事件,担心预后对自身的影响有关。

(三)感染

与伤口受到污染,未得到及时治疗有关。

三、护理目标

(1)患者疼痛缓解,舒适感增加。

(2)患者无感染发生或感染被及时发现和控制,体温、血象正常。

四、护理措施

(一)一般护理

患者平卧、给氧。做好血常规检查,建立静脉通道,配血,必要时输血。

(二)心理护理

对患者及家属表示理解,护士应使用亲切温和的语言给予安慰,鼓励他们面对现实,积极配合治疗。

(三)病情监测

密切观察患者生命体征及尿量变化,并准确记录;严密观察患者血肿的大小及其变化,有无活动性出血;术后观察患者阴道及外阴伤口有无出血,有无进行性疼痛加剧或阴道、肛门坠胀等再次血肿的症状。

(四)治疗护理

1.治疗原则

根据不同情况,给予相应处理,原则是止痛、止血、抗休克和抗感染。

2.治疗配合

(1)预防和纠正休克:立即建立静脉通道,做好输血、输液准备,遵医嘱及时给予患者止血药、镇静药、镇痛药;做好手术准备。

(2)配合护理:对损伤程度轻,血肿小于 5 cm 的患者,采取正确的体位,避免血肿受压;及时给予患者止血、止痛药;24 小时内可冷敷,降低局部神经敏感性和血流速度,有利于减轻患者的疼痛和不适;还可以用丁字带、棉垫加压包扎,预防血肿扩散。24 小时后热敷或外阴部烤灯,促进血肿或水肿的吸收。保持外阴清洁,每天外阴冲洗 3 次,大小便后立即擦洗。血肿较大者,需手术切开血肿行血管结扎术后消炎抗感染。

(3)术前准备:需要急诊手术的应进行皮肤、肠道的准备。

(4)术后护理:术后常需外阴加压包扎或阴道填塞纱条,患者疼痛较重,应积极止痛。外阴包扎松解或阴道纱条取出后,注意观察患者阴道及外阴伤口有无再次血肿的症状。保持外阴清洁,遵医嘱给予抗生素预防感染。

(五)健康指导

减少会阴部剧烈活动,避免疼痛;合理膳食;保持心情平静。保持局部清洁、干燥;遵医嘱用药;发现异常,及时就诊。

五、护理效果评价

评价护理目标是否达到,护理措施的实施情况,健康指导是否落实到位,有无新的护理问题出现。

(万海青)

第六节 外阴及阴道炎

一、前庭大腺炎

细菌侵入前庭大腺腺管内致腺管充血、水肿称为前庭大腺炎。

(一)护理评估

1.健康史

(1)病因评估:前庭大腺腺管开口位于小阴唇与处女膜之间,在性交、流产、分娩或其他情况

污染外阴部时，病原体易侵入引起炎症，因此，以育龄妇女多见，主要病原体为葡萄球菌、链球菌、大肠埃希菌、淋病奈瑟菌及沙眼衣原体等。急性炎症发作时，细菌先侵犯腺管，腺管口因炎症肿胀阻塞，渗出物不能排出，积存而形成脓肿，称为前庭大腺脓肿（又称巴氏腺脓肿），多发于一侧。如急性炎症消退，腺管口粘连阻塞，分泌物不能外流，脓液转清，则形成前庭大腺囊肿，多为单侧，大小不等，可持续数年不增大。患者往往无自觉症状。

（2）病史评估：了解患者有无反复的外阴感染史及卫生习惯。

2.身心状况

（1）症状：初起时局部肿胀、疼痛、烧灼感，行走不便，可伴有大小便困难等。有时可出现发热等全身症状（表 10-1）。

表 10-1　前庭大腺炎临床类型及身体状况

临床类型	身体状况
急性期	（1）大阴唇下 1/3 处疼痛、肿胀，严重时行走受限。检查局部可见皮肤红、肿、热、压痛。 （2）脓肿形成时，可触及波动感，脓肿直径可达 6 cm，可自行破溃。如破口大，引流通畅，脓液流出后炎症消退；如破口小，引流欠佳，炎症持续不退或反复发作。 （3）可出现全身不适、发热等全身症状
慢性期	慢性期囊肿形成，患者感到外阴部有坠胀感或性交不适。检查时局部可触及囊性肿物，大小不一，有时可反复急性发作

（2）体征：外阴部皮肤红肿、压痛明显。当脓肿形成时，疼痛加剧，并可触及波动感，脓肿直径可达 6 cm。

3.心理-社会状况

了解病程，了解患者对症状的反应，有无烦躁、不安等心理，患者常有因害羞或怕痛而未及时诊治的心理障碍。

4.辅助检查

取前庭大腺开口处分泌物作细菌培养，确定病原体。

（二）护理诊断

1.皮肤完整性受损

与脓肿自行破溃或手术切开引流有关。

2.疼痛

与局部炎症刺激有关。

（三）护理目标

（1）患者皮肤保持完整。

（2）疼痛缓解或好转。

（四）护理措施

1.一般护理

急性期患者应卧床休息，饮食易消化，富含营养。

2.心理护理

患者常常烦躁不安、焦虑紧张，应尊重患者，为患者保密，以解除其忧虑，使其积极治疗，帮助其建立治愈疾病的信心和生活的勇气。

3.病情监护

观察患者的生命体征,重点观察体温变化,观察伤口愈合情况。

4.治病护理

(1)治疗原则:急性期局部热敷或坐浴,抗生素消炎治疗;脓肿形成或囊肿较大时,切开引流或行囊肿造口术,保持腺体功能,防止复发。

(2)治疗配合:急性炎症发作时,取前庭大腺开口处分泌物作细菌培养,确定病原体。根据细菌培养结果和药物敏感试验选用抗生素口服或肌内注射。脓肿形成或囊肿较大时,切开引流或行囊肿造口术,并放置引流条。术后保持局部清洁,引流条每天更换 1 次,外阴用 1∶5 000 氯己定棉球擦拭,每天擦洗外阴 2 次,也可用清热解毒中药热敷或坐浴,每天 2 次。

5.健康指导

(1)向患者及家属讲解此病的病因及预防措施,指导患者注意外阴清洁卫生。

(2)告知患者及家属月经期、产褥期禁止性交;月经期应使用消毒卫生巾预防感染;术后注意事项及正确用药。告知患者相关卫生保健常识,养成良好卫生习惯。

(五)护理效果评价

(1)患者诉说外阴不适症状减轻,舒适感增加。

(2)患者接受医护人员指导,焦虑缓解或消失。

二、滴虫性阴道炎

滴虫性阴道炎(trichomonal vaginitis)是由阴道毛滴虫引起的最常见的阴道炎。阴道毛滴虫主要寄生于女性阴道,也可存在于尿道、尿道旁腺及膀胱。男性可存在于包皮皱襞、尿道及前列腺内。滴虫适宜生长在温度为 25～40 ℃,pH 为 5.2～6.6 的潮湿环境。月经前后,阴道内酸性减弱,接近中性,隐藏在腺体及阴道皱襞中的滴虫常得以繁殖,而发生滴虫性阴道炎。此病的传播途径有经性交的直接传播及经游泳池、浴盆、厕所、衣物、器械等途径的间接传播。

(一)护理评估

1.健康史

(1)病因评估:阴道毛滴虫呈梨形,体积为多核白细胞的 2～3 倍。滴虫顶端有 4 根鞭毛,体部有波动膜,后端尖并有轴柱凸出。活的滴虫透明无色,如水滴,鞭毛随波动膜的波动而活动(图 10-2)。阴道毛滴虫极易传播,pH 在 4.5 以下时便受到抑制甚至致死。pH 上升至 7.5 时,其繁殖可完全被抑制。在妊娠期和月经来潮前后,阴道 pH 升高,可使阴道毛滴虫的感染率和发病率升高。

(2)病史评估:评估发作与月经周期的关系,既往阴道炎病史,个人卫生情况;分析感染经过;了解治疗经过。

2.身心状况

(1)症状:主要症状为白带呈稀薄泡沫状,量多及伴有外阴、阴道口瘙痒。如有其他细菌混合感染,白带可呈黄绿色、血性、脓性且有臭味。局部可有灼热、疼痛、性交痛。合并尿路感染,可有尿频、尿痛、血尿。阴道毛滴虫能吞噬精子,阻碍乳酸生成,影响精子在阴道内存活,可致不孕。

(2)体征:妇科检查时可见阴道黏膜充血,严重时有散在的出血点。有时可见阴道后穹隆处有液性或脓性泡沫状分泌物。

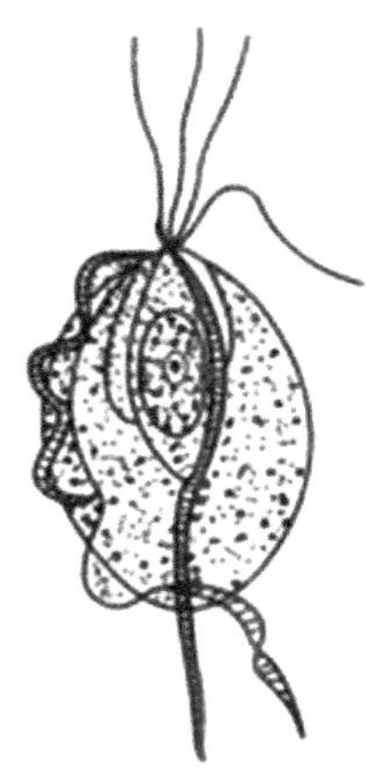

图 10-2　滴虫模式图

3.心理-社会状况

患者常因炎症反复发作而烦恼，出现无助感。

4.辅助检查

(1)悬滴法：在玻片上加 1 滴温生理盐水，自阴道后穹隆处取少许分泌物混于生理盐水中，用低倍镜检查，如有滴虫，可见其活动。阳性率可达 90%。取分泌物检查前 24～48 小时，避免性交、阴道灌洗及阴道上药。

(2)培养法：适用于症状典型而悬滴法未见滴虫者，可用培养基培养，其准确率可达 98%。

(二)护理诊断

1.知识缺乏

缺乏对疾病传染途径的认识及缺乏阴道炎治疗的知识。

2.舒适改变

与外阴瘙痒、分泌物增多有关。

3.组织完整性受损

与分泌物增多、外阴瘙痒、搔抓有关。

(三)护理目标

(1)患者能说出疾病传染的途径、阴道炎的治疗与日常防护知识。

(2)患者分泌物减少.舒适度提高。保持组织完整性，无破损。

(四)护理措施

1.一般护理

注意个人卫生，保持外阴部清洁、干燥，避免搔抓外阴导致皮肤破损。

2.心理护理

解除患者因疾病带来的烦恼，减轻其对确诊后的心理压力，增强治疗疾病的信心。告知患者夫妇滴虫性阴道炎的传播途径、临床表现、治疗方法和注意事项，减轻他们的焦虑心理，同时鼓励他们积极配合治疗。

3.病情观察

观察患者的外阴瘙痒症状、阴道分泌物的量及颜色等。

4.治疗护理

(1)治疗原则:杀灭阴道毛滴虫,保持阴道的自净作用,防止复发,夫妻双方要同时治疗,切断直接传染途径。

(2)治疗配合:①局部治疗,增强阴道酸性环境,用1%乳酸溶液、0.5%醋酸溶液或1∶5 000高锰酸钾溶液冲洗阴道后,每晚睡前用甲硝唑200 mg,置于阴道后穹隆,每天1次,10天为1个疗程。②全身治疗,甲硝唑(灭滴灵)每次200~400 mg,每天3次口服,10天为1个疗程。③指导患者正确用药,按疗程坚持用药,注意冲洗液的浓度、温度。④观察用药后反应,甲硝唑口服后偶见胃肠道反应,如食欲缺乏、恶心、呕吐及白细胞减少、皮疹等,一旦发现,应报告医师并停药。妊娠期、哺乳期妇女应慎用,因为药能通过胎盘进入胎儿体内,并可由乳汁排泄。

5.健康指导

(1)做好卫生宣教,积极开展普查普治,消灭传染源,严格禁止滴虫阴道炎或带虫者进入游泳池。医疗单位做好消毒隔离,防止交叉感染。治疗期间勤换内裤,内裤、坐浴及洗涤用物应煮沸消毒5~10分钟以消灭病原体,禁止性生活,避免交叉或重复感染的机会。哺乳期妇女在用药期间或用药后24小时内不宜哺乳。经期暂停坐浴、阴道冲洗及阴道用药。

(2)夫妻应双双检查,男方若查出毛滴虫,夫妻应同治,有助于提高疗效,治疗期间应禁止性生活。

(3)治愈标准:治疗后应在每次月经干净后复查1次,连续3次均为阴性,方为治愈。

(五)护理效果评价

(1)患者自诉外阴不适症状减轻,舒适感增加,悬滴法试验连续3个周期复查为阴性。

(2)患者正确复述预防及治疗此疾病的相关知识。

三、外阴阴道假丝酵母菌病

外阴阴道假丝酵母菌病(vulvovaginal candidiasis,VVC)也称外阴阴道念珠菌病,是一种常见的外阴、阴道炎,80%~90%的病原体为白假丝酵母菌,其发病率仅次于滴虫阴道炎。白假丝酵母菌是真菌,不耐热,加热至60 ℃,持续1小时,即可死亡;但对干燥、日光、紫外线及化学制剂的抵抗力较强。

(一)护理评估

1.健康史

(1)病因评估:念珠菌为条件致病菌,可存在口腔、肠道和阴道而不引起症状。当阴道内糖原增多、酸度增加、局部细胞免疫力下降时,念珠菌可繁殖并引起炎症,故外阴阴道假丝酵母菌病多见于孕妇、糖尿病患者及接受大量雌激素治疗者。此外,长期应用抗生素、服用类固醇皮质激素等,可以改变阴道内微生物之间的相互制约关系,易发此症;紧身化纤内裤、肥胖可使会阴局部的温度及湿度增加,也易使念珠菌得以繁殖而引起感染。

(2)传播途径评估:①内源性感染为主要感染,假丝酵母菌除寄生阴道外,还可寄生于人的口腔、肠道,这些部位的假丝酵母菌可互相传染。②通过性交直接传染。③通过接触感染的衣物等间接传染。

(3)病史评估:了解有无糖尿病及长期使用抗生素、雌激素、类固醇皮质激素病史,了解个人卫生习惯及有无不洁性生活史。

2.身心状况

(1)症状:外阴、阴道奇痒,坐卧不安,痛苦异常,可伴有尿痛、尿频、性交痛。阴道分泌物为干酪样或豆渣样。

(2)体征:妇科检查见小阴唇内侧、阴道黏膜红肿并附着白色块状薄膜,容易剥离,下面为糜烂及溃疡。

(3)心理-社会状况:患者常因外阴瘙痒痛苦不堪,由于影响休息与睡眠,产生忧虑与烦躁,评估患者心理障碍及影响疾病治疗的原因。

3.辅助检查

(1)悬滴法:在玻片上加 1 滴温生理盐水,自阴道后穹隆处取少许分泌物混于生理盐水中,用低倍镜检查,若找到白假丝酵母菌的芽孢和假菌丝即可确诊。

(2)培养法:适用于症状典型而悬滴法未见白假丝酵母菌者,可用培养基培养。

(二)护理诊断

1.焦虑

与易复发,影响休息与睡眠有关。

2.组织完整性受损

与分泌物增多、外阴瘙痒、搔抓有关。

(三)护理目标

(1)患者情绪稳定,积极配合治疗与护理。

(2)患者病情改善,舒适度提高。

(3)保持组织完整性,组织无破损。

(四)护理措施

1.一般护理

注意个人卫生,保持外阴部清洁、干燥,避免搔抓外阴以免皮肤破损。

2.心理护理

向患者讲解外阴阴道假丝酵母菌病的病因、治疗方法和注意事项等,消除患者的顾虑和焦虑心理,使其积极配合治疗。

3.病情观察

观察患者的外阴瘙痒症状、阴道分泌物的量及颜色等。

4.治疗护理

(1)治疗原则:消除诱因,改变阴道酸碱度,根据患者情况选择局部或全身应用抗真菌药杀灭致病菌。

(2)用药护理:①局部治疗,用 2%～4%碳酸氢钠溶液冲洗阴道或坐浴,再选用制霉菌素栓剂、克霉唑栓剂、咪康唑栓剂等置于阴道内,一般 7～10 天为 1 个疗程。②全身用药,若局部用药效果较差或病情顽固者,可选用伊曲康唑、氟康唑、酮康唑等口服。③用药注意,孕妇要积极治疗,否则阴道分娩时新生儿易感染发生鹅口疮。妊娠期坚持局部治疗,禁用口服唑类药物。勤换内裤,内裤、坐浴及洗涤用物应煮沸消毒 5～10 分钟以消灭病原体,避免交叉和重复感染的机会。④用药护理,嘱阴道灌洗或坐浴应注意药液浓度和治疗时间,灌洗药物要充分溶化,温度一般为 40 ℃,切忌过烫,以免烫伤皮肤。

5.健康指导

(1)做好卫生宣教,养成良好的卫生习惯,每天洗外阴、换内裤。切忌搔抓。

(2)约15%男性与女性患者接触后患有龟头炎,对有症状男性也应进行检查与治疗。

(3)鼓励患者坚持用药,不随意中断疗程。

(4)嘱积极治疗糖尿病等疾病,正确使用抗生素、雌激素,以免诱发外阴阴道假丝酵母菌病。

(五)护理效果评价

(1)患者分泌物减少,性状转为正常,舒适感增加。

(2)患者正确复述预防及治疗此疾病的相关知识,做到积极配合并坚持治疗。

(万海青)

第七节　盆腔炎性疾病

盆腔炎性疾病(PID)是指女性上生殖道的一组炎性疾病,主要包括子宫内膜炎、输卵管炎、输卵管卵巢脓肿、盆腔腹膜炎。最常见的是输卵管炎及输卵管卵巢脓肿。

女性生殖系统具有比较完善的自然防御功能,当自然防御功能遭到破坏,或机体免疫力降低、内分泌发生变化或外源性病原体入侵而导致子宫内膜、输卵管、卵巢、盆腔腹膜、盆腔结缔组织发生炎症。感染严重时,可累及周围器官和组织,当病原体毒性强、数量多、患者抵抗力低时,常发生败血症及脓毒血症,若未得到及时治疗可能发生盆腔炎性疾病后遗症。

一、护理评估

(一)健康史

(1)了解既往疾病史、用药史、月经史及药物过敏史。

(2)了解流产、分娩的时间、经过及处理。

(3)了解本次患病的起病时间、症状、疼痛性质、部位、有无全身症状。

(二)生理状况

1.症状

(1)轻者无症状或症状轻微不易被发现,常表现为持续性下腹痛,活动或性交后加重;发热、阴道分泌物增多等。

(2)重者可表现为寒战、高热、头痛、食欲减退;月经期发病者可表现为经量增多、经期延长;腹膜炎者出现消化道症状,如恶心、呕吐、腹胀等;若脓肿形成,可有下腹包块及局部刺激症状。

2.体征

(1)急性面容、体温升高、心率加快。

(2)下腹部压痛、反跳痛及肌紧张。

(3)检查见阴道充血;大量脓性臭味分泌物从宫颈口外流;穹隆有明显触痛;宫颈充血、水肿、举痛明显;子宫体增大有压痛且活动受限;一侧或双侧附件增厚,有包块,压痛。

(三)高危因素

1.年龄

盆腔炎性疾病高发年龄为15～25岁。

2.性活动及性卫生

初次性交年龄小、有多个性伴侣、性交过频以及性伴侣有性传播疾病;有使用不洁的月经垫、经期性交等。

3.下生殖道感染

性传播疾病,如淋病奈瑟菌性宫颈炎、衣原体性宫颈炎以及细菌性阴道病。

4.子宫腔内手术操作后感染

刮宫术、输卵管通液术、子宫输卵管造影术、宫腔镜检查、人工流产、放置宫内节育器等手术时,消毒不严格或术前适应证选择不当,导致感染。

5.邻近器官炎症直接蔓延

如阑尾炎、腹膜炎等蔓延至盆腔。

6.复发

盆腔炎性疾病再次发作。

(四)心理-社会状况

1.对健康问题的感受

是否存在因无明显症状或症状轻,而不重视致延误治疗。

2.对疾病的反应

是否由于慢性疾病过程长,患者思想压力大而产生焦虑、烦躁情绪;若病情严重,则担心预后,患者往往有恐惧、无助感。

3.家庭、社会及经济状况

是否存在因炎症反复发作,严重影响妇女生殖健康甚至寻致不孕,且增加家庭与社会经济负担。

(五)辅助检查

(1)实验室检查:宫颈黏液脓性分泌物,或阴道分泌物0.9%氯化钠溶液湿片中见到大量白细胞;红细胞沉降率升高;C反应蛋白升高;宫颈分泌物培养或革兰氏染色涂片淋病奈瑟菌阳性或沙眼衣原体阳性。

(2)阴道超声检查:显示输卵管增粗,输卵管积液,伴或不伴有盆腔积液、输卵管卵巢肿块。

(3)腹腔镜检查:输卵管表面明显充血;输卵管壁水肿;输卵管伞端或浆膜面有脓性渗透物。

(4)子宫内膜活组织检查证实子宫内膜炎。

二、护理诊断

(一)疼痛

其与感染症状有关。

(二)体温过高

其与盆腔急性炎症有关。

(三)睡眠形态紊乱

其与疼痛或心理障碍有关。

(四)焦虑

其与病程长治疗效果不明显或不孕有关。

(五)知识缺乏

其与缺乏经期卫生知识有关。

三、护理措施

(一)症状护理

1.密切观察

分泌物增多,观察阴道分泌物颜色、性状、气味及量,选择合适的药液进行阴道冲洗。在不清楚阴道炎的种类时,不可滥用冲洗液,指导患者勤换会阴垫及内裤,保持外阴清洁干燥。

2.支持疗法

卧床休息,取半卧位,有利于脓液积聚于直肠子宫陷凹,使炎症局限;给高热量、高蛋白、高维生素饮食或半流质饮食,及时补充丢失的液体;对出现高热的患者,采取物理降温,出汗时及时更衣,保持身体清洁舒服;若患者腹胀严重,应行胃肠减压。

3.症状观察

密切监测生命体征,测体温、脉搏、呼吸、血压,每 4 小时 1 次;物理降温后 30 分钟测体温,以观察降温效果。若患者突然出现腹痛加剧,寒战、高热、恶心、呕吐、腹胀,应立即报告医师,同时做好剖腹探查的准备。

(二)用药护理

1.门诊治疗

指导患者遵医嘱用药,了解用药方案并告知注意事项。常用方案:头孢西丁钠 2 g,单次肌内注射,同时口服丙磺舒 1 g,然后改为多西环素 100 mg,每天 2 次,连服 14 天,可同时加服甲硝唑 400 mg,每天 2～3 次,连服 14 天;或选用其他第三代头孢菌素与多西环素、甲硝唑合用。

2.住院治疗

严格遵医嘱用药,了解用药方案并密切观察用药反应。

(1)头孢霉素类或头孢菌素类药物:头孢西丁钠 2 g,静脉滴注,每 6 小时 1 次。头孢替坦二钠 2 g,静脉滴注,每 12 小时 1 次。加多西环素 100 mg,每 12 小时 1 次,静脉输注或口服。对不能耐受多西环素者,可用阿奇霉素替代,每次 500 mg,每天 1 次,连用 3 天。对输卵管卵巢脓肿患者,可加用克林霉素或甲硝唑。

(2)克林霉素与氨基糖苷类药物联合方案:克林霉素 900 mg,每 8 小时 1 次,静脉滴注;庆大霉素先给予负荷量(2 mg/kg),然后予维持量(1.5 mg/kg),每 8 小时 1 次,静脉滴注;临床症状、体征改善后继续静脉应用 24～48 小时,克林霉素改口服,每次 450 mg,1 天4 次,连用 14 天;或多西环素 100 mg,每 12 小时 1 次,连续用药 14 天。

3.观察药物疗效

若用药后 48～72 小时,体温持续不降,患者症状加重,应及时报告医师处理。

(三)手术护理

1.药物治疗无效

经药物治疗 48～72 小时,体温持续不降,患者中毒症状加重或包块增大者。

2.脓肿持续存在

经药物治疗病情好转,继续控制炎症数天(2～3 周),包块仍未消失但已局限化。

3.脓肿破裂

突然腹痛加剧,寒战、高热、恶心、呕吐、腹胀,检查腹部拒按或有中毒性休克表现。

(四)心理护理

(1)关心患者,倾听患者诉说,鼓励患者表达内心感受,通过与患者进行交流,建立良好的护患关系,尽可能满足患者的合理需求。

(2)加强疾病知识宣传,解除患者思想顾虑,增加其对治疗的信心。

(3)与家属沟通,指导家属关心患者,与患者及家属共同探讨适合个人的治疗方案,取得家人的理解和帮助,减轻患者心理压力。

(五)健康指导

1.讲解疾病知识

向患者讲解盆腔炎性疾病的疾病知识,告知及时就诊和规范治疗的重要性。

2.个人卫生指导

保持会阴清洁做好经期、孕期及产褥期的卫生宣传。

3.性生活指导及性伴侣治疗

注意性生活卫生,月经期禁止性交。

4.饮食生活指导

给高热量、高蛋白、高维生素饮食,增加营养,积极锻炼身体,注意劳逸结合,不断提高机体抵抗力。

5.随访指导

对于抗生素治疗的患者,应在 72 小时内随诊,明确有无体温下降、反跳痛减轻等临床症状改善。若无改善,需做进一步检查。对沙眼衣原体以及淋病奈瑟菌感染者,可在治疗后 4～6 周复查病原体。

(万海青)

第八节　子宫颈炎

子宫颈炎是指子宫颈发生的急性/慢性炎症。子宫颈炎是妇科常见疾病之一,包括宫颈阴道部炎症及宫颈管黏膜炎症。临床上分为急性子宫颈炎和慢性子宫颈炎。临床多见的子宫颈炎是急性子宫颈管黏膜炎,若急性子宫颈炎未经及时诊治或病原体持续存在,可导致慢性子宫颈炎症。

由于宫颈管黏膜上皮为单层柱状上皮,抗感染能力较差,当遇到多种病原体侵袭、物理化学因素刺激、机械性子宫颈损伤、子宫颈异物等,引起子宫颈局部充血、水肿,上皮变性、坏死,黏膜、黏膜下组织、腺体周围大量中性粒细胞浸润,或子宫颈间质内有大量淋巴细胞、浆细胞等慢性炎细胞浸润,可伴有子宫颈腺上皮及间质增生和鳞状上皮化生。因子宫颈阴道部鳞状上皮与阴道鳞状上皮相延续,亦可由阴道炎症引起宫颈阴道部炎症。

病原体种类：①性传播疾病的病原体主要是淋病奈瑟菌及沙眼衣原体。②内源性病原体与细菌性阴道病病原体、生殖道支原体感染有关。

一、护理评估

(一)健康史

1.一般资料

年龄、月经史、婚育史，是否处在妊娠期。

2.既往疾病史

详细了解有无阴道炎、性传播疾病及子宫颈炎症的病史，包括发病时间、病程经过、治疗方法及效果。

3.既往手术史

详细询问分娩手术史，了解阴道分娩时有无宫颈裂伤；是否做过妇科阴道手术操作及有无宫颈损伤、感染史。

4.个人生活史

了解个人卫生习惯，分析可能的感染途径。

(二)生理状况

1.症状

(1)急性子宫颈炎：阴道分泌物增多，呈黏液脓性，阴道分泌物的刺激可引起外阴瘙痒及灼热感；可出现月经间期出血、性交后出血等症状；常伴有尿道症状，如尿急、尿频、尿痛。

(2)慢性子宫颈炎：患者多无症状，少数患者可有阴道分泌物增多，呈淡黄色或脓性，偶有接触性出血、月经间期出血，偶有分泌物刺激引起外阴瘙痒或不适。

2.体征

(1)急性子宫颈炎：检查见脓性或黏液性分泌物从子宫颈管流出；用棉拭子擦拭子宫颈管时，容易诱发子宫颈管内出血。

(2)慢性子宫颈炎：检查可见宫颈呈糜烂样改变，或有黄色分泌物覆盖子宫颈口或从宫颈管流出，也可见子宫颈息肉或子宫颈肥大。

(三)高危因素

(1)性传播疾病，年龄小于 25 岁，多位性伴侣或新性伴侣且为无保护性交。

(2)细菌性阴道病。

(3)分娩、流产或手术致子宫颈损伤。

(4)卫生不良或雌激素缺乏，局部抗感染能力差。

(四)心理-社会状况

1.对健康问题的感受

是否存在因无明显症状，而不重视或延误治疗。

2.对疾病的反应

是否因病变在宫颈，又涉及生殖器官与性，而不愿及时就诊；或因阴道分泌物增多引起不适；或治疗效果不明显而烦躁不安；或遇有白带带血或接触性出血时，担心疾病的严重程度，疑有癌变而恐惧、焦虑。

3.家庭、社会及经济状况

家人对患者是否关心；家庭经济状况及是否有医疗保险。

(五)辅助检查

1.实验室检查

分泌物涂片做革兰氏染色，中性粒细胞＞30/高倍视野；阴道分泌物湿片检查白细胞＞10/高倍视野；做淋菌奈瑟菌及沙眼衣原体检测，以明确病原体。

2.宫腔镜检查

镜下可见血管充血，宫颈黏膜及黏膜下组织、腺体周围大量中性粒细胞浸润，腺腔内可见脓性分泌物。

3.宫颈细胞学检查

宫颈刮片、宫颈管吸片，与宫颈上皮瘤样病变或早期宫颈癌相鉴别。

4.阴道镜及活组织检查

必要时进行，以明确诊断。

二、护理诊断

(一)皮肤完整性受损

其与宫颈上皮糜烂及炎性刺激有关。

(二)舒适的改变

其与白带增多有关。

(三)焦虑

其与害怕宫颈癌有关。

三、护理措施

(一)症状护理

1.阴道分泌物增多

观察阴道分泌物颜色、性状、气味及量，选择合适的药液进行阴道冲洗。在不清楚种类时，不可滥用冲洗液，指导患者勤换会阴垫及内裤，保持外阴清洁干燥。

2.外阴瘙痒与灼痛

嘱患者尽量避免搔抓，防止外阴部皮肤破损，减少活动，避免摩擦外阴。

(二)用药护理

药物治疗主要用于急性子宫颈炎。

1.遵医嘱用药

(1)经验性抗生素治疗：在未获得病原体检测结果前，采用针对衣原体的经验性抗生素治疗，阿奇霉素 1 g，单次顿服，或多西环素 100 mg，每天 2 次，连服 7 天。

(2)针对病原体的抗生素治疗：临床上除选用抗淋病奈瑟菌的药物外，同时应用抗衣原体感染的药物。对于单纯急性淋病奈瑟菌性子宫颈炎，常用药物有头孢菌素，如头孢曲松钠 250 mg，单次肌内注射，或头孢克肟 400 mg，单次口服等；对沙眼衣原体所致子宫颈炎，治疗药物有四环素类，如多西环素 100 mg，每天 2 次，连服 7 天。

2.用药观察

注意观察药物的不良反应，若出现不良反应，立即停药并通知医师。

3.用药注意事项

注意药物的半衰期及有效作用时间；注意药物的配伍禁忌；抗生素应现配现用。

4.用药指导

若病原体为沙眼衣原体及淋病奈瑟菌，应对性伴侣进行相应的检查和治疗。

(三)物理治疗及手术治疗的护理

1.宫颈糜烂样改变

若为无症状的生理性柱状上皮异位，无须处理；对伴有分泌物增多、乳头状增生或接触性出血，可给予局部物理治疗，包括激光、冷冻、微波等，也可以给予中药作为物理治疗前后的辅助治疗。

2.慢性子宫颈黏膜炎

针对病因给予治疗，若病原体不清可试用物理治疗，方法同上。

3.子宫颈息肉

配合医师行息肉摘除术。

4.子宫颈肥大

一般无须治疗。

(四)心理护理

(1)加强疾病知识宣传，引导患者正确认识疾病，及时就诊，接受规范治疗。

(2)向患者解释疾病与健康的问题，鼓励患者表达自己的想法。对病程长、迁延不愈的患者，给予关心和耐心解说，告知疾病的过程及防治措施；对病理检查发现宫颈上皮有异常增生的病例，告知通过密切监测，坚持治疗，可阻断癌变途径，以缓解焦虑心理，增加治疗的信心。

(3)与家属沟通，让其多关心患者，支持患者，坚持治疗，促进康复。

(五)健康指导

1.讲解疾病知识

向患者讲解子宫颈炎的疾病知识，告知及时就诊和规范治疗的重要性。

2.个人卫生指导

嘱患者保持外阴清洁，每天清洗外阴 2 次，养成良好的卫生习惯，尤其是经期、孕产期及产褥期卫生，避免感染发生。

3.随访指导

告知患者，物理治疗后有分泌物增多，甚至有多量水样排液，在术后 1～2 周脱痂时可有少量出血，是创面愈合的过程，不必应诊；如出血量多于月经量则需到医院就诊处理；在物理治疗后 2 个月内禁止性生活、盆浴和阴道冲洗；治疗后经过 2 个月经周期，于月经干净后 3～7 天来院复查，评价治疗效果，效果欠佳者可进行第二次治疗。

4.体检指导

坚持每 1～2 年做 1 次体检，及早发现异常，及早治疗。

(万海青)

第九节　子宫内膜异位症

子宫内膜异位症是指具有生长功能的子宫内膜生长在子宫腔内壁以外引起的症状和体征。异位的子宫内膜绝大多数局限在盆腔内的生殖器官和邻近器官的腹膜面,故临床上称为盆腔子宫内膜异位症。当子宫内膜生长在子宫肌层内称子宫腺肌病 部分患者两者可合并存在。

子宫内膜异位症的发病率近年来明显增高,是目前常见的妇科病之一。多见于 30～40 岁的妇女。本病为良性病变,但有远距离转移和种植能力。初潮前无发病者,绝经后异位的子宫内膜组织可逐渐萎缩吸收,妊娠或使用性激素抑制卵巢功能可暂时阻止本病的发展,因此,子宫内膜的发病与卵巢的周期性变化有关。也发生周期性出血,引起周围组织纤维化、粘连,病变局部形成紫蓝色硬结或包块。卵巢的子宫内膜异位症最为常见,卵巢内的异位内膜因反复出血而形成多个囊肿,但以单个多见,故又称为卵巢子宫内膜异位囊肿。囊肿内含暗褐色黏稠的陈旧血,状似巧克力液体,故又称为卵巢巧克力囊肿。

一、护理评估

(一)病史

1.月经史

初潮年龄,月经周期、经期、经量是否正常,有无痛经或其他伴随症状。痛经的性质,是否为进行性加重。

2.婚育史

结婚年龄,婚次,夫妻性生活情况,有无经期性交,生育情况,足月产、早产、流产次数,现有子女数等。

3.既往病史

有无先天性生殖道畸形、子宫手术或经期盆腔检查等情况。

(二)身心状态

1.身体状态

(1)痛经:痛经是子宫内膜异位症的典型症状,其特点为继发性和进行性加重。疼痛多位于下腹部和腰骶部,可放射至阴道、会阴、肛门或大腿,常于月经来潮前 1～2 天开始,经期第一天最为剧烈,以后逐渐减轻,至月经干净时消失。

(2)月经失调:部分患者有经量增多和经期延长,少数出现经前期点滴出血。月经失调可能与卵巢无排卵、黄体功能不足等有关。

(3)性交痛:由于异位的内膜出现在子宫直肠陷凹或病变导致子宫后倾固定,性交时子宫颈受到碰撞及子宫收缩和向上提升,可引起疼痛。

(4)不孕:占 40%左右,其不孕的原因可能与盆腔内器官和组织广泛粘连和输卵管的蠕动减弱,影响卵子的排出、摄取和受精卵的运行有关。

2.心理状态

由于疼痛、不孕造成患者顾虑重重,心理压力大,需要手术的患者会有紧张、恐惧等心理问题。

(三)诊断性检查

1.妇科检查

典型者子宫后倾固定,盆腔检查可扪及盆腔内有触痛性结节或子宫旁有不活动的囊性包块。

2.辅助检查

(1)B 超检查:可确定卵巢子宫内膜异位囊肿的位置、大小和形状。

(2)腹腔镜检查:可发现盆腔内器官或子宫直肠陷凹、子宫骶骨韧带等处有紫蓝色结节。

二、护理诊断

(一)焦虑

其与不孕和需要手术有关。

(二)知识缺乏

其与缺乏自我照顾及与手术相关的知识有关。

(三)舒适改变

其与痛经及手术后伤口有关。

三、护理目标

(1)患者能正确认识疾病的性质及发生原因,解除紧张、恐惧的心理,坚定治疗信心。

(2)患者自觉疼痛症状缓解。

四、护理措施

(1)心理护理:许多年轻患者因顽固的痛经、不孕等情况而焦虑。护理人员应多关心和理解患者,说明该病只要坚持用药或采取必要的手术便可改善症状,鼓励患者树立信心,积极配合治疗,对尚未生育的患者应给予指导和帮助,促使其尽早受孕。

(2)做好卫生宣传教育工作,防止经血逆流,如有先天性生殖道畸形或后天性炎性阴道狭窄、宫颈粘连等应及时手术。凡进入宫腔内的经腹手术,应保护腹壁切口和子宫切口,防止子宫内膜种植到腹壁切口或子宫切口。经期应避免盆腔检查和性交。

(3)使用激素治疗患者,应介绍服药的注意事项及用后可能出现的反应(恶心、食欲缺乏、闭经、乏力或体重增加等),使其解除思想顾虑,提高治疗效果。

(4)用药期间注意有无卵巢子宫内膜异位囊肿破裂的征象,如出现急性腹痛应及时通知医师,并做好剖腹探查的各项准备。

(5)对需要手术者应按腹部手术做好术前准备和术后护理。

(6)出院健康教育,加强患者对病程及治疗的认识,指导伤口处理和康复教育,术后 6 周避免盆浴和性生活,6 周后来院复查。

五、护理效果评价

(1)患者无焦虑的表现并对治疗充满信心。

(2)患者能按时服药并了解药物的反应。

(3)自觉症状缓解和消失。

(万海青)

第十一章

产科疾病的护理

第一节　妊娠合并贫血

妊娠合并贫血(pregnancy complicated with anemia)是妊娠期常见并发症之一。当红细胞计数<3.5×10^{12}/L,或血红蛋白<100 g/L,或血细胞比容在0.30以下时,可诊断为妊娠合并贫血。其中以缺铁性贫血最常见,其次是由于叶酸或维生素B_{12}缺乏引起的巨幼红细胞性贫血。

一、护理评估

(一)健康史

(1)孕前有无月经过多、寄生虫病或消化道疾病等慢性失血史。

(2)有无妊娠呕吐或慢性腹泻、双胎、铁剂吸收不良、偏食等导致营养不良和缺铁病史。

(二)身体状况

1.症状评估

了解孕妇有无面色苍白、头晕、眼花、耳鸣、心慌、气短、乏力、食欲缺乏、腹胀等贫血症状;了解有无手趾及脚趾麻木、健忘、表情淡漠、易出血、易感染等特殊症状。

2.护理检查

可见皮肤黏膜苍白、指甲脆薄、毛发干燥、口腔炎及舌炎等。

3.辅助检查

(1)血象检查:缺铁性贫血为小细胞低色素性贫血;巨幼红细胞性贫血呈大细胞性贫血;再生障碍性贫血以全血细胞减少为特征。

(2)血清铁浓度测定:血清铁<6.5 μmol/L。

(3)叶酸、维生素B_{12}测定:血清叶酸<6.8 nmol/L或红细胞叶酸<227 nmol/L。

(4)骨髓检查:缺铁性贫血示红细胞系增生,分类见中、晚幼红细胞增多,含铁血黄素及铁颗粒减少或消失;巨幼红细胞性贫血骨髓红细胞系明显增生,可见典型的巨幼红细胞;再生障碍性贫血示多部位增生减低,有核细胞少。

(三)心理-社会状况

孕妇因担心胎儿及自身健康而焦虑。

(四)处理要点

积极纠正贫血,预防感染,防止胎儿生长受限、胎儿宫内窘迫及产后出血等并发症发生。

二、护理诊断

(一)知识缺乏

与缺乏妊娠合并贫血的保健知识及服用铁剂相关的知识有关。

(二)活动无耐力

与贫血引起的疲倦有关。

(三)有胎儿受伤的危险

与母体贫血,供应胎儿氧及营养物质不足有关。

三、护理措施

(一)一般护理

(1)合理安排活动与休息,避免因头晕、乏力而发生摔倒等意外;加强孕期营养,补充高铁、高蛋白质、高维生素 C 的食物。

(2)住院期间加强口腔、外阴、尿道的卫生清洁;接生过程严格无菌操作,产后做好会阴护理,按医嘱给予抗生素预防感染。

(二)病情观察

观察治疗后症状改善情况,注意体温变化及胎动、胎心变化,有异常及时报告处理。

(三)对症护理

1.补充铁剂

硫酸亚铁 0.3 g,每天 3 次,同时服维生素 C 300 mg 或 10%稀盐酸 0.5～2 mL 促进铁吸收,宜饭后服用。

2.补充叶酸

巨幼红细胞性贫血者可每天口服叶酸 15 mg,同服维生素 B_{12} 至贫血改善。

3.输血

多数患者无须输血,若血红蛋白＜60 g/L,需剖宫产及再生障碍性贫血患者可少量、多次输浓缩红细胞或新鲜全血,输液速度宜慢。

4.产科处理

如果胎儿情况良好,宜选择经阴道分娩,分娩时应尽量减少出血,防止产程延长、产妇疲乏,必要时可行阴道助产以缩短第二产程。产后应用宫缩剂防止产后出血,并给予广谱抗生素预防感染。此外,贫血极严重或有其他并发症者不宜哺乳。

(四)心理护理

告知孕妇,贫血是可以改善的,只要积极治疗可防止胎儿损伤,减少思想顾虑,缓解不安情绪。

(五)健康指导

(1)孕前应积极治疗失血性疾病,如月经过多、寄生虫病等。

(2)注意孕期营养,多吃木耳、紫菜、动物肝脏、豆制品等含铁丰富的食物,12 周起应适当补充铁剂,服铁剂时禁忌饮浓茶;抗酸药物影响铁剂效果,应避免服用。

(3)定期产检,发现贫血及时纠正。

(万海青)

第二节　妊娠期高血压

一、护理评估

(一)病史

详细询问患者与孕前及妊娠20周前有无高血压、蛋白尿和(或)水肿及抽搐等征象;既往病史中有无原发性高血压、慢性肾炎及糖尿病;有无家族史。此次妊娠经过,出现异常现象的时间及治疗经过。

(二)身心状况

除评估患者一般健康状况外,护士需重点评估患者的血压、蛋白尿、水肿、自觉症状,以及抽搐、昏迷等情况。在评估过程中应注意以下几方面。

(1)初测血压有升高者,需休息1小时后再测,方能正确反映血压情况。同时不要忽略测得血压与其基础血压的比较。而且也可经过翻身试验(roll over test,ROT)进行判断,即存孕妇左侧卧位时测血压直至血压稳定后,嘱其翻身卧位5分钟再测血压,若仰卧位舒张压较左侧卧位≥2.7 kPa(20 mmHg),提示有发生先兆子痫的倾向。

(2)留取24小时尿进行尿蛋白检查。凡24小时蛋白尿定量≥0.3 g者为异常。由于蛋白尿的出现及量的多少反映了肾小管痉挛的程度和肾小管细胞缺氧及其功能受损的程度,护士应给予高度重视。

(3)妊娠后期水肿发生的原因除妊娠期高血压外,还可由于下腔静脉受增大子宫压迫使血液回流受阻、营养不良性低蛋白血症以及贫血等引起,因此水肿的轻重并不一定反应病情的严重程度。但是水肿不明显者,也有可能迅速发展为子痫,应引起重视。此外,还应注意水肿不明显,但体重于1周内增加超过0.5 kg的隐性水肿。

(4)孕妇出现头痛、眼花、胸闷、恶心、呕吐等自觉症状时提示病情的进一步发展,即进入子痫前期阶段,护士应高度重视。

(5)抽搐与昏迷是最严重的表现,护士应特别注意发作状态、频率、持续时间、间隔时间、神智情况,以及有无唇舌咬伤、摔伤,甚至发生骨折、窒息或吸入性肺炎等。

妊娠期高血压孕妇的心理状态与病情程度密切相关。妊娠期高血压孕妇由于身体尚未感明显不适,心理上往往易忽略,不予重视。随着病情的发展,当血压明显升高,出现自觉症状时,孕妇紧张、焦虑、恐惧的心理也会随之加重。此外,孕妇的心理状态还与孕妇对疾病的认识,以及其支持系统的认识与帮助有关。

(三)诊断检查

1.尿常规检查

根据蛋白尿量确定病情严重程度;根据镜检出现管型判断肾功能受损情况。

2.血液检查

(1)测定血红蛋白、血细胞比容、血浆黏度、全血黏度,以了解血液浓缩程度;重症患者应测定血小板数、凝血时间,必要时测定凝血酶时间、纤维蛋白原和鱼精蛋白副凝试验(3P试验)等,以了解有无凝血功能异常。

(2)测定血电解质及二氧化碳结合力,以及时了解有无电解质紊乱及酸中毒。

(3)肝、肾功能测定:如进行丙氨酸氨基转移酶(ACT)、血尿素氮、肌酐及尿酸等测定。

(4)眼底检查:重度子痫前期时,眼底小动脉痉挛、动静脉比例可由正常的 2∶3 变为 1∶2 甚至 1∶4,或出现视网膜水肿、渗出、出血,甚至视网膜剥离、一时性失明等。

(5)其他检查:如心电图、超声心动图、胎盘功能、胎儿成熟度检查等,可视病情而定。

二、护理诊断

(一)体液过多

与下腔静脉受增大子宫压迫或血液回流受阻或营养不良性低蛋白血症有关。

(二)有受伤的危险

与发生抽搐有关。

(三)潜在并发症

胎盘早期剥离。

三、预期目标

(1)妊娠期高血压孕妇病情缓解,发展为中、重度。

(2)子痫前期病情控制良好、未发生子痫及并发症。

(3)妊娠高血压疾病孕妇明确孕期保健的重要性。积极配合产前检查及治疗。

四、护理措施

(一)妊娠期高血压的预防

护士应加强孕早期健康教育,使孕妇及家属了解妊娠期高血压的知识及其对母儿的危害,从而促使孕妇自觉于妊娠早期开始做产前检查,并坚持定期检查,以便及时发现异常,及时得到治疗和指导。同时,还应指导孕妇合理饮食,增加蛋白质、维生素以及富含铁、钙、锌的食物,减少过量脂肪和盐的摄入,对预防妊娠期高血压有一定作用。尤其是钙的补充,可从妊娠 20 周开始。每天补充钙剂 2 g,可降低妊娠期高血压的发生。此外,孕妇应采取左侧卧位休息以增加胎盘绒毛血供,同时保持心情愉快也有助于妊娠期高血压的预防。

(二)妊娠期高血压的护理

1.保证休息

妊娠期高血压孕妇可在家休息,但需注意适当减轻工作,创造安静、清洁环境,以保证充分的睡眠(8～10 小时/天)。在休息和睡眠时以左侧卧位为宜,在必要时也可换成右侧卧位,但要避免平卧位,其目的是解除妊娠子宫下腔静脉的压迫,改善子宫胎盘循环。此外,孕妇精神放松、心情愉快也有助于抑制妊娠期高血压疾病的发展。因此,护士应帮助孕妇合理安排工作和生活,既不紧张劳累,又不单调郁闷。

2.调整饮食

妊娠期高血压孕妇除摄入足量的蛋白质(100 g/天以上)、蔬菜,补充维生素、铁和钙剂。食盐不必严格限制,因为长期低盐饮食可引起低钠血症,易发生产后血液循环衰竭,而且低盐饮食也会影响食欲,减少蛋白质的摄入,加强母儿不利。但全身水肿的孕妇应限制食盐的摄入量。

3.加强产前保健

根据病情需要适当增加检查次数，加强母儿监测措施，密切注意病情变化，防止发展为重症。同时向孕妇及家属讲解妊娠期高血压疾病相关知识，便于病情发展时孕妇能及时汇报，并督促孕妇每天数胎动。检测体重，及时发现异样，从而提高孕妇的自我保健意识，并取得家属的支持和理解。

（三）子痫前期的护理

1.一般护理

(1)轻度子痫前期的孕妇需住院治疗，卧床休息。左侧卧位。保持病室安静，避免各种刺激。若孕妇为重度子痫前期患者，护士还应准备以下物品：呼叫器、床挡、急救车、吸引器、氧气、开口器、产包以及急救药品，如硫酸镁、葡萄糖酸钙等。

(2)每 4 小时测 1 次血压，如舒张压渐上升，提示病情加重。并随时观察和询问孕妇有无头晕、头痛、恶心等自觉症状。

(3)注意胎心变化，以及胎动、子宫敏感度(肌张力)有无变化。

(4)重度子痫前期孕妇应根据病情需要，适当限制食盐摄入量(每天少于 3 g)，每天或隔天测体重，每天记录液体出入量、测尿蛋白。必要时测 24 小时蛋白定量，测肝肾功能、二氧化碳结合力等项目。

2.用药护理

硫酸镁是目前治疗子痫前期的首选解痉药物。镁离子能抑制运动神经末梢对乙酰胆碱的释放，阻断神经和肌肉间的传导，使骨骼肌松弛；镁离子可以刺激血管内皮细胞合成前列环素，降低机体对血管紧张素Ⅱ的反应，缓解血管痉挛状态，从而预防和控制子痫的发作。同时，镁离子可以提高孕妇和胎儿血红蛋白的亲和力，改善氧代谢。护士应明确硫酸镁的用药方法、毒性反应以及注意事项。

(1)用药方法：硫酸镁可采用肌内注射或静脉用药。①肌内注射：通常于用药 2 小时后血液浓度达高峰，且体内浓度下降缓慢，作用时间长，但局部刺激性强，患者常因疼痛而难以接受。注射时应注意使用长针头行深部肌内注射，也可加利多卡因于硫酸镁溶液中，以缓解疼痛刺激，注射后用无菌棉球或创可贴覆盖针孔，防止注射部位感染，必要时可行局部按揉或热敷，促进肌肉组织对药物的吸收。②静脉用药：可行静脉滴注或推注，静脉用药后可使血中浓度迅速达到有效水平，用药后约 1 小时血浓度可达高峰，停药后血浓度下降较快，但可避免肌内注射引起的不适。基于不同用药途径的特点，临床多采用两种方式互补长短。

(2)毒性反应：硫酸镁的治疗浓度和中毒浓度相近，因此在进行硫酸镁治疗时应严密观察其毒性作用，并认真控制硫酸镁的入量。通常主张硫酸镁的滴注速度以 1 g/h 为宜，不超过 2g/h，每天维持用量 15～20 g。硫酸镁过量会使呼吸和心肌收缩功能受到抑制，危及生命。中毒现象首先表现为膝反射减弱或消失，随着血镁浓度的增加可出现全身肌张力减退及呼吸抑制，严重者心跳可突然停止。

(3)注意事项：护士在用药前及用药过程中均应检测孕妇血压，同时还应检测以下指标。①膝腱反射必须存在；②呼吸不少于 16 次/分；③尿量每 24 小时不少于 600 mL，或每小时不少于 25 mL，尿少提示排泄功能受抑制。镁离子易蓄积发生中毒。由于钙离子可与镁离子争夺神经细胞上的同一受体，阻止镁离子的继续结合，因此应随时准备好 10%的葡萄糖酸钙注射液，以便出现毒性作用时及时予以解毒。10%葡萄糖酸钙 10 mL 在静脉推注时宜在 3 分钟内推完，必要时可每小时重复1次，直至呼吸、排尿和神经抑制恢复正常，但2.1小时内不超过8次。

(四)子痫患者的护理

子痫为妊娠期高血压最严重的阶段，直接关系到母儿安危，因此子痫患者的护理极为重要。

(1)协助医师控制抽搐：患者一旦发生抽搐，应尽快控制。硫酸镁为首选药物，必要时可加用强有力的镇静药物。

(2)专人护理，防止受伤：在子痫发生后，首先应保持患者的呼吸道通畅。并立即给氧，用开口器或于上、下磨牙间放置一缠好纱布的压舌板，用舌钳固定舌头，以防咬伤唇舌或发生舌后坠。使患者取头低侧卧位，以防黏液吸入呼吸道或舌头阻塞呼吸道，也可避免发生低血压综合征。必要时，用吸引器吸出喉部黏液或呕吐物，以免窒息。在患者昏迷或未完全清醒时，禁止给予一切饮食和口服药，防止误入呼吸道而致吸入性肺炎。

(3)减少刺激，以免诱发抽搐：患者应安置于单人暗室，保持绝对安静，以避免声、光刺激；一切治疗活动和护理操作尽量轻柔且相对集中.避免干扰患者。

(4)严密监护：密切注意血压、脉搏、呼吸、体温及尿量(留置导尿管)、记出入量，及时进行必要的血、尿化验和特殊检查，及早发现脑出血、肺水肿、急性肾衰竭等并发症。

(5)为终止妊娠做好准备：子痫发作者往往在发作后自然临产，应严密观察并及时发现产兆，且做好母子抢救准备。如经治疗病情得以控制仍未临产者，应在孕妇清醒后24～48小时内引产，或子痫患者经药物控制后6～12小时，需考虑终止妊娠。护士应做好终止妊娠的准备。

五、护理效果评价

(1)妊娠期高血压孕妇休息充分、睡眠良好、饮食合理，病情缓解，未发展为重症。

(2)子痫前期预防病情得以控制，未发生子痫及并发症。

(3)妊娠期高血压孕妇分娩经过顺利。

(4)治疗中，患者未出现硫酸镁的中毒反应。

(万海青)

第三节　胎膜早破

胎膜早破(premature rupture of membranes，PROM)是指在临产前胎膜自然破裂。它是常见的分娩期并发症，妊娠满37周的发生率为10%，妊娠不满37周的发生率为2%～3.5%。胎膜早破可引起早产及围生儿死亡率增加，亦可导致孕产妇宫内感染率和产褥期感染率增加。

一、护理评估

(一)病史

询问病史，了解是否有发生胎膜早破的病因，确定具体的胎膜早破的时间、妊娠周数，是否有宫缩、见红等产兆，是否出现感染征象，是否出现胎窘现象。

(二)身心状况

观察孕妇阴道流液的色、质、量，是否有气味。孕妇常可能因为不了解胎膜早破的原因，而对

不可自控的阴道流液形成恐慌，可能担心自身与胎儿的安危。

(三)辅助检查

1.阴道流液的 pH 测定

正常阴道液 pH 为 4.5～5.5，羊水 pH 为 7.0～7.5。若 pH＞6.5，提示胎膜早破，准确率 90%。

2.肛查或阴道窥阴器检查

肛查时未触到羊膜囊，上推胎儿先露部，有羊水流出。阴道窥阴器检查时见液体自宫口流出或可见阴道后穹隆有较多混有胎脂和胎粪的液体。

3.阴道液涂片检查

阴道液置于载玻片上，干燥后镜检可见羊齿植物叶状结晶为羊水，准确率 95%。

4.羊膜镜检查

可直视胎先露部，看不到前羊膜囊，即可诊断。

5.胎儿纤维结合蛋白(fetal fibronectin，fFN)测定

fFN 是胎膜分泌的细胞外基质蛋白。当宫颈及阴道分泌物内 fFN 含量＞0.05 mg/L 时，胎膜抗张能力下降，易发生胎膜早破。

6.超声检查

羊水量减少可协助诊断，但不可确诊。

二、护理诊断

(一)有感染的危险

与胎膜破裂后，生殖道病原微生物上行感染有关。

(二)知识缺乏

缺乏预防和处理胎膜早破的知识。

(三)有胎儿受伤的危险

与脐带脱垂、早产儿肺部发育不成熟有关。

三、护理目标

(1)孕妇无感染征象发生。

(2)孕妇了解胎膜早破的知识如突然发生胎膜早破，能够及时进行初步应对。

(3)胎儿无并发症发生。

四、护理措施

(一)预防脐带脱垂的护理

胎膜早破并胎先露未衔接的孕妇绝对卧床休息，多采用左侧卧位，注意抬高臀部防止脐带脱垂造成胎儿宫内窘迫。注意监测胎心变化，进行肛查或阴检时，确定有无隐性脐带脱垂，一旦发生，立即通知医师，并于数分钟内结束分娩。

(二)预防感染

保持床单位清洁。使用无菌的会阴垫于外阴处，勤于更换，保持清洁干燥，防止上行感染。更换会阴垫时观察羊水的色、质、量、气味等。嘱孕妇保持外阴清洁，每天对其会阴擦洗 2 次。同

时观察产妇的生命体征，血生化指标，了解是否存在感染征象。按医嘱一般破膜，大于 12 小时给了抗生素防止感染。

(三)监测胎儿宫内情况

密切观察胎心率的变化，嘱孕妇自测胎动。如有混有胎粪的羊水流出，即为胎儿宫内缺氧的表现，应及时予以吸氧，左侧卧位，并根据医嘱做好相应的护理。

若胎膜早破孕周小于 35 周者。根据医嘱予地塞米松促进胎肺成熟。若孕周小于 37 周并已临产，或孕周大于 37 周。胎膜早破大于 18 小时后仍未临产者，可根据医嘱尽快结束分娩。

(四)健康教育

孕期时为孕妇讲解胎膜早破的定义与原因，并强调孕期卫生保健的重要性。指导孕妇，如出现胎膜早破现象，无须恐慌，应立即平卧，及时就诊。孕晚期禁止性交，避免腹部碰撞或增加腹压。指导孕期补充足量的维生素和锌、铜等微量元素。如宫颈内口松弛者，应多卧床休息，并遵医嘱根据需要于孕 14～16 周时行宫颈环扎术。

(万海青)

第四节 前置胎盘

妊娠 28 周后，胎盘附着于子宫下段，甚至胎盘下缘达到或覆盖宫颈内口，其位置低于胎先露部，称为前置胎盘(placenta previa)。前置胎盘是妊娠晚期严重并发症，也是妊娠晚期阴道流血最常见的原因。

一、护理评估

(一)病史

除个人健康史外，在孕产史中尤其注意识别有无剖宫产术、人工流产术及子宫内膜炎等前置胎盘的易发因素。此外妊娠中特别是孕 28 周后，是否出现无痛性、无诱因、反复阴道流血症状，并详细记录具体经过及医疗处理情况。

(二)身心状况

患者的一般情况与出血量的多少密切相关。大量出血时可见面色苍白、脉搏细速、血压下降等休克症状。孕妇及其家属可因突然阴道流血而感到恐惧或焦虑，既担心孕妇的健康，更担心胎儿的安危，可能显得恐慌、紧张、手足无措。

(三)诊断检查

1.产科检查

子宫大小与停经月份一致，胎儿方位清楚，先露高浮，胎心可以正常，也可因孕妇失血过多致胎心异常或消失。前置胎盘位于子宫下段前壁时，可于耻骨联合上方听见胎盘山管杂音。临产后检查，宫缩为阵发性，间歇期子宫肌肉可以完全放松。

2.超声波检查

B 超断层相可清楚看到子宫壁、胎头、宫颈和胎盘的位置，胎盘定位准确率达 95%，可反复检查，是目前最安全、有效的首选检查方法。

3.阴道检查

目前一般不主张应用。只有在近临产期出血不多时，终止妊娠前为除外其他出血原因或明确诊断决定分娩方式前考虑采用。要求阴道检查操作必须在输血、输液和做好手术准备的情况下方可进行。怀疑前置胎盘的个案，切忌肛查。

4.术后检查胎盘及胎膜

胎盘的前置部分可见陈旧血块附着呈黑紫色或暗红色，如这些改变位于胎盘的边缘，而且胎膜破口处距胎盘边缘<7 cm，则为部分性前置胎盘。如行剖宫产术，术中可直接了解胎盘附着的部分并确立诊断。

二、护理诊断

(一)潜在并发症

出血性休克。

(二)有感染的危险

与前置胎盘剥离面靠近子宫颈口、细菌易经阴道上行感染有关。

三、护理目标

(1)接受期待疗法的孕妇血红蛋白不再继续下降，胎龄可达或更接近足月。

(2)产妇产后未发生产后出血或产后感染。

四、护理措施

根据病情须立即接受终止妊娠的孕妇，立即安排孕妇去枕侧卧位，开放静脉，配血，做好输血准备。在抢救休克的同时，按腹部手术患者的护理进行术前准备，并做好母儿生命体征监护及抢救准备工作。接受期待疗法的孕妇的护理措施如下。

(一)保证休息

减少刺激孕妇需住院观察，绝对卧床休息，尤以左侧卧位为佳，并定时间断吸氧，每天 3 次，每次 1 小时，以提高胎儿血氧供应。此外，还需避免各种刺激，以减少出血可能。医护人员进行腹部检查时动作要轻柔，禁做阴道检查和肛查。

(二)纠正贫血

除采取口服硫酸亚铁、输血等措施外，还应加强饮食营养指导，建议孕妇多食高蛋白及含铁丰富的食物，如动物肝脏、绿叶蔬菜和豆类等。一方面有助于纠正贫血，另一方面还可以增强机体抵抗力，同时也促进胎儿发育。

(三)监测生命体征

及时发现病情变化严密观察并记录孕妇生命体征，阴道流血的量、色，流血事件及一般状况，检测胎儿宫内状态。按医嘱及时完成实验室检查项目，并交叉配血备用。发现异常及时报告医师并配合处理。

(四)预防产后出血和感染

(1)产妇回病房休息时严密观察产妇的生命体征及阴道流血情况，发现异常及时报告医师处理，以防止或减少产后出血。

(2)及时更换会阴垫，以保持会阴部清洁、干燥。

(3)胎儿分娩后,及早使用宫缩剂,以预防产后大出血;对新生儿严格按照高危儿处理。

(五)健康教育

护士应加强对孕妇的管理和宣教。指导围孕期妇女避免吸烟、酗酒等不良行为,避免多次刮宫、引产或宫内感染,防止多产,减少子宫内膜损伤或子宫内膜炎。对妊娠期出血,无论量多少均应就医,做到及时诊断、正确处理。

五、护理效果评价

(1)接受期待疗法的孕妇胎龄接近(或达到)足月时终止妊娠。

(2)产妇产后未出现产后出血和感染。

(万海青)

第五节　胎盘早剥

妊娠 20 周以后或分娩期正常位置的胎盘在胎儿娩出前部分或全部从子宫壁剥离,称为胎盘早剥(placental abruption)。胎盘早剥是妊娠晚期严重并发症,具有起病急、发展快特点,若处理不及时可危及母儿生命。

一、护理评估

(一)病史

孕妇在妊娠晚期或临产时突然发生腹部剧痛,有急性贫血或休克现象,应引起高度重视。护士需结合有无妊娠期高血压疾病或高血压病史、胎盘早剥史、慢性肾炎史、仰卧位低血压综合征史及外伤史,进行全面评估。

(二)身心状况

胎盘早剥孕妇发生内出血时,严重者常表现为急性贫血和休克症状,而无阴道流血或有少量阴道流血。因此对胎盘早剥孕妇除进行阴道流血的量、色评估外,应重点评估腹痛的程度、性质,孕妇的生命体征和一般情况,以及时、准确地了解孕妇的身体状况。胎盘早剥孕妇入院时情况危急,孕妇及其家属常常感到高度紧张和恐惧。

(三)诊断检查

1.产科检查

通过四步触诊判断胎方位、胎心情况、宫高变化、腹部压痛范围和程度等。

2.B 超检查

正常胎盘 B 超图像应紧贴子宫体部后壁、前壁或侧壁,若胎盘与子宫体之间有血肿时,在胎盘后方出现液性低回声区,暗区常不止一个,并见胎盘增厚。若胎盘后血肿较大时,能见到胎盘胎儿面凸向羊膜腔,甚至能使子宫内的胎儿偏向对侧。若血液渗入羊水中,见羊水回声增强、增多,系羊水浑浊所致。当胎盘边缘已与子宫壁分离,未形成胎盘后血肿,则见不到上述图像,故 B 超检查诊断胎盘早剥有一定的局限性。重型胎盘早剥时常伴胎心、胎动消失。

3.实验室检查

主要了解患者贫血程度及凝血功能。重型胎盘早剥患者应检查肾功能与二氧化碳结合力。若并发 DIC 时进行筛选试验(血小板计数、凝血酶原时间、纤维蛋白原测定),结果可疑者可做纤溶确诊试验(凝血酶时间、优球蛋白溶解时间、血浆鱼精蛋白副凝时间)。

二、护理诊断

(一)潜在并发症

弥散性血管内凝血。

(二)恐惧

此与胎盘早剥引起的起病急、进展快,危及母儿生命有关。

(三)预感性悲哀

此与死产、切除子宫有关。

三、护理目标

(1)孕妇出血性休克症状得到控制。

(2)患者未出现凝血功能障碍、产后出血和急性肾衰竭等并发症。

四、护理措施

胎盘早剥是一种妊娠晚期严重危及母儿生命的并发症,积极预防非常重要。护士应使孕妇接受产前检查,预防和及时治疗妊娠期高血压疾病、慢性高血压、慢性肾病等;妊娠晚期避免仰卧位及腹部外伤;施行外倒转术时动作要轻柔;处理羊水过多和双胎者时,避免子宫腔压力下降过快等。对于已诊断为胎盘早剥的患者,护理措施如下。

(一)纠正休克

改善患者的一般情况护士应迅速开放静脉,积极补充其血容量,及时输入新鲜输血。既能补充血容量,又可补充凝血因子。同时密切监测胎儿状态。

(二)严密观察病情变化

及时发现并发症凝血功能障碍表现为皮下、黏膜或注射部位出血,子宫出血不凝,有时有尿血、咯血及呕血等现象;急性肾衰竭可表现为尿少或无尿。护士应高度重视上述症状,一旦发现,及时报告医师并配合处理。

(三)为终止妊娠做好准备

一旦确诊,应及时终止妊娠,以孕妇病情轻重、胎儿宫内状况、产程进展、胎产式等具体状态决定分娩方式,护士需为此做好相应准备。

(四)预防产后出血

胎盘早剥的产妇胎儿娩出后易发生产后出血,因此分娩后应及时给予宫缩剂,并配合按摩子宫,必要时按医嘱做切除子宫的术前准备。未发生出血者,产后仍应加强生命体征观察,预防晚期产后出血的发生。

(五)产褥期的处理

患者在产褥期应注意加强营养,纠正贫血。更换消毒会阴垫,保持会阴清洁,预防感染。根据孕妇身体情况给予母乳指导。死产者及时给予退乳措施,可在分娩后 24 小时内尽早服用大剂量雌激素，同时紧束双乳，少进汤类；水煎生麦芽当茶饮；针刺足临泣、悬钟等穴位等。

五、护理效果评价

(1)母亲分娩顺利，婴儿平安出生。

(2)患者未出现并发症。

（万海青）

第六节　早　　产

早产是指妊娠满 28 周至不足 37 周(196～258 天)间分娩者。此时娩出的新生儿称为早产儿，体重为 1 000～2 499 g。各器官发育尚不够健全，出生孕周越小，体重越轻，预后越差。国内早产占分娩总数的 5%～15%。约 15%早产儿于新生儿期死亡。近年由于早产儿治疗学及监护手段的进步，其生存率明显提高，伤残率下降，国外学者建议将早产定义时间上限提前到妊娠 20 周。

一、护理评估

(一)病史

详细评估可致早产的高危因素，如孕妇以往有流产、早产史或本次妊娠期有阴道流血史，则发生早产的可能性大，应详细询问并记录患者既往出现的症状及接受治疗的情况。

(二)身心诊断

妊娠晚期者子宫收缩规律(20 分钟≥4 次)，伴以宫颈管消退≥75%，以及进行性宫颈扩张 2 cm以上时，可诊断为早产者临产。

早产已不可避免时，孕妇常会不自觉地把一些相关的事情与早产联系起来而产生自责感；由于孕妇对结果的不可预知，恐惧、焦虑、猜测也是早产孕妇常见的情绪反应。

(三)辅助检查

通过全身检查及产科检查，结合阴道分泌物的生化指标检测，核实孕周，评估胎儿成熟度、胎方位等；观察产程进展，确定早产的进程。

二、护理诊断

(一)有新生儿受伤的危险

与早产儿发育不成熟有关。

(二)焦虑

与担心早产儿预后有关。

三、护理目标

(1)新生儿不存在因护理不当而产生的并发症。

(2)患者能平静地面对事实，接受治疗及护理。

四、护理措施

(一)预防早产

孕妇良好的身心状况可减少早产的发生，突发的精神创伤亦可诱发早产。因此，应做好孕期保健工作，指导孕妇加强营养，保持平静心情。避免诱发宫缩的活动，如抬举重物、性生活等。高危孕妇必须多卧床休息，以左侧卧位为宜，以增加子宫血循环，改善胎儿供氧，慎做肛查和引导检查等，积极治疗并发症。宫颈内口松弛者应于孕 14～18 周或更早些时间做预防性宫颈环扎术，防止早产的产生。

(二)药物治疗的护理

先兆早产的主要治疗为抑制宫缩，与此同时，还要积极控制感染治疗并发症和并发症。护理人员应能明确具体药物的作用和用法，并能识别药物的不良反应，以避免毒性作用的发生，同时，应对患者做相应的健康教育。常用抑制宫缩的药物有以下几类。

1.β肾上腺素受体激动素

其作用为激动子宫平滑肌β受体，从而抑制宫缩。此类药物的不良反应为心跳加快、血压下降、血糖增高、血钾降低、恶心、出汗、头痛等。常用药物有利托君(ritodrine)、沙丁胺醇(salbutamol)等。

2.硫酸镁

镁离子直接作用于肌细胞，使平滑肌松弛，抑制子宫收缩。一般采用 25%硫酸镁 20 mL 加于 5%葡萄糖液 100～250 mL 中，在 30～60 分钟内缓慢静脉滴注，然后用 25%硫酸镁 20～10 mL加于 5%葡萄糖液 100～250 mL 中，以每小时 1～2 g 的速度缓慢静脉滴注，直至宫缩停止。

3.钙通道阻滞剂

阻滞钙离子进入细胞而抑制宫缩。常刚硝苯地平 5～10 mg，舌下含服，每天 3 次。用药时必须密切注意孕妇及血压的变化，若合并使用硫酸镁时更应慎重。

4.前列腺素合成酶抑制剂

前列腺素有刺激子宫收缩和软化宫颈的作用，其抑制剂则有减少前列腺素合成的作用，从而抑制宫缩。常用药物有吲哚美辛及阿司匹林等。但此类药物可抑制胎儿前列腺素的合成和释放，使胎儿体内前列腺素减少，而前列腺素有药物可通过胎盘抑制胎儿前列腺素的合成和释放，使胎儿体内前列腺素减少，而前列腺素有维持胎儿动脉导管开放的作用，缺乏时导管可能过早关闭而致胎儿血循环障碍。因此，临床已较少应用，必要时仅能短期(不超过 1 周)服用。

(三)预防新生儿并发症的发生

在保胎过程中，应每天行胎心监护，教会患者自数胎动，有异常时及时采用应对措施。在分娩前按医嘱给孕妇糖皮质激素如地塞米松、倍他米松等，可促胎肺成熟，是避免发生新生儿呼吸窘迫综合征的有效步骤。

(四)为分娩做准备

如早产已不可避免，应尽早决定合理分娩的方式，如臀位、横位，估计胎儿成熟度低：而产程又需较长时间者，可选用剖宫产术结束分娩；经阴道分娩者，应考虑使用产钳和会阴切开术以缩短产程，从而减少分娩过程中对胎头的压迫。同时，充分做好早产儿保暖和复苏的准备，临产后慎用镇静剂，避免发生新生儿呼吸抑制的情况；产程中应给孕妇吸氧；新生儿出生后，立即结扎脐带，防止过多母血进入胎儿循环，造成循环系统负荷过载。

(五)为孕妇提供心理支持

安排时间与孕妇进行开放式的讨论，让患者了解早产的发生并非她的过错，有时甚至是无缘由的。也要避免为减轻孕妇的负疚感而给予过于乐观的保证。由于早产是出乎意料的，孕妇多没有精神和物质准备，对产程的孤独无助感尤为敏感，因此，丈夫、家人和护士在身旁提供支持较足月分娩更显重要，并能帮助孕妇重建自尊，以良好的心态承担早产儿母亲的角色。

五、护理效果评价

(1)患者能积极配合医护措施。

(2)母婴顺利经历全过程。

(万海青)

第七节 过期妊娠

平时月经周期规则，妊娠达到或超过 42 周(>294 天)尚未分娩者，称为过期妊娠。其发生率占妊娠总数的 3%～15%。过期妊娠使胎儿窘迫、胎粪吸入综合征、过熟综合征、新生儿窒息、围生儿死亡、巨大儿，以及难产等不良结局发生率增高，并随妊娠期延长而增加。

一、护理评估

(一)病史

准确核实孕周，确定胎盘功能是否正常是关键。诊断过期妊娠之前必须准确核实孕周。

(二)身心诊断

平时月经周期规则，妊娠达到或超过 42 周(>294 天)未分娩者，可诊断为过期妊娠。由于孕妇结果的不可预知、恐惧、焦虑、猜测是过期妊娠孕妇常见的情绪反应。

(三)诊断检查

实验室检查：①根据 B 超检查确定孕周，妊娠 20 周内，B 超检查对确定孕周有重要意义。妊娠 5～12 周内以胎儿顶臀径推算孕周较准确，妊娠 12～20 周以内以胎儿双顶径、股骨长度推算预产期较好。②根据妊娠初期血、尿 HCG 增高的时间推算孕周。

二、护理诊断

(一)有新生儿受伤的危险

与过期胎儿生长受限有关。

(二)焦虑

与担心分娩方式、过期胎儿预后有关。

三、护理目标

(1)新生儿不存在因护理不当而产生的并发症。

(2)患者能平静地面对事实,接受治疗和护理。

四、护理措施

(一)预防过期妊娠

(1)加强孕期宣教,使孕妇及家属认识过期妊娠的危害性。

(2)定期进行产前检查,适时结束妊娠。

(二)加强监测,判断胎儿在宫内情况

(1)教会孕妇进行胎动计数:妊娠超过40周的孕妇,通过计数胎动进行自我监测尤为重要。胎动计数>30次/12小时为正常,<10次/12小时或逐日下降,超过50%,应视为胎盘功能减退,提示胎儿宫内缺氧。

(2)胎儿电子监护仪检测:无应激试验(NST)每周2次,胎动减少时应增加检测次数;住院后需每天1次监测胎心变化。NST无反应型需进一步做缩宫素激惹试验(OCT),若多次反复相互现胎心晚期减速,提示胎盘功能减退、胎儿明显缺氧。因NST存在较高假阳性率,需结合B超检查,估计胎儿安危。

(三)终止妊娠

应根据胎盘功能、胎儿大小、宫颈成熟度综合分析,选择恰当的分娩方式。

1.终止妊娠的指征

已确诊过期妊娠,严格掌握终止妊娠的指征有:①宫颈条件成熟;②胎儿体重>4 000 g或胎儿生长受限;③12小时内胎动<10次或NST为无反应型,OCT可疑;④尿E/C比值持续低值;⑤羊水过少(羊水暗区<3 cm)和(或)羊水粪染;⑥并发重度子痫前期或子痫。终止妊娠的方法应酌情而定。

2.引产

宫颈条件成熟、Bishop评分>7分者,应予引产;胎头已衔接者,通常采用人工破膜,破膜时羊水多而清者,可静脉滴注缩宫素。在严密监视下经阴道分娩。对羊水Ⅱ度污染者,若阴道分娩,要求在胎肩娩出前用负压吸管或吸痰管吸净胎儿鼻咽部黏液。

3.剖宫产

出现胎盘功能减退或胎儿窘迫征象,不论宫颈条件成熟与否,均应行剖宫产尽快结束分娩。过期妊娠时,胎儿虽有足够储备力,但临产后宫缩应激力的显著增加超过其储备力,出现隐性胎儿窘迫,对此应有足够认识。最好应用胎儿监护仪,及时发现问题,采取应急措施,适时选择剖宫产挽救胎儿。进入产程后。应鼓励产妇左侧卧位、吸氧。产程中最好连续监测胎心,注意羊水性状,必要时取胎儿头皮血测pH,及早发现胎儿窘迫,并及时处理。过期妊娠时,常伴有胎儿窘迫、羊水粪染,分娩时应做相应准备。胎儿娩出后立即在直接喉镜指引下行气管插管吸出气管内容物,以减少胎粪吸入综合征的发生。过期儿患病率和死亡率均增高,应及时发现和处理新生儿窒息、脱水、低血容量及代谢性酸中毒等并发症。

五、护理效果评价

(1)患者能积极配合医护措施。

(2)新生儿未发生窒息。

(万海青)

第八节 产后出血

产后出血是指胎儿娩出后24小时内失血量超过500 mL。它是分娩期的严重并发症。居我国产妇死亡原因首位。其发病率占分娩总数2%～3%，其中80%以上在产后2小时内发生产后出血。

一、护理评估

(一)病史

评估产妇有无与产后出血相关的病史。例如，孕前有无出血性疾病，有无重症肝炎，有无子宫肌壁损伤史，有无多次人流史，有无产后出血史。孕期产妇有无妊娠合并妊娠期高血压、前置胎盘、胎盘早剥、多胎妊娠，产妇有无合并内科疾病。分娩期产妇有无过多使川镇静剂，情绪是否稳定，是否产程过长或者急产，有无产妇衰竭、有无软产道裂伤等情况。

(二)身心状况

评估产妇产后出血所导致症状和体征的严重程度。产后出血发生初期，产妇有代偿功能，症状、体征可能不明显，待机体出现失代偿情况，可能很快进入休克期，并且容易发生感染。当产妇合并有内科疾病时，可能出血不多，也会很快进入休克状态。

(三)辅助检查

1.评估产后出血量

注意阴道流血是否凝固，同时估计出血量。通常有以下3种方法。

(1)称重法：失血量(mL)=[胎儿娩出后所有使用纱布、敷料总重(g)－使用前纱布、敷料总重(g)]/1.05(血液比重g/mL)。

(2)容积法：用产后接血容器收集血液后，放入量杯测量失血量。

(3)面积法：可按接血纱布血湿面积粗略估计失血量。

2.测量生命体征和中心静脉压

观察血压下降的情况；呼吸短促，脉搏细速，体温开始低于正常后升高，通过观察体温情况来判断有无感染征象。中心静脉压测定结果若低于1.96×10^{-2} kPa提示右心房充盈压力不足，即血容量不足。

3.实验室检查

抽取产妇血进行生化指标化验，如血常规、出凝血时间、凝血酶原时间、纤维蛋白原测定等。

二、护理诊断

(一)潜在并发症

出血性休克。

(二)有感染的危险

与出血过多、机体抵抗力下降有关。

(三)恐惧

与出血过多、产妇担心自身预后有关。

三、护理目标

(1)及时补充血容量,产妇生命体征尽快恢复平稳。

(2)产妇无感染症状发生,体温、血常规指标等正常。

(3)产妇能理解病情,并且预后无异常。

四、护理措施

(一)预防产后出血

1.妊娠期

加强孕前及孕期保健,如有凝血功能障碍等相关疾病的产妇,应积极治疗后再孕,定期接受产检,及时治疗高危妊娠。对有产后出血危险的高危妊娠者,应提早入院,住院待产。

2.分娩期

第一产程严密观察产妇的产程进展,鼓励产妇进食和休息,防止疲劳和产妇衰竭,同时合理使用宫缩剂,防止产程延长或急产,适当使用镇静剂以保证产妇休息。第二产程严格执行无菌技术,指导产妇正确使用腹压;严格掌握会阴切开的时机,保护会阴,避免胎儿娩出过快,胎儿娩出后立即使用宫缩剂,以加强子宫收缩,减少出血。第三产程时,不可过早牵拉脐带,挤压子宫,待胎盘剥离征象出现后及时协助胎盘娩出,并仔细检查胎盘、胎膜,软产道有无裂伤或血肿。若阴道出血量多,应查明原因,及时处理。

3.产后观察

产后 2 小时产妇仍于产房观察,80%的产后出血发生在这一期间。注意观察产妇子宫收缩,恶露的色、质、量,会阴切口处有无血肿,定时测量产妇的生命体征,发现异常,及时处理。督促产妇及时排空膀胱,以免因膀胱充盈影响宫缩致产后出血。尽可能进行早接触、早吸吮,可刺激子宫收缩,减少阴道出血量。重视产妇主诉,同时对有高危因素的产妇,保持静脉通畅。做好随时急救的准备。

(二)针对出血原因,积极止血,纠正失血性休克,防止感染

1.子宫收缩乏力

子宫收缩乏力所致产后出血,可加强子宫收缩,通过使用宫缩剂、按摩子宫、宫腔填塞或结扎血管等方法止血。

(1)使用宫缩剂:胎儿、胎盘娩出后即刻使用宫缩剂促进子宫收缩。可用缩宫素肌内注射或静脉滴注,卡前列甲酯栓纳肛、地诺前列酮宫肌内注射射等均可促进子宫收缩,用药前注意产妇有无禁忌证。

(2)按摩子宫:胎盘娩出后。一手置于产妇腹部。触摸子宫底部,拇指在前,其余四指在后,均匀而有节律地按摩子宫,促使子宫收缩,直至子宫收缩正常为止(图 11-1)。如效果不佳,可采用腹部-阴道双手压迫子宫方法。一手在子宫体部按摩子宫体后壁。另一手戴无菌手套深入阴道握拳置于阴道前穹隆处,顶住子宫前壁,两手相对紧压子宫,均匀而有节律地按摩,不仅可以刺激子宫收缩且可压迫子宫内血窦,减少出血(图 11-2)。

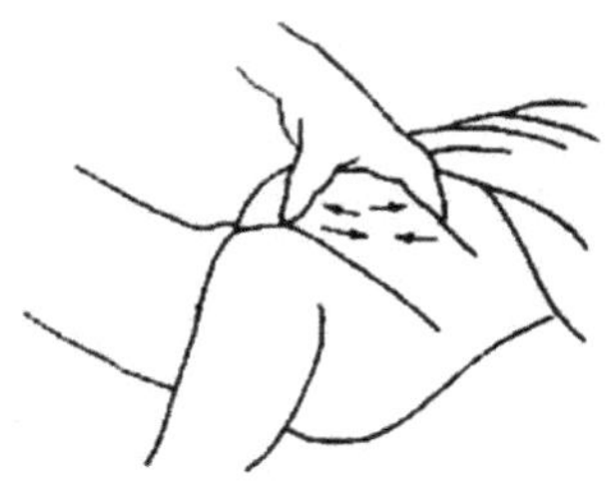

图 11-1 按摩子宫

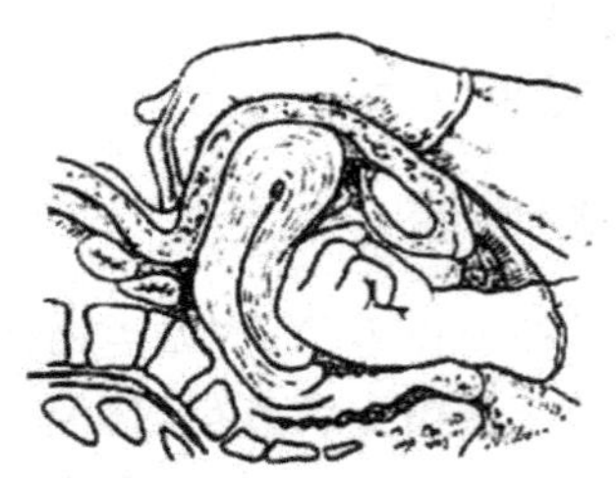

图 11-2 腹部-阴道双手压迫子宫

(3)宫腔填塞:一种是宫腔纱条填塞法:应用无菌纱布条填塞宫腔,有明显的局部止血作用,适用于子宫全部松弛无力,以及经过子宫按摩、应用宫缩剂仍然无效者。术者用卵圆钳将无菌纱布条送入宫腔内,自宫底由内向外填紧宫腔。压迫止血,助手在腹部固定子宫。一般于24小时后取出纱条,填塞纱条后要严密观察子宫收缩情况,观察生命体征,警惕填塞不紧,若留有空隙,可造成隐匿性出血,以及宫腔内继续出血、积血而阴道不流血的假象。24小时后取出纱条,取出前应先使用宫缩剂。另一种是宫腔填塞气囊(图 11-3)。宫腔纱布条填塞可能会造成填塞不均匀、填塞不紧等情况而造成隐性出血,纱条填塞无效时或可直接使用宫腔气囊填塞。在气泵的作用下向气球囊充气配合止血辅料对子宫腔进行迅速止血,它对宫腔加压均匀,并且止血效果较好,操作简单,便于抢救时能及时使用。

(4)结扎盆腔血管:如遇子宫收缩乏力、前置胎盘等严重产后出血的产妇,上述处理无效时,可经阴道结扎子宫动脉上行支或结扎髂内动脉。

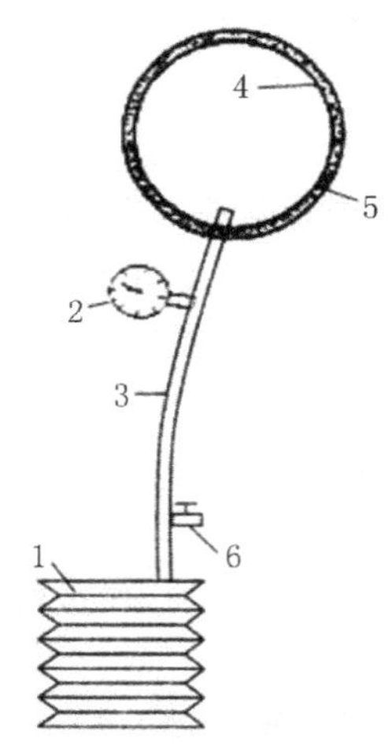

气囊球4外球面上设置有止血敷料5,硅胶管3一端固定连接气球囊4,另一端连接气泵1,硅胶管3上设置有压力显示表2和放气开关6

图 11-3 宫腔填塞气囊

(5)动脉栓塞:在超声提示下,行股动脉穿刺插入导管至髂内动脉或子宫动脉,注入吸收性明胶海绵栓塞动脉。栓塞剂可于2～3周自行吸收,血管恢复畅通,但需要在产妇生命体征平稳时进行。

(6)子宫切除:如经积极抢救无效者,危及产妇生命,根据医嘱做好全子宫切除术的术前准备。

2.胎盘因素

怀疑有胎盘滞留时应立即做阴道检查或宫腔探查,做好必要的刮宫准备。胎盘已剥离者,可协助产妇排空膀胱,牵拉脐带,按压宫底,协助胎盘娩出。若胎盘部分剥离、部分粘连时,可徒手进入宫腔,协助剥离胎盘后取出。若胎盘部分残留者。徒手不能取出胎盘,使用大刮匙刮取残留胎盘;胎盘植入者,不可强行剥离,做好子宫切除的准备。

3.软产道裂伤

应及时准确地进行修复缝合。如果出现血肿,则需要切开血肿、清除积血、缝合止血,同时补充血容量,必要时可置橡皮引流。

4.凝血功能障碍

排除以上各种因素后,根据血生化报告,针对不同病因治疗,及时补充新鲜全血,补充血小板、纤维蛋白原,或凝血酶原复合物、凝血因子等。如果发生弥散性血管内凝血应进行抗凝与抗纤溶治疗。积极抢救。

5.失血性休克

对失血量多的产妇,其休克程度与出血量、出血速度和产妇自身状况有关。在抢救的同时,尽可能正确地判断出血量,判断出血程度,并补充相同的血量为原则,止血治疗的同时进行休克抢救。建立有效的静脉通路,测量中心静脉压,根据医嘱补充晶体和胶体,纠正低血压。给予产妇安静的环境,平卧,吸氧并保暖,纠正酸中毒,同时观察产妇的意识状态、皮肤颜色、生命体征和尿量。根据医嘱使用广谱抗生素防止感染。

(三)健康指导

(1)产后出血后,产妇抵抗力下降、活动无耐力,医护人员应主动给予产妇关心,使其增加安全感,并且帮助产妇进行生活护理,鼓励产妇说出内心感受,针对产妇的情况,逐步改善饮食,纠正贫血,逐步增加活动量,促进预后。

(2)指导产妇加强营养和适度活动等自我保健知识,同时宣教关于自我观察子宫复旧和恶露情况,自我护理会阴伤口、功能锻炼等方法,指导其定时产后检查,随时根据医师的检查结果调节产后自我恢复的方案。向产妇提供产后避孕指导,产褥期禁止盆浴,禁止性生活。晚期产后出血可能发生于分娩 24 小时之后,于产褥期发生大量出血,也可能发生于产后 1～2 周,应予以高度警惕。

(万海青)

第十二章

耳鼻咽喉科疾病的护理

第一节 耳 外 伤

一、耳郭外伤

(一)病因

多由机械性挫伤、锐器或钝器所致撕裂伤。

(二)护理评估

1.健康史

评估患者耳郭外伤发生的原因、时间、程度,出血情况、初步处理措施,有无神志不清等。

2.身体状况

主要表现为耳郭血肿、出血、耳郭断裂,破损处易继发感染。可单独发生,也可伴邻近组织的外伤。

3.心理-社会状况

评估患者的年龄、性别、情绪状况、文化层次等。

4.治疗原则

及时清创、止血;预防和控制感染;尽可能修复耳郭畸形。

(三)护理诊断

1.感染的危险

与耳郭外伤和断裂暴露环境中被污染有关。

2.知识缺乏

缺乏有关手术的配合知识和自我保健知识。

3.潜在并发症

耳郭畸形、脑脊液耳漏、颅内感染等。

(四)护理措施

(1)协助医师及时处理伤口,清除血块和血肿,加压包扎 48 小时。

(2)观察局部伤口渗血情况,生命体征,耳道内有无透明无色液体流出,观察耳郭修复后血运情况。

(3)健侧卧位或平卧位，如有脑脊液耳漏则取头高位或半卧位。

(4)按医嘱应用敏感抗生素治疗。

(5)健康指导：①注意保护术耳，使耳郭清洁干燥。避免用手触及和牵拉修复后耳郭。②日常生活工作中要注意自身安全。户外工作必须佩戴安全帽等防护措施。

二、耳郭冻伤

(一)病因

由于患者长期受冻于寒冷冬季，缺乏防冻保暖措施，使耳郭血管收缩，缺血缺氧，造成局部组织受损或坏死。

(二)护理评估

1.健康史

评估患者耳郭冻伤的时间，有无治疗及治疗的经过。有无长期暴露在寒冷地区工作，有无防护措施。

2.身体状况

受冻轻者，局部感觉不敏，仅有发痒和烧灼感。受冻重者局部完全失去感觉，冻伤区呈深红色或暗褐色，乃至形成水疱，局部疼痛明显。

3.心理-社会状况

评估患者的年龄、文化层次、职业、生活环境等。

4.治疗原则

保护耳郭，重建局部循环，预防感染。

(三)护理诊断

1.感染的危险

与局部抵抗力降低有关。

2.知识缺乏

缺乏有关治疗和预防保健知识。

(四)护理措施

(1)注意观察受冻部位皮肤的颜色、感觉、皮肤表面有无破裂溢血和水疱，及疼痛的程度。

(2)受冻较轻患者每天用38～40 ℃或42～44 ℃的温水作局部冲洗或热敷约20分钟，每天2次。

(3)如表皮破裂、渗出可遵医嘱外敷抗生素软膏。

(4)若患者耳郭局部失去感觉，呈死灰色，应及时与医师取得联系。

(5)健康指导：①指导患者注意保护双耳，每天用温水作局部热敷。②在寒冷季节，长期户外工作时必需戴棉质耳罩保暖。③若发现冻伤继续加重，应及时就诊。

三、耳郭化脓性软骨膜炎

(一)病因

主要由外伤后细菌感染引发，常见细菌依次为铜绿假单胞菌、金黄色葡萄球菌、链球菌、大肠埃希菌等。常见的外伤有创伤、烧伤、冻伤、抓伤、手术切口、针刺、打耳环孔等。

(二)护理评估

1.健康史

评估患者耳郭感染的时间,有无外伤史,有无采取治疗等。

2.身体状况

早期表现为局部烧灼感、红肿、疼痛,继而整个耳郭弥漫性肿大、疼痛加剧、体温升高。后期脓肿形成,触之有波动感,炎症期后软骨坏死。

3.心理-社会状况

评估患者的性别、年龄、文化层次、职业、生活习惯、卫生习惯等。

4.治疗原则

早期脓肿尚未形成时,应全身使用足量敏感抗生素,理疗改善局部循环。脓肿形成后,行脓肿切开引流,清除坏死组织。

(三)护理诊断

1.急性疼痛

与耳郭感染性炎症有关。

2.潜在并发症

反复感染致耳郭软骨坏死。

3.知识缺乏

缺乏治疗有关的配合知识和自我保健知识。

(四)护理措施

(1)及时按医嘱用药,观察用药效果。对于门诊治疗的患者,如果 48 小时之内症状好转,要叮嘱其至少继续使用抗生素 1 周。

(2)脓肿切开引流后,松散加压包扎,嘱患者健侧卧位或平卧位,每天或隔天换药。术后按医嘱使用抗生素至少 2 周。

(3)观察局部脓液引流、伤口渗血和耳郭颜色、血运情况。如渗出较多,耳郭颜色变深应及时处理。

(4)健康指导:①嘱患者注意保护术耳,使耳郭清洁干燥;②养成良好的卫生习惯,经常修剪指甲,避免用手搔抓和牵拉修复后的耳郭;③嘱患者如发生耳郭外伤,应及时处理,预防感染。

四、鼓膜外伤

(一)病因

由直接外力或间接外力作用所致,如挖耳棒、毛线针、火星溅入、小虫飞入、掌击耳部、放鞭炮、跳水气压伤等。

(二)护理评估

1.健康史

评估患者耳内不适感发生的时间,有无受到直接或间接外力的伤害。

2.身体状况

主要表现有耳痛、耳出血、听力减退、耳鸣、耳闷塞感等。

3.辅助检查

(1)耳镜检查鼓膜破裂情况。

(2)听功能检查呈传导性聋。

4.心理-社会状况

评估患者的文化层次、年龄、职业、情绪状况等。

5.治疗原则

清除外耳道异物、积血等，消毒外耳道及耳郭，预防感染。小的外伤性穿孔一般3～4周可自愈，大的穿孔不能自愈可行鼓膜修补术。

(三)护理诊断

1.焦虑

与担心预后有关。

2.有感染的危险

与鼓膜外伤，细菌易侵入有关。

3.知识缺乏

缺乏有关治疗的知识和预防保健知识。

(四)护理措施

(1)心理护理：向患者简单说明发病的原因和治疗的情况，并告知患者不要紧张担心，密切配合医师治疗，使伤口尽早愈合。

(2)遵医嘱给予抗生素治疗，外耳道口可用乙醇棉球擦拭后，放置无菌棉球防止感染。

(3)告知患者1个月内禁止耳内滴入任何药液，洗澡洗头时防止水进入耳道，禁止任何水上运动。

(4)嘱患者避免上呼吸道感染，掌握正确的擤鼻方法，切勿用力擤鼻涕。

(5)健康指导：勿自己用利器挖耳。耵聍分泌较多影响听力时，应到专科医院就诊。如有异物进入耳内不能取出时，应及时到专科医院就诊。遇到放鞭炮巨大声响时，应用棉花或手指塞耳。在强气压环境工作时要戴防护耳塞。

五、听骨链损伤

(一)病因

由头部外伤、爆炸伤、手术不当等引起砧镫关节脱位或镫骨弓骨折。

(二)护理评估

1.健康史

评估患者受伤发生的时间，何种外伤引起。有无昏迷、休克等其他全身症状。

2.身体状况

(1)主要表现有外伤后突然出现听力减退、耳鸣、耳痛伴有内耳损伤，可出现眼球震颤、眩晕和恶心。鼓膜可完整或穿孔，表面可见血性分泌物或血痂。

(2)外伤严重者可伴有昏迷、休克等。

3.辅助检查

听骨链损伤辅助检查有听功能检查和影像学检查。

4.心理-社会状况

评估患者的年龄、性别、职业、文化层次、对疾病的认识、情绪状况、经济状况等。

5.治疗原则

首先积极治疗全身症状，预防和控制感染。症状控制后根据听骨链中损伤位置的不同行听骨链重建术，鼓膜穿孔者同时行鼓膜修补术，伴有耳鸣眩晕者，予改善内耳微循环及促进神经细胞生长的药物。

(三)护理诊断

1.焦虑

与担心预后有关。

2.知识缺乏

缺乏有关手术的配合知识和自我保健知识。

(四)护理措施

(1)向患者简单说明手术的目的、基本过程、术中可能出现的不适及如何与医师配合。

(2)健康指导：①注意保暖，防止感冒，并掌握正确的擤鼻方法，勿用力擤鼻；②注意保持外耳道清洁干燥，洗头沐浴时应用棉球堵塞外耳道口，防止污水进入耳内；③叮嘱患者避免进行激烈运动，以防人工听骨脱落；④日常生活工作中要注意安全防护，必要时戴耳塞。

(耿凤婷)

第二节　鼻　　炎

一、急性鼻炎

急性鼻炎是由病毒感染引起的鼻黏膜急性炎症性疾病，俗称“伤风”“感冒”。

(一)病因

主要为病毒感染，继之合并细菌感染。最常见的是鼻病毒，其次是流感和副流感病毒、腺病毒等。病毒主要经飞沫传播，其次是通过被污染的物体或食物进入鼻腔或咽部而传播。病毒常于人体处在某种不利的因素下侵犯鼻黏膜。

1.全身因素

受凉、过劳、烟酒过度、维生素缺乏、内分泌失调或其他全身性慢性疾病等。

2.局部因素

鼻中隔偏曲、慢性鼻炎等鼻腔慢性疾病，邻近的感染灶如慢性化脓性鼻窦炎、慢性扁桃体炎以及小儿腺样体肥大或腺样体炎等。

(二)治疗原则

以支持和对症治疗为主，同时注意预防并发症。全身应用抗生素和抗病毒药物，局部使用血管收缩剂滴鼻。

(三)护理评估

1.健康史

(1)评估患者有无与感冒患者密切接触史。

(2)了解患者最近有无受凉、过劳、烟酒过度等诱因。

(3)了解患者有无全身慢性病或鼻咽部慢性疾病。

2.身体状况

(1)发病初期鼻内有灼热感、喷嚏,接着出现鼻塞、水样鼻涕、嗅觉减退及闭塞性鼻音。

(2)继发细菌感染后鼻涕变为黏液性、黏脓性,进而脓性。

(3)大多有全身不适、倦怠、发热(37～38 ℃)和头痛等。小儿全身症状较成人重,多有高热(39 ℃以上),甚至惊厥,常出现消化道症状,如呕吐、腹泻等。

(4)鼻腔检查可见鼻黏膜充血、肿胀、总鼻道或鼻底有较多分泌物。

3.辅助检查

实验室检查可见合并细菌感染者可出现白细胞升高。

4.心理-社会评估

评估患者(家属)对疾病的认知程度、文化层次、卫生习惯、饮食习惯、有无不良嗜好、情绪反应等。

(四)护理措施

1.饮食护理

嘱患者多饮水,清淡饮食,疏通大便,注意休息。可用生姜、红糖、葱白煎水热服。

2.用药护理

指导患者正确使用解热镇痛药、抗生素和抗病毒药物。

3.滴鼻护理

指导患者正确滴鼻,改善不适,也可按摩迎香、鼻通穴,减轻鼻塞。告知患者注意血管收缩剂的连续使用不宜超过10天。

4.健康指导

(1)告知患者急性鼻炎易传播给他人,指导其咳嗽、打喷嚏时用纸巾遮住口鼻,急性炎症期间食具与家人分开。室内经常通风换气,不与他人共用毛巾,不到人多的公共场合,与他人接触时尽量戴口罩等,防止传播给他人。

(2)嘱患者平时养成良好的生活习惯,注意保暖,不过度熬夜和烟酒,不挑食,保证营养均衡,适当锻炼身体,讲卫生,积极治疗局部和全身其他疾病,提高机体抵抗力。

(3)指导患者锻炼对寒冷的适应能力,提倡冷水洗脸,冬季增加户外活动。

二、慢性鼻炎

慢性鼻炎是发生在鼻腔黏膜和黏膜下层的慢性炎症,可分为慢性单纯性鼻炎和慢性肥厚性鼻炎。

(一)病因

1.局部因素

(1)急性鼻炎反复发作或未获彻底治愈。

(2)鼻腔解剖变异及鼻窦慢性疾病。

(3)邻近感染病灶如慢性扁桃体炎、腺样体肥大或腺样体炎。

(4)鼻腔用药不当或过久等。

2.职业及环境因素

长期或反复吸入粉尘(如水泥、石灰、煤尘、面粉等)或有害化学气体,生活或生产环境中温度和湿度的急剧等。

3.全身因素

全身因素包括全身慢性疾病如贫血、糖尿病、风湿病、慢性便秘等,营养不良如维生素 A、维生素 C 缺乏,内分泌疾病或失调等。

4.其他因素

烟酒嗜好、长期过度疲劳、先天或后天性免疫功能障碍。

(二)治疗原则

根除病因,合理应用鼻腔减充血剂,恢复鼻腔通气功能。慢性肥厚性鼻炎可行下鼻甲激光、射频消融术或部分切除术。

(三)护理评估

1.健康史

(1)评估患者有无鼻咽部的慢性炎症性疾病,有无鼻部长期不当用药等。

(2)了解患者有无贫血、风湿病、慢性便秘等慢性疾病。

(3)评估患者有无长期过劳等诱因。

2.身体状况

(1)慢性单纯性鼻炎表现为间歇性或交替性鼻塞,较多黏液性鼻涕,继发性感染时有脓涕。鼻黏膜充血、下鼻甲肿胀,表面光滑、柔软而富有弹性,探针轻压可现凹陷,但移开探针则凹陷很快复原,对血管收缩剂敏感。

(2)慢性肥厚性鼻炎呈单侧或双侧持续性鼻塞,通常无交替性。鼻涕呈黏液性或黏脓性,不易擤出。有闭塞性鼻音、耳鸣和耳堵塞感,并伴有头痛、头昏沉、咽干、咽痛。少数患者可能有嗅觉减退。下鼻甲黏膜肥厚、充血,严重者黏膜呈紫红色,黏膜表面不平,探针轻压凹陷不明显,触之有硬实感。对血管收缩剂不敏感。

3.心理-社会评估

评估患者的性别、年龄、文化程度、对疾病的认知程度,患者的心理状况、职业、工作环境及生活习惯等。

(四)护理措施

(1)指导患者正确用药,改善鼻塞、头痛等不适。

(2)嘱患者及时治疗原发病,如全身慢性疾病、鼻窦炎、邻近感染病灶和鼻中隔偏曲等。

(3)增加营养、补充维生素,禁烟、酒,锻炼身体,增强机体的抵抗力。

(4)注意休息,勿过度劳累,远离粉尘或有害化学气体。

(韩圆圆)

第三节　鼻　窦　炎

鼻窦炎是鼻窦黏膜的炎症性疾病，多与鼻炎同时存在，所以也称为鼻-鼻窦炎，发病率15%左右，是鼻科最常见的疾病之一。

一、急性鼻窦炎

（一）病因

1.局部因素

鼻腔疾病（如急或慢性鼻炎、鼻中隔偏曲、异物及肿瘤等）、邻近器官的感染病灶（如扁桃体炎、上列第2前磨牙和第1、2磨牙的根尖感染、拔牙损伤上颌窦等）、直接感染（鼻窦外伤骨折、异物进入窦腔、跳水不当或游泳后用力擤鼻导致污水进入窦腔）、鼻腔填塞物留置过久、气压骤变（航空性鼻窦炎）等。

2.全身因素

全身因素如过度疲劳、营养不良、维生素缺乏、变应性体质、贫血及糖尿病、内分泌疾病（甲状腺、脑垂体或性腺功能不足）等。

（二）治疗原则

消除病因，清除鼻腔、鼻窦分泌物，促进鼻腔和鼻窦的通气引流，控制感染，防止并发症或病变迁延成慢性鼻窦炎。

1.全身治疗

全身治疗包括对症处理、抗感染治疗、中医治疗等。

2.局部治疗

局部治疗包括鼻内用药、上颌窦穿刺冲洗、物理疗法等。

（三）护理评估

1.健康史

（1）评估患者有无上呼吸道感染史，有无鼻部疾病。

（2）了解患者以往健康状况，有无全身其他疾病。

（3）了解患者最近有无乘坐飞机、潜水或跳水等。

2.身体状况

（1）全身症状：畏寒、发热、食欲减退、周身不适等。儿童可出现咳嗽、呕吐、腹泻等。

（2）局部症状：①持续性鼻塞，常有闭塞性鼻音。②大量黏液脓性或脓性涕，牙源性上颌窦炎有恶臭脓涕。③涕中带血或自觉有腥臭味。④局部疼痛和头痛。不同鼻窦炎疼痛的程度、位置和规律不同。急性上颌窦炎疼痛部位在颌面部或上列牙，晨起时不明显，后逐渐加重，至午后最明显；急性额窦炎为前额部疼痛，晨起后明显，渐加重，中午最明显，午后渐减轻；筛窦炎为内眦或鼻根处疼痛，程度较轻，晨起明显，午后减轻；蝶窦炎表现为枕后痛或眼深部痛，晨起轻，午后重。

(3)体征:鼻镜检查可见鼻黏膜充血肿胀,中鼻道或嗅裂有脓性分泌物。局部压痛,额窦炎压痛点在眶内上壁,筛窦压痛点在内眦,上颌窦压痛点在犬齿窝。

3.辅助检查

(1)实验室检查。

(2)鼻内镜检查、鼻窦X线或CT检查了解炎症程度和范围。

4.心理-社会评估

评估患者的年龄、性别、文化层次、对疾病认知程度、职业、情绪状态、生活方式、饮食习惯等。

(四)护理措施

1.用药护理

向患者解释疼痛的原因和缓解方法,遵医嘱指导患者正确用药,尤其是抗生素使用要及时、足量、足够时间,不可随意停药,并教会患者正确的点鼻和擤鼻的方法,同时告知患者不宜长期使用鼻内血管收缩剂类药物。

2.饮食护理

嘱患者注意休息,多饮水,多食柔软易消化、富含维生素的食物,避免辛辣刺激性食物。

3.健康指导

(1)嘱患者注意生活环境的卫生,保持适宜的温度和湿度,要多开窗通风。

(2)治疗期间要定期随访至痊愈。

(3)对于抵抗力低下或者年老、体弱、婴幼儿,应当注意预防上呼吸道感染,增强体质。

(4)养成良好的生活和饮食习惯,不熬夜,不过度疲劳,饮食均衡,保证营养全面摄入。

(5)对于有鼻部或全身疾病的患者,应嘱其积极治疗原发病。

(6)飞行员、乘务员、潜水员应指导其及时保持鼻窦内外压力平衡的方法。

二、慢性鼻窦炎

急性鼻窦炎反复发作或急性鼻窦炎、鼻炎治疗不当,病程超过3个月,即为慢性鼻窦炎,以筛窦和上颌窦最为多见。

(一)病因

主要发病因素有细菌感染、变态反应、鼻腔和鼻窦的解剖变异、全身抵抗力差、鼻外伤、异物、肿瘤等。

(二)治疗原则

控制感染和变态反应导致的鼻腔鼻窦黏膜炎症。改善鼻腔鼻窦的通气、引流。病变轻者及不伴有解剖畸形者,采用药物治疗(包括全身和局部药物治疗)即可取得较好疗效;否则应采取综合治疗手段,包括内科和外科治疗。

1.全身用药

抗生素、糖皮质激素、黏液稀释及改善黏膜纤毛活性药、抗组胺类药物。

2.局部用药

鼻腔减充血剂、局部糖皮质激素、生理盐水冲洗。

3.局部治疗

上颌窦穿刺冲洗、额窦环钻引流、鼻窦置换治疗、鼻内镜下吸引。

4.手术治疗

手术治疗以解除鼻腔鼻窦解剖学异常造成的机械性阻塞、结构重建、通畅鼻窦的通气和引流、黏膜保留为主要原则。

(三)护理评估

1.健康史

(1)了解患者有无急性鼻窦炎反复发作史,了解其治疗过程。

(2)了解患者有无鼻部其他疾病或全身病。

2.身体状况

(1)全身症状:可有头昏、易倦、精神抑郁、记忆力减退、注意力不集中等现象。

(2)局部症状:鼻塞;流脓涕,牙源性鼻窦炎时,脓涕多带腐臭味;嗅觉障碍;局部疼痛及头痛,多在低头、咳嗽、用力或情绪激动时症状加重。

(3)后组筛窦炎和蝶窦炎偶可引起视力减退、视野缺损或复视等。

(4)检查可见鼻黏膜充血、肿胀,中鼻道、嗅裂及鼻咽部有脓。

3.辅助检查

(1)鼻内镜检查和鼻窦CT扫描可帮助了解鼻腔解剖学结构异常、病变累积的位置和范围。

(2)细菌培养或免疫学检查可进一步确定鼻窦炎的主要致病因素和特征。

4.心理-社会评估

评估患者年龄、性别、文化层次、对疾病的认知程度、职业、性格特点、生活方式、情绪反应等。

(四)护理措施

1.鼻腔冲洗指导

向患者解释鼻腔冲洗的目的及操作方法,协助并指导患者进行鼻腔冲洗,使患者熟练掌握正确的冲洗方法。

2.病情观察

注意观察患者体温变化,有无剧烈头痛、恶性、呕吐等,鼻腔内有无清水样分泌物流出,如发现应及时报告医师处理。

3.饮食护理

饮食要清淡易消化,禁烟酒,禁辛辣刺激性食物。

4.健康指导

(1)告知患者尽量克制打喷嚏,如果克制不住,打喷嚏时一定把嘴张大。

(2)告知患者不用手挖鼻,防止损伤鼻黏膜。

(3)防止感冒,避免与患感冒的人接触。冬春季外出时应戴口罩,减少花粉、冷空气对鼻黏膜的刺激。

(4)保持大便通畅,勿用力排便。

(5)定期门诊随访鼻腔黏膜情况,清理痂皮。

(韩圆圆)

第四节 喉　　炎

一、急性喉炎

急性喉炎是喉黏膜的急性卡他性炎症，好发于冬春季，是一种常见的急性呼吸道感染性疾病。

（一）病因

主要为感染，常发生于感冒之后，先由病毒入侵，再继发细菌感染；用声过度也可引起急性喉炎；吸入有害气体、粉尘或烟酒过度等；烟酒过度、受凉、疲劳也可诱发。

（二）治疗原则

全身应用抗生素和激素治疗；使声带休息；超声雾化吸入治疗；结合中医治疗。

（三）护理评估

1.健康史

了解患者最近有无感冒史，有无用声过度、吸入有害气体、机体抵抗力下降等诱因。

2.身体状况

声嘶是急性喉炎的主要症状，患者可出现咳嗽、咳痰但不严重，喉部不适或疼痛，不影响吞咽。喉镜下可见喉部黏膜呈弥漫性红肿。

3.辅助检查

间接喉镜检查。

4.心理-社会状况

评估患者的年龄、性别、职业、工作环境、文化层次、有无不良生活习惯，评估患者的心理状态以及对疾病的认知程度。

（四）护理措施

1.心理护理

向患者解释引起声音嘶哑和疼痛的原因、治疗方法和预后，使患者理解并坚持治疗。

2.用药护理

根据医嘱指导患者及时用药或应用超声雾化吸入。

3.健康指导

(1)告知患者多饮水，避免刺激性食物，禁烟酒，保持大便通畅。

(2)保持室内温湿度适中。

(3)养成良好的生活习惯，均衡营养，劳逸结合，不熬夜，避免过度劳累。

(4)嘱尽量少说话或噤声，使声带休息。避免发声不当和过度用声等。

二、慢性喉炎

慢性喉炎是指喉部黏膜慢性非特异性炎症。

（一）病因

(1)继发于鼻、鼻窦、咽部感染、下呼吸道感染和脓性分泌物刺激。

(2)急性喉炎反复发作或迁延不愈。

(3)用声过度,发声不当。

(4)长期吸入有害气体,烟酒刺激。

(5)胃食管咽反流。

(6)全身性疾病,如糖尿病、心脏病、肝硬化等使血管收缩功能紊乱,喉部长期处于充血状态,可继发本病。

(二)治疗原则

祛除病因,积极治疗局部或全身疾病;避免过度用声,使用正确发声方法;避免在粉尘或有害气体环境中工作;局部用抗生素和糖皮质激素雾化吸入等。

(三)护理评估

1.健康史

(1)询问患者发病前是否有各种局部和全身慢性病史及长期接触有害气体等。

(2)了解喉部不适发生的时间。

2.身体状况

(1)声音嘶哑,喉部不适、干燥感或喉痛感。

(2)间接喉镜可见喉黏膜弥漫性充血,有黏稠分泌物附着。

3.辅助检查

喉镜检查。

4.心理-社会状况

评估患者的年龄、性别、性格特点,对疾病的认知程度,生活工作环境和职业,有无烟酒嗜好等情况。

(四)护理措施

1.心理护理

耐心向患者介绍疾病的发生、发展以及转归过程,坚持治疗,放松心情,促进康复。

2.用药护理

根据医嘱给予抗生素和糖皮质激素治疗,并注意观察患者的用药效果。

3.健康指导

(1)积极治疗全身及鼻、咽、喉部的慢性疾病,合理用声,避免疲劳。

(2)改善生活和工作环境,避免接触有害气体。

(3)避免辛辣饮食,禁烟酒,进食营养丰富的饮食,增强体质,提高免疫力。

(盛桂玲)

第五节　声带息肉

声带息肉好发于一侧或双侧声带的前、中 1/3 交界处边缘,为半透明、白色或粉色表面光滑的肿物,是常见的引起声音嘶哑的疾病之一。

一、临床表现

(一)全身症状

除声音嘶哑之外,一般没有全身症状,主要是较长时间声嘶,其程度与息肉大小及部位有关。

(二)局部症状

通常息肉大者声嘶重,反之声嘶轻。息肉长在声带游离缘处声嘶明显,长在声带表面对发声影响较小,广基的大息肉可引起失声。声带息肉巨大者可以堵塞声门引起吸气性喉喘鸣和呼吸困难。

(三)专科检查

纤维喉镜检查可以详细观察声带息肉的大小、颜色、部位及声带运动情况。喉镜检查一侧或双侧声带前、中 1/3 交界处为有半透明、白色或粉色的肿物,表面光滑可带蒂,也可广基,带蒂的息肉有时随呼吸上下运动。少数患者可出现整个声带弥漫性息肉样变。

二、护理评估

(一)健康史

(1)评估患者有无上呼吸道感染史。

(2)评估患者咽喉部情况,了解有无慢性咽炎、胃酸反流病史和时间。

(3)评估患者生命体征、原发病用药情况、有无其他基础疾病及职业工作性质。

(二)身体状况

评估患者有无声音嘶哑、咽部异物感、发音疲劳、咽部疼痛及其他不适症状。

(三)心理-社会状况

患者和家属心理状况,评估不同年龄、文化程度的患者对疾病的认知程度。

三、护理诊断

(一)沟通障碍

与术后相对禁声有关。

(二)急性疼痛

与声带黏膜水肿有关。

(三)体温过高

与术后炎症反应有关。

(四)知识缺乏

缺乏本病相关的预防和保健知识。

(五)焦虑

与担心疾病预后有关。

四、护理措施

(一)术后呼吸道的观察

(1)体位:全麻清醒后,生命体征平稳,给予患者床头抬高或半卧位。

(2)保持呼吸道通畅,遵医嘱给予氧气吸入和雾化吸入治疗,同时观察患者呼吸频率、节律的

变化，以及口腔分泌物的颜色、量和性质。

（二）嗓音保健

术后应相对禁声2周，防止黏膜充血及增生。

1.禁声

术后2周相对禁声，可以用手语和写字来交流。

2.饮食

麻醉清醒后进食温凉流食，术后第1天开始进温凉软食，不宜食过烫、辛辣刺激性食物。

3.良好的生活习惯

（1）保持良好的健康状态：首先是身体健康，要经常锻炼身体，预防上呼吸道感染，但锻炼身体还要注意劳逸结合，包括发声器官，过度极易导致嗓音疾病的发生。其次，心理健康对声音来说也同样重要，人的声音极易受情绪的影响，要从多方面提高自己的修养，保持良好的心态。

（2）培养健康的生活习惯：要保证充足、适量的睡眠，每天需要7～8小时的睡眠，睡眠不足易造成体力不支、喉部肌肉疲劳，使声音听起来低沉。

（3）培养良好的用声习惯：讲话适量，勿过度用嗓，否则可使咽喉干燥、疲劳，引起声音嘶哑。

（三）健康指导

1.生活指导

（1）合理安排日常生活、劳逸结合，保证良好睡眠，避免精神紧张或过度疲劳。

（2）平时应加强锻炼，增强机体抵抗力，预防上呼吸道感染，对保护嗓音至关重要。

（3）合理饮食，避免辛辣刺激性食物，忌烟酒，减少对声带的刺激。

2.疾病知识指导

（1）合理发声，不要滥用嗓音，避免大喊大叫。演唱或演讲时，要用声适当，一旦出现声音嘶哑，及时到医院就诊。

（2）配合用药，遵医嘱出院后继续应用雾化吸入减轻局部黏膜水肿，有胃酸反流的患者，口服保护胃黏膜的药，防止胃酸反流。

（3）声带息肉组织学属于良性病变，但术后长时间用声不当、咽喉反流、饮酒、吸烟易造成声带息肉的复发，因此术后定期复查，合理发声尤为重要。

（乔姗姗）

第十三章

肿瘤科疾病的护理

第一节 颅内肿瘤

一、概述

颅内肿瘤即各种脑肿瘤，是常见的神经系统疾病之一。一般分为原发和继发两大类。原发性颅内肿瘤可发生于脑组织、脑膜、脑神经、垂体、血管残余胚胎组织等；继发性颅内肿瘤由身体其他部位如肺、子宫、乳腺、消化道、肝脏等的恶性肿瘤转移至脑部，或由邻近器官的恶性肿瘤由颅底侵入颅内。

据统计，就全身肿瘤的发病率而论，颅内肿瘤居第五位(6.31%)，仅低于胃、子宫、乳腺、食管肿瘤。颅内肿瘤可发生于任何年龄，以成人多见，其发病年龄、好发部位与肿瘤类型存在相互关联。少儿多发生在幕下及脑的中线部位，主要为髓母细胞瘤、颅咽管瘤及室管膜瘤；成人以大脑半球胶质瘤为最多见，如星形细胞瘤、胶质母细胞瘤、室管膜瘤等，其次为脑膜瘤、垂体瘤及颅咽管瘤、神经纤维瘤、海绵状血管瘤等；老年人以多形性胶质母细胞瘤、脑膜瘤、转移瘤等居多。

(一)病因

颅内肿瘤和其他肿瘤一样，病因尚不完全清楚，可能与以下几种因素有关。

1.遗传因素

据报道，神经纤维瘤、血管网状细胞瘤和视网膜母细胞瘤等有明显家庭发病倾向，这些肿瘤常在一个家庭中的几代人出现。胚胎原始细胞在颅内残留和异位生长也是颅内肿瘤形成的一个重要原因，如颅咽管瘤、脊索瘤、皮样囊肿、表皮样囊肿及畸胎瘤。

2.电离辐射

目前已经肯定，X线及非离子射线的电离辐射能增加颅内肿瘤发病率。颅脑放射(即使是小剂量)可使脑膜瘤发病率增加10%，胶质瘤发病率增加3%～7%；潜伏期长，可达放射后10年。

3.外伤

创伤一直被认为是脑膜瘤或胶质细胞瘤发生的可能因素。文献报道在头颅外伤的局部骨折或瘢痕处出现脑膜瘤的生长。

4.化学因素

亚硝胺类化合物、致瘤病毒、甲基胆蒽、二苯蒽等都能诱发脑瘤。

(二)临床表现

1.一般的症状和体征

脑瘤患者颅内压增高症状约占90%。

(1)头痛、恶心、呕吐:头痛多位于前额及颞部,开始为阵发性头痛渐进性加重,后期为持续性头痛阵发性加剧,早晨头痛更重,间歇期正常。颅后窝肿瘤可致枕颈部疼痛并向眼眶放射。幼儿因颅缝未闭或颅缝分离可没有头痛只有头昏。呕吐呈喷射性,多伴有恶心,在头痛剧烈时出现。由于延髓呕吐中枢、前庭、迷走神经受到刺激,故幕下肿瘤出现呕吐要比幕上肿瘤较早而且严重。

(2)视神经盘水肿及视力减退:是颅内高压的重要客观体征。颅内压增高到一定时期后可出现视神经盘水肿。它的出现和发展与脑肿瘤的部位、性质、病程缓急有关,如颅后窝肿瘤出现较早且严重,大脑半球肿瘤较颅后窝者出现较晚而相对要轻,而恶性肿瘤一般出现较早,发展迅速并较严重。早期无视力障碍,随着时间的延长,病情的发展,出现视野向心性缩小,晚期视神经继发性萎缩则视力迅速下降,这也是与视神经炎所致的假性视神经盘水肿相区分的要点。

(3)精神及意识障碍及其他症状:可出现头晕、复视、一过性黑、猝倒、意识模糊、精神不安或淡漠等症状,甚至可发生癫痫、昏迷。

(4)生命体征变化:颅内压呈缓慢增高者,生命体征多无变化。中度与重度急性颅内压增高时,常引起呼吸、脉搏减慢,血压升高。

2.局灶性症状和体征

局灶性症状是指脑肿瘤引起的局部神经功能紊乱。主要取决于肿瘤生长的部位,因此可以根据患者特有的症状和体征作出肿瘤的定位诊断。

(1)大脑半球肿瘤的临床症状:肿瘤位于半球的不同部位可产生不同定位症状和体征。①精神症状:常见于额叶肿瘤,多表现为反应迟钝,生活懒散,近期记忆力减退,甚至丧失,严重时丧失自知力及判断力,亦可表现为脾气暴躁,易激动或欣快。②癫痫发作:额叶肿瘤较易出现,其次为颞叶、顶叶肿瘤多见。包括全身大发作和局限性发作,有的病例抽搐前有先兆,如颞叶肿瘤,癫痫发作前常有幻想、眩晕等先兆,顶叶肿瘤发作前可有肢体麻木等异常感觉。

(2)锥体束损害症状:表现为肿瘤对侧半身或单一肢体力弱或瘫痪病理征阳性。

(3)感觉障碍:为顶叶的常见症状,表现为肿瘤对侧肢体的位置觉、两点分辨觉、图形觉、质料觉、失算、失明、左右不分、手指失认,实体觉的障碍。

(4)失语症:见于优势大脑半球肿瘤,分为运动性和感觉性失语。

(5)视野改变:枕叶及颞叶深部肿瘤因累及视辐射,表现为视野缺损,同向性偏盲及闪光、颜色等幻视。

3.蝶鞍区肿瘤的临床症状

早期就出现视力、视野改变及内分泌功能紊乱等症状,颅内压增高症状较少见。

(1)视觉障碍:肿瘤向蝶鞍区上发展压迫视交叉引起视力减退及视野缺损,蝶鞍肿瘤患者常因此原因前来就诊,眼底检查可发现原发性视神经萎缩和不同类型的视野缺损。

(2)内分泌功能紊乱:如性腺功能低下,女性表现为月经期延长或闭经,男性表现为阳痿、性欲减退及发育迟缓。生长激素分泌过盛在发育成熟前可导致巨人症,如相应激素分泌过多,则发育成熟后表现为肢端肥大症。

4.颅后窝肿瘤的临床症状

(1)小脑半球肿瘤:主要表现为患侧肢体协调动作障碍,可出现患侧肌张力减弱或无张力,膝腱反射迟钝,眼球水平震颤,有时也可出现垂直或旋转性震颤。

(2)小脑蚓部肿瘤:主要表现为躯干性和下肢远端的共济失调,行走时步态不稳,步态蹒跚,或左右摇晃如醉汉,站立时向后倾倒。

(3)脑干肿瘤:临床表现为出现交叉性麻痹,如中脑病变,表现为病变侧动眼神经麻痹;脑桥病变,可表现为病变侧眼球外展及面肌麻痹,同侧面部感觉障碍以及听觉障碍;延髓病变,可出现同侧舌肌麻痹、咽喉麻痹、舌后 1/3 味觉消失等。

(4)小脑脑桥角肿瘤:表现为耳鸣、眩晕、进行性听力减退、颜面麻木、面肌抽搐、面肌麻痹以及声音嘶哑、食水呛咳、病侧共济失调及眼球震颤。

5.松果体区肿瘤临床症状

(1)四叠体受压征:即瞳孔反应障碍、垂直凝视麻痹和耳鸣、耳聋是其特征性体征。

(2)两侧锥体束征:即尿崩症、嗜睡、肥胖、全身发育停顿,男性可见性早熟。

(三)诊断

1.病史与临床检查

这是正确诊断的基础。

(1)需要详细了解发病时间,首发症状和以后症状出现的次序,这些对定位诊断具有重要意义。

(2)临床检查:包括全身与神经系统等方面。神经系统检查注意意识、精神状态、脑神经、运动、感觉和反射的改变。需常规检查眼底,怀疑颅后凹肿瘤,需作前庭功能与听力检查。全身检查按常规进行。

2.辅助检查

原则上应选用对患者痛苦较轻、损伤较少、反应较小、意义较大与操作简便的方法。

(1)X 线检查:神经系统的 X 线检查包括头颅平片、脑脊髓血管造影、脑室、脑池及椎管造影等。脑血管造影可了解颅内肿瘤的供血情况,对血管性肿瘤价值较大。

(2)腰椎穿刺与脑脊液检查:仅作参考,颅内肿瘤常引起一定程度颅内压增高,但压力正常时,不能排除脑瘤。需要注意,已有显著颅内压增高,或疑为脑室内或幕下肿瘤时,腰穿应特别谨慎或禁忌,以免因腰穿特别是不适当的放出脑脊液,打破颅内与椎管内上下压力平衡状态,促使发生脑疝危象。

(3)CT 脑扫描与磁共振扫描:是当前对颅内瘤诊断最有价值的诊断方法。一般可发现直径 3 mm以上的肿瘤。肿瘤 CT 异常密度和 MRI 信号变化、脑室受压和脑组织移位、瘤周脑水肿范围,可反映瘤组织及其继发改变如坏死、出血、囊变和钙化等情况,并确定肿瘤部位、大小、数目、血供和与周围重要结构的解剖关系,结合增强扫描对绝大部分肿瘤作出定性诊断。

(4)放射性核素扫描:目前主要有单光子发射计算机断层显像(SPECT)与正电子发射计算机断层显像(PET)两项技术。PET 可显示肿瘤影像和局部脑细胞功能活力情况。

(5)内分泌检查:对诊断垂体腺瘤很有价值,此外酶的改变、免疫学诊断亦有一定参考价值,但多属非特异性的。

(6)活检:肿瘤定性诊断困难,影响选择治疗方法时,可利用立体定向和神经导航技术取活检行组织学检查确诊,指导治疗。

(四)治疗

颅内肿瘤治疗可通过手术治疗、化疗、放疗、分子靶向治疗及免疫治疗等方法。目前,综合治疗对大部分中枢神经系统肿瘤来讲,是较为合适的治疗方案。

1.手术治疗

原则是凡良性肿瘤应力争全切除以达到治愈的效果;凡恶性肿瘤或位于重要功能区的良性肿瘤,应根据患者情况和技术条件予以大部切除或部分切除,以达到减压的目的。

2.放疗

凡恶性肿瘤或未能全切除而对放射线敏感的良性肿瘤,术后均应进行放疗。目前包括常规放疗、立体定位放射外科治疗及放射性核素内放疗。如肿瘤位于要害部位,无法施行手术切除,而药物治疗效果不好时,可行脑脊液分流术、颞肌下减压术、枕肌下减压术或去骨瓣减压术等姑息性手术。

3.化疗

恶性肿瘤,特别是胶质瘤和转移瘤,术后除放疗外,尚可通过不同途径和方式给予化学药物治疗。但是由于血-脑屏障的存在,颅内肿瘤不同于其他部位的肿瘤,某些化疗药物难以到达颅内肿瘤细胞而起到杀伤作用。故化疗药物应与减弱血-脑屏障的药物联合应用。

4.免疫治疗

颅内肿瘤抗原的免疫原性弱,不易引起强烈的免疫反应,又由于血-脑屏障的存在,抗癌免疫反应不易落实至脑内。这方面有一些实验研究与药物临床试验,如应用免疫核糖核酸治疗胶质瘤取得一定效果,但尚需进一步观察、总结与发展。

5.对症治疗

(1)抗癫痫治疗:幕上脑膜瘤、转移瘤等开颅手术后发生癫痫的概率较高。术前有癫痫史或术后出现癫痫者,应连续服用抗癫痫药,癫痫停止发作6个月后可以缓慢停药。

(2)降低颅内压:对于发生颅内高压的患者,应使用脱水药、糖皮质激素、冬眠疗法等手段减轻脑组织损伤。

颅内肿瘤患者的预后与肿瘤的性质及生长部位有关。良性肿瘤如能彻底摘除可得到根治;恶性肿瘤预后较差,绝大多数肿瘤在经过综合治疗后仍有可能复发。

二、护理

(一)心理护理

面对肿瘤的威胁,患者通常要经过一个对疾病理解并接受治疗的复杂心理适应过程。护士通过为患者提供关于肿瘤和治疗信息,运用交流技巧,给患者以心理支持,可以促进患者对这一紧张状态的调整适应过程。同时,护士一定要在精神上经常地给予其安慰和鼓励,耐心解释治疗的安全性和有效性,以解除患者的焦虑和不安,这种心理上的支持,会使患者情绪稳定、乐观,有助于减轻治疗反应,使治疗顺利完成。

(二)头痛的护理

(1)密切观察患者病情,包括神志、瞳孔、生命体征的变化。对于躁动的患者需加床栏保护。

(2)给予脱水等对症治疗。

(3)环境要安静,室内光线要柔和。

(4)心理护理:多与患者交流,了解思想状况,进行细致的解释和安慰,同时与家属共同体贴关心患者，减轻患者的精神压力，以利患者积极配合治疗。

(5)指导患者卧床休息，可通过看报纸、听轻柔的音乐等方式分散注意力以减轻疼痛。

(6)饮食护理：指导患者进食清淡、宜消化的软食，可食新鲜的蔬菜、水果，保持大便的通畅，若便秘应指导患者勿用力解大便，以免腹压增高引起颅内压增高。

(三)癫痫的护理

(1)应尽量为其创造安静环境，以避免任何不良刺激，如疼痛、紧张、高热、外伤、过度疲劳、强烈的情绪波动(急躁、发怒)等。另外饮酒、食用刺激和油腻食物等也可诱发癫痫发作，应尽量避免其接触。

(2)仔细观察了解癫痫发作的诱因，及时发现发作前的预兆。当患者出现前驱症状时，预示其可能在数小时或数天内出现癫痫发作，这时要做好患者的心理护理，帮助其稳定情绪，同时与医师联系，在医师指导下调整癫痫药物的剂量和(或)种类，预防癫痫发作。

(3)癫痫发作时的护理，及时移开身边硬物迅速让患者平卧，如来不及上述安排，发现患者有摔倒危险时应迅速扶住患者让其顺势倒下，严防患者忽然倒地摔伤头部或肢体造成骨折。如果癫痫发作时患者的口是张开的，应迅速用缠裹无菌纱布的压舌板或筷子等物品垫在患者嘴巴一侧的上、下牙之间，以防其咬伤舌头。如患者已经咬紧牙关，则使用开口器从臼齿处插入，避免使用坚硬物品，以免其牙齿脱落，阻塞呼吸道。发作时呼吸道的分泌物较多，可造成呼吸道的阻塞或误吸窒息而危及生命，应让其头侧向一方使分泌物流出，同时解开衣领及腰带保持呼吸通畅。通知医师，给予对症处理。

(四)预防跌倒的护理

评估患者易致跌倒的因素，创造良好的病室安全环境，地面保持干净无水迹，走廊整洁、畅通、无障碍物、光线明亮。定时巡视患者，严密观察患者的生命体征及病情变化，使用床栏并合理安排陪护。加强与患者及其家属的交流沟通，关注患者的心理需求。给予必要的生活帮助和护理。对使用床栏的患者需告之下床前放下床栏，勿翻越。呼叫器、便器等常用物品放在患者易取处；对患者及其家属进行安全宣教。

(五)放疗的护理

(1)做好放疗前的健康宣教：告知患者放疗的相关知识及不良反应，耐心细致地向患者解释，消除患者对放疗的恐惧感。

(2)颅内压增高的观察和护理：当照射剂量达到 1 000～1 500 cGy 时，脑组织由于受到放射线的损伤，细胞膜的通透性发生改变，导致脑水肿而引起颅内压增高。因此，需密切观察患者的意识、瞳孔及血压的变化，如出现剧烈头痛或频繁呕吐，则有脑疝发生的可能，应立即通知医师，做好降压抢救处理。

(3)饮食护理：由于放疗后患者表现食欲差，饮食要保持色、香、味美以刺激食欲。鼓励患者进高蛋白、高维生素、高纤维的饮食，忌食过热、过冷、油煎及过硬食物。

(4)口腔护理：放疗期间保持口腔卫生，积极防治放射性口腔炎。加强口腔护理，每天用软毛牙刷刷牙，每次进食后用清水漱口。放疗期间以及放疗后 3 年禁止拔牙，如确须拔牙应加强抗感染治疗，以防放疗后牙床血管萎缩诱发牙槽炎、下颌骨坏死、骨髓炎。

(5)照射野皮肤的护理：放疗中保持照射野部位清洁、干燥，指导患者局部避免搔抓，避免刺激，禁用碘酒、乙醇、胶布，忌用皂类擦洗，夏天外出可戴透气性好的太阳帽或打遮阳伞，防止日光对皮肤的直接照射引起损伤。

(6)观察体温及血常规的变化：体温 38 ℃以上者，报告医师暂停放疗，观察血常规的变化，结合全身情况配合医师做好抗感染治疗。

三、健康教育

(1)注意营养均衡，多吃蔬菜、水果、粗纤维食物及易消化的食物，多饮水，保持大便通畅。

(2)注意休息，避免重体力劳动。

(3)放疗患者出院后一个月内应注意保护照射野皮肤。

(4)定期复查。

（于秋菊）

第二节　鼻　咽　癌

一、概述

鼻咽癌的发病有明显种族、地区和家族聚集现象，好发于黄种人。世界上 80％的鼻咽癌发生于我国南方各省及其邻近区域。广东是世界最高发的地区。鼻咽癌发病率占头颈部恶性肿瘤首位，男女之比为(2.5～4)∶1，随着年龄增长发病率增高，20～40 岁开始上升，40～60 岁为发病高峰。

(一)病因

鼻咽癌的病因尚不确定，目前较为确定的因素为：EB(Epstein-Barr)病毒感染、遗传因素、接触化学致癌物质等。

1.EB 病毒感染

在发病中起重要作用，Old 等 1964 年首先在鼻咽癌患者的血清中检测出 EB 病毒抗体，进一步的研究证明 EB 病毒与鼻咽癌密切相关。

2.遗传因素

鼻咽癌患者有种族和家族聚集现象。有家族史的鼻咽癌患病率明显高于无家族史者，侨居国外的中国南方某些地区的华人，鼻咽癌患病率高于当地人。

3.化学因素

可能与某些化学致癌物质及某些微量元素(如镍)有关。

(1)亚硝胺：有报道食用咸鱼及腌制品食物是中国南方鼻咽癌高危因素，与食用咸鱼及腌制品食物中高浓度的亚硝胺化合物有关。

(2)微量元素：调查发现鼻咽癌高发区的大米和水中微量元素镍含量高于其他地区。镍能促进亚硝胺诱发鼻咽癌，提示镍可能是促癌因素。

4.癌基因

研究证明用癌基因 ras 家族做探针进行核酸杂交，鼻咽癌的转化基因与 Ha-ras 有同源序列，并呈长度多态性。

(二)病理分类

根据 WHO 的分类标准,鼻咽癌分为 3 型。

1.角化型鳞状细胞癌

依据分化程度可分为高、中、低分化,其中以高分化最常见。

2.非角化型癌

可分为分化型和未分化型两型。

3.基底细胞样鳞状细胞癌

此型发病率低。

(三)临床表现

常见为以下七大症状、三大体征。

1.症状

(1)血涕和鼻出血:最常发生在早晨起床吸鼻后痰中带血或擤鼻后涕中带血。18%~30%的患者以此为首发症状,确诊时超过 70%的患者有此症状。癌灶表面呈溃疡或菜花型者这一症状更为常见,而黏膜下型的肿块则血涕较为少见。大出血是晚期鼻咽癌患者死亡的主要原因。

(2)鼻塞:位于鼻咽顶部的肿瘤常向前方浸润生长,导致同侧后鼻孔与鼻腔后的堵塞。大多数呈单侧,日益加重。

(3)耳部症状:单侧性耳鸣或听力减退、耳内闭塞感是早期鼻咽恶性肿瘤症状之一。原发癌灶在咽隐窝或鼓咽管枕区者肿瘤常更多的浸润、压迫鼓咽管,使鼓室形成负压,形成分泌性中耳炎的体征,如病灶较轻者行鼓咽管吹张法可获暂时缓解。

(4)头痛:为常见初发症状,常为一侧偏头痛,位于额部、颞部或枕部。脑神经损害或颅底骨破坏是头痛原因之一。确诊时有 70%的患者有头痛。

(5)眼部症状:鼻咽癌晚期侵犯眼眶或眼球有关的神经,多为单侧眼球受累(与原发灶处于同一侧),以后再扩展至对侧。主要表现为视力障碍、复视、眼球活动受限、眼睑下垂等。

(6)脑神经症状及其他:面部皮肤麻木感,检查为痛觉和触觉减退或消失;舌肌萎缩和伸舌偏斜;迷走神经、舌咽神经受损,表现为声音嘶哑和吞咽困难。

(7)颈部肿块:多位于上颈部,颈部肿块无痛、质硬,早期可活动,晚期因粘连而固定,此为首发症状的占 40%,60%~80%患者初诊时可触及颈部肿块。

2.体征

(1)鼻咽部肿物:分为结节型、浸润型、菜花型、黏膜下型和溃疡型。

(2)颈部淋巴结肿大:多为颈深上淋巴结肿大,为单侧或双侧。

(3)脑神经损害:常见为三叉、外展、舌下、舌咽、动眼神经受损。

(四)诊断

1.体格检查

行病变部位及全身常规体格检查。

2.鼻咽检查

(1)后鼻镜(间接鼻咽镜)检查:是一种简便、快捷、有效的检查方法,能早期检查出鼻咽部肿瘤。

(2)前鼻镜检查:出现鼻塞、血涕时行此检查,可观察鼻道有无出血、坏死物和肿块等,并可通过前鼻镜检查行鼻腔鼻咽肿物活检。

(3)鼻咽纤维镜检查:配备摄像、电视、录像等现代装置,可有效提高图像分辨率,这是最有效的现代检查工具。

3.血清学检查

EB病毒血清学检查可以作为鼻咽癌诊断的辅助指标,对早期诊断鼻咽癌有一定帮助。

4.影像学检查

(1)X线检查:目前用于鼻咽癌的常规X线检查已经被CT和MRI取代。如需排除转移时则肺部正位片和骨X线平片仍为必备常规检查。

(2)鼻咽部CT检查:能准确评价鼻咽部肿瘤的部位,对鼻咽癌的分期、放疗照射野设计和预后评估有重要作用。

(3)鼻咽部MRI:可清楚显示鼻咽部正常结构的层次和分辨肿瘤的范围,对诊断鼻咽癌分期更准确。对鉴别鼻咽癌是复发还是纤维化更有优势,对评价颅内病变、放射性脑病和脊髓病变更准确。

(4)B超检查:可以动态观察密切随诊,主要用于颈部和腹部的检查。目前认为B超诊断颈转移淋巴结的符合率约为95%,高于CT和MRI的结果。

(5)放射性核素骨显像(ECT)检查:在有骨痛或骨叩击痛区行ECT,阳性符合率比X线片高出30%左右。临床上应结合病史、体检及综合检查证据作为诊断依据。

(6)正电子发射计算机断层显像(PET)检查:对及时发现原发病灶、颈部淋巴结转移或远处转移灶更准确。

5.病理学检查

肿瘤活组织病理检查是确诊鼻咽癌的唯一定性手段。

(1)细胞学检查:鼻咽部脱落细胞学检查可找到肿瘤细胞。

(2)组织病理学检查:是鼻咽癌确诊依据,包括鼻咽部新生物活检和颈部淋巴结活检。

(五)治疗

1.治疗原则

因鼻咽解剖位置深,有重要血管神经相邻,病理又多属低分化癌,淋巴结转移率高,故放疗是目前鼻咽癌的首选治疗手段。早期病例可单纯体外放疗或以体外放疗为主,辅以近距离腔内后装放疗。晚期患者可放疗加化疗。其他辅助治疗有中药、免疫增强剂和生物调节剂。

2.治疗方法

(1)放疗:分外照射治疗和近距离放疗。

外照射治疗中常规放疗有采用直线加速器的高能X线或^{60}Co做外照射。一般情况下宜行连续性照射,每周5次,每次2 Gy,总量(DT)60～70 Gy/6～7周。调强适形放疗(IMRT)能使照射区的形状在三维方向上与受照射肿瘤的形状相适合,可按照临床的需要调整靶区内诸点的照射剂量(即放疗剂量适形),使靶区剂量更趋均匀,并进一步减少肿瘤邻近正常组织或器官受照射的剂量,提高放疗的效果。肿瘤靶区分次剂量较高,而周围正常组织的分次剂量较低,由此产生不同的放射生物学效应保护了周围正常器官。由于鼻咽结构的特殊性,鼻咽肿物的形状往往不规则,采用常规外照射有时很难完全避开颈段脊髓或正常脑组织。而IMRT技术保证肿瘤靶区得到足量照射,同时可有效地保护周围正常组织,因此鼻咽癌比较适合采用调强适形放疗。

调强适形放疗和常规放疗相比较,由于面罩的影响,放疗急性期皮肤反应较常规放疗重;对于远期反应,由于调强适形放疗有效地保护了颞颌关节和腮腺功能,所以调强适形放疗对颞颌关节改变造成的张口困难及腮腺功能的破坏远低于常规放疗。

近距离放疗是目前鼻咽癌残留病灶最常见的治疗方法，具有不良反应小、疗效较好、操作简单的特点，适合外照射的补充治疗。

(2)化疗：对复发或转移性鼻咽癌，化疗是重要的手段。①诱导化疗：又称新辅助化疗，是指放疗前使用的化疗。②同步放化疗：是指放疗同时使用化疗。③辅助化疗：是指在放疗后进行的化疗。④常用化疗方案有：顺铂＋氟尿嘧啶；顺铂＋氟尿嘧啶＋多柔比星；顺铂＋氟尿嘧啶＋博来霉素；顺铂＋多西他赛等。

(3)手术：对于部分放疗后鼻咽或颈部残留或复发的病灶是一种有效的补救措施。

二、护理

(一)心理支持

多与患者交流，倾听患者的诉说，理解患者的心理感受。帮助患者解决实际问题，介绍疗效好的病例，与他们交谈，增强治疗信心。

(二)饮食护理

(1)进食温凉、低盐、清淡、高蛋白、低脂肪、富含维生素的无刺激性软食，可有效预防和减少口腔黏膜反应的发生，如肉泥、菜泥、果泥。忌烟酒，忌食煎、炸、辛辣、过硬、过热、过酸、过甜的刺激性食物，以保护口咽部黏膜。

(2)吞咽困难不能进食者给予静脉营养。

(3)部分患者在放疗期间因放射性口腔黏膜炎引起的疼痛、味蕾受损引起的味觉丧失而导致进食减少，体重下降。因此在患者因口腔黏膜炎疼痛而进食困难时，应指导患者用粗大的吸管吸食流质或半流质食物，确保营养供给。味觉丧失时，护士应鼓励患者进食，避免因进食减少而进一步影响患者的胃肠道功能，影响营养的消化吸收，而形成不能进食-胃肠道功能紊乱-营养吸收障碍的恶性循环。

(三)观察患者头痛情况

头痛严重时影响患者的精神状况、睡眠和进食，使患者全身状况下降，影响患者的治疗和预后。应根据患者的疼痛状况按三阶梯止痛原则进行处理，以减轻患者症状。

(四)放疗前清洁牙齿

治疗口腔炎症，要常规拔除深度龋齿和残根，除去金属冠齿等，待伤口愈合(10～14 天)后方可行放疗。

(五)放疗期间观察鼻咽

观察鼻咽是否有出血情况，一般情况下鼻咽放疗出血较少见，少量出血时，指导患者勿用手抠鼻，以免加重出血。大出血者应施行后鼻孔填塞压迫止血，并遵医嘱给予止血剂，必要时请耳鼻喉科医师会诊，行外科治疗。头侧向一边，保持呼吸道通畅。

(六)保持鼻咽腔清洁

鼻咽冲洗每天 1～2 次，冲洗瓶的高度距头顶 50 cm，水温为 36～40 ℃，冲洗液体为生理盐水或专用鼻腔冲洗剂，冲洗液体量为 500～1 000 mL，冲洗器放入鼻腔 1～1.5 cm，水从鼻腔进入，从口腔或鼻腔出来，有出血时禁止冲洗。鼻咽冲洗的目的是清洁鼻腔和增强放射敏感性。护士应告知患者鼻腔冲洗的意义和重要性，防止因冲洗不彻底或未按时冲洗而导致鼻咽部感染或影响放疗效果。指导患者观察冲洗物的颜色及性质，有出血时及时告知医师，避免引起鼻咽部大

出血。

(七)检查白细胞计数

放疗期间每周检查白细胞计数一次，白细胞计数＜3×10^{9}/L 时，应暂停放疗；＜1×10^{9}/L 时，予保护性隔离。放化疗期间患者免疫力低下，指导患者避免去公共场所，避免接触感冒或病毒感染者，以免并发严重的感染。

(八)放疗并发症的防护

1.口干

口干为最早出现的放疗反应之一。口腔涎腺包括腮腺、颌下腺、舌下腺和众多的小唾液腺，具有分泌功能的是浆液性和黏液性 2 种细胞。唾液的 99%为水分，余下的为各种无机盐、消化性和免疫性蛋白，起着消化、冲洗、免疫、保护和润滑等多种功能。浆液性细胞对放疗高度敏感，在接受一定的照射剂量后(因个体差异不同，约放疗 10 次左右)会出现腺体的急性反应，随后腺泡变性，血管通透性增高，随着放疗照射体积和剂量的增加，腺泡会坏死，完全破坏，涎腺分泌功能大幅下降，其分泌量只有放疗前的 10%～30%。涎腺功能在放疗后 1 年才会有轻度恢复。唾液的生化成分也有所变化，无机盐及蛋白成分升高，pH 下降，唾液淀粉酶大幅下降。放疗到一定剂量，味觉减退反应出现，舌味蕾受损，舌乳头环状突起。从味觉产生机制看，不同部位的味蕾有不同的味觉感受器，如菌状乳头味蕾主要感觉甜，分布于舌尖，这一部位相对放射剂量较少，因而甜味受累最轻；轮廓乳头分布于舌根，受照射量最多，因而苦味就受累最重。口干的护理要点是刺激未纤维化的唾液腺分泌，缓解口腔干燥症状，当唾液腺未完全纤维化时，可通过催涎剂的作用使唾液得到一定代偿来改善口腔的内环境。放疗患者口干可用冷开水、茶或其他无糖无酸的冷饮、漱口液来湿润口腔。

2.放射性口腔黏膜炎

放射性口腔黏膜炎判断标准分为 4 度：①Ⅰ度，黏膜充血水肿，轻度疼痛；②Ⅱ度，黏膜充血水肿，中度疼痛，点状溃疡；③Ⅲ度，黏膜充血水肿，片状溃疡，疼痛加剧影响进食；④Ⅳ度，黏膜大面积溃疡，剧痛，不能进食。鼻咽癌放疗可以严重影响唾液腺分泌唾液，一些患者首次或第二次治疗后唾液腺由于一过性炎症反应可出现肿胀和不适，而且唾液腺分泌的减少更容易导致浆液成分的减少，唾液黏稠、pH 下降和功能降低，导致餐后唾液的润滑、冲洗作用不充分，pH 下降可引起龋齿，遵医嘱给予抗感染和止痛药物治疗。鼻咽癌常规对穿野放疗的患者由于口腔黏膜特别是腮腺受量高，反应重，甚至有些患者因为早期口腔黏膜和腮腺反应重而放弃治疗。鼻咽癌调强放疗的患者由于口腔黏膜特别是腮腺受量低，反应轻，放疗期间多只需口腔局部用药就能继续放疗，多数患者不必全身用药，也没有出现因为早期口腔黏膜和腮腺反应重而放弃治疗者。放射性口腔黏膜炎已经成为鼻咽癌放疗中最为严重的制约因素，其发生率几乎是 100%。放疗使唾液分泌量及质量降低，口腔自洁及免疫能力下降。放疗开始后可使用康复新、维生素 B_{12}、利多卡因、庆大霉素等配制的漱口液和 2.5%的碳酸氢钠漱口液交替漱口。如为真菌感染可使用制真菌素或氟康唑胶囊配制漱口液含漱。口腔局部溃疡及感染时，可局部喷洒金因肽或涂抹碘甘油，以促进表皮黏膜生长和缓解疼痛。

3.放射性皮炎

按国际抗癌联盟的标准，急性放射性皮炎损伤程度分为 4 度。①Ⅰ度：滤泡、轻度红斑脱皮、干性皮炎、出汗减少。②Ⅱ度：明显红斑、斑状湿性皮炎、中度水肿。③Ⅲ度：融合性湿性皮炎、凹陷性水肿。④Ⅳ度：坏死溃疡。随着放疗剂量的增加，患者照射野皮肤可出现不同程度的放射性反应。其发病机制一方面是放射线造成 DNA 的破坏，导致可逆或不可逆的 DNA 合成及分化不平衡，使皮肤基底细胞不能产生新的细胞，成熟的上皮细胞持续丢失，若不能及时增殖补充脱落的表层细胞，即引起皮肤损伤；另一方面是射线引起的小血管管腔狭窄或血栓形成，从而导致组织缺血、缺氧，导致皮肤损伤程度。放射性皮炎是放疗中常见的放射损伤，发生的程度与放射线的性质和放射野的面积、放疗剂量及患者的个体差异有关。研究表明皮肤受照射 5 Gy 就可能形成红斑，20～40 Gy 就可能形成脱皮及溃疡，严重者甚至出现经久不愈的溃疡。治疗和预防放射线皮肤损伤以往无有效药物和治疗方法，出现后多采用停止放疗、休息及抗感染治疗等对症处理，使治疗中断，放疗的生物效应减低，从而导致肿瘤局部控制疗效下降。经过临床实践，以下方法可预防和治疗放射性皮肤反应。

(1)涂抹比亚芬软膏保护照射区皮肤：比亚芬软膏的成分为三乙醇胺，为水包油型白色乳膏，对皮肤有深部保湿的作用。三乙醇胺中的水分能迅速被损伤皮肤吸收，预防和减轻照射野皮肤的干燥，改善患者的不适度。通过渗透和毛细作用原理，起到清洁和引流的双重作用，能提供良好的皮肤自我修复环境，可增加皮肤血流速度，帮助排除渗出物，促进皮肤的新陈代谢，补充丢失脱落的表皮细胞，促进受损的细胞再生修复。还通过舒张局部血管，加快血流速度，改善放疗后的血液循环障碍，减轻水肿，加快渗出物的排出，促进损伤组织的愈合。还可升高白细胞介素-1 的浓度和降低白细胞介素 6 的浓度，刺激成纤维细胞的增生，增加胶原的合成。将三乙醇胺乳膏涂抹在照射野皮肤，轻轻按摩使药物渗入皮肤，每天 2 次，从放疗第一天开始使用直至放疗结束。需注意的是：在放疗前 4 小时停用三乙醇胺乳膏，清洗掉药物之后再行放疗。

(2)防止局部皮肤损伤：穿棉质低领宽松衣服，禁止用肥皂水擦洗照射区皮肤，清洁皮肤时只需用清水轻轻擦洗即可。并注意防晒。

(3)随着放疗剂量的增加，局部皮肤发生感染或破溃时，遵医嘱酌情暂停放疗，可给予“烧伤三号”(含有冰片、明矾)纱布湿敷、涂抹美宝湿润烧伤膏或在创面喷洒金因肽。金因肽的主要成分为重组人表皮生长因子衍生物，其分子结构和生物学活性与人体内源性表皮生长因子高度一致，可以提供组织再生和修复的基础，促进鳞状上皮细胞、血管内皮细胞等多种细胞的生长，加速创面愈合的速度。同时它还能促进上皮细胞、中性粒细胞、成纤维细胞等多种细胞向创面迁移，预防感染，提高上皮细胞再生度和连续性，预防和减少瘢痕形成，提高创面修复质量。

4.放射性龋齿和放射性骨髓炎

放射性龋齿和放射性骨髓炎属于迟发放疗反应。上、下颌骨骨组织受照射后，其组织血管发生无菌性血管炎，其后数月或数年发生血栓栓塞，骨组织血供减少。此时若发生牙组织感染和拔牙性损伤，局部伤口长期不愈，可导致放射性骨髓炎发生。骨坏死多发生在高剂量、大分割外照射，口底插植治疗的区域，特别是原有肿瘤侵犯的部位；也见于全身情况差、拔牙或下颌无牙的患者。由于血供的不同，下颌骨的坏死先于上颌骨。放射性骨髓炎临床表现为颌骨深部的间歇性钝痛或针刺样剧痛，软组织红肿，瘘管形成，伴有张口困难、口臭、牙龈出血、口干等，严重的死骨外露伴颌面畸形还会引起继发感染，危及患者生命。因此放疗前应常规洁牙，拔除或填补龋齿、残根，去除金属齿冠及清洁牙齿，活动义齿需在放疗终止一段时间后再使用，以免损伤牙黏膜。放疗后指导患者用含氟牙膏刷牙，坚持用竖刷或横竖相结合的方法刷牙，每次刷牙应持续 3 分钟以上。少进甜食或进食甜食后及时漱口。放疗后定期到口腔科检查，尽量不做拔牙的处理，如必须进行时，至少在 2 年后或更长时间，以免引起炎症感染和骨髓炎。鼓励患者每天坚持做鼓水运

动及舌头舔牙龈运动，以防牙龈萎缩。

5.颈部活动受限和张口困难

当颈部、咀嚼肌或其他颞下颌关节周围软组织位于放射野时，放射线造成局部组织水肿，细胞破坏及纤维化，出现颈部活动受限和张口困难。在患者做张口锻炼的过程中，如发生放射性口腔黏膜炎，患者可能因为疼痛而不愿意坚持张口锻炼，护士在此期间要关心患者，遵医嘱指导患者含漱利多卡因漱口液后再行张口训练。如张口困难，可用暖水瓶的软木塞支撑在患者的门齿间，以达到张口锻炼的目的。为预防颈部肌肉纤维化，可做颈前后左右的缓慢旋转运动，按摩颞颌关节和颈部。放疗前应记录患者最大张口后上下门齿间的距离，放疗开始后每周测量门齿距一次，并指导患者行张口训练，每天 200～300 次，以保持最大张口度和颞颌关节的灵活度。

(九)静脉化疗的护理

化疗药物的观察护理：为预防顺铂(DDP)的肾脏毒性，需充分水化。使用顺铂前 12 小时静脉滴注等渗葡萄糖液 2 000 mL，使用当日输入等渗盐水或葡萄糖液 3 000～3 500 mL，同时给予氯化钾、甘露醇及呋塞米，鼓励患者多饮水，观察电解质的变化，每天尿量不少于 2 000～3 000 mL。静脉滴注时药品需避光。化疗前进行健康宣教，为保护肾功能输入大量的液体及利尿剂，会使尿量增加，小便次数频繁。紫杉醇类药物有 39%的患者在用药后最初的 10 分钟内发生变态反应，表现为支气管痉挛性呼吸困难、荨麻疹和低血压。为了预防发生变态反应，治疗前 12 小时、6 小时分别给予地塞米松 10 mg 口服，治疗前 30 分钟予苯海拉明 20 mg 肌内注射，静脉滴注西咪替丁 300 mg。紫杉醇类药物还可导致脱发，发生率为 80%，治疗前可告知患者，让其有心理准备，并指导患者购买假发。

三、健康教育

(1)放疗前要常规拔除深度龋齿和残根，待伤口愈合 10～14 天方可行放疗。

(2)指导患者放疗后 3 年内禁止拔牙，如确需拔牙应加强抗感染治疗，以防放射性骨髓炎的发生。

(3)指导患者坚持终身行鼻腔冲洗。

(4)指导患者在放疗期间和放疗结束后 3～6 个月，仍应坚持做颈部旋转运动和张口运动训练，防止颞颌关节功能障碍。

(5)加强口腔卫生，每天漱口 4～5 次，推荐使用含氟牙膏，建议每年清洁牙齿 1 次。放疗后造成多数患者永久性口干，嘱多饮水，保持口腔湿润。

(6)定期复查，建议随诊时间为第 1 年每 2～3 个月 1 次，第 2 年每 3～4 个月 1 次，第 3 年每 6 个月1 次，以后每年 1 次。

鼻咽癌的预后与年龄、临床分期、病理类型、治疗方式等有关。青少年及儿童患者一般预后较好，5 年生存率在 60%左右，妊娠哺乳期妇女预后极差。分期越早，疗效越好。

(于秋菊)

第三节 喉 癌

一、概述

喉的恶性肿瘤较良性肿瘤多见。恶性肿瘤中以上皮组织变来源的恶性肿瘤多见，90%～95%为鳞状细胞癌。喉癌为仅次于肺癌的呼吸道第二高发癌。在头颈部恶性肿瘤中其发病率仅次于鼻咽癌。喉癌早期病例的5年生存率可达80%；晚期采取综合治疗，5年生存率可达50%。

（一）病因

喉癌的致病原因至今尚不明，可能与以下因素有关。

1.烟、酒刺激

烟、酒刺激与喉癌发生有密切关系。临床上可见90%以上的喉癌患者有长期吸烟或饮酒史。吸烟可产生烟草焦油，其中苯并芘可致癌。酒精长期刺激黏膜可使其变性而致癌。

2.空气污染

空气污染严重的城市，喉癌发病率高。长期吸入有害气体如二氧化硫和生产性工业粉尘、二氧化硫铬、砷等吸入呼吸道易致喉癌。

3.癌前病变

慢性喉或呼吸道炎症刺激、喉部角化症如白斑病和喉厚皮病、喉部良性肿瘤如喉乳头状瘤反复发作可发生癌变。

4.病毒感染

可能与人类乳头状瘤病毒(human papilloma virus，HPV)感染有关。

5.其他因素

如职业因素，有报道喉癌和接触石棉、芥子气、镍等可能有关。遗传因素，芳烃羟化酶的诱导力受遗传因素控制，故喉癌致癌和遗传因素有关。性激素及其受体，喉癌患者雄激素相对升高，雌激素降低，男性显著高于女性。

（二）病理分类

1.组织学分型

喉癌中鳞状细胞癌最为常见，约占喉癌的90%以上，根据组织学分级标准分为高、中、低分化三级，以高、中分化多见。少见肿瘤包括小涎腺来源的肿瘤，其他少见肿瘤包括软组织肉瘤、淋巴瘤、小细胞内分泌癌、浆细胞瘤等。

2.根据肿瘤形态分型

根据肿瘤形态分型分为浸润型、菜花型、包块型、结节型。

3.按原发部位分型

声门上型：约占30%，一般分化较差，早期易发生淋巴结转移，预后亦差。声门型：最为多见，约占60%，一般分化较好，转移较少，晚期声门癌可发生淋巴结转移。声门下型：最少见，约占6%，易发生淋巴结转移，预后较差。

(三)临床表现

1.症状

(1)声音嘶哑:最常见症状,为声门癌的首发症状,声嘶呈持续性且进行性加重。声门上型癌晚期因肿瘤增大压迫声带或肿瘤侵入声门时也会出现声音嘶哑的症状。

(2)咽喉疼痛:多是声门上型癌的症状。肿瘤合并炎症或溃疡时,可有疼痛感及痰中带血。起初仅在吞咽时,特别是在进食初期时有一种“刮”的感觉,多吃几口以后症状消失。肿瘤进展,喉痛可变为持续性,且可向同侧耳部扩散。

(3)咽喉异物感:咽喉部常有吞咽不适及紧迫感,是声门上型癌的首发症状,但常被忽视,而不及时就医容易延误诊断。如出现吞咽障碍时,则为肿瘤的晚期症状。

(4)呼吸困难:为恶性肿瘤晚期症状,表现为吸气性呼吸困难,并呈进行性加重。声门下型癌因病变部位比较隐蔽,早期症状不明显,直至肿瘤发展到相当程度或阻塞声门下腔而出现呼吸困难,声门下型癌患者较常以呼吸困难为首发症状而来诊。

(5)颈部肿块:多为同侧或双侧颈部淋巴结转移,肿块长在喉结的两旁,无痛感,且呈进行性增大。

2.体征

(1)喉镜检查见喉新生物。

(2)声带运动受限或固定:肿瘤增大,导致声带固定或堵塞声门,可引起吞咽障碍和呼吸困难,为肿瘤的晚期症状。

(3)颈部淋巴结肿大:声门上型癌的区域淋巴结转移率高,可因颈部淋巴结肿大来就诊。

(四)辅助检查

1.颈部检查

颈部检查包括对喉外形和颈淋巴结的视诊和触诊。了解喉外形有无增宽,甲状软骨切迹有无破坏,喉摩擦音是否消失,颈部有无肿大淋巴结,有无呼吸困难及三凹征现象。

2.喉镜检查

间接喉镜检查为临床最常用的检查方法,可见喉部清晰的影像及观察声带的运动,了解喉部病变的外观、深度和范围,且操作方便,患者无痛苦。间接喉镜、直接喉镜、纤维喉镜可以看清肿瘤部位、大小、声带活动度及肿瘤侵犯范围。

3.活检

喉癌确诊需病理活检证实,可在间接喉镜、直接喉镜或纤维喉镜下钳取肿瘤组织送检。

4.影像学检查

了解肿瘤范围、有无颈部淋巴结肿大及喉支架软骨破坏。

(1)X线检查:咽喉正侧位片可以明确病变的大体部位、大小、形状及软骨、气管或颈椎前软组织变化情况。晚期可有远处转移,应行常规的胸部X线片和腹部B超检查。

(2)CT、MRI检查:有助于明确肿瘤在喉内生长范围、有无外侵及侵袭程度,以及颈部肿大淋巴结与大血管的关系等。

(五)治疗

手术和放疗在喉癌的治疗中起着重要作用。早期喉癌单独使用放疗和手术切除,都可以获得较好的效果。晚期则以综合治疗——在手术后辅以放疗为佳。

1.手术治疗

手术方式主要分为喉部分切除术及喉全切术。原则是在彻底切除癌肿的前提下,尽可能保留或重建喉功能。

2.放疗

(1)单纯放疗:T_1、T_2 早期喉癌都应以放疗为首选。放疗可以取得和手术治疗同样的效果,而且最大优点是能保持说话功能。单纯放疗可获得 80%～100%的 5 年生存期。放疗剂量为 60～70 Gy。早期单纯放疗即使效果不佳,还可行手术补救。单纯放疗主要用于早期声带癌及因全身情况不宜手术治疗的患者。

(2)术前放疗:放射剂量一般为每 4～5 周 40～50 Gy。放疗结束后 2～4 周内行手术治疗。主要适用于较晚期、肿瘤范围较大的患者。放疗的目的是为了使肿瘤缩小,提高手术切除率,提高肿瘤局部控制率,可以预防或减少因手术而促使肿瘤的转移或扩散。对声门下癌先行放疗后再行喉切除术,可以减少气管造瘘处的肿瘤复发。

(3)术后放疗:目的是提高局部控制率,放射剂量需给予 60 Gy 以上。喉部分切除术或全喉切除术后 2～4 周可行放疗。

3.化疗

喉癌 95%以上为鳞状细胞癌,对化疗不敏感,多作为综合治疗的一部分。

4.生物治疗

疗效尚不肯定,处于试验阶段。主要方法包括重组细胞因子如干扰素等、免疫细胞疗法、肿瘤疫苗和单克隆抗体及其耦联物。

二、护理

(一)心理支持

由于喉部手术后,患者不能进行正常的语言交流,给患者的心理和形象上造成了双重的恶性刺激。应做好解释工作,多关心和体贴患者,鼓励家属多陪伴,给予情感支持。治疗期间注意加强沟通工作,和患者使用纸笔进行交流,及时了解患者的需要,给予帮助,并告知其成功病例,树立战胜疾病的信心。

(二)饮食护理

注意饮食,进食高蛋白质、高维生素、清淡、易消化的流质或半流质食,禁烟、酒,多喝水。鼓励患者取坐位或半坐位进食,进食后休息 15～30 分钟再活动,应少食多餐。放疗期间患者感觉精神倦怠、喉干口燥,饮食则以清热解毒、生津润肺为主,出现咽喉疼痛、吞咽疼痛、胸骨后疼痛时进食温凉容易吞咽的流质或半流质饮食,如鱼肉、梨汁、萝卜汁、绿豆汤、西瓜等。汤水宜以清热利咽、润肺生津为原则,如胡萝卜马蹄汤、冬瓜老鸭汤、银耳莲子百合汤等。放疗期间忌食热性食物和热性水果,如羊肉、狗肉、兔肉及橘子、荔枝、龙眼等。特别是放化疗期间,由于口腔黏膜反应及喉头水肿严重导致进食困难时,可给予静脉营养支持。

(三)口腔护理

嘱患者多饮水,常含话梅或维生素 C,促进唾液分泌。

(四)放疗的护理

(1)喉癌患者术后如身体恢复良好,2 周内可行放疗。放疗前必须将金属气管套管更换为塑料套管,佩带金属气管套管不能进行放疗,防止金属套管影响疗效及可能发生次波射线对局部造

成损伤。

(2)气管套管护理：根据患者咳痰量每天清洗内套管1～3次。方法为套管取出后用温开水或生理盐水浸泡(塑料制品的套管如用开水或热水浸泡清洗，可发生变形)，清除痰痂后用75%乙醇浸泡消毒15分钟后再用温开水或生理盐水冲洗干净。定期更换固定的纱带及气管套纱块，保持气管造口周围皮肤清洁、干燥，气管造口最好用大纱块遮挡，预防感染，污染时及时更换。放疗期间注意观察套管内的痰量、颜色、性质，痰中带血时应多饮水并加强气道湿化。

(3)放疗处皮肤的护理：气管造口处皮肤受射线损伤，易被痰液污染感染，可每天给予生理盐水清洗造口周围皮肤，避免使用乙醇及活力碘。

(4)放疗并发症的防护：主要表现为声音嘶哑、咽下疼痛、吞咽困难、口干、味觉改变、体重减轻等症状，喉癌晚期放疗最常见的并发症是喉头水肿、喉软骨炎和喉软骨坏死。护士应密切观察病情变化，指导患者多饮水，禁烟酒，进食清淡温凉饮食。避免用声，尽量减少与患者的语言交流，改用纸笔交流。并注意观察呼吸情况，指导患者有效咳痰，保持呼吸道通畅，床边备好吸痰装置。放疗期间易引起咽部疼痛充血、喉头水肿或痰液黏稠时，可用生理盐水3～5 mL加庆大霉素1支、α-糜蛋白酶或沐舒坦1支行雾化吸入，每天1次，严重时可行2～3次。必要时可加用抗感染、消肿和激素药物。喉头水肿多于放疗后3个月内消退，对超过半年仍不消退或逐渐加重者应注意有无局部残存、复发或早期喉软骨坏死的发生。

(五)语言康复护理

语言康复护理是全喉切除术后患者的重要康复内容。由于喉部手术后失去发音器官，又因呼吸气道的改变，使患者难以适应。可帮助患者进行食管语言训练、安装人工发音装置和进行发声重建手术，帮助患者重建发音功能。第一食管语言训练，全喉切除术后的患者由于解剖部位的差异，可出现口腔音、咽音、和食管音三种语言声音类型。而食管音则是全喉切除术后患者能发出的最好声音，发食管音的生理过程为两个阶段，一是空气进入食管阶段。二是食管壁肌肉收缩，使空气振动形成排气发生。训练食管音是全喉切除术后患者最方便、最自然、最好的语言康复方法，经济适用，但并不是每个患者都能训练成功。第二安装人工发音装置，即人工喉是一种人造的发音装置，代替声带的振动发出声音，再通过构语器官形成语言。根据声音传送形式分为经口传声和颈部传声两种。经口人工喉已经由气动人工喉发展为电子人工喉，可获得3 m以上距离的清晰的发音效果。第三发声重建手术，近年来国内外进行了多种气管食管造瘘发声重建术和气管食管造瘘口安装单向阀门发音管。既可与全喉切除术一期完成，也可施行二期手术，使语言功能得以康复，提高生活质量。对全喉切除术后的患者应及时进行鼓励、诱导，使他们树立信心和勇气，将心理治疗和语言康复相结合，使患者积极配合治疗和训练，可指导患者去专业机构加强语言康复功能训练。

三、健康教育

(1)指导患者注意保护喉咙，避免说话过多，产生疲劳，多采用其他方式进行交流。

(2)指导患者或家属学会清洗、消毒和更换气管内套管的方法。保持造瘘口清洁干燥，及时清理分泌物。外出或淋浴时注意保护造瘘口，防止异物吸入。室内保持一定的湿度。

(3)由于长期戴有气管套管者喉反射功能降低，应嘱患者将痰液及脱落坏死组织及时吐出，以防止吸入性肺炎发生。

(4)湿化气道，预防痂皮。根据情况定时向气道内滴入抗生素湿化液，嘱多饮水，以稀释痰液防止痰液干燥结痂。

(5)帮助患者适应自己的形象改变,鼓励其面对现实,照镜子观察自己的造口。教患者一些遮盖缺陷的技巧如自制围巾、饰品,保持自我形象整洁等。为了保持呼吸道通畅,勿穿高领毛衫。

(6)加强锻炼,增强抵抗力,注意保暖,避免到公共场所,防止上呼吸道感染。禁止游泳、淋浴,防止污物进入气管造口,引起吸入性肺炎。

(7)禁烟酒和刺激性食物,保持大便通畅,气管切开后患者不能屏气,影响肠蠕动,应多吃新鲜蔬菜水果等预防便秘。

(8)发现出血、呼吸困难、造瘘口有新生物或颈部扪及肿块,应及时到医院就诊。定期随诊,治疗结束后第1～2年内每3个月复查一次。

喉癌的预后与原发肿瘤的部位、肿瘤的大小、有无淋巴结转移、病理类型等相关。声门上型与声门下型分化较差,发展较快,预后较差;声门型分化较好,发展较慢,预后较好。早期喉癌单独使用放疗和手术切除,可以获得80%以上的5年生存率。

(于秋菊)

第四节 食 管 癌

一、疾病概述

(一)概念

食管癌是常见的一种消化道癌肿。全世界每年约有30万人死于食管癌,我国每年死亡达15万余人。食管癌的发病率有明显的地域差异,高发地区发病率可高达150/10万以上,低发地区则只在3/10万左右。国外以中亚、非洲、法国北部和中南美洲为高发区。我国以太行山地区、秦岭东部地区、大别山区、四川北部地区、闽南和广东潮汕地区、苏北地区为高发区。

(二)相关病理生理

临床上将食管分为颈、胸、腹3段。胸段食管又分为上、中、下3段。胸中段食管癌较多见,下段次之,上段较少。95%以上的食管癌为鳞状上皮细胞癌,贲门部腺癌可向上延伸累及食管下段。

食管癌起源于食管黏膜上皮。癌细胞逐渐增大侵及肌层,并沿食管向上下、全周及管腔内外方向发展,出现不同程度的食管阻塞。晚期癌肿穿透食管壁、侵入纵隔或心包。食管癌主要经淋巴转移,血行转移发生较晚。

(三)病因与诱因

病因至今尚未明确,可能与下列因素有关。

1.亚硝胺及真菌

亚硝胺是公认的化学致癌物,在高发区的粮食和饮水中,其含量显著增高,且与当地食管癌和食管上皮重度增生的患病率呈正相关。各种霉变食物能产生致癌物质,一些真菌能将硝酸盐还原为亚硝酸盐,促进二级胺的形成,使二级胺比发霉前增高50～100倍。少数真菌还能合成亚硝胺。

2.遗传因素和基因

食管癌的发病常表现家族聚集现象，河南林县食管癌有阳性家族史者占60%。在食管癌高发家族中，染色体数量及结构异常者显著增多。

3.营养不良及微量元素缺乏

饮食缺乏动物蛋白、新鲜蔬菜和水果，摄入的维生素A、维生素B_1、维生素B_2、维生素C缺乏，是食管癌的危险因素。食物、饮水和土壤内的微量元素，如钼、铜、锰、铁、锌含量较低，亦与食管癌的发生相关。

4.饮食习惯

嗜好吸烟、长期饮烈性酒者食管癌发生率明显升高。进食粗糙食物，进食过热、过快等因素易致食管上皮损伤，增加了对致癌物的敏感性。

5.其他因素

食管慢性炎症、黏膜损伤及慢性刺激亦与食管癌发病有关，如食管腐蚀伤、食管慢性炎症、贲门失弛缓症及胃食管长期反流引起的Barrett食管（食管末端黏膜上皮柱状细胞化）等均有癌变的危险。

（四）临床表现

1.早期

早期常无明显症状，但在吞咽粗硬食物时可能有不同程度的不适感觉，包括咽下食物哽噎感，胸骨后烧灼样、针刺样或牵拉摩擦样疼痛。食物通过缓慢，并有停滞感或异物感。可能是局部病灶刺激食管蠕动异常或痉挛，或局部炎症、糜烂、表浅溃疡等所致。哽噎停滞感常通过饮水后缓解消失。症状时轻时重，进展缓慢。

2.中晚期

食管癌典型的症状为进行性吞咽困难。先是难咽干的食物，继而只能进半流质、流质，最后水和唾液也不能咽下。常吐黏液样痰，为下咽的唾液和食管的分泌物。患者逐渐消瘦、脱水、无力。若出现持续胸痛或背部肩胛间区持续性疼痛表示为晚期症状，癌已侵犯食管外组织。当癌肿梗阻所引起的炎症水肿暂时消退，或部分癌肿脱落后，梗阻症状可暂时减轻，常误认为病情好转。若癌肿侵犯喉返神经，可出现声音嘶哑；若压迫颈交感神经节，可产生Horner综合征。若侵入气管、支气管，可形成食管、气管或支气管瘘，出现吞咽水或食物时剧烈呛咳，并发生呼吸系统感染。后者有时亦可因食管梗阻致内容物反流入呼吸道而引起。最后出现恶病质状态。若有肝、脑等脏器转移，可出现黄疸、腹水、昏迷等状态。

（五）辅助检查

1.食管吞钡造影检查

食管吞钡造影检查是可疑食管癌患者影像学诊断的首选，采用食管吞钡X线双重对比造影检查方法。早期可见如下。

（1）食管黏膜皱襞紊乱、粗糙或有中断现象。

（2）局限性食管壁僵硬，蠕动中断。

（3）局限性小的充盈缺损。

（4）浅在龛影，晚期多为充盈缺损，管腔狭窄或梗阻。

2.内镜及超声内镜检查(EUS)

食管纤维内镜检查可直视肿块部位、形态，并可钳取活组织作病理学检查；超声内镜检查可用于判断肿瘤侵犯深度、食管周围组织及结构有无受累，有无纵隔淋巴结或腹内脏器转移等。

3.放射性核素检查

利用某些亲肿瘤的核素，如^{32}P、^{131}I 等检查，对早期食管癌病变的发现有帮助。

4.纤维支气管镜检查

食管癌外侵常可累及气管、支气管，若肿瘤在隆嵴以上应行气管镜检查。

5.CT、PET/CT 检查

胸、腹 CT 检查能显示食管癌向管腔外扩展的范围及淋巴结转移情况，而 PET/CT 检查则更准确地显示食管癌病变的实际长度，对颈部、上纵隔、腹部淋巴结转移诊断具有较高准确性，在寻找远处转移灶比传统的影像学方法如 CT、EUS 等具有更高的灵敏性。

(六)治疗原则

以手术为主，辅以放疗、化疗等综合治疗。主要治疗方法有内镜治疗、手术、放疗、化疗、免疫及中医中药治疗等。

1.非手术治疗

(1)内镜治疗：食管原位癌可在内镜下行黏膜切除，术后 5 年生存率可达 86%～100%。

(2)放疗：放射和手术综合治疗，可增加手术切除率，也能提高远期生存率。术前放疗后间隔 2～3 周再作手术较为合适。对手术中切除不完全的残留癌组织处作金属标记，一般在手术后 3～6 周开始术后放疗。而单纯放射疗法适用于食管颈段、胸上段食管癌，也可用于有手术禁忌证而病变不长、尚可耐受放疗的患者。

(3)化疗：食管癌对化疗药物敏感性差，与其他方法联合应用，有时可提高疗效。

(4)其他：免疫治疗及中药治疗等亦有一定疗效。

2.手术治疗

手术治疗是治疗食管癌首选方法。对于全身情况和心肺功能良好、无明显远处转移征象者，可采用手术治疗；对估计切除可能性小的较大的鳞癌而全身情况良好的患者，可先做术前放疗，待瘤体缩小后再手术；对晚期食管癌、不能根治或放疗、进食有困难者，可作姑息性减状手术，如食管腔内置管术、食管胃转流吻合术、食管结肠转流吻合术或胃造瘘术等，以达到改善、延长生命的目的。

二、护理评估

(一)一般评估

1.生命体征(T、P、R、BP)

患有食管癌的患者生命体征常无变化。如肿瘤较大压迫气管可引起呼吸急促、心率加快。

2.患者主诉

患者在吞咽食物时，有无哽噎感，胸骨后烧灼样、针刺样或牵拉摩擦样疼痛；有无进行性吞咽困难等症状。

3.相关记录

相关记录包括体重、有无消瘦、饮食习惯改变、吸烟、嗜酒、排便异常情况。有无其他伴随疾病，如糖尿病、冠状动脉粥样硬化性心脏病(冠心病)、高血压、慢性支气管炎等记录。

(二)身体评估

1.局部

了解患者有无吞咽困难、呕吐等;有无疼痛,疼痛的部位和性质,是否因疼痛而影响睡眠。

2.全身

评估患者的营养状况,体重有无减轻,有无消瘦、面部颜色(贫血)、脱水或衰弱;了解患者有无锁骨上淋巴结肿大和肝肿块;有无腹水、胸腔积液等。

(三)心理-社会评估

患者对该疾病的认知程度以及主要存在的心理问题,患者家属对患者的关心程度、支持力度、家庭经济承受能力如何等。引导患者正确配合疾病的治疗和护理。

(四)辅助检查阳性结果评估

(1)血液化验检查:食管癌患者若长期进食困难,可引起营养失调低蛋白血症、贫血、维生素、电解质缺乏,但该类患者多有脱水、血液浓缩等现象,血液化验检查常不能正确判断患者的实际营养状况,应注意综合判断、科学分析。

(2)了解食管吞钡造影、内镜及超声内镜检查、CT、PET/CT 等结果,以判断肿瘤的位置、有无扩散或转移。

(五)治疗效果评估

1.非手术治疗评估要点

胸痛、背痛等症状是否改善或加重,吞咽困难是否改善或加重,放、化疗引起的胃纳减退、骨髓造血功能抑制等毒不良反应有无好转。

2.手术治疗评估要点

术后患者生命体征是否平稳,有无发热、胸闷、呼吸浅快、发绀及肺部痰鸣音等;伤口是否干燥,有无渗液、渗血;各引流管是否通畅,引流量、颜色与性状等;术后有无大出血、感染、肺不张、乳糜胸、吻合口瘘等并发症的发生;患者术后进食情况,有无食物反流现象。

三、护理诊断

(一)营养失调

营养失调与低于机体需要量与进食量减少或不能进食、消耗增加等有关。

(二)体液不足

体液不足与吞咽困难、水分摄入不足有关。

(三)焦虑

焦虑与对癌症的恐惧和担心疾病预后等有关。

(四)知识缺乏

知识缺乏与对疾病的认识不足有关。

(五)潜在并发症

1.肺不张、肺炎

肺不张、肺炎与手术损伤及术后切口疼痛、虚弱致咳痰无力等有关。

2.出血

出血与术中止血不彻底、术后出现活动性出血及患者凝血功能障碍有关。

3.吻合口瘘

吻合口瘘与食管的解剖特点及感染、营养不良、贫血、低蛋白血症等有关。

4.乳糜胸

乳糜胸与伤及胸导管有关。

四、护理措施

(一)术前护理

1.心理护理

患者有进行性吞咽困难,日益消瘦,对手术的耐受能力差,对治疗缺乏信心,同时对手术存在着一定程度的恐惧心理。因此,应针对患者的心理状态进行解释、安慰和鼓励,建立充分信赖的护患关系,使患者认识到手术是彻底的治疗方法,使其乐于接受手术。

2.加强营养

尚能进食者,应给予高热量、高蛋白、高维生素的流质或半流质饮食。不能进食者,应静脉补充水分、电解质及热量。低蛋白血症的患者,应输血或血浆蛋白给予纠正。

3.呼吸道准备

术前严格戒烟,指导并教会患者深呼吸、有效咳嗽、排痰。

4.胃肠道准备

(1)注意口腔卫生。

(2)术前安置胃管和十二指肠滴液管。

(3)术前禁食,有食物潴留者,术前晚用等渗盐水冲洗食管,有利于减轻组织水肿,降低术后感染和吻合口漏的发生率。

(4)拟行结肠代食管者,术前需按结肠手术准备护理。

5.术前练习

教会患者深呼吸、有效咳嗽、排痰、床上排便等活动。

(二)术后护理

(1)严密观察生命体征的变化。

(2)保持胃肠减压管通畅:术后 24～48 小时引流出少量血液,应视为正常,如引出大量血液应立即报告医师处理。胃肠减压管应保留 3～5 天,以减少吻合口张力,以利愈合。注意胃管连接准确,固定牢靠,防止脱出。

(3)密切观察胸腔引流量及性质:胸腔引流液如发现有异常出血、混浊液、食物残渣或乳糜液排出,则提示胸腔内有活动性出血、食管吻合口漏或乳糜胸,应采取相应措施,明确诊断,予以处理。

(4)观察吻合口漏的症状:食管吻合口漏的临床表现为高热、脉快、呼吸困难、胸部剧痛、不能忍受;患侧呼吸音低,叩诊浊音,白细胞升高甚至发生休克。处理原则:①胸膜腔引流,促使肺膨胀。②选择有效的抗生素抗感染。③补充足够的营养和热量。目前多选用完全胃肠内营养(TEN)经胃造口灌食治疗,效果确切、满意。④严密观察病情变化,积极对症处理。⑤需再次手术者,积极完善术前准备。

(三)休息与活动

适当休息,保证充足的睡眠,进行呼吸功能锻炼,对手术后康复有重要的意义,可指导患者进

行深呼吸、腹式呼吸、吹气球及呼吸功能训练仪(三球型)的训练,鼓励患者爬楼梯以及进行扩胸运动,以不感到疲劳为宜。

(四)饮食护理

1.术前

大多数食管癌患者因不同程度吞咽困难而出现摄入不足,营养不良,水、电解质失衡,使机体对手术的耐受力下降,故术前应保证患者营养素的摄入。

(1)能进食者,鼓励患者进食高热量、高蛋白、丰富维生素饮食;若患者进食时感食管黏膜有刺痛,可给予清淡无刺激的食物,告知患者不可进食较大、较硬的食物,宜进半流质或水分多的软食。

(2)若患者仅能进食流质而营养状况较差,可给予肠内营养或肠外营养支持。

2.术后饮食

(1)术后早期吻合口处于充血水肿期,需禁饮禁食 3~4 天,禁食期间持续胃肠减压,注意经静脉补充营养。

(2)停止胃肠减压 24 小时后,若无呼吸困难、胸内剧痛、患侧呼吸音减弱及高热等吻合口瘘的症状时,可开始进食。先试饮少量水,术后 5~6 天可进全清流质,每 2 小时 100 mL,每天 6 次。术后 3 周患者若无特殊不适可进普食,但仍应注意少食多餐,细嚼慢咽,进食不宜过多、过快,避免进食生、冷、硬食物(包括质硬的药片和带骨刺的鱼肉类、花生、豆类等),以防后期吻合口瘘。

(3)食管癌、贲门癌切除术后,胃液可反流至食管,致反酸、呕吐等症状,平卧时加重,嘱患者进食后2 小时内勿平卧,睡眠时将床头抬高。

(4)食管胃吻合术后患者,可由于胃拉入胸腔、肺受压而出现胸闷、进食后呼吸困难,建议患者少食多餐,1~2 个月后,症状多可缓解。

(五)用药护理

严格按医嘱要求用药,注意控制输液速度和用量,必要时使用输液泵输注液体。注意观察有无药物不良反应,发现问题及时处理。

(六)心理护理

食管癌患者往往对进行性加重的吞咽困难、日渐减轻的体重感到焦虑不安;对所患疾病有部分认识,求生的欲望十分强烈,迫切希望能早日手术,恢复进食,但对手术能否彻底切除病灶、今后的生活质量、麻醉和手术意外、术后伤口疼痛及可能出现的术后并发症等表现出日益紧张、恐惧,甚至明显的情绪低落、失眠和食欲下降。

(1)加强与患者及家属的沟通,仔细了解患者及家属对疾病和手术的认知程度,了解患者的心理状况,并根据患者的具体情况,实施耐心的心理疏导。讲解手术和各种治疗与护理的意义、方法、大致过程、配合与注意事项。

(2)营造安静舒适的环境,以促进睡眠。必要时使用安眠、镇静、镇痛类药物,以保证患者充分休息。

(3)争取亲属在心理上、经济上的积极支持和配合,解除患者的后顾之忧。

(七)呼吸道管理

食管癌术后患者易发生呼吸困难、缺氧,并发肺不张、肺炎,甚至呼吸衰竭,主要与下列因素有关:年老的食管癌患者常伴有慢性支气管炎、肺气肿、肺功能低下等;开胸手术破坏了胸廓的完整性；肋间肌和膈肌的切开，使肺的通气泵作用严重受损；术中对肺较长时间的挤压牵拉造成一定的损伤；术后迷走神经功能亢进，引起气管、支气管黏膜腺体分泌增多；食管胃吻合术后，胃拉入胸腔，使肺受压，肺扩张受限；术后切口疼痛、虚弱致咳痰无力，尤其是颈、右胸、上腹三切口患者。护理措施包括以下几点。

(1)加强观察：密切观察呼吸形态、频率和节律，听诊双肺呼吸音是否清晰，有无缺氧征兆。

(2)气管插管者，及时吸痰，保持气道通畅。

(3)术后第 1 天每 1～2 小时鼓励患者深呼吸、吹气球、使用深呼吸训练器，促使肺膨胀。

(4)痰多、咳痰无力的患者若出现呼吸浅快、发绀、呼吸音减弱等痰阻塞现象时，立即行鼻导管深部吸痰，必要时行纤维支气管镜吸痰或气管切开吸痰，气管切开后按气管切开常规护理。

(八)胃肠道护理

1.胃肠减压的护理

(1)术后 3～4 天内持续胃肠减压，妥善固定胃管，防止脱出。

(2)加强观察：严密观察引流液的量、性状及颜色并准确记录。术后 6～12 小时可从胃管内抽吸出少量血性液或咖啡色液，以后引流液颜色逐渐变浅。若引流出大量鲜血或血性液，患者出现烦躁、血压下降、脉搏增快、尿量减少等，应考虑吻合口出血，需立即通知医师并配合处理。

(3)保持通畅：经常挤压胃管，避免管腔堵塞。胃管不通畅者，可用少量生理盐水冲洗并及时回抽，避免胃扩张使吻合口张力增加而并发吻合口瘘。胃管脱出后应严密观察病情，不应盲目再插入，以免戳穿吻合口，造成吻合口瘘。待肛门排气、胃肠减压引流量减少后，拔除胃管。

2.结肠代食管(食管重建)术后护理

(1)保持置于结肠袢内的减压管通畅。

(2)注意观察腹部体征，了解有无发生吻合口瘘、腹腔内出血或感染等，发现异常及时通知医师。

(3)若从减压管内吸出大量血性液或呕吐大量咖啡样液伴全身中毒症状，应考虑代食管的结肠袢坏死，需立即通知医师并配合抢救。

(4)结肠代食管后，因结肠逆蠕动，患者常嗅到粪便气味，需向患者解释原因，并指导其注意口腔卫生，一般此情况于半年后可逐步缓解。

3.胃造瘘术后的护理

(1)观察造瘘管周围有无渗液或胃液漏出。由于胃液对皮肤刺激性较大，应及时更换渗湿的敷料，并在瘘口周围涂氧化锌软膏或置凡士林纱布保护皮肤，防止发生皮炎。

(2)妥善固定用于管饲的暂时性的或永久性造瘘，防止脱出或阻塞。

(九)并发症的预防和护理

1.出血

观察并记录引流液的性状、量。若引流量持续 2 小时都超过 4 mL/(kg·h)，伴血压下降、脉搏增快、躁动、出冷汗等低血容量表现，应考虑有活动性出血，及时报告医师，并做好再次开胸的准备。

2.吻合口瘘

吻合口瘘是食管癌手术后极为严重的并发症，多发生在术后 5～10 天，病死率高达 50%。发生吻合口瘘的原因有：食管的解剖特点，无浆膜覆盖、肌纤维呈纵形走向，易发生撕裂；食管血液供应呈节段性，易造成吻合口缺血；吻合口张力太大；感染、营养不良、贫血、低蛋白血症等影响

吻合口愈合。应积极预防。术后应密切观察患者有无呼吸困难、胸腔积液和全身中毒症状,如高热、寒战;甚至休克等吻合口瘘的临床表现。一旦出现上述症状,立即通知医师并配合处理。包括嘱患者立即禁食;协助行胸腔闭式引流并常规护理;遵医嘱予以抗感染治疗及营养支持;严密观察生命体征,若出现休克症状,积极抗休克治疗;再次手术者,积极配合医师完善术前准备。

3.乳糜胸

食管、贲门癌术后并发乳糜胸是比较严重的并发症,多因伤及胸导管所致,多发生在术后2~10天,少数患者可在2~3周后出现。术后早期由于禁食,乳糜液含脂肪甚少,胸腔闭式引流可为淡血性或淡黄色液,但量较多;恢复进食后,乳糜液漏出量增多,大量积聚在胸腔内,可压迫肺及纵隔并使之向健侧移位。由于乳糜液中95%以上是水,并含有大量脂肪、蛋白质、胆固醇、酶、抗体和电解质,若未及时治疗,可在短时期内造成全身消耗、衰竭而死亡,必须积极预防和及时处理。其主要护理措施包括以下几点。

(1)加强观察:注意患者有无胸闷、气急、心悸,甚至血压下降。

(2)协助处理:若诊断成立,迅速处理,即置胸腔闭式引流,及时引流胸腔内乳糜液,使肺膨胀。可用负压持续吸引,以利于胸膜形成粘连。

(3)给予肠外营养支持。

(十)健康教育

1.疾病预防

避免接触引起癌变的因素,如减少饮用水中亚硝胺及其他有害物质、防霉去毒;应用维A酸类化合物及维生素等预防药物;积极治疗食管上皮增生;避免过烫、过硬饮食等。

2.饮食指导

根据不同术式,向患者讲解术后进食时间,指导选择合理的饮食及注意事项,预防并发症的发生。

(1)宜少量多餐,由稀到干,逐渐增加食量,并注意进食后的反应。

(2)避免进食刺激性食物与碳酸饮料,避免进食过快、过量及硬质食物;质硬的药片可碾碎后服用,避免进食花生、豆类等,以免导致吻合口瘘。

(3)患者餐后取半卧位,以防止进食后反流、呕吐,利于肺膨胀和引流。

3.活动与休息

保证充足睡眠,劳逸结合,逐渐增加活动量。术后早期不宜下蹲大小便,以免引起直立性低血压或发生意外。

4.加强自我观察

若术后3~4周再次出现吞咽困难,可能为吻合口狭窄,应及时就诊。

定期复查,坚持后续治疗。

五、护理效果评估

通过治疗与护理,患者是否有以下改善。

(1)营养状况改善,体重增加;贫血状况改善。

(2)水、电解质维持平衡,尿量正常,无脱水或电解质紊乱的表现。

(3)焦虑减轻或缓解,睡眠充足。

(4)患者对疾病有正确的认识,能配合治疗和护理。

(5)无并发症发生或发生后得到及时处理。

(于秋菊)

第五节 胃 癌

一、疾病概述

胃癌为起源于胃黏膜上皮的恶性肿瘤。

(一)流行病学特征

胃癌是最常见的恶性肿瘤之一,患病率仅次于肺癌。病死率高,发病率存在明显的性别差异,男性约为女性的2倍,55~70岁为高发年龄段。

(二)临床表现

1.早期

早期多无症状,部分患者可出现消化不良表现:食欲缺乏、恶心呕吐、食后胃胀、嗳气、反酸等,是一组常见而又缺乏特异性的胃癌早期信号。

2.进展期

(1)消化系统症状:上腹痛,是进展期最早出现的症状,开始有早饱感(指患者虽饥饿,但进食后即感饱胀不适),而后出现隐痛不适,最后疼痛持续不缓解。

(2)全身症状:食欲缺乏、乏力、食欲缺乏呈进行性加重,消瘦、体重呈进行性下降、贫血。

(3)肿瘤转移症状:肺部——咳嗽、呃逆、咯血;胸膜——胸腔积液、呼吸困难;腹膜——腹水、腹部胀满不适;骨骼——全身骨骼痛;胰腺——持续上腹痛,并向背部放射。

早期胃癌和进展期胃癌均可出现上消化道出血,常为黑便。少部分早期胃癌可表现为轻微的上消化道出血症状,即黑便或持续大便隐血阳性。

(三)治疗

1.手术治疗

手术治疗是唯一有可能根治胃癌的方法。

2.化疗

有转移淋巴结癌灶的早期胃癌及全部进展期胃癌均可化疗,以使癌灶局限、消灭残存癌灶及防止复发和转移。

3.支持治疗

应用高能量静脉营养疗法可增强患者的体质;可应用对胃癌有一定作用的生物抑制剂,以提高患者的免疫力。

(四)预后

胃癌的预后直接与诊断时的分期有关,5年生存率较低,早期胃癌预后佳。

二、护理评估

(1)腹痛:观察腹痛的部位、性质、程度变化,判断有无并发症。

(2)营养状况:观察体重、贫血征的变化。

(3)观察止痛药的效果及不良反应。

三、护理诊断

(一)疼痛

腹痛与胃癌或其并发症有关。

(二)营养失调

低于机体需要量与摄入量减少及消化吸收障碍有关。

(三)活动无耐力

活动无耐力与疼痛、腹部不适有关。

(四)潜在并发症

消化道出血、穿孔、感染、梗阻。

四、护理措施

(一)疼痛的护理

(1)观察疼痛的部位、性质、是否有严重的恶心、呕吐、吞咽困难、呕血及黑便症状。

(2)遵医嘱使用相应止痛药、化疗药物。注意合理选择静脉,避免药液外渗。评估止痛剂效果。

(二)营养失调的护理

(1)饮食选择:鼓励能进食者尽可能进食易消化,营养丰富的流质或半流质饮食,少量多餐;监测体重,观察营养状况。

(2)建立中心静脉通路,做好相应维护。遵医嘱输注高营养物质,保证营养供给。应用生物抑制剂,以提高患者的免疫力。

(三)活动无耐力的护理

(1)注意休息,给予适量的活动,避免劳累。

(2)评估自理能力,做好基础护理,预防压疮。

(四)潜在并发症的护理

(1)监测生命体征:有无心力衰竭、血压下降、发热等。

(2)观察呕吐物、排泄物的颜色、性质、量,如出现呕咖啡色样物和(或)排黑便考虑发生消化道出血;如有腹痛伴腹膜刺激征时考虑发生穿孔;如持续体温升高,应考虑存在感染,应寻找感染的部位及原因。以上情况均应立即通知医师,做相应处理。

(五)用药指导

1.化疗药

应用前应做好血管的评估,必要时给予中心静脉置管,避免药物外渗;注意观察药物的疗效及不良反应。

2.止痛药

严格遵医嘱用药,观察用药后患者腹痛的改善情况。

(六)晚期患者做好生活护理

生活护理包括口腔、足部、会阴的清洁。观察营养状况,消瘦明显者协助更换体位,定时翻身,保持皮肤清洁干燥,预防压疮的发生。

(七)健康指导

(1)患者生活规律,保证休息,适量活动,增强抵抗力。

(2)注意个人卫生,防止继发感染。

(3)宣传与胃癌发生的相关因素,指导群众注意饮食卫生,避免或减少可致癌的食物,如熏烤、腌渍、发霉的食物。

(4)防治与胃癌有关的疾病,如萎缩性胃炎、胃溃疡等,可定期做胃镜检查,以便及时发现,高危人群应尽早治疗原发病或定期复查。

五、护理效果评价

(1)症状缓解,患者可以进行居家自我护理。

(2)患者营养状况尚可,未发生营养不良。

(3)无并发症的出现。

(4)患者心理健康,可以接受疾病,愿意配合治疗。

(于秋菊)

第六节　原发性肝癌

原发性肝癌是指由肝细胞或肝内胆管上皮细胞发生的恶性肿瘤,是我国常见的恶性肿瘤之一,病死率较高,在恶性肿瘤死亡排位中占第2位。近年来发病率有上升趋势,肝癌的5年生存率很低,预后凶险。原发性肝癌的发病率有较高的地区分布性,本病多见于中年男性,男女性别之比在肝癌高发区中3∶1～4∶1,低发区则为1∶1～2∶1。高发区的发病年龄高峰为40～49岁。

一、病因及发病机制

病因及发病机制尚不清楚,根据高发区的流行病学调查结果表明,下列因素与肝癌的发病关系密切。

(一)病毒性肝炎

在我国,乙型肝炎是原发性肝癌发生的最重要病因,原发性肝癌患者中1/3曾有慢性肝炎病史。肝癌患者血清中乙型肝炎标志物高达90%以上,近年来丙型肝炎与肝癌关系也逐渐引起关注。

(二)肝硬化

原发性肝癌合并肝硬化者占50%～90%,乙肝病毒持续感染与肝细胞癌有密切关系。其过程可能是乙型肝炎病毒引起肝细胞损害继而发生增生或不典型增生,从而对致癌物质敏感。在多病因参与的发病过程中可能有多种基因发生改变,最后导致癌变。

(三)黄曲霉毒素

在肝癌高发区,尤其南方以玉米为主粮的地方调查提示,肝癌流行可能与黄曲霉毒素对粮食的污染有关,其代谢产物黄曲霉毒素 B_1 有强烈致癌作用。

（四）饮水污染

某些地区的流行病学调查结果发现，饮用池塘水者与饮用井水者的肝癌发病率和病死率有明显差异，可能与池塘水的蓝绿藻产生的微囊藻毒素污染饮用水源有关。

（五）遗传因素

在高发区肝癌有时出现家族聚集现象，尤以共同生活并有血缘关系者的肝癌罹患率高。可能与肝炎病毒垂直传播有关。

（六）其他

饮酒、亚硝胺、农药、某些微量元素含量异常如铜、锌、钼等、肝吸虫等因素也被认为与肝癌有关。吸烟和肝癌的关系还待进一步明确。

二、临床表现

（一）症状

肝癌起病隐匿，早期缺乏典型症状，多在肝病随访中或体检普查中，应用血清甲胎蛋白（AFP）及B超检查偶然发现肝癌，此时患者既无症状，体格检查亦缺乏肿瘤本身的体征，此期称为亚临床肝癌。一旦出现症状而来就诊者其病程大多已进入中晚期。不同阶段的肝癌，其临床表现有明显差异。

1.肝区疼痛

肝区疼痛最常见，半数以上患者呈间歇性或持续性的钝痛或胀痛，是由于肿块生长迅速、使肝包膜绷紧牵拉所致。当肿瘤侵犯膈肌时，疼痛可向右肩或右背部放射。向右后生长的肿瘤可致右腰疼痛。突然出现剧烈腹痛和腹膜刺激征提示癌结节包膜下出血或向腹腔破溃。

2.消化道症状

食欲缺乏、恶心、呕吐、腹泻、消化不良等，缺乏特异性。

3.全身症状

低热，发热与癌肿坏死物质吸收有关。此外还有乏力、消瘦、贫血、全身衰弱等，少数患者晚期呈恶病质。这是由于癌症所致的能量消耗和代谢障碍所致。

4.转移灶症状

如肺转移可出现咳嗽、咯血；胸膜转移可引起胸痛和血性胸腔积液；癌栓栓塞肺动脉，引起肺梗死，可突然出现严重呼吸困难和胸痛；癌栓栓塞下肢静脉，可出现下肢严重水肿；骨转移和脊柱转移，可引起局部压痛或神经受压症状；颅内转移可出现相应的神经定位症状和体征。

5.伴癌综合征

癌肿本身代谢异常，癌组织对机体发生影响而引起的内分泌或代谢异常的一组综合征称为伴癌综合征。如自发性低血糖症、红细胞增多症，其他罕见的有高脂血症、高钙血症、类癌综合征等。

（二）体征

1.肝大

进行性肝大是常见的特征性体征之一。肝质地坚硬，表面及边缘不光滑，有大小不等结节，伴不同程度的压痛。如癌肿突出于右肋弓下或剑突下，上腹可出现局部隆起或饱满。

2.脾大

脾大多见于合并肝硬化门静脉高压患者。因门静脉或脾静脉有癌栓或癌肿压迫门静脉引起。

3.腹水

腹水因合并肝硬化门静脉高压、门静脉或肝静脉癌栓所致。当癌肿表面破溃时可引起血性腹水。

4.黄疸

当癌肿浸润、破坏肝细胞时,可引起肝细胞性黄疸;当癌肿侵犯肝内胆管或压迫胆管时,可出现阻塞性黄疸。

5.转移灶相应体征

锁骨上淋巴结肿大、胸腔积液的体征,截瘫、偏瘫等。

(三)并发症

肝性脑病;上消化道出血;肝癌结节破裂出血;血性胸腹水;继发感染。上述并发症可由肝癌本身或并存的肝硬化引起,常为致死的原因。

三、辅助检查

(一)血清甲胎蛋白(AFP)测定

AFP 是目前诊断肝细胞肝癌最特异性的标志物,是体检普查的项目之一。肝癌患者 AFP 阳性率 70%～90%,诊断标准为:①AFP＞500 μg/L 持续 4 周;②AFP 在＞200 μg/L 的中等水平持续8 周;③AFP由低浓度升高后不下降。

(二)影像学检查

(1)超声显像是目前肝癌筛查的首选检查之一,有助于了解占位性病变的血供。

(2)CT 在反映肝癌的大小、形态、部位、数目等方面有突出的优点,被认为是补充超声显像检查的非侵入性诊断的首选方法。

(3)肝动脉造影是肝癌诊断的重要补充方法,对直径 2 cm 以下的小肝癌的诊断较有价值。

(4)MRI 优点是除显示如 CT 那样的横截面外,还能显示矢状位、冠状位以及任意切面。

(三)肝组织活检或细胞学检查

在超声或 CT 引导下活检或细针穿刺行组织学或细胞学检查,是目前确诊直径 2 cm 以下小肝癌的有效方法。缺点是易引起近边缘的肝癌破裂,有促进转移的危险。在非侵入性操作未能确诊时考虑使用。

四、诊断要点

有慢性肝炎病史,原因不明的肝区不适或疼痛,或原有肝病症状加重伴有全身不适、明显的食欲缺乏和消瘦、乏力、发热;肝进行性肿大、压痛、质地坚硬、表面和边缘不光滑。对高危人群血清 AFP 的检测及影像学检查。对既无症状也无体征的亚临床肝癌的诊断主要靠血清 AFP 的检测联合影像学检查。

五、治疗要点

早期治疗是改善肝癌预后的最主要的手段,而治疗方案的选择取决于肝癌的临床分期及患者的体质。

(一)手术治疗

首选的治疗方法,是影响肝癌预后的最主要因素,是提高生存率的关键。

(二)局部治疗

1.肝动脉化疗栓塞治疗(TACE)

TACE 为原发性肝癌非手术的首选方案,效果较好,应反复多次治疗。机制为先栓塞肿瘤远端血供,再栓塞肿瘤近端肝动脉,使肿瘤难以建立侧支循环,最终引起病灶缺血性坏死,并在动脉内灌注化疗药物。常用栓塞剂有吸收性明胶海绵和碘化油。

2.无水乙醇注射疗法(PEI)

PEI 是肿瘤直径<3 cm,结节数在 3 个以内,伴肝硬化不能手术患者的首选治疗方法。在B 超引导下经皮肝穿刺入肿瘤内注入无水乙醇,促使肿瘤细胞脱水变性、凝固坏死。

3.物理疗法

局部高温疗法,如微波组织凝固技术、射频消融、高功率聚焦超声治疗、激光等。

(三)其他治疗方法

1.放疗

放疗在肝癌治疗中仍有一定地位。适用于肿瘤较局限,但不能手术者,常与其他治疗方法组成综合治疗。

2.化疗

化疗常用多柔比星及其衍生物、顺铂(CDDP)、氟尿嘧啶、丝裂霉素 C 和甲氨蝶呤(MTX)等。主张联合用药,单一用药疗效较差。

3.生物治疗

生物治疗常用干扰素、白细胞介素、LAK 细胞、TIL 细胞等,作为辅助治疗之一。

4.中医中药治疗

中医中药治疗用于晚期肝癌患者和肝功能严重失代偿无法耐受其他治疗者,可作为辅助治疗之一。

5.综合治疗

根据患者的具体情况,选择一种或多种治疗方法联合使用,为中晚期患者的主要治疗方法。

六、护理诊断

(一)疼痛(肝区痛)

与肿瘤迅速增大、牵拉肝包膜有关。

(二)预感性悲哀

与获知疾病预后有关。

(三)营养失调(低于机体需要量)

与肝功能严重损害、摄入量不足有关。

七、护理措施

(一)一般护理

1.休息与体位

给患者创造安静舒适的休息环境,减少各种不良刺激。协助并指导患者取舒适卧位。为患者创造安静、舒适环境,提高患者对疼痛的耐受性。

2.饮食护理

鼓励进食,给予高蛋白、适量热量、高维生素、易消化饮食,如出现肝性昏迷,禁食蛋白质。伴腹水患者,限制水钠摄入。如出现恶心、呕吐现象,做好口腔护理。在化疗过程中患者往往胃肠道反应明显,可根据其口味适当调整饮食。

3.皮肤护理

晚期肝癌患者极度消瘦,严重营养不良,因为疼痛影响,常拒绝体位变动。因此要加强翻身,皮肤按摩,如出现压疮,做好相应处理。

(二)病情观察

监测生命体征,观察有无肝区疼痛、发热、腹水、黄疸、呕血、便血、24 小时尿量等,以及实验室各项血液生化和免疫学指标。观察有无转移征象。

(三)疼痛护理

晚期癌症患者大部分有中度至重度的疼痛,多为顽固性的剧痛,严重影响生存质量。通过询问病史、观察或运用评估工具来判断疼痛的部位、性质、程度。

1.三阶梯疗法

目前临床普遍推行 WTO 推荐的三阶梯疗法,其原则为:①按阶梯给药,依药效的强弱顺序递增使用;②无创性给药,可选择口服给药,直肠栓剂或透皮贴剂给药等方式;③按时给药,而不是按需给药;④剂量个体化。按此疗法多数患者能满意止痛。

(1)第一阶梯:轻度癌痛,可用非阿片类镇痛药,如阿司匹林等。

(2)第二阶梯:中度癌痛及第一阶梯治疗效果不理想时,可选用弱阿片类药,如可卡因。

(3)第三阶梯:重度癌痛及第二阶梯治疗效果不理想者,选用强阿片类药,如吗啡。多采用口服缓释或控释剂型。癌痛的治疗中提倡联合用药的方法,加用一些辅助药以协同主药的疗效,减少其用量与不良反应,常用辅助药物有:①弱安定药,如地西泮和艾司唑仑等;②强安定药,如氯丙嗪和氟哌利多等;③抗抑郁药,如阿米替林。

向患者说明接受治疗的效果及帮助患者正确用药,对于已掌握的规律性疼痛,在疼痛发生前使用镇痛剂。疼痛减轻或停止时应及时停药。观察止痛疗效及不良反应。

2.其他方法

(1)放松止痛法:通过全身松弛可以阻断或减轻疼痛反应。

(2)心理暗示疗法:可结合各种癌症的治疗方法,暗示患者进行自身调节,告诉患者配合治疗就一定能战胜疾病。

(3)物理止痛法:可通过刺激疼痛周围皮肤或相对应的健侧达到止痛目的。

(4)转移止痛法:让患者取舒适体位,通过回忆、冥想、听音乐、看书报等方法转移注意力,减轻疼痛反应。

(四)肝动脉栓塞化疗护理

肝动脉栓塞化疗护理是肝癌非手术治疗的首选方法,已在临床上广泛应用,是一种创伤性的非手术治疗。

1.术前护理

(1)向患者和家属解释治疗的必要性、方法、效果。

(2)评估患者的身体状况,必要时先给予支持治疗。

(3)做好各种检查，如血常规、出凝血时间、肝肾功能、心电图、影像学检查等；检查股动脉和足背动脉搏动的强度。

(4)做好碘过敏试验和普鲁卡因过敏试验，如碘过敏试验阳性可用非离子型造影剂。

(5)术前 6 小时禁食禁饮。

(6)术前 0.5 小时可给予镇静剂，并测量血压。

2.术中护理

(1)准备好各种抢救用品和药物。

(2)护士应尽量陪伴在患者的身边，安慰及观察患者。

(3)注射造影剂时，应严格控制注射速度，注射完毕后应密切观察患者有无恶心、心悸、胸闷、皮疹等过敏症状，观察血压的变化。

(4)注射化疗药物后应观察患者有无恶心、呕吐，一旦出现应帮助患者头偏向一侧，备污物盘，指导患者做深呼吸，如使用的化疗药物胃肠道反应很明显，可在注入化疗药物前给予止吐药。

(5)观察患者有无腹痛，如出现轻微腹痛，可向患者解释腹痛的原因，安慰患者，转移注意力；如疼痛较剧，患者不能耐受，可给予止痛药。

3.术后护理

(1)预防穿刺部位出血：拔管后应压迫股动脉穿刺点 15 分钟，绷带包扎后，用沙袋(1～2 kg)压迫6～8 小时；保持穿刺侧肢体平伸 24 小时；术后 8 小时内，应每隔 1 小时观察穿刺部位有无出血和渗血，保持敷料的清洁干燥；一旦发现出血，应立即压迫止血，重新包扎，沙袋压迫；如为穿刺点大血肿，可用无菌注射器抽吸，24 小时后可热敷，促进其吸收。

(2)观察有无血栓形成：应检查两侧足背动脉的搏动是否对称，患者有无肢体麻木、胀痛、皮肤温度降低等，出现上述症状与体征，应立即报告医师及时采取溶栓措施。

(3)观察有无栓塞后综合征：发热、恶心、呕吐、腹痛。如体温超过 39 ℃，可物理降温，必要时用退热药。术中或术后用止吐药，可有效地预防和减轻恶心、呕吐的症状，鼓励患者进食，尽可能满足患者对食物的要求。腹痛是因肿瘤组织坏死、局部组织水肿而引起的，可逐渐缓解，如疼痛剧烈，可使用药物止痛。

(4)密切观察化疗后反应，及时检查肝、肾功能和血常规，及时治疗和抢救。补充足够的液体，鼓励患者多饮水、多排尿，必要时应用利尿剂。

(五)心理护理

肝癌患者的 5 个阶段的心理反应往往比其他癌症患者更为明显。要充分认识患者的心理反应，对部分出现过激行为，如绝望甚至自杀的患者，要给予正确的心理疏导；同时建立良好的护患关系，减轻患者恐惧。对于晚期患者，特别要维护其尊严，并做好临终护理。

(六)健康教育

1.疾病知识指导

原发性肝癌应以预防为主。临床证明，肝炎-肝硬化-肝癌的关系密切。因此，患病毒性肝炎的患者应及时正确治疗，防止转变为肝硬化，非乙型肝炎病毒携带者应注射乙型肝炎疫苗。加强锻炼，增强体质，注意保暖。

2.生活指导

禁食含有黄曲霉素的霉变食物，特别是发霉的花生和玉米，禁饮酒。肝癌伴有肝硬化者，特别是伴食管-胃底静脉曲张的患者，应避免粗糙饮食。

3.用药指导

在化疗过程中，应向患者做好解释工作，消除紧张心理，并介绍药物性质、毒副作用，使患者心中有数。①药物反应较重者，宜安排在睡前或饭后用药，以免影响进食。呕吐严重者应少食多餐，辅以针刺足三里、合谷、曲池等穴，对减轻胃肠道反应有一定作用。②注意防止皮肤破损，观察皮肤有无瘀斑、出血点，有无牙龈出血、鼻出血、血尿及便血等症状。③鼓励患者多饮水或强迫排尿，使尿液稀释。遵医嘱适量地服用碳酸氢钠以碱化尿液。④常选用 1∶5 000 高锰酸钾溶液坐浴，预防会阴部感染。

4.自我监测指导

出现右上腹不适、疼痛或包块者应尽早到医院检查。肝癌的疗效取决于早发现、早治疗，一旦确诊应尽早治疗，以手术为主的综合治疗可明显延长患者生命。观察肿瘤有无并发症和有无远处转移的表现，应警惕肝癌结节破裂、肝性脑病、消化道出血和感染等。手术后的癌肿患者应观察有无复发，定期复诊。化疗患者应定期检查肝肾功能、心电图、血常规、血浆药物浓度等，及时了解脏器功能和有无药物蓄积。

（于秋菊）

第十四章

体检中心的护理

第一节　体检环境与设施要求

一、体检机构的布局设置

根据体检流程及工作性质的不同，体检机构要将体检场所划分为不同的区域：办公区、体格检查区、特检区、影像区、化验区、餐饮服务区、候诊区等，既要达到功能齐全，又要使常规检查和专项检查等各个区域相对分开，避免体检次序混乱，流程不畅。部分体检机构开展有口腔、康复、心理等医疗服务，但要将检查与医疗相对分开，特别是医院的体检机构，要将检查与医疗分开，避免交叉感染。各个区域根据体检设备数量和所能接受的体检人数通过量，进行区域划分，保证体检流程顺畅合理。男女检查要划分不同的体检区域，既要注重保护体检人员隐私，也要保证方便快捷。同时，每个区域可根据自己的业务特点设置不同的环境气氛，努力做到布局合理、体现人文关怀。

二、影响体检质量的相关因素

（一）温馨舒适的体检环境

温馨舒适的环境对工作人员和受检人员保持良好的心态具有积极作用。

（二）科学规范的业务设置

业务设置首先要符合体检流程；其次要体现每个体检区的业务特点，并符合体检操作规范。

（三）素质过硬的专业队伍

主要指体检工作人员，包括政治素质和业务素质两个方面，既要具有良好的职业道德，又要具有较强的技术水平和丰富的临床诊治经验。

（四）先进齐全的硬件设施

科学先进和齐全配套的医疗设备及信息管理系统是确保体检质量的基础条件。

（五）高效顺畅的体检流程

根据体检规模和体检项目的多少，科学合理地组织体检是提高体检效率的必要条件。

(六)合理完善的体检项目

根据体检者个人情况、自觉症状、年龄结构、职业特点提供合理完善的检查项目。

三、体检规范化流程管理

实现规范化、标准化体检流程的基本条件是体检场地、体检设备和体检人员必须按照体检要求配置并符合群体体检的特点。

(一)体检场地要求

体检场地的要求是:①具有独立的体检空间和受检者的专用通道,且通风采光良好;②体检场所建筑总面积不少于 1 000 m^2,每个独立的检查室使用面积不小于 8 m^2,特殊科室要符合相关规定,检查区通道宽度不小于 2 m;③至少设有候检区、体检区和就餐区;④污水、污物及医疗垃圾处理设施要符合有关规定;⑤体检环境应温馨、舒适,空气湿度和温度四季应保持适宜,并可做适当的健康知识宣传。

(二)体检仪器设备

1.专科体检

(1)内、外科及一般检查:检查床、血压计(表)、听诊器、叩诊锤、身高计、体重计、测量尺等。

(2)口腔科:牙科治疗椅、口腔器械盘、口镜、探针、镊子、牙髓电活力测试仪、牙科 X 线机、曲面体层X 线机等。

(3)眼科:远视力表、近视力表、色觉图谱、眼底镜、非接触眼压计、视野计、裂隙灯、隐斜仪、暗适应仪、立体视觉检查仪等。

(4)耳鼻咽喉科:冷光灯(或蛇皮灯)、额镜、耳镜、鼓气耳镜、鼻镜、鼻咽镜、鼻内窥镜、间接喉镜、纤维喉镜、枪状镊、耵聍钩、嗅觉检查用品、音叉、电测听仪、中耳分析仪等。

(5)妇科检查:妇科检查床、电子阴道镜、窥阴器、红外乳腺检查仪等。

2.辅诊科室

(1)放射科:500 毫安以上 X 光机、数字 X 线成像系统、乳腺钼靶 X 线摄像仪等。

(2)特诊科:彩色多普勒超声仪、全自动心电图机、动态心电图记录仪、运动平板、脑电图仪、脑地形图仪、颈颅多普勒检查仪等。

3.实验室检查

显微镜、全自动血液分析仪、尿分析仪、血液流变分析仪、全自动生化分析仪、酶标分析仪、血凝分析仪、离子分析仪、化学发光仪等。

4.其他检查设备

如肛肠镜、胃镜、骨密度检测仪、肺功能仪、动脉硬化程度检测仪、人体成分分析仪、鹰演全身健康扫描系统、摩拉变应原检测仪等。

体检机构仪器和设备应符合所面对的体检人群特点进行配备,同时应结合实际工作需要以及每天接受体检人数和工作量,如超声诊断仪的配备,以每台每天做腹部超声检查不超过 35 人为宜。特殊职业体检应配备相应的检查设备,如飞行人员耳鼻喉科体检常用的脑干诱发电位、耳声发射、眼视震电图,电动转椅等,作为某些疾病的特殊体检项目,可以根据实际需要配备。随着医学技术和医疗设备的快速发展,体检设备在不断地更新换代,体检项目也应随之充实完善。

(三)体检人员配置

体检机构医师、护士及相关人员的配置要求:①体检医师要具备与所在体检科室专业相对应的执业医师资格,经当地卫生行政部门的登记注册,并具有3年以上综合医院临床工作经验;②体检中心至少有2名总检医师,要由具备内、外科工作经历的副主任医师以上职称人员担任;③体检中心工作人员每天工作量应做限定,临床科室单科体检医师与受检者之比应在1∶80之内,采血组与受检者的比例以不超过1∶30为宜;④体检中心护理人员要具备执业护士资格并经当地卫生行政部门的登记注册,应具有2年以上护理工作经验;⑤体检中心护理人员至少有8名具有护士以上职称,并至少有2名主管护师;⑥医技类医师,技师应具有从事相关学科3年以上的工作经历(从事大型医疗仪器操作者,应具有操作大型仪器上岗证);⑦按科室设置比例配备接待、导检、行政管理及后勤保障人员,并严格执行岗前培训制度。

四、体检软件系统的使用

随着信息化技术的飞速发展,各类体检机构也开始实行信息化管理。在增强硬件建设的同时加强了计算机及各类体检软件的应用,建立了体检信息化管理系统,减轻了繁琐的人工劳动,降低了管理成本,提高了工作效率,体检业务快捷高效,并且实现了规范化、无纸化。

(一)在体检信息系统中引入条形码技术

体检者登记时打印的指引单带有体检号,还有体检者姓名、性别、年龄等信息和体检项目及条码。同时使用条码打印机将化验及检查项目按类别打印成一系列条码,这些条码分别贴在试管和检查单据上。体检医师只需扫描指引单上的条码,即完成对体检者的身份确认。化验标本送到相关科室后,工作人员用扫描枪扫描容器上的条码,完成对标本的确认。检查科室工作人员通过扫描申请单上的条码,获得体检者的信息。条形码技术的引入,改变了由手工填写单据的模式,避免了由于书写潦草带来的识别困难,减少了重复劳动,提高了工作效率。

(二)受检人员数据的实时采集和自动处理

医师在诊室接待每一位体检者时,边为其检查,边将各项检查结果登记并录入到工作站上,系统自动生成各项体检数据和体检建议,实现数据的实时采集和自动处理。

(三)实现与多系统跨平台的数据交换

随着社会需求的增大和体检人数的增多,各级体检机构工作量越来越大,以往手工操作费时费力且繁琐复杂,已经不能适应健康检查的快速发展。为此,目前很多体检机构都安装了各类健康体检软件,如深圳天方达公司的杏林七贤系列体检软件、北京天健科技集团的天健体检信息系统、北京东方健管科技有限公司的东方健管系列体检管理软件等。在健康体检中应用体检管理信息系统,体检者的化验、放射、超声检查结果可以通过对LIS(laboratoryinformation management system,实验室信息管理系统)和PACS(picture archiving and com-munication system,影像归档和通信系统)访问获得,减少了大量数据的重复书写和人工操作,避免了总检医师资料汇总时各种数据的重复录入,不仅提高了工作效率和减轻了工作强度,也提升了体检服务的层次。

(四)为体检单位提供统计分析报告

对于团队体检,体检信息系统可根据单位体检数据,提取阳性体征,用统计学方法进行分析,为体检单位提供汇总分析报告,并将全部体检人员的体检结果汇集反馈给所在单位,这对于单位掌握所属人员的健康状况、评估健康水平、有针对性地搞好健康管理和疾病预防具有非常重要的意义。

(刘亚男)

第二节 健康体检的重要性

一、健康体检的意义

健康体检是一种医疗行为，是通过医学手段和方法对受检者进行身体检查，了解受检者健康状况，早期发现疾病线索和健康隐患的诊疗行为。其目的是对疾病进行提前预防、早期发现、及时诊断、积极治疗。通过体检数据观察身体多项功能反应，适时给予干预，改变不良的生活习惯，建立健康生活方式。

健康是人生的第一大财富。从预防医学角度讲，所有健康人群至少应每年进行一次健康体检。尤其是35岁以上的人更应每年进行一次健康体检。这样做的好处是及时消除健康隐患，有助于重症疾病的防治。

世界卫生组织曾经提出一个口号："千万不要死于无知。"很多人由于无知，将小病熬成大病，最终发展成不治之症。要改变这种状况，最好的办法就是体检。通过定期健康体检，可以明确了解自己身体处于何种状态。

（一）健康人群

热爱健康的群体已认识到健康的重要性，但由于健康知识不足，希望得到科学的、专业的、系统的、个性化的健康教育与指导，这类人需要的是促进健康。

（二）亚健康人群

处于四肢无力、心力交瘁、睡眠不好等症状人群，身体中存在某些致病因素，需要管理健康，消除致病隐患，向健康转归。

（三）疾病者群

发现了早期疾病或各种慢性病，需要前往医院就医，在治疗的同时希望积极参与自身健康改善的群体。需要对生活环境和行为方面进行全面改善，从而监控危险因素，降低风险水平，延缓疾病的进程，提高生命质量。

疾病特别是慢性非传染性疾病的发生、发展过程及其危险因素具有可干预性。一般来说，从健康到疾病的发展过程，是从健康到低危险状态，再到高危险状态，然后发生早期病变，出现临床症状，最后形成疾病。这个过程可以很长，往往需要几年到十几年，甚至几十年的时间。其间变化的过程多也不易被察觉。但是，健康体检通过系统检测和评估可能发生疾病的危险因素，帮助人们在疾病形成之前进行有针对性的预防性干预，可以成功地阻断、延缓甚至逆转疾病的发生和发展进程，实现维护健康的目的。

二、健康体检的作用

（1）可早期发现身体潜在的疾病。对社会人群进行定期健康体检使受检人员在没有主观症状的情况下，发现身体潜在的疾病，以早期发现、早期诊断、早期治疗，从而达到预防保健的目的。

（2）健康体检是制定疾病预防措施和卫生政策的重要依据。利用健康体检的大量体检资料数据，通过卫生统计、医学科研方法，对某地区、某群体的健康状况及疾病的发病情况和流行趋势

进行统计分析,为制定卫生政策法规等提供科学依据。

(3)社会性体检是发现某些职业禁忌证或某些人群的传染病、遗传病,保证正常工作和生活的重要手段。

(4)招生、招工、招聘公务员、征兵等体检是必不可少的工作。健康体检是对他们适应环境、保障工作能力的基本评估,也是培养合格人才的重要条件。

(5)对从事出入境、食品和公共场所的工作人员进行体检。能及时发现他们中的传染病,是控制传染源、切断传播途径的重要措施,从而使社会人群免受传染,同时也能保证被检者身体健康。

(6)对从事或接触有职业危害因素的人员进行上岗前的职业性和定期性的健康体检。可以早期发现职业病和就业禁忌证,尽快采取有效预防措施,降低或消灭职业病的发生,早期治疗职业病或阻止病态发展,以保证职工健康和改善职工工作环境。

(7)婚前健康检查可以发现配偶双方中的遗传病、传染病及其他暂缓或放弃婚姻的疾病,是保证婚后家庭幸福、婚姻美满、减少和预防后代遗传性疾病发生以及提高人口素质的重要手段。

通过体检,可以随时掌握自己身体的状况,建立起自己的健康档案,若有病症,提早发现并及时采取对策;能够在疾病的早期进行预防和治疗,大大降低了发病率、致残率、死亡率。健康体检的目的就是让大家合理地恢复健康、拥有健康、促进健康,有效地降低医疗费用的开支,更好地提高我们的生活质量和工作效率,使我们保持健康状态。

三、单位职工健康体检的意义

(一)提高工作效率

通过健康体检,单位可以了解员工身体状况,更加有效合理地安排员工的工作任务和计划,减少因生病缺勤等产生的工作不协调影响工作进度;对员工健康关心,提高员工企业归属感和工作热情,提高工作效率。

(二)节约人才损失

通过健康体检,单位可以及时对员工进行健康干预来降低发病率,避免因身体状况出现的人才损失和精英的流失,更能对于员工体检所检查出的疾病,采取及时的医疗手段,让员工早日康复,回归工作岗位。

(三)提升单位福利

定期的健康体检,可作为提升员工福利的一种手段,将单位对员工的关怀落到实处。关心员工的身体健康,为员工安排健康体检,也能起到激励员工士气的作用。

四、健康体检的价值

(1)健康是“1”,智慧、财富、地位、荣誉等都是“0”。只有拥有健康这个1,其他所有的0才能十倍、百倍的呈现价值;而一旦失去了健康这个1,所有的智慧、财富、荣誉、地位都将失去意义。健康是人生最大的财富,是一切生命意义的基础。

(2)从医学角度讲,疾病的发生可分为5个阶段:易感染期、临床前期、临床期、残障期、死亡。这是一个进行性的过程,对健康的忽视将导致疾病逐渐深入,向前发展,直至终止人的生命。遗憾的是,一般人总是要等到疾病出现症状时才会被动地去寻求治疗。治疗疾病的最好方法,就是提前预防。如果在疾病的易感染期或者临床前期就通过体检的手段发现疾病隐患,并采取相应的措施，那么疾病就会被扼制在最初阶段，通过保健或者治疗轻松消除疾病，大大减轻了患者的身体和经济负担，也避免了疾病对身体的损害。

(3)建立健康档案：系统完整的健康档案可为医师提供患者全面的基础资料，是医师全面了解患者情况、做出正确临床决策的重要基础。健康档案记录为解决健康问题提供资料。通过对受检者疾病谱等资料进行统计分析，全面了解受检者的主要健康问题，制订出切实可行的卫生服务规划。健康档案是评价体检中心服务质量和医疗技术水平的重要工具之一。

进入 21 世纪以来，人类寿命在延长，但是亚健康状态的人群大量存在。随着人们生活水平的不断提高，保健意识的不断增强，人们对健康也有了更为深刻的理解和认识，并形成了需求，健康体检越来越受到社会和政府的普遍关注和重视。在自我感觉身体健康时，每年进行全面的身体检查，通过专业的医疗仪器的检查和专家的诊断，对自己的健康状况有了一个更详细的了解，做到“未雨绸缪”“防患于未然”，这种关注自己健康的行为已被大多数人所接受，并把健康体检成为现代人生活水平提升的重要标志。因此，要重视和按时进行健康体检，定期健康体检是社会发展的必然趋势。

(刘亚男)

第三节　健康体检的质量控制

体检作为早期发现疾病、全面了解身体状况的重要手段，严格质量管理非常关键。随着体检机构的不断增加，社会公众对体检服务与质量要求越来越高。为顺应体检市场的发展，满足不同层次体检人群的需要，取得良好的经济与社会效益，各体检机构应按照岗位特点制定各岗位工作职责和工作流程，规范操作程序，把握好体检的每个环节，使体检的服务和质量达到优质标准。

一、健康体检机构管理

(一)机构执业资质

(1)健康体检机构是专门从事成人健康体检服务的独立或附设医疗机构，应具有合法有效的《医疗机构执业许可证》。

(2)执行国家卫生计生委制定的《健康体检基本项目目录》。

(3)体检收费标准应执行当地物价相关部门关于各级医疗机构的收费标准。体检项目、价格等应在公共区域公示。

(二)医护人员资质及配置

(1)至少具有 2 名内科或外科副主任医师及以上专业技术职务任职资格的执业医师，每个诊查科室至少有 1 名中级及以上专业技术职务任职资格的执业医师。

(2)主检医师由主治医师及以上专业技术职务任职资格的执业医师担任。

(3)医技人员具有专业技术任职、资格，医师按照《医师执业证书》规定的执业范围和职业类别执业。专业技术人员必须具有相应的专业执业资质证书和上岗证。

(三)健康体检场所要求

(1)有相对独立的健康体检场所及候检场所，应与医疗机构门诊、急诊场所分开，体检人员与

就医人员分离。

(2)健康体检区域的建筑总面积不小于400 m^2，环境清洁、整齐。

(3)体检区域布局和流程合理，符合医院感染控制要求及医院消毒卫生标准。

(4)具有候诊区域，体检秩序有序、连贯、良好。

(5)备有抢救车或箱、急救设备和必要的抢救药品，专人管理，良好备用。

(6)备有便民服务设施，如：轮椅、饮水设施、残疾人卫生间等设施。

(7)设有健康教育宣传栏、健康宣传册等多种形式的健康教育宣传方式。

(四)诊室要求

(1)设有独立诊查室，每个诊查室面积不小于6 m^2。

(2)X射线检查室及使用分区符合国家相关标准的规定[应达到《医用X射线诊断放射防护要求》(GBZ 130—2013)中相关要求]。

(3)有清楚、明确的诊室标识。

(4)相应检查有公示告知。

(5)诊室有保护体检人员隐私设施。

(6)诊室清洁整齐，布局规范、合理，配备有效、便捷的手卫生设施及设备。

(五)消防安全

(1)环境布局、建筑符合消防规范。

(2)有消防安全管理制度、应急预案及安全员。

(3)根据消防安全要求，认真开展消防安全检查，有完整的检查记录。

(4)保持消防通道畅通、防护器材完好，在有效期内。

二、健康体检质量控制管理

各体检机构有完整的科室管理制度、各岗位工作职责、工作流程和操作规程。体检机构各岗位工作人员上岗工作，均需佩戴有本人相关信息的标牌。

(一)各岗位工作职责

1.诊室体检医师岗位职责

(1)主动热情接待每位受检者，耐心细致沟通。

(2)检查前认真核对受检者个人信息，包括姓名、年龄、性别、身份证号。

(3)严格按照体检的技术指标和操作规范，确保体检质量和体检结果的准确性，努力做到不漏诊、不误诊。

(4)如在体检过程中受检者出现急危重症情况，应及时上报领导，并建议到相关科室进一步诊治。

(5)体检医师应具有对体检中的疑难病、少见病的独立诊断能力，不能解决时与上级领导沟通。

(6)体检医师均为该诊室“危急值”第一责任人。

2.体检报告主检医师工作职责

(1)熟悉各种临床多发病及常见病的诊断标准及治疗原则，具备一定的沟通能力及技巧，做好体检报告书修改的沟通事宜。

(2)主检医师应熟悉并掌握各诊室阳性体征与科室小结所提供的不同临床意义。

(3)综合受检者的全面资料,包括疾病史、一般检查、各科室查体结论、实验室结果、辅助检查结果,做出全面合理的诊断及健康体检建议,并提交总检医师审核,对该报告负有相应的临床责任。

3.体检报告总检医师工作职责

(1)熟悉各种临床多发病及常见病的诊断标准及治疗原则,具备一定的沟通能力及技巧,做好体检报告书修改的沟通事宜,指导下级医师工作。

(2)综合受检者的全面资料,包括疾病史、一般检查、各科室查体结论、实验室结果、辅助检查结果,对主检医师审核的报告书进行评价审核、修改,为体检报告书的整体质量把关。

(3)对主检医师报告中可能出现的漏诊、误诊及时判断、更改,并指导主检医师提高工作。

(4)认真学习新技术的应用,提出相应的体检意见,不断提高体检报告书水平。

4.检查室护士工作职责

(1)严格执行消毒隔离制度及无菌技术操作原则。

(2)主动热情接待每位受检者,并做好检前解释工作,维持良好体检秩序。

(3)协助体检医师诊查,随时清理诊台,保持良好的诊室环境卫生。

(4)妇科检查前与受检者核对好个人婚姻情况,讲解妇科检查注意事项,并指导受检者如何配合医师完成体检,做好解释工作。

(5)掌握各诊室治疗椅、治疗台、诊疗器械的使用情况,保证正常使用。

5.采血室护士工作职责

(1)严格执行消毒隔离制度及无菌技术操作原则。

(2)主动热情接待每位受检者,并做好解释工作。

(3)静脉采血认真执行一人一针一管一巾一带制度。

(4)严格执行核对制度:认真与受检者核对个人信息,做好化验项目的核对工作。

(5)熟练掌握静脉取血操作技术。

(6)掌握晕针、晕血人员的救护方案,做好紧急救护,必要时卧位取血。

6.技师工作职责

(1)熟练掌握仪器正常操作规程,严格按仪器操作流程进行检查。

(2)认真做好仪器日常维护及使用记录,保证机器正常使用。

(3)检前认真做好受检者信息、项目核对及病史询问等工作。

(4)检查时注意保护受检者的隐私。

(5)严格掌握各项检查禁忌证,并做好解释工作。

(6)检查完成后,认真核对检查报告单内容,检查无误交于诊断医师出最终报告。

7.导检员工作职责

(1)具有主动热情的服务意识,耐心解释受检者提出的疑问。

(2)正确引导及指导受检者进入体检流程。

(3)维持导检区域内的候检秩序,做到有序、安静、噪音小。

(4)熟练掌握体检内容及体检流程,合理安排体检流程,避免体检项目漏检、误检。

8.预约接待员工作职责

(1)随时热情接待体检咨询,耐心介绍体检项目、答疑。

(2)与体检客户确定体检项目及体检日期,协助咨询受检者准确无误办理各项体检手续。

(3)向体检受检者讲解体检注意事项,做好检前准备工作。

(4)单位体检结束后根据需要提供体检统计分析报告。

(5)体检项目确定后联系体检单位提供受检者名单,认真核对单位体检项目内容并对名单进行初步分类后交登录室。

(二)设备管理

(1)体检机构应具有开展健康体检项目要求的仪器设备及相关许可证书,如《医疗器械生产企业许可证》《中华人民共和国医疗器械注册证》《中华人民共和国医疗器械经营企业许可证》,医疗器械的购置和使用符合国家相关规定。

(2)设备计量管理符合相关要求,每项设备都应具有计量合格证书。

(3)根据医学设备情况建立相应的设备管理制度。

(4)有设备管理员岗位职责。

(5)有医用设备使用安全监测制度,定期对设备进行安全考核和评估。

(三)医院感染管理

(1)依据《医院感染管理办法》制定相应的规章制度和工作流程。

(2)配备专职或兼职人员,负责院内感染管理工作。

(3)能按照制度和流程要求,监测《医院感染监测规范》要求的全部项目,并有记录。

(4)有医院感染暴发报告流程与处置预案,并按要求上报医院感染暴发事件。

(5)体检机构手卫生设施种类、数量、安置位置、手卫生用品等符合《医护人员手卫生规范》要求。重点科室(检验科、妇科、外科、采血室)的手卫生设施,如非接触式水龙头、流动水、洗手液、干手器或纸巾、速干手消毒剂等要求更严格。

(6)体检机构医务工作人员手卫生依从性与正确性应符合《手卫生规范》。

(7)体检机构应为医务工作人员提供必要合格的防护用品,如在采血室、清洗消毒间、医疗废物暂存处等必备防护用品。

(8)体检机构医疗用品重复使用的消毒工作应符合《医院消毒技术规范》《医院消毒供应中心清洗消毒及灭菌技术操作规范》《医院消毒供应中心清洗消毒及灭菌效果监测标准》的要求。

(9)一次性使用医疗用品管理,如医疗用品的资质、验收、储存条件、使用前检查、使用后处置等参照《一次性使用无菌医疗器械监督管理办法》。

(10)体检机构医疗废物的管理应执行《医院废物管理条例》,加强医院感染的预防与控制,做好健康体检医疗废物的处理工作。定期进行医疗废物知识培训、并做好医疗废物处理流程、环节记录、转运合同等明细。损伤性废物处理应使用利器盒。

(11)体检机构应为受检者提供必要的合格的清洁消毒隔离设施,包括眼罩,采血用品(一人一巾一带一针),妇科、腔内超声等供受检者使用的隔离单等一次性用物。

(四)体检信息管理

(1)依据国家卫生行政部门相关卫生信息标准和规范,制定体检报告管理制度及信息保密管理制度,保护体检人员隐私。

(2)体检机构有独立的"健康体检计算机管理信息系统",体检信息系统操作权限分级管理。

(3)体检信息系统应配备专职或兼职信息系统专业维护人员。

(4)有体检信息安全监管制度及记录,专人管理。

(五)实验室管理

(1)按照《医疗机构临床实验室管理办法》开展临床实验室项目检测。

(2)检验项目符合国家卫生计生委《医疗机构临床检验项目目录(2013 年版)》范围。

(3)检验试剂、仪器设备应三证齐全(仪器注册证、经营许可证、生产许可证),符合国家有关部门标准和准入范围,检验设备应有标识并定期校准、保养、维修等维护制度和相关记录。

(4)有实验室安全流程,制度和相应的标准操作流程。

(5)具有相关资质人员负责检验全程的质量控制工作。

(6)执行实验室室间质控相关制度,有室间质控和室间质评程序文件。

(7)委托其他实验室检验的应符合《委托医学检验管理规范》,体检机构应有“委托检验服务协议书”,协议书应规定双方的职责、委托服务应达到的标准,协议书须有法人或法人制定的委托人签署,并有单位公章。受托实验室应具有执业许可证,具有通过认可、认证或权威评审的证明材料、质量保证文件、作业指导书、标本交接记录和报告单交接发送纸质或电子记录等。

(六)医学影像学质量控制管理

(1)医学影像检查应通过医疗机构执业诊疗科目许可登记,符合《放射诊疗管理规定》,取得《放射诊疗许可证》。

(2)有放射安全管理相关制度与落实措施。

(3)有专职人员负责对设备进行定期校正和维护,并有记录。

(4)诊断报告书写规范,有审核制度与流程。

(5)放射检查室门口设有电离辐射警告标志,并通过环境评估。

(6)有完整的放射防护器材与个人防护用品,保障医患防护需求,具有放射防护技术服务机构出具的设备及场所的年度《检测报告》。

(7)放射检查项目设置合理。

三、健康体检医疗安全管理

(一)医疗安全制度及应急流程

(1)制定严格的医疗安全工作制度及意外应急处理流程及预案。

(2)在诊查活动中,要严格执行“查对制度”,确保对受检者实施正确的操作。

(3)对受检者实施唯一标识(体检号或身份证号)管理。

(4)定期进行质量检查,召开质量管理会议,有分析、有整改,有落实、有记录。

(5)体检区域内应设有安全器材及设施(如应急灯、消防器材、无障碍通道等),安全类警示牌(如小心碰头、当心滑到、当心触电等)和消防类警示牌(如安全逃生图、紧急出口、禁止吸烟、灭火器等)。

(二)体检结果危急值紧急处理制度和流程

(1)制定适合本单位的“危急值”报告制度与流程。

(2)根据工作需要制定“危急值”项目和范围。

(3)专人管理,有完整的“危急值”报告登记资料。

(4)对高危异常结果做到及时通知、登记,并有随访记录。

(5)传染病上报符合国家相关规定,做到及时上报。

(三)投诉管理相关制度

(1)具有投诉管理部门处理投诉,设立有效的投诉电话或投诉岗位。

(2)具有明确的投诉管理制度和处理流程以及投诉处理记录、改进措施。

(3)具有明确的投诉电话、意见箱和投诉处理时限。

(4)在显要位置公布投诉管理部门、地点、投诉电话。

(5)有完整、明确的投诉登记记录,体现投诉处理全过程。

(四)服务管理相关制度

(1)体检机构应设有体检流程相关指引或指示,体检科室标识准确,公告设施牌,如洗手间、电梯、公用电话、楼梯灯等标识应明显独立。

(2)体检机构应在体检场所公共区域进行明显展示有关体检项目公示内容如基础体检项目、价格、项目意义介绍等;以及委托公示项目如体检项目外送单位名称和资质。

(3)体检区域内应设立方便受检者看到的体检相关情况的指导或告知,如具体工作时间、体检须知、体检流程。

(4)妇科检查和腔内超声检查针对女性(未婚者)应设有告知栏和知情同意书。

(5)体检时有身体暴露检查的科室(如内科、外科、妇科、B超等),应做到一受检者一室,检查时关门或有遮挡。

(刘亚男)

第四节　健康体检的流程设计与要求

一、健康体检流程的概念与组成要素

(一)流程的概念和组成要素

所谓流程,是指一系列连续有规律的活动以某种确定的方式进行,并导致特定结果的程序。流程的两大标志是环节和时序。一个完整的流程包含了以下6个要素:输入资源、活动、活动的相互作用(即结构)、输出结果、顾客和价值。输入资源是指流程运作必须投入人力、物力、财力、技术以及信息等资源;活动是指流程运作的各个环节;活动的相互关系是指把流程从头至尾串起来的各个环节之间的相互关系;输出结果是指承载着流程价值的流程运作结果;顾客是流程服务的对象;价值即是通过流程运作为顾客带来的益处。

(二)健康体检流程的概念

通俗地说,健康体检流程是为了完成预定的体检任务所设置的一系列与体检相关活动的组合。根据时间顺序和流程内容的不同,可以将健康体检流程划分为体检之前(简称检前)流程、体检之中(简称检中)流程和体检之后(简称检后)流程三个部分。各部分既相对独立,又互相关联,都是完成体检任务不可分割的重要组成部分。

(三)健康体检流程的组成要素

在健康体检流程中,输入资源是指为了完成体检任务所投入的人力、物力、财力、技术以及信息等资源,如为体检中心配备各类管理人员和技术人员,添置各种基础设施和医疗设备,引进各项适宜技术和诊断项目，搭建不同数字化平台等都是资源投入的实际举措。活动是指围绕体检流程所设置的各个工作环节，如预约、咨询、导检、检查、随访等均是活动的具体内容。活动的相互关系是指每一个工作环节之间的相互作用，各环节按一定的时间顺序和内在规律彼此关联，既互相承接、互相依赖又互相制约，如采血和就餐的关系，决定了必须先采血后就餐。输出结果是指体检流程运作的实际结果，如形成体检报告、揭示健康风险、明确疾病诊断、出具健康风险评估报告等都是体检流程运作的最终结果。顾客就是所有来体检中心接受体检的客人。价值是体检流程给体检客人带来的所有益处，如温馨的服务、优雅的环境、对自身健康的了解、知晓如何矫正不健康的生活方式等都是体检流程给客人带来价值的具体体现。

二、健康体检与门诊就医的区别

健康体检中心大多是从门诊逐渐发展起来的，因而其流程与门诊流程有许多相似之处，但由于健康体检在服务对象、服务时间、服务内容以及服务模式上有别于门诊就诊，因而健康体检流程与门诊就诊流程相比具有其自身的特点，主要表现在以下几个方面。

（一）就诊人群与受检人群的区别

首先，两者需求不同。就诊人群的需求侧重于明确疾病诊断、追求疾病治愈，而受检人群的需求主要侧重于对自身健康有一个全面和准确的了解，对发现的疾病或疾病风险因素寻求相应的对策和办法。其次，两者的心态不同。就诊人群是处在患病中的人群，由于长期以来形成的习惯和疾病折磨，就诊人群在医务人员面前总是处于被动和服从的位置，因而在服务层面上要求相对较低；而受检人群大部分是健康或亚健康人群，即使已患某些疾病，该疾病也是处于相对的稳定阶段，因而在服务层面上要求较高，且在接受服务的过程中有强烈的维权意识和参与意识。第三，两者的关注点不同。就诊人群主要关注医务人员技术水平、疾病诊断的准确性以及最终的治疗效果，受检人群则不仅要了解自己的健康状况，而且要求在不影响工作和生活质量的前提下，更关注如何维护自己的健康。

（二）患者就诊与受检人群体检时间分布的区别

患者就诊的时间分布没有任何规律可循且无法随意控制和自由调整，基本上是处于被动状态。受检者在安排体检的时间上既具有极大的主动性、计划性和灵活性，又受到所在单位和体检机构的制约。就一个年度而言，个人体检可以根据自己的时间自由确定，团队体检则需要由单位与体检机构根据参检人员职业特点、职业要求和人均费用等因素，共同协商确定每年在相对固定的时间段进行。就一天而言，无论是个人体检还是团队体检，受检人群必须按照体检机构的要求在早晨或上午进行体检，绝大部分检查项目上午都能完成。

（三）患者就诊专科检查与受检者体检的区别

专科检查的主要目的是确定检查部位是否具有与患者当前症状相关的疾病或异常发现，以便进一步明确诊断，而受检者体检的主要目的是确定检查部位是否存在阳性发现，并找出与该检查部位相关的危险因素。目的不同，检查的侧重点也就不一样。

三、体检流程设计要求

（一）检前流程设计要求

检前流程设计需要考虑的相关因素很多，除了诸如人力、物力、财力、信息等各类资源的必要配置外，重点应该把握以下几个环节。

1.对受检者体检需求的了解

受检者体检需求是检前流程设计时最重要的影响因素之一,必须充分了解,准确把握。影响需求的因素很多,主要与受检者性别、年龄、职业特征、生活方式、近期健康状况、既往史、遗传史、经济承受能力等有关。

2.受检者对体检中心的了解

受检者对体检中心的了解越全面深入,就越容易交流沟通,就越能够最大限度地配合体检中心流程要求,能够显著地提高效率。这就要求体检中心在设计检前流程时与受检者充分交流和沟通,最大限度地使受检者了解体检中心的人员、技术、项目、设备、服务、环境、特色、优势甚至不足等,让受检者对体检中心有一个全面的了解。

3.检前注意事项的告知

检前注意事项的告知是检前流程中不可或缺的重要组成部分,是确保体检质量,减少体检失误必不可少的环节,应给予高度重视。告知的注意事项林林总总,但主要不外乎告知是否空腹、是否憋尿、是否按时服用药物、是否做胃肠道准备,告知受检者颈胸不要有影响 X 线检查的饰物、女性经期及妊娠期不能做妇科常规检查、自采自带标本(尿便)的注意事项等。对有严重疾病的受检者,可要求受检者或陪检人在告知书上签字,表示理解和认可告知书中的所有内容。

(二)检中流程设计要求

检中流程是健康体检流程的核心组成部分,各个环节的设置和时序的安排都应该体现提升质量、提高效率和确保效果的总体要求。

1.空腹与餐后项目的设计

由于进餐可以对部分检查项目的结果造成一定的干扰,故在检中流程设计时将所有检查项目分为空腹项目和餐后项目两大类。主要的空腹项目有绝大部分血液检查、腹部超声、消化道 X 线检查、胃肠镜检查和^{13}C 尿素呼气试验等。其他项目为餐后项目,部分餐后项目可以在空腹状态下检查。空腹是指禁食 8 小时以上,PET-CT 检查、胃肠镜检查和^{13}C 尿素呼气试验均要求空腹,以减少进食对检查的干扰和影响。有些检查又必须在餐后进行,如经颅多普勒检查、平板运动试验等。

2.常规项目与特殊项目的关系

鉴于部分常规项目与特殊项目之间有一定的关联,因此应合理设计检查流程,确保互不干扰。如腹部超声检查时应尽可能减少胃肠道气体,而胃肠镜检查时会导致胃肠道大量气体充盈,不宜将胃肠镜检查安排在腹部超声之前进行。糖耐量试验和 PET-CT 检查均需要受检者相对安静,以减少对糖的消耗,因而不宜交叉安排其他活动量大的检查项目。

3.检中风险防范

在体检过程中,有几类人群属于风险人群,对他们应给予重点关注。如老年人容易发生摔倒,心脑血管疾病患者容易发生心脑血管事件,糖尿病患者容易发生低血糖反应,个别人采血时容易发生晕血晕针等。因此,在流程设计时,应该设置应急预案,明确启动条件、救治场所、救治设施、施救人员、救治程序、后送渠道等。

4.有序快速完成检查

如何确保有序快速完成检查是检中流程设计最基本的要求,必须在流程设计时充分考虑各环节设置和时序安排的科学性、实效性和便捷性,如分时段进入体检区,餐前项目和餐后项目的合理设置。

5.重大阳性发现的后续医疗

体检中心对受检者出现严重异常情况的,应该协助安排后续医疗,帮助其专家会诊、深度检查等,为疾病的诊治赢得时间。

(三)检后流程设计要求

检后流程看似简单,但如果检后流程设计不到位,受检者对体检中心的心理体验将会大打折扣,满意度自然也会受到影响。因此,体检中心在设计检后流程时一定要充分考虑受检者在此阶段的各种需求,重点把握以下几个方面。

1.需要尽快知晓自己的健康状况

体检中心能否在短时间内出具体检报告是受检者的期待。由于出具体检报告的速度受体检中心的规模、工作量、信息化程度以及内部管理等多种因素的影响,因而不同的体检中心规定出具报告的时间不同,但一般不应该超过一周。目前,部分体检中心,将检后随访时间,从报告解读、生活方式矫正督导、复查提醒,向检后报告尚未完成时扩展,及时向受检者通报重要的阳性发现。

2.需要注重体检报告解读

体检中心应对体检报告的内容进行综合解读,以便受检者了解自己在健康方面存在的问题、原因、危害以及应采取的措施,为健康评估、健康教育、健康干预等后续服务的实施奠定基础。综合分析体检数据,阐述生活方式与中间风险因素及慢性病的关系,有针对性地制定干预措施,告知注意事项及复查时间。总之,综合解读报告、剖析因果关系,力求形象生动、易于理解执行,争取同伴教育、获得群体动力。

(1)所有的分析、判断和建议都应建立在综合分析的基础上,特别是将问卷内容与本次体检所获取的其他数据相结合,切忌针对单一阳性数据或指标作出结论。

(2)应尽可能让受检者了解健康问题产生的原因、危害、风险因素及其与生活方式的关系,以提高受检者对健康干预的依从性。

(3)解读报告应尽可能采取通俗易懂的语言,结合挂图、检查结果图片报告、临床实例和生活实例,使受检者容易理解和接受。

(4)对于个别受检者,也可以借助同事、家属、身边工作人员等参加解读,为受检者建立社会支持系统,提高健康干预效果。

3.需要检后医疗协助

检后医疗协助是健康体检后,对被发现患有某种疾病且需要进一步检查或住院诊治的受检者所提供的一种后续服务。体检中心的健康管理师需要根据自己的专业知识,及时识别受检者的就医需求,并指导受检者在那家医院、什么专科甚至哪位专家能最有效地实现诊疗过程。

(刘亚男)

第五节　健康体检的服务流程对体检质量的影响

一、检前流程设计对体检数据质量的影响

受检者体检前的生活状态对体检数据质量影响很大。当受检者处在常态生活状态时,其饮

食起居、工作负荷、精神压力和身体内环境等均处于相对稳定的状态，这种状态下的体检结果比较符合受检者的真实情况。反之，会使其检查结果被恶化或优化，掩盖了原有不健康生活方式对身体的不利影响，给受检者以假象。

对于患高血压病、冠心病、慢性肺气肿等慢性病的患者，应嘱咐其按时用药，避免体检时发生高血压危象等风险。检前用 100 mL 温水送服药物，对血液检测指标影响极其微小；体检不是确定上述疾病是否存在，而是对上述疾病的治疗效果作出评价。

二、检中流程设计对体检质量的影响

检中流程设计对体检质量的影响因素较多，影响程度也较大，特别是场地设置是否合理、医务人员技术是否过硬、医疗仪器设备是否先进、数据采集是否准确等均可从不同侧面影响体检质量，这些都是检中流程最重要的环节，也是影响体检质量关键的要素，因此在设计检中流程时必须予以重点把握。此外，还有一些影响体检质量的因素虽容易被忽略，但仍应该在检中流程设计中予以明确。

(一)体检流程对问卷完成质量的影响

问卷调查是了解受检者健康状况和风险因素的重要手段，其质量的高低直接影响对受检者健康状况和风险因素的评估，因此在检中流程设计时应有效地控制影响问卷质量的相关因素。首先，问卷的问题设计不但要全面简洁涵盖调查所需要的全部信息，同时也要通俗易懂，清晰明了，便于受检者准确选择。其次，应该让受检者充分认识到问卷调查的意义和价值，并为受检者提供足够的时间填写问卷，防止由于重视不够或急于进行体检而草率填写问卷。再次，实施问卷调查前应对相关工作人员进行必要的培训，要求问卷调查员不但要掌握问卷中所有问题的确切含义，而且也要掌握向受检者提问的正确方法和基本技巧，引导受检者作出正确选择。

(二)进餐及憋尿对体检数据质量的影响

诸如血压、体重、化验以及心电图等项目检查，其餐前与餐后结果对比、憋尿前与憋尿后结果对比都有显著差异。

有研究表明，进餐后与进餐前比较，男女受检者收缩玉平均下降 0.53～0.80 kPa(4～6 mmHg)，舒张压平均下降 0.27～0.40 kPa(2～3 mmHg)；BMI 平均增加 0.2～0.3；腰围平均增加 1.2～1.6 cm。年龄在 39 岁以下的受检者进餐后血压变化不大，40 岁以上者餐后血压下降明显，随着年龄的增长，血压下降幅度加大。

经腹进行前列腺/子宫附件超声检查时，需受检者膀胱充盈。憋尿对男性受检者影响很小，但对女性受检者影响明显。经憋尿的女性受检者，排尿前与排尿后比较，收缩压和舒张压平均增加 0.27 kPa(2 mmHg)，腰围增加 1.1 cm，BMI 增加 0.45。憋尿可引起血压升高，是由于随着膀胱的充盈，回心血量增加；同时，为满足经腹子宫附件超声条件，女性受检者膀胱尿量平均达到 410 mL，需大量饮水、长时间等待，焦虑紧张使交感神经兴奋性增强。在体检憋尿的过程中，40 岁以上女性受检者紧张、焦虑更突出，因此血压升高幅度较大。而男性为观察前列腺的形态结构，无须大量憋尿，膀胱尿量平均 67 mL 就可满足检查条件，故血压变化不大。排尿后，由于紧张的情绪得以缓解，交感神经张力下降，外周血管扩张，使血压下降。

餐后或排尿后引起的血压下降，使部分高血压者的血压，在餐后或排尿后变为正常或正常高值，使高血压检出率下降 2%。进餐、憋尿均使体重、腰围增加，超重、肥胖、中心性肥胖的检出率分别上升 1.35、0.97和 1.93 个百分点。

目前,体检中心的管理者和受检者大都忽视这些影响,没有对这些项目的检查流程作出明确的规定。这种状况对于以辨病为主要目的的传统体检也许影响不大,但在当前,健康体检不仅要发现受检者的疾病,更重要的是发现其健康风险,为健康评估等其他健康管理环节奠定基础,因此需要所采集的数据准确并具有可比性,如对这些项目的检查流程不加以统一规范,不但影响体检结果的正确判断,而且也会影响健康干预效果的正确评价,更影响不同体检机构间的数据汇总。因此,体检测量血压、身高、体重、腰围时,应在空腹、排空膀胱状态下进行。

(三)体检流程与受检者情绪对体检数据的影响

体检流程与受检者情绪均可对体检数据产生直接的影响。受检者焦虑紧张可使交感神经兴奋性增强,肾上腺皮质激素分泌增加,从而引起心率加快,血压升高,血糖升高等一系列生理反应,此时体检所获得的血压、血糖、心电图数据都会产生偏差。

(四)标本的采集保存和运送对检验数据质量的影响

检验数据是体检中心了解受检者健康状况和风险因素极为重要的参考资料,其全程质量控制包括实验前、实验中和实验后三个阶段,而标本的采集、保存及运送是实验前质量控制的重要环节。

三、检后流程设计对体检质量的影响

检后流程设计看似简单易行,但一旦发生差错,形成体检报告,对体检质量的影响却是决定性的,因而切不可马虎草率。

(一)体检数据分析

体检数据分析对于确保体检质量至关重要,体检后所获得的数据非常多,既有问卷调查所获得的历史数据,也有体检所采集的实时数据,在处理这些相对孤立的数据时,如果不善于将相关数据归类分析,找出数据之间的内在联系,必然会对体检的最终结果产生严重影响。

(二)体检报告编制

体检报告是体检数据分析结果的最终体现,体检报告的编制从形式到内容都要符合规定的要求。体检报告的编制一定要包含与受检者健康相关的全部信息,对个人而言,体检报告要包括问卷调查结果、受检者生理信息、体检阳性发现、疾病诊断、体检建议等要素,对团体而言,体检报告应包括体检计划的实施情况、群体主要健康问题、健康问题与职业特征的关系、健康教育与健康干预的重点内容、下年度健康体检的注意事项等内容。

(刘亚男)

第六节　健康体检的项目与临床意义

如今健康体检越来越普及,想保证自身健康指数的大多数朋友都会选择每年定期体检,然而,只有了解了每个体检项目的具体内容及意义,才能让每次的健康体检更有意义。下面对健康体检的项目和意义做全面的介绍。

一、一般情况

（一）身高

正常人体的身高随年龄变化也会有不同，从出生开始，男性到25岁左右，女性到23岁左右停止长高，从40岁开始男性的身高平均要降低2.25%，女性平均要降低2.5%，甚至一天中也会有1～3 cm的改变。影响身高的因素有很多，遗传因素较为普遍但也不是绝对，一个人后天的生活习惯，运动方式，都会影响到身高。国际上也有不同年龄段身高的计算方法，可适用于大多数人群。一般在常规检查中用身高增长来评定生长发育、健康状况和疲劳程度。

（二）体重

体重是反映和衡量一个人健康状况的重要标志之一。

（三）体质指数（BMI）

BMI＝体重(kg)/[身高(m)]^2。

正常体重：18.5≤BMI<24。

超重：24≤BMI<28。

肥胖：BMI≥28。

（四）血压

血管内的血液对于单位面积血管壁的侧压力。通常所说的血压是指动脉血压。

(1)理想血压：收缩压<16.0 kPa(120 mmHg)、舒张压<10.7 kPa(80 mmHg)。

(2)正常血压：收缩压<17.3 kPa(130 mmHg)、舒张压<11.3 kPa(85 mmHg)。

(3)血压升高：血压测值受多种因素的影响，如情绪激动、紧张、运动等；若在安静、清醒的条件下采用标准测量方法，至少3次非同日血压值达到或超过收缩压18.7 kPa(140 mmHg)和(或)舒张压12.0 kPa(90 mmHg)，即可认为有高血压，如果仅收缩压达到标准则称为单纯收缩期高血压。高血压绝大多数是原发性高血压，约5%继发于其他疾病，称为继发性或症状性高血压，如慢性肾炎等。高血压是动脉粥样硬化和冠心病的重要危险因素，也是心力衰竭的重要原因。

(4)血压降低：凡血压低于12.0/8.0 kPa(90/60 mmHg)时称低血压。低血压也可有体质的原因，患者自诉一贯血压偏低，患者口唇黏膜，使局部发白，当心脏收缩和舒张时则发白的局部边缘发生有规律的红、白交替改变即为毛细血管搏动征。

二、体格检查

（一）内科检查

1.脉搏

脉搏是心脏搏动节律在外周动脉血管的表现，检查的常用部位有桡动脉、颞动脉、足背动脉。其节律同心律。

2.胸廓

检查胸廓的前后、左右径，是否对称，有无扁平胸、桶状胸、鸡胸，有无胸椎后凸(驼背)、侧弯，有无呼吸困难所致“三凹征”等。

3.肺部

肺部主要检查气管是否居中，呼吸动度、呼吸音是否正常，有无过清音、实音，有无干湿啰音、胸膜摩擦音,并叩诊肺下界,初步诊断肺炎、慢性支气管炎、肺气肿、气胸、胸腔积液等。

4.心率

心脏搏动频率,正常 60～100 次/分;>100 次/分为心动过速;<60 次/分为心动过缓。

5.心界

用叩诊法在前胸体表显示出的心脏实音区,初步判断心脏大小及是否存在左、右心室肥大。

6.心律

心脏搏动节律。正常为窦性心律,节律规整,强弱一致,且心率在正常范围。否则为心律不齐,常见异常心律有期前收缩、二或三联律、房颤等。

7.杂音

血流在通过异常心脏瓣膜时发出的在第一、二心音以外的声音。根据杂音发生时限可分为收缩期或舒张期杂音;根据杂音强弱可分为 6 级杂音;根据杂音所在听诊区可确定某处瓣膜病变。正常心脏无杂音或仅闻及一到二级收缩期杂音。三级以上收缩期或舒张期杂音均视为异常。瓣膜病变的确诊须行心脏彩超检查。

8.腹部压痛

正常腹部触诊为柔软、无压痛、无反跳痛、无包块。如有压痛应考虑所在部位病变。腹部以九分法分区,腹部分区相对应的器官如下。①右上腹:肝、胆、十二指肠、结肠肝曲。②上腹部:胃、横结肠、胰。③左上腹:脾、胰尾,结肠脾曲。④右侧腹:右肾、右输尿管、升结肠。⑤中腹部:小肠。⑥左侧腹:左肾、左输尿管、降结肠。⑦右下腹:回盲部(阑尾)、右输尿管。⑧下腹部:膀胱。⑨左下腹:左输尿管、乙状结肠。

9.肝脏

肝脏呈楔形位于右上腹,上界为右锁骨中线第 5 肋间,下界于剑突下小于 3 cm,右肋缘下不能触及,质地柔软,边缘锐,无结节,无压痛。肝脏主要功能为糖、蛋白、脂肪代谢场所,分泌胆汁,并有防御及解毒功能。肝脏疾病时其上下限可发生改变。

10.脾脏

脾脏位于左上腹,正常于左肋下不能触及。其主要功能为处理衰老红细胞及血小板,并能储存血液。如脾大常为肝脏、血液、免疫系统疾病。

11.肾脏

肾脏呈半圆形,左右各一,位于腰椎两侧肋脊角。主要功能是产生尿液,调节体液,排泄代谢废物。如有病变常表现肾区叩痛。

12.肿块

医师可通过视触叩听的检查方法初步判断有无腹部包块,并提出进一步检查的建议。

(二)外科检查

1.淋巴结

人体皮下有许多表浅淋巴结群,其主要分布在头颈部、腋下、腹股沟,这些淋巴结汇集相应皮肤表层淋巴液。淋巴结是人体防御器官,将淋巴液中有害物质吞噬清除。当淋巴结肿大压痛时常表示相应区域有病变。

2.甲状腺

甲状腺呈蝶形位于颈前气管甲状软骨两侧,其分泌的甲状腺素对人体新陈代谢起重要作用。正常甲状腺外观不明显,不可触及,无血管杂音,无结节。甲状腺常见病变有单纯性肿大、甲状腺

炎、甲亢、甲减、腺瘤、囊腺瘤，极少数有癌症。

3.脊椎

人体脊柱由32个椎体相互连接从头后枕骨大孔直至臀部尾骨，其中颈椎7个，胸椎12个，腰椎5个，骶椎5个，尾椎3个。正常脊柱无侧弯，有4个生理弯曲：颈、腰椎稍前凸；胸、骶椎稍后凸。胸椎和骶椎无活动度，颈椎和腰椎具有一定的活动度，不注意保护易造成损伤如颈椎病、腰椎间盘突出等。组成人体脊柱的32个椎体的椎弓相连形成椎管，穿行其内的脊髓是神经传导的重要组成部分，自椎间孔发出外周神经控制躯干及四肢的运动和感觉。故脊椎病变还可表现外周神经损伤的症状。

4.四肢

注意患者步态，检查上下肢有无畸形、外伤、感染、活动障碍及水肿等。

5.关节

检查有无关节畸形、红、肿、热、痛及活动障碍等。

6.皮肤

检查皮肤颜色：苍白、发红、发绀、黄染及色素；有无皮疹：斑疹、丘疹、荨麻疹等；有无脱屑；有无皮肤出血：瘀点、瘀斑；有无肝掌及蜘蛛痣、水肿、皮下结节及瘢痕等。

7.外周血管

有无下肢静脉曲张、有无动脉血管搏动减弱或消失。

(三)眼科检查

1.视力

常使用远视力表(在距离视力表5 m处)及近视力表(在距离视力表33 cm处)，两表均能看清1.0视标者为正常视力。近视力检查能了解眼的调节功能，配合远视力检查可初步诊断屈光不正(包括散光、近视、远视)、老视或器质性病变(如白内障、眼底病变)。

2.辨色力

辨色力可分为色弱和色盲两种。可分为先天性和后天性。先天性以红绿色盲最常见；后天性多由视网膜病变、视神经萎缩、和球后神经炎引起。

3.外眼

外眼包括眼睑、泪器、结膜、眼球位置和眼压的检查。

4.内眼

内眼包括角膜、前房、虹膜、瞳孔、晶状体、玻璃体和眼底的检查。常见疾病有角膜炎、青光眼、白内障、视网膜病变等。

(四)耳鼻喉科检查

1.耳

检查外耳(耳郭、外耳道)、中耳(鼓膜)、乳突、听力。常见疾病有外耳道疖肿、中耳炎、鼓膜穿孔、胆脂瘤和听力减退等。

2.鼻

检查鼻外形、鼻腔(鼻甲、鼻黏膜、鼻中隔、鼻腔分泌物)、鼻窦(上颌窦、额窦、筛窦等)。常见疾病有鼻中隔偏曲、鼻炎、鼻出血、鼻息肉、鼻甲肥大及萎缩和鼻窦炎等。

3.咽

咽分为鼻咽、口咽及喉咽部。常见疾病有咽炎、扁桃体炎、扁桃体肿大和鼻咽癌等。

4.喉

检查声带和会厌。常见疾病有喉炎、声带小结、会厌囊肿、声带麻痹和喉癌等。

(五)口腔科检查

1.牙齿

牙齿主要是检查有无龋齿、残根、缺齿等。

2.黏膜

口腔黏膜及腺体有无异常。

3.牙周

牙龈、牙周及下颌关节有无异常。

(六)妇科检查

1.外阴部

已婚妇女处女膜有陈旧性裂痕,已产妇处女膜及会阴处均有陈旧性裂痕或会阴部可有倒切伤痕。必要时有时医师会嘱患者向下屏气,观察有无阴道前后壁膨出、子宫脱垂或尿失禁等。

2.阴道

阴道壁黏膜色泽淡粉,有皱襞,无溃疡、赘生物、囊肿、阴道隔及双阴道等先天畸形。

3.子宫颈

子宫颈糜烂的分度(轻、中、无),宫颈肥大的程度,以及赘生物的大小、位置等。

4.子宫及附件

子宫位置,有无肌瘤。卵巢及输卵管合称"附件",有无囊肿。

三、实验室检查

(一)糖尿病筛查

1.空腹血糖

即空腹时血液中的葡萄糖浓度,葡萄糖是供给人体能量最重要的物质,它在血中的浓度受肝脏、胰岛素及神经系统等的调节,保持在正常范围内。参考范围:3.8～6.1 mmol/L,若≥7.0 mmol/L(126 mg/dL)应考虑为糖尿病,如血糖超过肾糖阈(9 mmol/L)即可出现尿糖。如果长时间的糖尿病未治疗,可能引起心脏血管、脑血管、神经系统、眼底病变及肾脏功能障碍等并发症。此外血糖增高还可见于内分泌疾病(肢端肥大症、皮质醇增多症、甲亢、嗜铬细胞瘤、胰高血糖素瘤),应激性高血糖(如颅脑损伤、脑卒中、心肌梗死),药物影响(口服避孕药等)。亦可见于生理性增高(如饱食后、高糖饮食、剧烈运动、情绪紧张)。

2.餐后2小时血糖

当空腹血糖稍有升高时,需做餐后2小时血糖测定,它是简化的葡萄糖耐量实验,可以进一步明确有无糖尿病。若餐后2小时血糖值界于7.8～11.1 mmol/L(140～200 mg/dL)之间,应考虑为糖耐量降低,表示体内葡萄糖代谢不佳,可能存在胰岛β细胞分泌胰岛素功能减退,或胰岛素抵抗,应予以饮食和运动治疗。若≥11.1 mmol/L(200 mg/dL),就可诊断为糖尿病,应进一步咨询糖尿病专科医师。

3.糖化血红蛋白

糖化血红蛋白是血糖与血红蛋白的结合产物,由于糖化过程非常缓慢,一旦形成不易解离,故反映的是在检测前120天内的平均血糖水平,而与抽血时间,患者是否空腹,是否使用胰岛素

等因素无关，不受血糖浓度暂时波动的影响。对高血糖、特别是血糖、尿糖波动较大的患者有独特的诊断意义，也是判定糖尿病各种治疗是否有效的良好指标。糖化血红蛋白的测定结果以百分率表示，指的是和葡萄糖结合的血红蛋白占全部血红蛋白的比例。

糖化血红蛋白正常值为4%～6%。①<4%：控制偏低，患者容易出现低血糖；②6%～7%：控制理想；③7%～8%：可以接受；④8%～9%：控制不好；⑤>9%：控制很差，是糖尿病并发症发生发展的危险因素。慢性并发症包括糖尿病性肾病、动脉硬化、白内障等，并有可能出现酮症酸中毒等急性并发症。

4.糖尿病风险评估

通过汗腺离子密度的测定来分析自主神经病变的程度，检测出胰岛素抵抗的病变程度，判断出糖尿病并发症罹病风险。

（二）血流变检测

血液流变学是研究血液中各种成分的流变规律。当血液的流动性和黏滞性（即黏稠度）发生异常时，可出现血流缓慢、停滞和阻断，可致血液循环障碍，组织缺血缺氧，引起一系列的病理变化。临床常见的与血黏度增高有关的疾病有：高脂血症、冠心病、高血压病、糖尿病、动脉硬化、脑血栓、心力衰竭、急性肾炎、肾病综合征、慢性肾衰竭、急性肾衰竭等。例如，血液中脂蛋白和胆固醇增加，可使血液黏稠度增加，血流速度减慢，血管内皮损害，血管壁内膜粗糙，形成粥样硬化，造成血管弹性变差，易导致血栓形成。此外吸烟、超重（肥胖）也是血栓性疾病的发病因素。因此检测全血黏度、血浆黏度、红细胞变性的临床意义，要结合患者具体情况综合判断。

（三）血常规

血常规检查项目及临床意义见表14-1。

表14-1 血常规检查项目及临床意义

项目	参考值	临床意义
红细胞（RBC）	男：(4.0～5.5)×10^{12}/L 女：(3.0～5.5)×10^{12}/L	升高：生理性增高见于禁（脱）水、重体力劳动、妊娠、高原居住。病理性增高见于真性红细胞增多症，各种先天性心脏病、慢性肺疾病、异常血红蛋白病 降低：各种贫血，如再障、营养不良、阵发性睡眠性血红蛋白尿、溶血、失血如消化道出血、功能子宫出血、痔疮、外伤
血细胞比容（Hct）	0.37～0.49	升高：可能有脱水或红细胞增多症 降低：可能有贫血，但贫血程度与红细胞数不一定平行，有助于贫血分型
平均红细胞体积（MCV）	80～100 fl	升高：见于缺乏维生素B_{12}和叶酸的贫血，如巨幼红细胞性贫血、口服避孕药、停经妇女及老人。 降低：见于缺铁性贫血，地中海性贫血以及慢性疾病造成的贫血
血红蛋白（Hb）	男：120～165 g/L 女：110～160 g/L	同红细胞计数。但不同性质的贫血，红细胞数量与血红蛋白数量不一定平行
血小板（PLT）	(100～300)×10^9/L	升高：骨髓增生异常综合征、脾切除后、急性大出血、血小板增多症等 降低：骨髓生成障碍和体内消耗过多。常见于再障、放射病、骨髓原发和转移性肿瘤、急性白血病、DIC、血小板减少性紫癜、脾亢及药物等

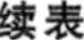

续表

项目	参考值	临床意义
白细胞计数(WBC)	$(4.0\sim10.0)\times10^9/L$	升高：急性细菌感染，极度增高则可能存在白血病 降低：病毒感染，射线照射，药物化疗，再障，脾亢等

(四)冠心病危险因素检测指标

同型半胱氨酸(HCY)：HCY 水平升高与遗传因素和营养因素有关。现认为 HCY 反应性的增高是引起血管壁损伤的重要因素之一，它与心肌梗死和心绞痛的发生率和死亡增高有关，目前国内外逐渐把它作为心血管疾病临床常规检查指标。

超敏 C 反应蛋白(hs-CRP)：hs-CRP 是用高灵敏度的方法检测的血浆 C 反应蛋白水平，大量研究证实，hs-CRP 可能是比 LDL-C 更有效的独立的心血管疾病预测指标。个体 hs-CRP 的观测值应取两次检测(最好间隔 2 周)的平均值。hs-CRP 可对表观健康的人群预示未来发生脉管综合征的可能性，对急性冠脉综合征(ACS)患者则是预后指标。心肌梗死后的 hs-CRP 水平预示未来冠心病的复发率和死亡率，和梗死面积无关。

(五)胃蛋白酶原检测

胃蛋白酶原(PG)分为Ⅰ、Ⅱ两个亚型。目前普遍认为萎缩性胃炎是很重要的癌前病变，在癌症的发病机制中起着至关重要的作用。PGⅠ/PGⅡ可作为萎缩性胃炎的标志物，实现对于胃癌高风险人群的识别。PGⅠ降低对检出胃癌相对不够敏感，但如果与 PGⅠ/PGⅡ比值相结合，则检出胃癌的灵敏度(64%～80%)和特异性(70%～84%)都大大提高，可用于胃癌普查。目前日本专家一般建议用 PGI≤70 ng/mL 和 PGⅠ/PGⅡ≤3.0 作为入选标准。

(六)骨代谢指标

1.甲状旁腺激素

甲状旁腺激素是由甲状旁腺主细胞分泌而来。其生理作用主要是升高血钙、降低血磷，调节钙离子水平。通常，血浆钙离子水平与血浆甲状旁腺激素水平成反比。测定甲状旁腺激素对鉴别高钙血症和低钙血症上具有一定的价值，同时对甲状旁腺疾病的诊断及血液透析的监测都有重要意义。

参考值范围：0.1～1.8 μg/L(RIA 法)。

升高见于：①原发性甲状旁腺功能亢进症、假性特发性甲状旁腺功能低下；②继发性甲状旁腺功能亢进症、慢性肾衰竭、单纯甲状腺肿；③甲状腺功能亢进、老年人、糖尿病性骨质疏松、异位甲状旁腺激素分泌综合征；④药物或化学性，如磷酸盐、降钙素、氯中毒等。

降低见于：①特发性甲状旁腺功能减退症、低镁血症性甲状旁腺功能减退症，由于甲状旁腺激素分泌减少引起低钙血症；②非甲状腺功能亢进性高钙血症如恶性肿瘤、结节病、维生素 D 中毒、甲状腺功能亢进症及其他由于高钙血症抑制甲状旁腺激素分泌。

2.25-羟基维生素 D

维生素 D 又称抗佝偻病维生素，是类固醇衍生物，属脂溶性维生素。维生素 D 主要包括维生素 D_2(又称麦角钙化醇)及维生素 D_3，在体内主要的储存形式为 25-羟基维生素 D，其在血液中的含量是具有活性的 1,25-双羟基维生素 D 的 1 000 倍。其生物学作用主要包括：①促进小肠钙吸收；②促进肾小管对钙、磷的重吸收；③调节血钙平衡；④对骨细胞呈现多种作用；⑤调节基团转录作用。

参考值范围：47.7～144 nmol/L(酶联免疫法)。

维生素 D 缺乏常见于以下几种。①骨质软化症：表现为骨质软化，腰腿部骨疼痛、易变形等；②骨质疏松症：常见于老人，由于其肾功能降低，胃肠吸收欠佳，户外活动减少，影响骨钙化可发生自发性骨折；③佝偻病。

维生素 D 过多常由于过量摄入维生素 D 引起。其主要毒副作用是血钙过多，早期征兆主要包括痢疾或者便秘、头痛、无食欲、头昏眼花、走路困难、肌肉骨头疼痛，以及心律不齐等。晚期症状包括发痒、骨质疏松症、体重下降、肌肉和软组织石灰化等。严重可引起肾、脑、肺、胰腺等脏器有异位钙化灶和肾结石。

(七)尿常规

检查项目包括尿糖、尿酮体、尿胆原、尿比重、尿蛋白、尿红细胞、尿白细胞、尿酸碱度、尿胆红素、尿亚硝酸盐。

(八)大便常规

检查项目包括大便的颜色、形态、细胞、潜血，粪胆素，粪胆红素。

四、影像学检查

(一)心电图

心电图是诊断心血管疾病最常用的辅助手段。分析各波形出现的顺序及基线水平的变化可为诊断各种心脏疾病或全身疾病提供线索。P 波为心房兴奋产生；QRS 波为心室所形成；T 波为心室激动恢复（复极）的结果；P-R 间期代表激动由心房传到心室时所需的时间，正常值为 0.12～0.20 秒，当 P-R 间期延长时提示房室间传导障碍；QRS 间期为心室除极时间，正常应在 0.08 秒以内，Q-T 间期代表心室复极的时间，在某些疾病时 Q-T 间期可明显延长。

可用心电图诊断的疾病包括以下几种。①心律失常：如房性及室性期前收缩、室性及室上性心动过速、病窦综合征、房室及室内传导阻滞。其主要表现为 P、QRS 波群出现的顺序及形态，节律的异常以及 P-R 段的延长或 P、QRS 波无固定关系。②心肌梗死：主要表现为异常 Q 波及 ST 段的上移，T 波倒置等。③冠心病心绞痛：主要表现为 S-T 段下移和 T 波倒置或低平。④药物中毒或电解质紊乱：可表现为 QRS 波增宽，Q-T 间期延长及巨大 U 波等。⑤心包积液：表现为肢体导联低电压。

心电图与运动试验相结合称为运动心电图，主要用于诊断冠心病及某些心律失常如窦性心动过缓及室性心动过速。平时心电图正常者，若运动后出现 S-T 段压低则为冠心病的临床诊断提供了重要依据。

(二)胸部 X 线

1.如何数肋骨

数肋骨是看片的基础，看片时常常是以肋骨作为标志。正常胸部 X 线片肋骨从后上向前下数，第1 肋与锁骨围成一个类圆形的透亮区，这一部分也是肺尖所在的区域，两侧对比有利于发现肺尖的病灶。

2.如何判断肺纹理是否正常

一侧肺野从肺门到肺的外周分为三等份，分别称为肺的内、中、外带，正常情况下肺内中带有肺纹理，外带无，如果外带出现了肺纹理则有肺纹理的增多，反之内中带透亮度增加则肺纹理减少。对肺内、中、外带的区分还有一个意义，那就是对肺气肿时肺压缩的判断，一般来说肺内、中、外带占肺的量分别为60%、30%、10%。

3.纵隔与肺门

肺门前方平第2～4肋间隙,后平对第4～6胸椎棘突高度,在后正中线与肩胛骨内侧缘连线中点的垂直线上。关于纵隔主要是判断是否有移位。

4.心脏

心脏后对第5～8胸椎,前对第2～6肋骨,心胸比<0.5。主动脉结是主动脉弓由右转向左出突出于胸骨左缘的地方,它平对左胸第2肋软骨。肺动脉段位于主动脉结下方,对判断肺动脉高压很有意义。

5.膈肌和肋膈角

一般右肋膈顶在第5肋前端至第6肋前间水平,由于右侧有肝脏的存在,右膈顶通常要比左侧高1～2 cm。意义:胸腔或腹腔压力的改变可以改变膈肌的位置,如气胸时膈位置可以压低;膈神经麻痹出现矛盾呼吸。正常的肋膈角是锐利的,如果肋膈角变钝则有胸腔有积液或积血存在,一般地说肋膈角变钝,积液300 mL;肋膈角闭锁,500 mL。

6.乳头位置

男性乳头一般位于第4肋前间,女性乳头位置可较低,两侧不对称的乳头阴影易误诊为结节病灶。

7.如何判断病灶是来自肺内还是来自胸膜腔

一般来说如果病灶大部分在肺内则病灶来自肺内;可以结合侧位X线片来判断,同时CT可以精确鉴别。

(三)骨密度检查

检测部位为腰椎L_1～L_4、髋关节及股骨颈。骨密度测定是目前诊断早期骨质疏松最敏感的特异指标。

(四)经颅多普勒

经颅多普勒是检测颅内、外血管病变的无创伤性新技术,是目前诊断脑血管疾病的必备设备。经颅多普勒在临床上主要应用于高血压病;此外尚可用于脑血管疾病,包括脑动脉硬化症、脑供血不足、脑血管狭窄及闭塞等;以及椎动脉及基底动脉系统疾病等。还可应用于临床疾病的病因学诊断,包括头痛、头晕、眩晕、血管性头痛、功能性头痛、神经症、偏头痛等,并可用于脑血管疾病治疗前后的疗效评价等方面。

五、特殊检查

(一)呼气试验

1.^{13}C尿素呼气试验

它是敏感性和特异性都较高的无创性检测方法;能方便、快捷地反映出胃内幽门螺杆菌感染的情况,且无放射性,广泛适用于各种人群,尤其是老年人及患高血压、心脏病等不能耐受胃镜检查者。并能监测幽门螺杆菌经治疗后的效果。

2.^{14}C检测

^{14}C呼气试验对上消化道疾病中胃幽门螺杆菌感染的检出率及胃幽门螺杆菌感染对上消化道疾病具有诊治意义。

（二）女性 TCT 检查

TCT 是液基薄层细胞检测的简称，TCT 检查是采用液基薄层细胞检测系统检测宫颈细胞并进行细胞学分类诊断，它是目前国际上最先进的一种子宫颈癌细胞学检查技术，与传统的宫颈刮片巴氏涂片检查相比明显提高了标本的满意度及宫颈异常细胞检出率。

（三）人乳头瘤病毒（human papillomavirus，HPV）检查

HPV 检查主要检测是否携带有 HPV 病毒。HPV 某些分型具有高度致子宫颈癌危险。低危险型 HPV 包括 HPV6、11、42、43、44 等型别，常引起外生殖器湿疣等良性病变，包括宫颈上皮内低度病变（CINⅠ），高危险型 HPV 包括 HPV16、18、31、33、35、39、45、51、52、56、58、59、68 等型别，与子宫颈癌及宫颈上皮内高度病变（CINⅡ/Ⅲ）的发生相关，尤其是 HPV16 和 HPV18 型。妇女感染 HPV 后，有 30%～50%的妇女出现宫颈上皮细胞的轻度病变，但大部分妇女会在清除病毒后 3～4 个月时间内转为正常，所以如果在这段时间内同时检查 HPV 和细胞学，会出现 HPV 阴性而细胞学为异常的现象。

（四）动脉硬化检测

脉搏波传播速度、踝臂血压指数。

1.意义

通过脉搏波传播速度、踝臂血压指异常，诊断下肢动脉疾病，常提示可能存在全身动脉粥样硬化疾病。及时进一步检查、通过改变不良生活习惯及药物治疗等方式进行干预，避免将来重大心脑血管疾病的发生。

2.适用人群

（1）年满 20 周岁以上。

（2）已被诊断为高血压（包括临界高血压）、高脂血症、糖尿病（包括空腹血糖升高和糖耐量异常）、代谢综合征、冠心病和脑卒中者。

（3）有早发心脑血管疾病家族史、肥胖、长期吸烟、高脂饮食、缺乏体育运动、精神紧张或精神压力大等心脑血管疾病高危因素者。

（4）有长期头晕不适等症状尚未明确诊断者；有活动后或静息状态下胸闷、心悸等心前区不适症状尚未明确诊断者。

3.不适于检查的人群

（1）外周循环不足（有急性低血压、低温）。

（2）频发心律失常。

（3）绑袖捆绑位置局部表皮破损、外伤。

（4）正在静脉注射、输血、血液透析行动静脉分流的患者。

（五）人体成分分析

对身体脂肪比例和脂肪分布进行测定可以对身体进行健康检查及老年病，如高血压、动脉硬化和高血脂的筛查诊断。另外，它还可以广泛应用于肥胖的诊断、营养状态评估、康复治疗后肌肉物质的变化、身体平衡、物理治疗、透析后体内水分改变和激素治疗后身体成分的改变。通过人体成分分析仪的分析检测，可以找到身体状况改善的轨迹；查找健康隐患，为体检者提供保持健康的建议和知识。对细胞内外液的质量以及比例进行分析尤其适合儿童青少年生长发育过程中的监控。

（刘亚男）

第七节　超声诊断在健康体检中的应用

一、脂肪性肝病

(一)临床病理

体检中脂肪性肝病发生率高居榜首。脂肪在组织细胞内贮积量超过肝重量的5%,或在组织学上有30%肝细胞出现脂肪变性时,称为脂肪肝。脂肪肝是一种常见的肝脏异常现象,而不是一个独立的疾病。常见的原因有过量饮酒、肥胖、糖尿病、妊娠和药物毒性作用等引起的肝细胞内脂肪堆积。与脂肪性肝病肝脏不同程度的脂肪浸润及肝细胞变性有关。肝外组织的三酰甘油主要由高密度脂蛋白(HDL)携带,通过高密度脂蛋白受体途径进入肝脏代谢。当高血脂导致肝组织被脂肪堆积、浸润变性时,会使血脂代谢和脂蛋白合成障碍,尤其是HDL合成减少。肝细胞被浸润变性,同样使肝脏生成极低密度脂蛋白障碍,导致肝内的脂类不能以脂蛋白形式运出肝脏,造成三酰甘油在肝内堆积,形成和加重脂肪肝。由于腹部周围的脂肪细胞对刺激敏感,脂肪易沉积于腹部内脏,将大量脂肪酸输送到肝脏导致脂肪肝。按肝细胞脂肪贮积量的多少,分为轻、中、重度:轻度时脂肪量超过肝重5%~10%;中度在10%~25%之间;重度者25%~50%。根据脂肪在肝内的分布情况,分为均匀性和非均匀性脂肪肝两大类,前者居多。

(二)超声诊断标准(图14-1)

(1)肝脏呈弥漫性肿大,轮廓较整齐,表面平滑,肝边缘膨胀变钝。

(2)肝实质回声增强,呈点状高回声(肝回声强度>脾、肾回声)。

(3)肝深部回声衰减,+~++。

(4)肝内血管显示不清。

(5)不规则脂肪肝可表现为节段型(地图型)、局灶型。

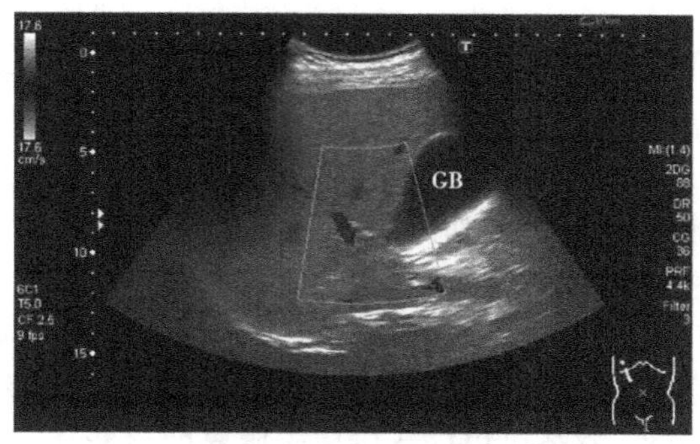

图14-1　脂肪性肝病超声诊断

二、肝硬化

(一)临床病理

肝硬化由多种原因引起肝细胞变性、坏死,继而出现纤维组织增生和肝细胞的结节状再生。

这三种改变反复交替进行，结果导致肝脏的小叶结构和血液循环系统逐渐改变，形成假小叶，随之肝脏质地变硬。肝硬化是一种常见的慢性疾病，根据病因、病变和临床表现的不同有多种临床分型。常见的有门脉性肝硬化、坏死性肝硬化、胆汁性肝硬化、淤血性肝硬化和寄生虫性肝硬化，其致病因素有肝炎病毒、饮酒、胆道闭锁、淤血等。

（二）超声诊断标准（图 14-2）

1.肝脏改变

（1）形态：右叶萎缩，左叶肿大。

（2）表面：不光滑，凹凸不平或波浪状。

（3）边缘：边缘显著变钝。

（4）回声：增粗、增强。

（5）肝静脉：管腔狭窄，粗细不等。

2.门脉改变

门静脉、脾静脉扩张、脾大、侧支循环。

3.其他改变

胆囊壁水肿、腹水。

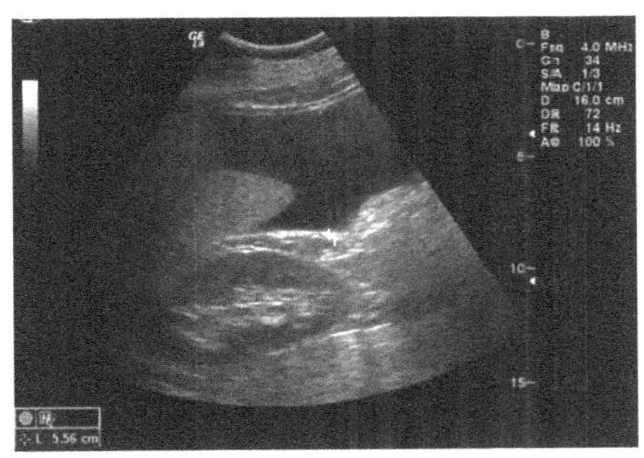

图 14-2　肝硬化超声诊断

三、肝囊肿

（一）临床病理

肝囊肿病因不明确，有先天性和后天性之分。先天性肝囊肿多认为起源于肝内迷走的胆管，或因肝内胆管和淋巴管在胚胎期的发育障碍所致，或胎儿时期患胆管炎导致肝内小胆管闭塞，引起近端胆管呈囊性扩张。部分患者出生时可能已存在类似的囊肿基础，所以年轻人群中也有很小一部分肝囊肿发现。而后天性肝囊肿则由于肝内胆管退化而逐渐形成，为生理性退行性变，与年龄关系密切。因此肝囊肿检出率随年龄增长而增加，但囊肿的大小与数目发展与年龄的增长无相关。超声检查肝囊肿具有敏感性高、无创伤、简便易行等优点，而且能肯定囊肿的性质、部位、大小、数目和累及肝脏的范围，也易与其他囊性病变鉴别。超声为本病的首选检查方法。

（二）超声诊断标准（图 14-3）

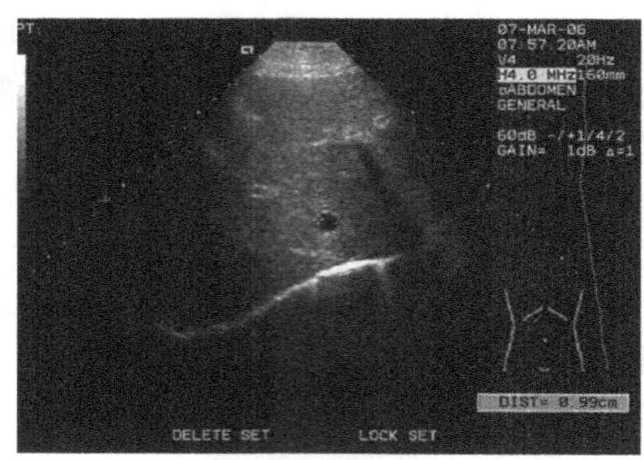

图 14-3　肝囊肿超声诊断

（1）囊肿形态呈类圆形或椭圆形，大小不一。

（2）囊壁薄，轮廓平滑、整齐。

（3）内部回声呈无回声区。

（4）两侧壁处可出现声影。

（5）后方回声明显增强。

四、肝血管瘤

（一）临床病理

肝血管瘤属先天性发育异常，是肝脏最常见的良性肿瘤，分为海绵状血管瘤和毛细血管瘤。切面为蜂窝状的血窦腔，由纤维组织分隔，大的纤维隔内有小血管，血窦壁有内皮细胞覆盖。一般质地柔软有弹性，边界清晰，可呈分叶状或较平整，有纤维性包膜。血窦腔内可有血栓形成，血栓及间隔可发生钙化。肝脏血管瘤一般生长缓慢，较小者无症状，常由体检中发现，多为单发，多发的可并发身体其他部位（如皮肤）血管瘤。

（二）超声诊断标准（图 14-4）

（1）呈类圆形或不规则形。

（2）常为单个，亦可多发，大小不一。

（3）典型呈高回声，不典型呈混合回声或低回声。

（4）与周围肝组织境界清晰或无明显境界。

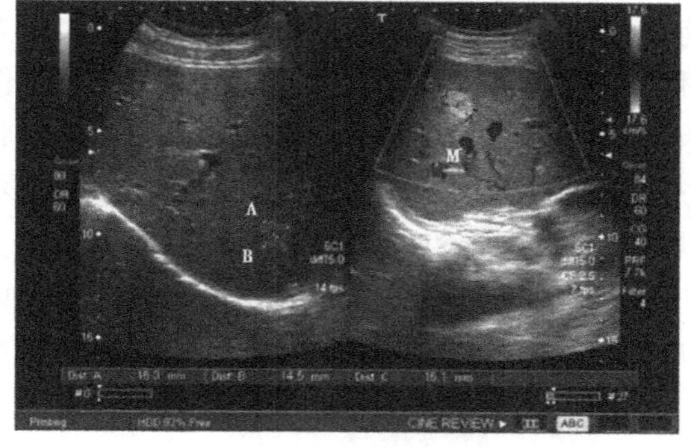

图 14-4　肝血管瘤超声诊断

五、胆囊结石

（一）临床病理

胆囊结石是最常见的胆囊疾病。女性胆囊结石发病率明显高于男性与两方面因素相关：①女性妊娠、多孕、产次可引起胆囊排空功能降低，致使胆汁淤积形成胆结石；②雌酮是绝经期女性体内的主要雌激素，可提高胆汁中胆固醇的饱和度，促使胆石的形成。并且绝经期前的中年妇女因为内分泌改变的关系，常影响胆汁的分泌和调节。研究发现，年轻女性易患胆囊结石，与饮食不规律有关，不吃早餐、喜吃甜食等。其原因是空腹时间延长，控制饮食减轻体重等导致胆酸的分泌下降，胆固醇过饱和，从而成石指数升高。年龄增长，胆囊收缩能力呈下降趋势，胆囊中胆汁排泄不畅易造成结石的形成；另外生活水平提高，高蛋白、高胆固醇、高热量类饮食摄入导致胆汁成分和理化性质发生了改变，胆汁中的胆固醇处于过饱和状态，易于形成结石。超声对胆囊结石的诊断有很高的敏感性和特异性，准确率在95%以上。使用高分辨力超声仪在胆汁充盈状态下可发现直径小至1 mm的结石，被公认为是诊断胆囊结石的最好方法，是影像诊断的首选方法。

（二）超声诊断标准（图14-5）

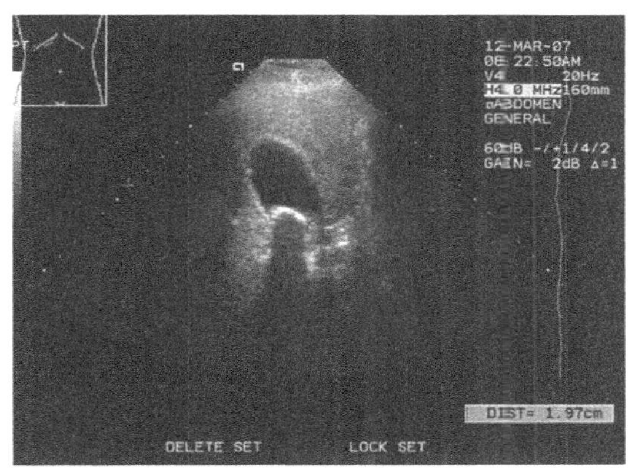

图14-5　胆囊结石超声诊断

国内常用Crade分类。①典型结石：胆囊形态完整，有一个或多个结石强回声光团，其后方有清晰声影。②充满型结石：胆囊轮廓前半部呈半圆形或弧形强回声带，其后方有较宽的声影，胆囊后半部和胆囊后壁不显示，呈“WES”征。③泥沙型结石：胆囊内有多个小的强回声光团，呈细砂样随体位移动，其后有或无声影。

六、胆囊息肉

（一）临床病理

胆囊息肉为一种非炎症性慢性胆囊疾病。因胆囊黏膜固有层的巨噬细胞吞噬胆固醇，逐渐形成向黏膜表面突出的黄色小突起，有弥漫型和局限型，以后者多见，呈息肉样，故又称胆固醇息肉。随着高分辨力实时超声仪的广泛应用，发病率逐年增加。发病率男女均等，原因不明，似与肥胖、血脂升高、胆固醇结石、胆汁中胆固醇过多积聚等有关。

(二)超声诊断标准(图 14-6)

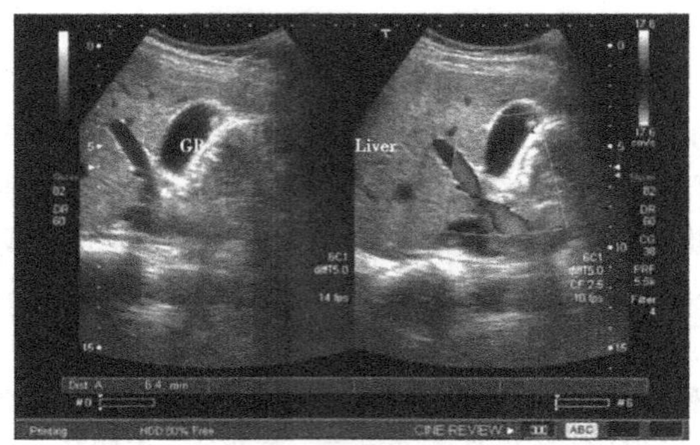

图 14-6 胆囊息肉超声诊断

(1)形态多呈颗粒状或乳头状,有蒂或基底较窄。

(2)内部呈强回声或中等回声,后方无声影。

(3)体积小,最大直径多小于 10 mm。

(4)一般为多发性,以胆囊体部较多见。

七、前列腺增生

(一)临床病理

发病年龄多在 50 岁以上,并随年龄的增长,发病率逐渐增高,是老年人最常见的前列腺疾病。发病原因尚不清楚,可能与人体雄性激素-雌性激素的平衡失调有关。增生常发生于前列腺移行带和尿道周围腺,即内腺。增生的前列腺由腺体、平滑肌和间质组成,形成纤维细胞性、肌纤维性、肌性、腺体增生性和肌腺性等不同的病理类型,较多见的是肌腺增生,向各个方向发展,呈分叶状或结节状增大,形成体积较大的肌腺瘤。

(二)超声诊断标准(图 14-7)

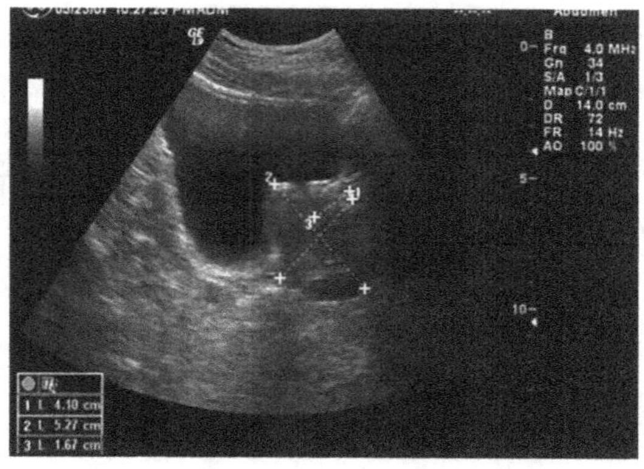

图 14-7 前列腺增生超声诊断

(1)前列腺形态异常:各径线不同程度增大,通常左右对称,外形规整;少数局限性增生者,外形可不规则。

(2)内腺结节状增大:多数呈分叶状或结节状(结节型),少数为非结节状(弥散型)、内部回声多数呈均匀低回声,少数呈等回声或高回声、外腺被挤压萎缩。

(3)包膜回声平滑、连续、无中断现象。

(4)常有钙质沉着或结石;沿交界处形成弧形排列的散在强回声点或强回声团。

(5)精囊可能受压变形,但无浸润破坏征象。

八、子宫肌瘤

(一)临床病理

子宫肌瘤为女性生殖系统最常见的良性肿瘤,受多种因素的影响。雌激素是子宫肌瘤发生与发展的重要促进因素。研究显示40岁组发病率最高,低于或高于此年龄段发病率逐渐下降。此年龄段女性生殖功能旺盛,体内雌激素水平较高,同时社会压力、琐碎家庭事务导致中年妇女机体内分泌紊乱。摄取含有激素的食物、药物等,促进子宫肌瘤发生发展。肌瘤增长速度与年龄增加无相关性,肌瘤好发于生育年龄,绝经后肌瘤停止生长,甚至萎缩,受女性激素水平调节。

(二)超声诊断标准(图14-8)

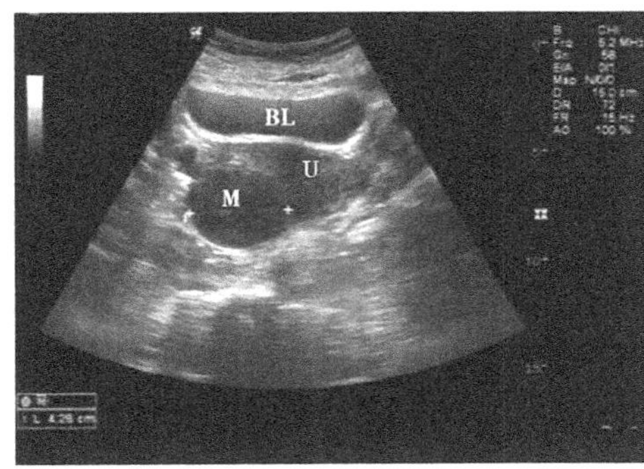

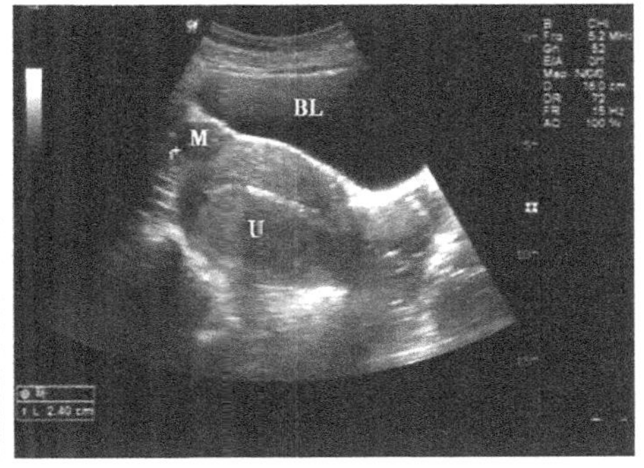

图14-8 子宫肌瘤超声诊断

1.壁间肌瘤

最多见,子宫正常或增大;肌壁可见结节状低回声或旋涡状混合回声,伴后壁回声衰减;如肌瘤压迫子宫腔,可见宫腔线状反射偏移或消失。

2.浆膜下肌瘤

宫体表面有低回声或中等回声的结节状凸起;子宫形体不规则;常与壁间肌瘤同时存在。

3.黏膜下肌瘤

宫腔分离征,其间有中等或低回声团块。

九、卵巢囊肿

(一)临床病理

卵巢囊性肿瘤分为非赘生性囊肿和赘生性囊肿两大类。非赘生性囊肿包括滤泡囊肿、黄体囊肿、黄素囊肿、多囊卵巢;赘生性囊肿包括浆液性囊腺瘤(癌)、黏液性囊腺瘤(癌)、皮样囊肿。

(二)超声诊断标准(图 14-9)

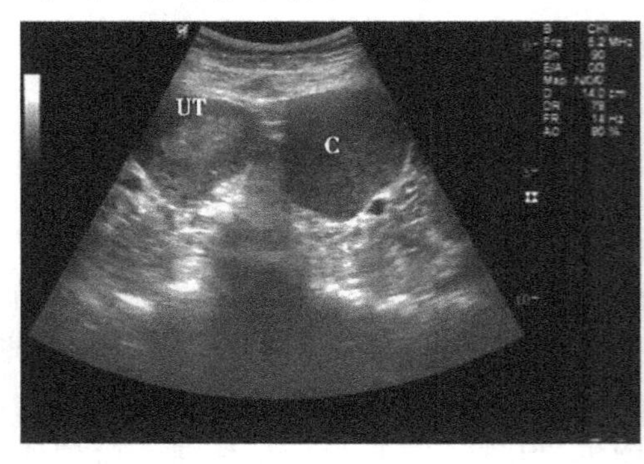

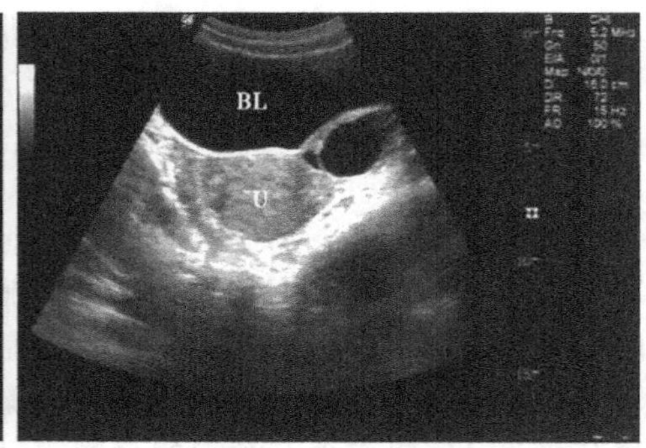

图 14-9 卵巢囊肿超声诊断

(1)形态呈圆形或椭圆形无回声区,可单个或多个,可伴线状或粗细不均的分隔光带。

(2)无回声区内可有细小或粗大光点,壁上可有局限性光团突向囊内或囊外。

(3)无回声区内可有规则或不规则的实性回声。

十、甲状腺结节

(一)临床病理

为代谢障碍引起甲状腺组织增生或腺体增大,过去认为是由于腺垂体分泌促甲状腺素过多所致,现在认为是与原发性免疫疾病有关。年轻女性多见,与精神因素有关。随着高频超声技术的普及,超声体检时可发现越来越多的甲状腺结节,超声不仅对鉴别甲状腺良恶性结节有重要价值,还可以发现有无局部及远处转移,高频超声检查已经成为甲状腺疾病的首选影像学检查方法。

(二)甲状腺影像报告和数据系统分级(TI-RADS)

(1)0 级影像学评估不完全,需要进一步评估。

(2)1 级阴性发现。

(3)2 级阳性发现。

(4)3 级可能良性发现(恶性可能<5%)。

(5)4 级 4a 低度可疑恶性(恶性可能 5%~45%)。

(6)4b 中度可疑恶性(恶性可能 45%~75%)。

(7)4c 高度可疑恶性(恶性可能 75%~95%)。

(8)5 级典型恶性征象(恶性可能≥95%)。

(9)6 级已行活检证实的恶性肿瘤。

目前在国内许多医院已应用甲状腺影像报告和数据系统分级。超声科医师应在甲状腺影像报告和数据系统分级方面统一认识(改良甲状腺影像报告和数据系统分级,同时为进一步明确诊断,可采取超声引导下细针穿刺活检,必要时辅助分子标志物检测,可使甲状腺微小乳头状癌术前诊断的准确率得到进一步的提高。超声造影及超声弹性成像对于高分辨率超声影像检查诊断困难的患者,可作为补充手段,但不建议常规使用。

十一、乳腺增生症

(一)临床病理

乳腺增生症好发于育龄妇女。研究发现30～40岁乳腺增生症发病率高，余各年龄段呈逐渐下降趋势，20～30岁之间发病率上升较快。调查分析显示人们工作、生活条件、人际关系、压力所致精神紧张，内分泌紊乱导致体内性激素失衡，使乳腺导管、腺泡和间质增生和复旧变化同时存在，导致乳腺的组织结构发生紊乱，乳腺导管上皮和纤维组织不同程度增生。国内外学者研究证实，口服避孕药增加年轻女性乳腺增生症的患病风险。50岁以上乳腺增生症的发病率逐渐降低，该年龄段绝经期卵巢功能逐渐衰退，雌激素水平相对下降，降低了乳腺增生症的发病风险。大量流行病学、病理研究也证实，部分乳腺良性疾病癌变是乳腺癌发生的重要原因。因此，定期检查乳腺非常必要，对降低乳腺癌发病率具有重要意义。

(二)超声诊断标准(图14-10)

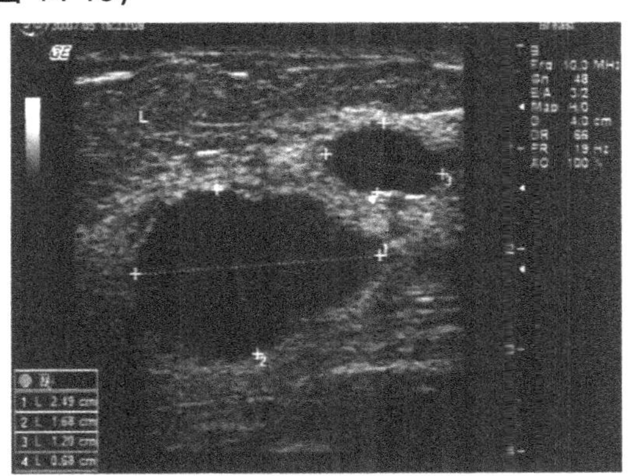

图14-10 乳腺增生症超声诊断

(1)两侧乳房增大，但边界光滑、完整。

(2)内部质地及结构紊乱，回声分布不均，呈粗大强回声点及强回声斑。

(3)如有囊性扩张，乳房内可见大小不等的无回声区，其后壁回声稍强。

十二、恶性肿瘤

恶性肿瘤是威胁人类生命的一大杀手，恶性肿瘤筛查是肿瘤早发现、早诊断、早治疗，获得较好的预后和生活质量的先决条件。体检中以肝癌、肾癌、卵巢肿瘤、甲状腺癌、乳腺癌、胰腺癌、膀胱癌、前列腺癌居多，往往都无明显症状和临床体征。因此超声诊断在肿瘤早期筛查中具有重要意义，早期发现，早期治疗，降低恶化风险。

十三、颈动脉硬化

(一)临床病理

动脉粥样硬化为脑卒中最重要的原因，是散在分布于动脉血管壁的一种慢性发展的一系列病理变化，包括脂质沉积、平滑肌增殖、纤维增殖、斑块形成。动脉粥样硬化斑块又可以发生钙化、坏死、出血、溃疡、附壁血栓形成等，使血管狭窄、闭塞或破裂，以及斑块脱落堵塞远端血管，导致脑血管病的发生。

(二)超声诊断标准(图 14-11)

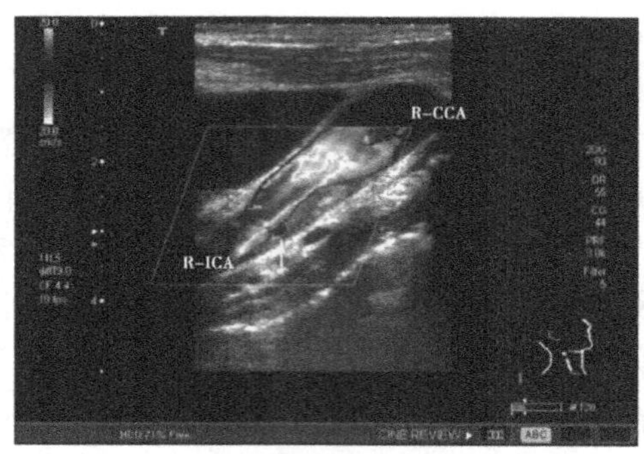

图 14-11　颈动脉硬化超声诊断

1.颈动脉内膜增厚

颈动脉 IMT≥1.0 mm,颈动脉分叉处≥1.2 mm 作为内-中膜增厚的标准,是动脉粥样硬化的早期改变。

2.颈动脉粥样硬化斑块

IMT 局限性增厚≥1.5 mm 时,称为斑块,斑块的大小、质地、形态变化,可造成不同程度的血管狭窄和血流动力学的改变。

3.颈动脉狭窄

颈动脉狭窄在 60%以上,就应积极采取有效的治疗手段。颈内动脉狭窄>70%,可引起缺血性脑血管病的发生,外科治疗效果明显高于药物治疗。

4.颈动脉闭塞

颈动脉闭塞是在颈动脉狭窄的基础上发生的,颈内动脉或颈总动脉闭塞可造成一侧脑供血中断,产生一系列病理变化和临床改变。

十四、冠心病

(一)临床病理

冠心病全称为冠状动脉性心脏病,又称缺血性心脏病,是指冠状动脉粥样硬化或功能性痉挛使血管腔阻塞导致心肌缺血、缺氧而引起的心脏病。

(二)超声诊断标准(图 14-12)

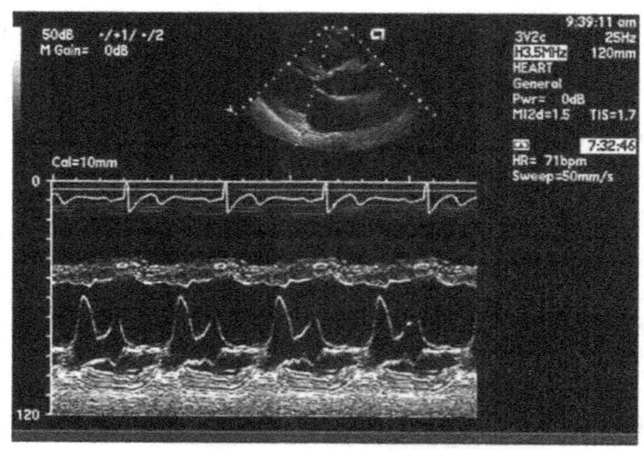

图 14-12　冠心病超声诊断

1.内膜增厚

左冠状动脉主干及右冠状动脉近端管腔内径为 3～6 mm，当管腔内径<3 mm或>6 mm者均为异常，而内膜增厚、回声增强且不均匀是冠状动脉粥样硬化的证据。

2.节段性室壁运动异常

伴随着冠状动脉缺血的心肌缺血常导致左心室壁某个部位发生局限性的运动异常，它是切面超声心动图诊断冠心病的较特异性指标。

3.心肌梗死

是指冠状动脉血供急剧减少或中断，使相应的发生心肌严重而持久的缺血、坏死，表现为室壁运动减弱、消失或矛盾运动；室壁变薄、室壁瘤形成、心功能不全等。

十五、下肢动脉硬化性闭塞症

(一)临床病理

动脉硬化的病因至今仍无定论。目前认为高脂血症、高血压、糖尿病、吸烟及肥胖等通过引起血液中低密度脂蛋白水平增高，损伤内膜，将胆固醇带入动脉壁的平滑肌细胞内，使细胞增殖，形成泡沫细胞和斑块。同时，高血压使内膜对低密度脂蛋白的通透性增加、糖尿病引起高脂血症并伴有不明刺激使动脉中膜细胞增殖、吸烟主要使血液中一氧化碳增加，血小板聚集损伤动脉壁的细胞使动脉壁中脂质增加、肥胖为产生胰岛素抵抗的重要因素，在 2 型糖尿病，肥胖参与胰岛素抵抗机制，或独立地引起，或与糖尿病协同加重 2 型糖尿病的胰岛素抵抗。

(二)超声诊断标准(图 14-13)

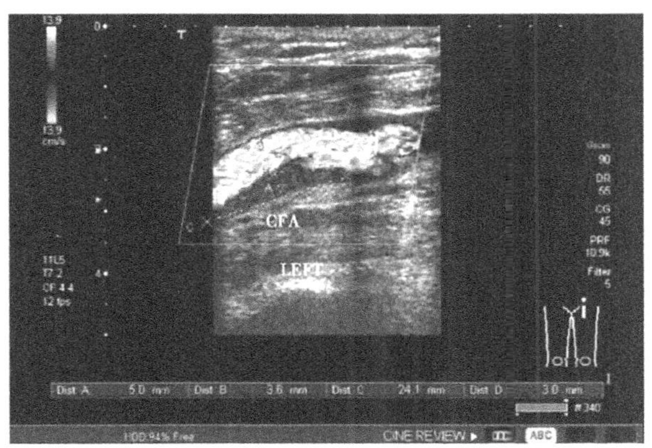

图 14-13　下肢动脉硬化性闭塞症超声诊断

(1)病变部位的动脉内中膜增厚，回声增强，局部亦可弥漫性增厚；有斑块者可呈低回声或强回声团块伴声影，部位可局部亦可多处；如动脉闭塞，则灰阶超声显示管腔消失，腔内被中等不均匀回声所占据。

(2)如引起管腔变窄，则彩色多普勒显示彩色流道变细，流道边界不平整；如严重狭窄，则明显变细，迂曲，或呈断续状，血流颜色呈多彩镶嵌状；如动脉闭塞，彩色多普勒不能显示血流流道，而狭窄远段血流颜色变暗。

(3)管腔轻度狭窄，收缩峰值流速(PSV)可不同程度增加，脉冲多普勒频谱形态仍呈三相波，曲线增宽；严重狭窄，可导致血流动力学明显改变，频谱形态呈单峰，反向血流消失，频窗减小或消失；动脉近乎闭塞，频谱形态显示单相低速波形，即收缩峰值流速减低，加速时间延长，反向血流消失。

（刘亚男）

第八节　健康体检的注意事项

一、体检前注意事项

（1）体检前3天内保持正常饮食，不要大吃大喝，不吃太甜、太咸、过于油腻、高蛋白食品及大量海产品，不要饮酒及浓茶、咖啡等刺激食物，晚上应该早休息，避免疲劳及情绪激动。各类食物可能对体检造成的影响：①含碘高的食品，如深海鱼油、藻类、海带、海蜇皮等，会影响甲状腺功能检测。②含嘌呤类的食物，如动物内脏、海鲜类食品，会影响血尿酸的检测。③动物血液制品对大便潜血试验检查有一定影响。④含糖过高食物对血糖、尿糖的检测有一定影响。⑤高蛋白食品对肾脏功能检测有一定影响。⑥高脂肪食品影响血脂的检测。

（2）体检前需禁食至少8小时，否则将影响血糖、血脂、肝功能（但饮少量的清水，送服平时服用的药物，不会影响体检结果）。

（3）体检前3天不要服用非必需药物，因为各种药物在体内作用可能会影响到体检的准确性。

（4）为了保证体检后您能准确地了解自己的体检结果，请在体检前认真填写和核对体检表。

（5）体检前勿贸然停药。如高血压病患者每天清晨服降压药，是保持血压稳定所必需的，贸然停药或推迟服药会引起血压骤升，发生危险。按常规服药后再测血压，体检医师也可对目前的降压方案进行评价。服少量降压药对化验的影响是轻微的，所以高血压患者应在服完降压药物后体检。对糖尿病或其他慢性病患者，也应在采血后及时服药，不可因体检而干扰常规治疗。

二、体检注意事项

（1）体检当天要注意先做要求空腹检查的项目，如采血、空腹彩超等。

（2）体检当天不要化妆，否则可能影响医师的判断（如贫血、心脏疾病和呼吸系统疾病等）。

（3）穿着简单衣物，女性勿穿连衣裙、高筒袜、连裤袜，男性不要打领带，穿高领套头衫或紧身衣。体检当日最好不要佩戴项链等饰品，不要穿带金属物品的衣服，女性内衣尽量不要带钢托。

（4）精神放松，用一种平常的心态参加体检，切忌紧张，以使检查结果得到客观、真实的反映。

（5）体检化验要求早上7:30～8:30采空腹血，最迟不宜超过9:00。太晚会因为体内生理性分泌激素的影响，使血糖值失真。所以受检者应该尽早采血，不要轻易误时。静脉采血时心情要放松，抽血后立即压迫针孔5分钟，防止出血，勿揉局部。因个别人需较长时间才能凝血，若出现小片青紫，待24小时后进行局部热敷，会慢慢吸收。如有晕血史，请提前告知采血人员。

（6）内科检查前请先测血压、身高、体重。

（7）做X线检查时，宜穿棉布内衣，勿穿带有金属纽扣的衣服、文胸，请摘除项链、手机、笔、钥匙等物品。拟在半年内妊娠的夫妇及已妊娠的女士，请勿做X线检查、骨密度检查。

(8)做膀胱、前列腺、子宫、附件彩超时请勿排尿，如无尿需饮水至膀胱充盈。

(9)心电图检查前应安静休息5分钟左右，不能在跑步、饱餐、冷饮或吸烟后进行检查，这些因素都可以导致心电图异常，从而影响对疾病的判断。

(10)做经颅多普勒检查时，需停服对脑血管有影响的药物3天以上，检查前一天应洗头。

(11)做尿常规留取尿标本时，需要保持外阴清洁并留取中段标本，以确保化验结果的准确性，女士留取尿标本应避开月经期(至少经后3天)。

(12)便常规检查，可到体检中心后留取标本，也可在体检当日在家中使用干净容器留取。如大便有黏液或血液，应注意选取黏液及血液部分，以便提供准确的信息。

(13)女士做妇科检查(宫颈癌筛查)，请避开经期，筛查前24小时阴道不上药、不冲洗、不过性生活。未婚女性不做该项检查。

(14)在体检过程中，向体检医师提供尽可能全面准确的疾病病史。

(15)请配合医师检查，务必按预定项目逐科、逐项检查，不要漏检。

三、体检后注意事项

(1)请保存好体检结果，以便和历次体检结果对照，也可作为以后就医的参考资料。

(2)如果在当次体检中身体状况良好，请保持良好的生活习惯，并且定期进行全面检查。

(3)如果体检结果反映出您的健康状况存在问题，请根据体检医师建议对异常指标进行复查、进一步检查或就医。

(4)当检查方法不足以作为诊断根据时，就必须到医院做进一步检查。

(5)当体检结果提示有疾病，需要治疗，应及时就医，以明确诊断疾病，以免耽误疾病治疗。

(刘亚男)

第九节　体检中心护士职责

一、体检中心护士长职责

体检中心护士长在体检中心主任和体检部主任的领导下，履行下列职责。

(1)全面负责体检中心护理部的日常管理工作。

(2)组织拟制中心护理工作计划和管理制度。

(3)安排中心护理人员的日常管理、培训、排班、考勤等各项工作。

(4)组织领导中心护理教学、科研、业务训练、技术考核工作。

(5)组织落实各项护理规章制度和技术操作常规，并监督检查。

(6)组织中心护理交班和护理巡查，分析中心护理、心理服务工作质量和安全情况。

(7)负责安排各岗位护士的具体工作，根据需要进行适当调整，提出本科室护理人员调整的建议。

(8)做好与各部门协调工作，加强医护配合。

(9)掌握每天预约的参检人数、人员组成和具体要求，合理安排人员。

(10)负责体检中心消毒隔离制度的修订和组织实施。

(11)负责对中心的内部环境的全面管理。

(12)做好护理相关部门每月的物耗预算上报及日报、月报统计工作。

(13)指导中心护理人员开展新业务、新技术和信息化项目的应用。

(14)完成中心主任交办其他工作。

二、前台护士职责

(1)在护士长的领导下进行工作。

(2)提前15分钟到岗,做好体检前准备工作。

(3)负责制作、发放受检客人的《体检指引单》,嘱客人填写个人资料。

(4)负责向受检客人发放标本管(尿、便、尿TCT等标本),并负责说明标本管使用方法及注意事项。

(5)熟悉各检测项目、目的、价格等内容,做到熟练掌握。

(6)负责体检客人临时加减项目的录入与确认。

(7)体检结束后,负责收集《体检指引单》并进行认真仔细的查对,防止体检表遗失或体检漏项,一旦发现立即联系相关部门予以弥补。

(8)负责每天体检统计工作,与财务核对个检、团检收费和体检单项收费总额,填写体检日报表。

(9)负责为个检客人开具收费单。

(10)负责做好《体检指引单》在前台期的临时管理与交接工作。

(11)负责做好体检客人的相关咨询与解释工作。

(12)负责做好待查、漏查项目的统计,并在规定时间向外联人员上报及时通知客人补检。

三、导检护士职责

(1)在护士长和主管护士的领导下进行工作。

(2)负责迎接与指引体检客人。

(3)负责协助客人办理存包手续。

(4)负责体检客人体检顺序的组织,根据客人的多少,合理安排体检顺序(餐前餐后)。

(5)对空腹项目检查完毕的客人,引导其用餐。

(6)随时根据体检流程情况合理安排检测项目,防止科室忙闲不均,减少客人等候时间。

(7)维持现场秩序,做好客人的疏导工作。

(8)熟悉各检查项目、目的、价格等内容,耐心回答受检客人提出的问题。

(9)对检查完毕的客人嘱其将《体检指引单》交到前台。

(10)负责指导、监督保洁人员将体检客户的尿、便标本及时收集送至检验科。

(11)负责及时收集妇科检查标本,并及时送至检验科。

(12)负责更换体检公共场所的饮用水。

(13)协助相关人员做好客户投诉的处理工作。

四、测量血压、身高、体重室护士职责

(1)在护士长的领导下进行工作。

(2)负责体检客人的身高、体重、血压的测量。

(3)负责体检前的准备工作,检查测量仪器是否正常,确保检测数据准确无误。

(4)熟练掌握测量方法、步骤及注意事项,准确记录测量结果。

(5)认真核对受检者姓名、性别及检测项目,防止测量或记录错误。

(6)对异常血压要进行复测并与相关科室联系。

(7)负责测量仪器的使用与保管,需要维修时,要提前申报,不得影响体检工作。

五、采血室护士职责

(1)在护士长的领导下进行工作。

(2)负责体检客人的血液采集工作。

(3)严格执行无菌技术操作规程,熟练掌握静脉穿刺技术。

(4)认真执行"三查七对"制度,核对化验单与客人的名字并与客人确认,一旦发现有误,须速与前台核对。

(5)严格执行一次性医疗用品的使用管理有关规定,做到一人、一针、一管、一巾、一条止血带。

(6)按照医疗废物管理规定,负责对使用过的棉签和一次性注射器的处理,并及时送交收集地点集中管理。

(7)做好当日工作量的核对、登记、统计工作(体检表、化验单、外送标本等)。

(8)负责采血物品的请领和保管,并做好使用消耗登记。

(9)负责采血室内的消毒工作。

(10)负责收集整理各科检查报告。

(刘亚男)

第十节　健康体检的人性化护理

21世纪以人为本,人则是以健康为本。健康是人生的第一财富,随着我国经济的快速发展、国民生活水平的提高和社会的整体健康意识的增强,人们对预防保健的需求越加强烈,健康体检中心应运而生,服务模式从过去单一的健康体检发展为健康管理、健康咨询、健康教育等综合的服务模式。以人的健康为中心的护理观念使护理对象从患者扩展到健康者的预防保健,因而对体检中心护理工作提出了更高的要求,实行医院人性化服务是坚持以人为本理念的必然要求。也是医学模式转变的必然要求,更是医院提高核心竞争力的必然要求。

到医院进行健康体检者心理不尽相同,他们希望能够用相对少的时间和精力高质量地完成体检活动并获取准确的有针对性的健康信息。人性化服务的核心就是要了解和重视体检者的健康需求,如人格尊严和个人隐私的需求、体检环境舒适和体检结论准确无误的需求、受到医务人员重视的需求、体检过程温馨方便的需求、体检费用项目知情同意的需求、体检中尊重体贴关心的需求、体检时提前沟通的需求、体检后获得健康指导的需求、对医院工作制度人性化的需求、护士职业形象的需求。因此，这就要求医务人员应该牢记以体检者为中心，以质量为核心，以体检者满意作为我们的工作目标。服务应从细微之处人手，贴近生活，贴近社会。积极主动地用亲情和爱心全程全方位地为体检者提供满意的人性化服务。要尊重体检者的健康需求、人格尊严和个人隐私，营造优美温馨舒适的体检环境，创建方便快捷的工作流程，完善护理服务内容，提供精湛的操作技术，才能使体检者得到满意服务，提高护理工作价值。使其在体检过程中感受到人性的温暖，享受到符合体检者的个性化、专业化、人性化的服务。

一、实施人性化护理工作的具体措施

(1)医务人员要强化服务更新理念，树立以人为本的服务意识，护士要具备良好的职业素质和丰富的人文知识还要掌握心理学、社会学等方面的知识。不断提高沟通技巧，另外，还应具备一定的健康教育水平，熟练掌握各个医技检查项目方法、目的和注意事项。

(2)在体检中心，虽然面对的都是一些健康人群和亚健康人群，但是医院对于护士的礼仪要求、服务要求更加严格。这是为了体现体检中心的特色，减轻体检者对医院的恐惧感。

(3)要形成良好护理行为规范，重视外部形象，做到工作制服合体整洁，头发不过肩，不佩戴首饰，整体感觉清新利落，淡妆上岗，微笑服务。让人们看着轻松、舒服，缩短相互之间的距离。

(4)要规范服务礼仪，礼仪服务不仅体现于站姿、微笑，还包括护士的仪表、仪容、风度、气质等。所以要用规范的动作和语言向大家展示标准的仪表、站姿、坐姿、行姿和礼貌用语，做到来有迎声，问有答声，走有送声等“三声”服务。见面先问您好，导检先用请，操作失误先道歉，操作完毕说谢谢，体检结束不忘嘱咐今后按时体检。

二、要建立便民预约服务系统

体检者可通过上网查询体检项目套餐，电话预约和制定体检项目。根据专家的意见针对不同年龄层次、不同生活方式和不同单位以及具体要求、经济基础等特点，设计制定相应的体检项目，如有特殊情况可临时增减体检项目；做到不乱收、多收费用，让体检者明明白白的消费，让受检者放心，充分体现以人为本的思想。并保存和传真体检者体检结果的信息资料，实现体检系统网络自动化管理，方便快捷，准确无误。

三、营造一种充满人情味的、尽可能体现温馨和舒适的体检环境

由于等待往往令人焦急、烦躁不安，对体检本来持迟疑态度的人会因此而动摇。所以休闲厅应该设置舒适的座椅、配备饮水机，一次性水杯，微波炉等供体检者使用。摆放各种健康保健宣传资料、创办健康教育专栏、利用电视等多媒体传播医学保健知识，使体检者在等待中获取相关的保健知识，同时也减轻了体检者在等待体检过程中的焦躁情绪。

四、实施全面详细健康教育，提高体检者保健意识

(一)体检前健康教育

介绍体检环境，体检流程，向体检者讲解体检前需注意的事项。其内容是体检前饮食注意的事项，以保证体检结果的真实性、准确性，减少误诊。交代体检项目，让患者了解体检过程中的禁

忌，如忌采血时间太晚、忌体检前贸然停药、忌随意舍弃检查项目、忌忽略重要病史陈述、忌轻视体检结果。

(二)体检中的健康教育

体检中医务人员应主动向体检者讲解一些相关的检查知识和保健知识，包括各项检查的目的和意义，针对存在的健康问题讲解一些相关的疾病知识及注意事项等。

(三)体检后的健康教育

医务人员在发放体检报告时应向体检者详细讲解其目前的健康状况，以使体检者对自己的健康状况有一个全面而客观的认识，并进行相关的防病知识的宣传，包括健康的生活方式，合理的饮食指导及用药注意事项等。

五、建立导诊巡诊岗位

挑选知识全面工作能力强，有亲和力的护士担任导检，结合体检业务特征和功能要求，充分考虑体检者的年龄、职业、文化背景等因素。做到热情接待语言文明，语气柔和。妥善安排体检者排队次序及诊室分流。并及时做好与体检者沟通交流工作，合理调整各科室待检人数既保障体检工作顺利进行又保证每位体检者都享受到了全时服务。从而使体检流程紧密衔接，缩短体检者排队和等待的时间。对受检者提出的疑问，及时耐心地解答，对情绪急躁、有误解的受检者，应及时做好解释和安抚工作。合理安排体检顺序最大限度地减少人员流动，工作人员要自觉做到“四轻”：说话轻、走路轻、操作轻、开关门轻，加强宣传使体检者自我约束避免大声喧哗，以减少噪声污染，共同创造一个安静舒适的体检环境，全心全意为体检者提供优质、高效、安全、舒适的体检服务。

六、体检各诊室应色彩宜人，空气清新，温度适宜

每天体检完毕应彻底打扫各诊室卫生。每天空气紫外线消毒。家具陈设消毒液擦拭。注意常开窗通风。

七、创建方便快捷的人性化一站式体检服务流程

使体检者相对集中在一层楼内完成检验、B超、心电图、内外科、五官科、放射科、妇科、皮肤科、口腔科的检查。以减少来回奔波之苦。

八、建立绿色通道

为年老体弱行动不方便者安排专人全程陪护，优先检查，缩短检查时间，让体检者感到受尊重、爱护。对特殊检查者应提前预约并专人陪同以保障查体活动高质量高效率完成。

九、提供熟练的操作技术，体检中心护士对受检者应文明用语

微笑服务，如在操作前要说“请”；抽血后要说“请屈肘按压5分钟”；操作完毕后要说“下一步请做某某检查”。严格执行“一人一巾一带消毒制度”，穿刺采用无痛技术，操作熟练轻巧，要求做到“稳、准、快、一针见血”，同时也要运用沟通技巧与体检者交流以分散其注意力消除紧张恐惧心理，而达到减轻疼痛的目的。晕针者采取平卧抽血，专人监护，保障安全，并配备热牛奶及糖水等，以免发生意外。测血压体位舒适正确，测量值准确无误。

十、提供免费的早餐

就诊者检查完毕后，他们的体能消耗较多，感觉饥饿时能吃到医院提供的品种丰富、花样齐全的免费早餐，心情舒畅，能体会到浓浓的人情味，对医院的信任度、满意度也提高了。

十一、后续服务

(1)建立健康档案:将体检结果保存在电脑中以方便体检者查询与对比，方便两次体检结果之间的分析，从而制定出更适合体检者的保健治疗方案。体检结论根据体检者需要，可邮寄、送达或自取。需进一步了解健康状况可电话或上门咨询。实行重大疾病全程负责制，对一些检查出重大疾病的体检者，争取在最短的时间内通知患者单位及本人来院就诊治疗，帮助患者联系相关科室的专家为其诊治并负责联系住院床位，使其尽快接受治疗，争取早日康复。

(2)建立回访制度:满意度调查，对每一个体检单位负责人进行回访，并发放满意度调查表，了解本单位职工对体检工作的满意度，对存在的问题及时分析原因，提出整改措施，以不断改进工作。

(3)电话回访:对存在健康问题的体检者，定时电话了解健康情况，提醒其做必要的复查，并送去温馨的祝福。

(4)对体检者出现的异常指标进行归纳整理，根据情况请专家进行会诊，以明确诊断。应一些单位的特殊要求，派专家到体检单位对体检结果进行详细讲解，并制定出合理的治疗方案。

总之，在健康体检中进行人性化护理是一种整体的、创造性的、个性化的、有效的护理模式。同时补充了“以人为本，以患者为中心”整体护理内涵，充分展现了护士的多种角色功能，扩大了护理范畴。随着人性化护理服务措施的不断完善，注重体检者人性关爱，使体检者感受到了方便、舒适、温馨、满意，赢得了体检者的信任与尊重;使他们获得了满足感和安全感，而放心地接受体检。并且都能在体检后保持良好的心态，把握自己的健康状况，调整自己的生活方式正确合理用药，不断提高自己的生活质量，使健康者继续更好的保持健康，使亚健康状态逐渐转化为健康状态，达到早诊断、及时治疗、早日康复的目的。此外，人性化护理管理工作运用到体检服务中，医务人员责任感增加了，工作质量和效率不断提高，通过群体的健康筛查还为医院各科室提供了一定数量的门诊及住院患者。使医院的社会效益和经济效益不断得到了提高。

(刘亚男)

第十一节　护理体检的准备与基本方法

一、检查前准备

(一)用物准备

治疗盘内备有体温计、血压计、手电筒、压舌板、叩诊锤、听诊器、棉签、弯盘，记录用纸、笔等。并对每件用物逐一进行检查，保证用物的完好性。

（二）环境准备

体检环境应安静、温暖、光线适宜，必要时可用屏风遮挡。

（三）患者准备

检查前应对患者做好说明、解释工作，以免引起患者惊慌不安。患者应取舒适的体位。

二、基本方法

护理体检的基本方法有视诊、触诊、叩诊、听诊和嗅诊，操作时可互相配合运用。护士要熟练掌握和运用这些方法并使检查结果准确可靠，必须要有丰富的医学基础知识和护理专业知识，加上反复练习和临床实践才能做到。

（一）视诊

护士用视觉来观察患者全身或局部状态的一种检查方法。视诊适用范围广，简单易行，是护士观察病情的一种基本和重要的方法。视诊的内容如下。

(1)全身一般状态，如年龄、性别、发育、营养、面容、表情等。

(2)局部状态，如皮肤颜色、心尖冲动、骨骼、关节外形等。

多数情况下，视诊可通过护士的眼睛直接观察进行，但某些不便直接观察的特殊部位（如耳膜、眼底），亦可借助某些简便仪器（如耳镜、眼底镜）帮助观察。在判定患者特异征象及病情变化方面，也需运用视诊，如通过观察患者的呼吸频率、节律和深度，以判断有无呼吸困难和呼吸困难的性质等。视诊时，被观察的部位一定要充分暴露，应在适宜的自然光线下进行，观察搏动、蠕动及肿块轮廓等时，应在侧面来的光线下观察。

（二）触诊

护士通过手的感觉来判断患者器官或组织物理特征的一种检查方法。触诊适用于身体各部位的检查，尤其以腹部检查更为重要。触诊可以进一步确定视诊所不能肯定的体征，并补充视诊所不能观察到的情况，如温度、湿度、震颤、波动感、摩擦感以及肿块的位置、大小、移动度、压痛、表面性质、硬度等。手的感觉以指腹和掌指关节的掌面皮肤最为敏感，因此触诊时多用这两个部位。

触诊前护士应向患者讲清检查的目的和配合动作，触诊时要注意：①触诊的手要温暖轻柔，避免引起患者精神和肌肉紧张。②护士站在患者的右侧。面向患者，密切观察患者的面部表情。③采取适宜的位置，如检查腹部时，患者取仰卧位，两腿屈膝，以使腹肌放松；检查脾脏、肾脏也可嘱患者取侧卧位；检查下腹部时应嘱患者先排尿或排便，避免将充盈的膀胱或肠腔内粪便误认为腹内肿块。④触诊时应从健侧开始，渐及疑有病变处，动作由浅入深。触诊时，由于目的不同而施加的压力有轻有重，因而可分为浅部触诊法和深部触诊法两种。

1.浅部触诊法

护士将右手平放在被检查的部位上，利用掌指关节和腕关节的协同动作轻柔地进行滑动触摸。适用于检查体表浅在病变，如浅部包块、皮肤温度、脉搏、心尖冲动、阴囊和精索等。

2.深部触诊法

护士用一手或两手重叠，由浅入深，逐渐加压，以达深部。适用于检查腹腔脏器等。根据检查目的和手法不同，又可分为深部滑行触诊法、双手触诊法、深压触诊法及冲击触诊法。

(1)深部滑行触诊法：检查者用稍弯曲并拢的第二、三、四指末端，逐渐触向腹腔的脏器或包块，在被触及的脏器或包块上做上下左右的滑动触摸，以了解其形状、大小、硬度、活动度、有无压痛和表面情况等。适用于腹腔和盆腔的深部检查。

(2)双手触诊法:用左手置于被检查脏器或包块后部,并将被检查部位推向右手方向,达到固定作用。适用于肝、脾、肾及腹部肿块等检查。

(3)深压触诊法:用一两个手指逐渐深压,以探测腹腔深部病变的压痛点,如阑尾压痛点、胆囊压痛点等。检查反跳痛时,则是在深压的基础上迅速将手抬起,询问患者有无疼痛加剧或观察面部是否出现痛苦表情。

(三)叩诊

叩诊是用手指叩击或手掌拍击被检查部位体表,使之震动而产生音响,并根据其震动和音响特点来判断被检查部位脏器状态有无异常的一种检查方法。适用于检查脏器的位置、大小、形状和密度,如确定肺下界、胸膜的病变及胸膜腔中有无液体和气体及其量的多少、肺部病变大小与性质、心界的大小、肝脾的边界、腹水的有无与量、膀胱有无充盈等。

1.叩诊方法

由于叩诊的目的和手法不同,叩诊方法可分为以下两种。

(1)直接叩诊法:护士用右手中间三指的掌面直接拍击被检查部位,借拍击的音响和指下的振动感觉来判断病变情况。适用于检查胸部或腹部面积较广泛的病变,如胸膜粘连或增厚、大量胸腔积液或腹水等。

(2)间接叩诊法:护士用左手中指第二节指骨紧贴于被叩诊部位,其余手指稍微抬起,勿与体表接触;右手手指自然弯曲,以中指指端叩击左手中指第二节指骨前端;叩击方向应与被叩部位的体表垂直,叩诊时应以腕关节与掌指关节的活动为主,避免肘关节及肩关节参与活动;叩击动作要灵活、短促又富有弹性;叩击后右手中指应立即抬起,在一个部位叩诊时,每次只需连续叩击2～3下,不明确时,可再叩击2～3下;时间间隔均匀,用力大小相同。叩诊时要随时注意与对称部位的比较;要注意听取叩诊所产生的音响,以便正确判断叩诊音的变化。

2.叩诊音

被叩击部位的组织或器官因密度、弹性、含气量及与体表间距离不同,故在叩击时可产生不同的音响。根据音调高低、音响的强弱、振动时间长短的不同,叩诊音可分为清音、鼓音、过清音、浊音和实音。

(1)清音:是一种音调低、音响较大、振动持续时间较长的叩诊音。为正常肺部的叩诊音,提示肺组织弹性、含气量、密度正常。

(2)鼓音:是一种和谐的低音、与清音相比音响更强、振动持续时间也较长的叩诊音。在叩击含大量气体的空腔器官时产生,如正常的胃泡区及腹部。病理情况下,可见于气胸、肺内大空洞、气腹等。

(3)过清音:是属于鼓音范畴的一种变音,介于清音和鼓音之间,与清音相比音调较低、音响较强的叩诊音。临床上主要见于肺组织含气量增多、弹性减弱时,如肺气肿。

(4)浊音:是一种音调较高、音响较弱、振动持续时间较短的叩诊音。在叩击被少量含气组织覆盖的实质性脏器时产生,如心脏的左、右缘或肝脏上部被肺边缘所覆盖的部位。病理状态下,可见于肺炎,由肺组织含气量减少所致。

(5)实音:亦称绝对浊音,较浊音音调更高、音响更弱、振动持续时间更短的叩诊音。在叩击未被含气组织覆盖的实质件脏器时产生,如心、肝等。病理情况下,可见于大量胸腔积液、肺实变等。

3.叩诊注意事项

(1)环境应安静,注意保暖。

(2)充分暴露被检查部位,肌肉放松。

(3)根据叩诊部位的不同,选择适当的叩诊方法和体位,并注意对称部位的比较。

(4)除注意辨别叩诊音的变化外,还要注意指下振动感的差异。

(四)听诊

听诊是直接用耳或借助听诊器听取患者体内某些脏器活动时发出的声音而判断正常与否的一种检查方法,在呼吸、循环系统的疾病诊断中十分重要。听诊方法可分直接听诊法和间接听诊法两种。

1.直接听诊法

直接听诊法是用耳直接贴附在患者体表进行听诊,仅用于特殊或紧急情况下。

2.间接听诊法

间接听诊法是借用听诊器进行听诊的方法,此法方便,可在任何体位使用,对听诊部位的声音还有一定的放大作用。应用范围很广,除可用于心、肺、腹部听诊外,还可听血管音、骨摩擦音等。

听诊器由耳件、体件和软管三部分组成。体件常用的有钟型和膜型两种,钟型适用于听取低音调的声音,如二尖瓣的雷鸣样舒张期杂音;鼓型适用于听取高音调的声音,如主动脉瓣关闭不全的叹气样舒张期杂音、呼吸音、肠鸣音等。

听诊的注意事项:①听诊前应注意听诊器耳件方向是否正确及管腔是否通畅。②听诊时,环境要安静、温暖、避风,寒冷可引起患者肌束颤动而产生附加音。③听诊器的体件要紧贴于被检查部位,避免太紧、太松或与皮肤摩擦而产生附加音。④听诊时注意力要集中,听诊肺部时要摒除心音的干扰,听心音时要摒除呼吸音的干扰。

(五)嗅诊

嗅诊是用嗅觉来辨别发自患者的各种气味及与其健康状况关系的检查方法。这些气味可来自皮肤、黏膜、呼吸道、胃肠道、分泌物、呕吐物、排泄物、脓液或血液等。通过嗅诊可为临床护理提供有价值的资料。

1.痰液味

正常痰液无特殊气味。血腥味见于大量咯血者,恶臭味提示厌氧菌感染。

2.脓液味

脓液恶臭者提示有气性坏疽或厌氧菌感染的可能。

3.呕吐物

酸臭味提示食物在胃内滞留时间过长,见于幽门梗阻患者。

4.呼气味

浓烈的酒味见于酒后;大蒜味见于有机磷中毒患者;烂苹果味见于糖尿病酮症酸中毒患者;氨味见于尿毒症患者;肝腥味(肝臭)见于肝性脑病患者。

5.粪便味

腐败性粪臭味多因消化不良而引起;腥臭味见于细菌性痢疾患者。

6.尿液味

浓烈的氨味见于膀胱炎,因尿液在膀胱内被细菌发酵所致。

(刘亚男)

第十二节　小儿体格检查护理

在国民经济水平不断攀升的过程中，对体质健康的情况也越来越重视，尤其是身体组织器官发育并不健全的婴幼儿。由于婴幼儿机体免疫抵抗能力比较差，相对来说更容易患病，因此，为了能够更好地保障儿童健康和促进发育成长，儿童健康体检就显得越来越有必要。而在现阶段医疗改革不断深入的过程中，社会大众对医疗服务的要求不断提升，所以，如何能够做好儿童健康的体检工作，确保儿童体检者能够在短时间内得到更周到、更细心地服务，已经成为目前儿科体检工作中面临的重要课题，为此，我们制定了一些人性化护理服务措施，希望能够更好地提升体检儿童及家属的护理满意程度。综上所述，儿童健康体检可为儿童疾病早期诊治提供可行性依据，而人性化护理服务在儿童健康体检中的应用，更好地帮助体检儿童及家属提升护理服务工作的满意态度，这不仅可以减少医患矛盾纠纷，同时也可以更好地提高儿童体检的积极性，因此，有增强社会效益的作用。

一、小儿体格检查的注意事项

不要机械地为执行检查而给患儿造成不良刺激。要随时注意保暖，不要同时过多地暴露小儿的身体。在患儿烦躁不安、情绪反抗的时候，更应当耐心，千万不可急。向母亲询问病史的时候，应频频向患儿说一两句话，使他逐渐解除恐惧心理，易于合作或反抗较少，然后进行诊察。患儿拒绝脱衣检查时，应说服或请母亲协助。

（一）环境准备

在给小儿做体格评估的时候，要准备一个舒适的场所，温度适宜，有图画、玩具、娃娃、游戏可以给小儿玩，确保可能会发生危险的设备都在小儿不能触及的地方，可以保护学龄期儿童和青少年的隐私。

（二）让小儿配合

在检查前，护士应该和父母交谈、微笑地看着小儿、给予适当的抚摸，然后才让小儿躺在诊疗床上。如果小儿没有做好准备，可以先和父母交谈然后慢慢把注意力移到小儿身上，赞赏小儿的外貌、衣着或喜欢的东西，和小儿讲有趣的小故事，或是用纸套娃娃等替代护士来和小儿交流。

（三）适当的宣教

护士可以使用娃娃来给小儿示范将要做的检查，也要让小儿参与到检查中，如让小儿自己选择是睡在诊疗床上还是坐在妈妈身上，让小儿自己拿着小设备，鼓励小儿用小设备去给娃娃或是家长做检查，还要用很简单的话来给小儿解释检查的每一个步骤。

（四）技术熟练

在给患儿检查的时候要按照一定的顺序，通常都是从头到脚，年长儿可能自己对检查的顺序有要求的话可以更改，最后检查疼痛的部位，在危急时刻，要先检查受伤的部位和重要的脏器功能，如气道、呼吸和循环。但要避免过长时间的操作宣教，尽快地操作，避免小儿的焦虑。

（五）鼓励小儿

在检查完之后要和家长说明检查的结果，还要表扬小儿在检查过程中的配合，可以给一些小粘纸之类的作为奖励。

二、体格检查用具

除普通内科常用器具之外，须准备适合小儿的检查用具：各种体温表，准确的计量器具如量尺、小儿用磅秤、台秤，用电池的耳镜，听诊器(用于婴儿的胸件应比成人所用者小，直径约2.5 cm)，配有各种型号袖带的血压计以及小型压舌板。检査婴儿时，可准备一些玩具，以便哭闹时应用。此外，检查室须温暖安静，并有充分的自然光线，便于仔细观察。

三、体格检查准备

检查者态度应和蔼可亲，对婴幼儿，宜先一面观察其一般情况，一面与其逗玩，并让小儿熟悉一些检查用品，如听诊器等，以解除其防御、惧怕甚至敌对的心理状态。对年长儿，可直接说明即将进行的检查项目，嘱其合作，不必通过其父母去命令他。检查者的手应保持干净、温暖，不至于刺激小儿皮肤而引起反抗。如果检查者本人患呼吸道感染，还必须戴上口罩。

四、患儿体位

小儿体检时所采取的体位宜根据年龄及需要检查部位等而定。新生儿可在检查台上或保温箱内进行检查。婴幼儿则可由父母抱在胸前，面对检查者或面向一侧，横坐在父母的腿上，以利于进行肺部的叩诊和听诊。检查心脏和腹部时，则让小儿仰卧在检查台或父母膝上，将髋部弯曲以助腹部肌肉的放松。对年长儿的检查，则宜嘱其坐、立或躺在检查台上。检查咽部时，宜靠近窗户，利用自然光比用灯光更方便，较大儿童可经说服令其自动张口伸舌，并发出“啊”音，就可不用压舌板而看到全咽，但婴幼儿都需用压舌板。

五、体格检查的顺序、技术和内容

(一)检查顺序及技术

小儿体格检查顺序可按一定的诊察程序进行，但要根据不同的年龄、病情及临时需要而灵活运用。

测体温宜在腋下试表，试表时间不应超过5分钟。正常体温一般平均为36～37 ℃。如果小儿合作，腹股沟较腋部为好，因该处脂肪多，易于夹紧体温表，个别病例可用肛表。需要时，可于体格检查后试表，以免不合作儿童的挣扎。

体格检查一般先做整体视诊，如观察小儿的面容、表情、营养及发育状况，五官、四肢是否对称，有无畸形，姿势、体位、动作及步态等。以后依次检查头面部，颈部，胸背部，腹部，肛门，外生殖器，神经系统反射等。皮肤与淋巴结的检查可在各部检査时顺便进行，亦可放在系统检查之前。对婴幼儿，则亦先做心脏听诊，腹部听诊与触诊等，因为上述检查需在安静情况下进行，方能获得准确的结果。肺部听诊可稍后进行，由于哭对听诊的影响较小，在哭叫后深吸气时细小，声音可较清晰。

耳、鼻、眼、口腔、咽喉部位的检查最易引起不适，宜于最后进行。小儿有时不能很好合作，也可分段进行检查。例如，在其睡眠时做深腹部的触诊及心脏杂音的听诊，常可取得满意结果。但若病情重笃，不宜做全面系统的检查时，应迅速查明主要体征，以便及时采取抢救措施，不致贻误病情。对于慢性疑难病症，则应反复细致检查，追踪观察，以便获取确诊所需要的全部资料。在体检时切忌凭主观臆测而仅注意支持自己假设的阳性体征，忽视甚至遗漏某些检查项目，以致造成误诊。

(二)体格检查的内容

1.脉搏

小儿脉搏及呼吸易受进食、活动、哭闹等因素影响，故尽可能在小儿安静时测量，测量1分钟，尤其是心律失常者。应当选择较浅的动脉如桡动脉，婴幼儿可通过心脏听诊或颈动脉、股动脉搏动来测量，注意脉搏的速率、节律、强弱和紧张度。由于小儿新陈代谢旺盛而且交感神经占优势，故脉搏相对较快，随年龄增长可逐渐减慢。凡脉搏显著增快而在睡眠时不见减慢者，应怀疑有器质性心脏病。

2.呼吸

尽可能在小儿安静时测量，测量2分钟。小婴儿以腹式呼吸为主，可通过观察腹部运动计数，也可用少量棉花纤维置于小儿鼻孔边缘，观察棉花纤维摆动次数。过快的呼吸可用听诊器听呼吸音计数，同时注意呼吸节律及深浅。小儿年龄越小，呼吸频率越快，且容易出现呼吸节律不齐。肺炎患儿呼吸加快，可达40～80次/分，并有鼻翼翕动，重者呈点头状呼吸、三凹征及发绀。各年龄小儿呼吸、脉搏次数见表14-2。

表14-2 各年龄小儿呼吸、脉搏次数(次/分)

年龄	呼吸	脉搏
新生儿	40～45	120～140
＜1岁	30～40	110～130
2～3岁	25～30	100～120
4～7岁	20～25	80～100
8～14岁	18～20	70～90

3.体温

通常在脉搏和呼吸测量后进行，可通过口、肛门、耳和腋窝等途径测量，口温适用于神志清楚能配合的＞6岁小儿，体温表置于舌下，避免小儿咬碎体温表，饮食温度、张口呼吸等可影响测量值；肛温对小儿刺激性大但较准确，适用于1岁以下小儿、不合作的儿童或昏迷、休克患儿等，将肛表涂润滑剂后缓慢推入肛门，儿童进入2.5 cm，婴儿进入1.5 cm；腋温较安全方便，将体温表置于腋窝处夹紧上臂至少5分钟，外周灌注差可能导致度数偏低，穿着、取暖设备、新生儿的棕色脂肪数量可影响测量值；耳温剂的探头直径约8 mm，年幼儿可能因为耳道狭窄而影响测量。

4.血压

影响血压精确测量的最重要因素是袖带宽度，一般为上臂长度的1/2～2/3，过宽者测量值偏低，太窄则偏高。不同的测量位置血压不同，下肢的收缩压高于上肢。小儿血压随年龄增长而逐渐升高，正常值可用以下公式推算：收缩压＝(年龄×2)＋10.7 kPa(80 mmHg)，收缩压的2/3为舒张压。正常时下肢血压比上肢血压高约2.7 kPa(20 mmHg)。收缩压超出标准2.7 kPa(20 mmHg)者为高血压，低于标准2.7 kPa(20 mmHg)者为低血压。

5.体重

应在一日的同一时间，最好在晨起，空腹或进食后2小时，采用同一量器称量，称时小婴儿应裸体或只穿尿布，儿童应脱鞋，只穿内衣裤，衣服不能脱去时应除去衣服重量，小婴儿用磅秤测

量，身下垫棉类织物防止皮肤直接接触磅秤，测量前校零；测量时注意小儿安全，避免小儿因为躁动而跌落，如果小婴儿不合作可让其家长抱起称量，再减去家长体重，即为小儿体重；年长儿用立式秤测量，避免小儿的四肢接触到周围物体或人，精确至 0.1 kg。将测量结果和小儿的外貌和营养状况比较后总体评估。

6.身高(长)

测量时小儿应脱鞋、帽和袜，3 岁以下小儿仰卧位测量，称身长(recumbent length)，即让小儿仰卧于量板中线上，让他的头顶接触头板，一手按直他的膝盖使双下肢伸直，紧贴底板，一手移动足板使之紧贴患儿足底，并与底板相互垂直。顶臀长为小儿头顶接触头板，测量者一手提起患儿小腿使膝关节屈曲，大腿与底板垂直而骶骨紧贴底板，一手移动足板紧压臀部测得的读数。3 岁以后立位测量，称身高，即小儿垂直站立，头顶在中线，两眼平视，背靠立柱或墙壁，使两足后跟、臀部及肩胛间同时接触立柱或墙壁，挺胸抬头，腹微收，两臂自然下垂，手指并拢，脚尖分开约 60°，测量者移动身高计顶板与小儿头顶接触，板呈水平位时读立柱上读数，精确至 0.1 cm。

7.头围

将皮尺的 0 点固定于一侧眉弓上缘，紧贴头皮绕枕骨结节最高点及另一侧眉弓上缘的长度为头围。

8.胸围和腹围

测量沿乳头下缘水平绕胸一周的长度为胸围，取吸气和呼气的测量值的平均值；平脐绕腹一周的长度为腹围；测量时注意小儿的保暖。

9.上臂围

测量上臂中点部位的周径为上臂围。

10.皮肤和毛发

皮肤检查最好在明亮的自然光线下进行，并注意在保暖情况下仔细评估身体各部位，观察皮肤颜色、温度、湿度、质地、弹性等。毛发应观察颜色、分布和质地。注意本身的肤色、水肿、卫生状况、血红蛋白数、光线、房间颜色、温度和化妆品会影响皮肤的观察。要关注明显的异常，如上下肢温度的明显差异等。小儿因自主神经功能不稳定，面颊的潮红与苍白有时不一定能正确反映有无贫血，此时观察甲床、结合膜及唇黏膜更可靠。

11.头部

(1)头颅：观察头颅形状、大小和对称性；前囟为额骨和顶骨边缘形成的菱形间隙，初生时 1.5～2.0 cm(两对边中点连线)大小，一般在生后 2～3 个月，随头围增大而略有增大，以后应逐渐缩小，于 12～18 个月时闭合。注意前囟有无紧张感、凹陷或隆起，凹陷可能提示脱水，紧张可能提示有脑膜炎或硬膜下血肿。小婴儿注意有无枕秃和颅骨软化、血肿或颅骨缺损。

(2)面部：观察面部对称性、活动和五官分布，不对称可能由于面神经或三叉神经损伤所致麻痹引起，注意特殊面容可能提示染色体异常导致的疾病，如 21-三体综合征(又称先天愚型综合征)患儿有眼距宽、鼻梁低平、眼裂小、眼外侧上斜等特殊面容。

(3)眼：注意有无眼睑下垂、水肿；结膜有无苍白、充血、分泌物；角膜有无浑浊、溃疡；瞳孔大小、对光反应是否灵敏；视力、色觉和视野等视功能检查。

(4)耳：检查双耳外形、分泌物、提耳时是否有疼痛反应；听力测试的结果；若怀疑有中耳炎时应用耳镜检查鼓膜情况。

(5)鼻：观察鼻形状、鼻翼翕动、鼻塞等，分泌物的形状及量，观察通气情况。

(6)口腔：观察口唇色泽有无苍白、发绀、干燥、口角糜烂、疱疹、张口呼吸、糜烂。口腔内颊黏膜、牙龈、硬腭有无充血、溃疡、黏膜斑、鹅口疮、腮腺开口处有无红肿及分泌物。牙齿数目及龋齿数。舌质、舌苔颜色。咽部评估放在最后进行，评估者一手固定小儿头部使其面对光源，一手持压舌板，在小儿张口时进入口腔，压住舌后根部，利用小儿反射性张口暴露咽部的短暂时间，迅速观察双扁桃体是否肿大，有无充血、分泌物、脓点、假膜及咽部有无溃疡、充血、滤泡增生、咽后壁脓肿等情况。若小儿不合作，可让小儿面对镜子，让小儿给家长或护士检查口腔，然后让小儿稍仰头、经口深呼吸，必要时使用压舌板。

12.颈部

观察颈部外形、对称性和活动情况，有无甲状腺肿大；颈静脉充盈情况。

13.胸部

(1)胸廓：注意有无佝偻病的体征，若胸骨下部显著突前，前后径增大，横径缩小，则为鸡胸；若胸骨下部剑突处显著凹陷为漏斗胸；肋骨与肋软骨接连处呈圆形增大为佝偻病串珠；胸部前面肋缘向外突出，而自胸骨剑突沿膈附着的部位向内凹陷为肋膈沟。观察胸廓两侧是否对称、心前区有无隆起、有无桶状胸、肋间隙饱满、凹陷、增宽或变窄等。

(2)肺：望诊应注意呼吸频率和节律有无异常，有无呼吸困难和呼吸深浅改变；吸气性呼吸困难可出现“三凹征”(即胸骨上窝、肋间隙和剑突下在吸气时向内凹陷)，呼气性呼吸困难可出现呼气延长。触诊在年幼儿可利用啼哭或说话时进行。小儿胸部叩诊时用力要轻(因其胸壁薄，叩诊反响较强)，也可用直接叩诊法，用两个手指直接叩击胸膛。听诊时正常小儿呼吸音较响，呈支气管肺泡呼吸音，应尽量保持小儿安静，或利用小儿啼哭后的深呼吸时容易闻及细湿音。肺炎时腋下、肩胛间区及肩胛下区较易听到湿性啰音，故应特别注意这些部位有无异常。

(3)心：望诊时注意心前区是否隆起，心尖冲动位置、强弱和搏动范围，正常<2 岁小儿的心尖冲动在第四肋间，左侧最远点可达乳线外 1 cm，5～6 岁时在左第五肋间锁骨中线上；范围约 2～3 cm^2，肥胖婴儿不易看到搏动。触诊心尖冲动的位置及有无震颤，并注意震颤出现的部位和性质。心界叩诊时用力要轻才易分辨清浊音界线，3 岁以内婴幼儿一般只叩心脏左右界；从心尖冲动点左侧起向右叩，听到浊音改变即为心左界，记录为第几肋间左乳线外或内几厘米；叩出肺肝浊音界，然后在其上一肋间自右向左叩，有浊音改变时即为心右界，以右胸骨线(胸骨右缘)外几厘米记录。应在安静环境下进行心脏听诊，且要用小的听诊器胸件。小婴儿第一心音与第二心音响度几乎相等；随年龄的增长，心尖部第一音较第二音响，而心底部第二音超过第一音。小儿时期肺动脉瓣区第二音比主动脉瓣区第二音响($P_2>A_2$)，有时可出现吸气性第二心音分裂。杂音部位、性质、时期、响度及传导方向等对诊断先天性心脏病有重要价值；也要注意学龄前期及学龄儿童常于肺动脉瓣区或心尖部听到生理性收缩期杂音或窦性心律不齐。

14.腹部

在新生儿或消瘦小儿望诊可见肠型或蠕动波，应注意新生儿脐部有无分泌物、出血、炎症，脐疝大小。触诊应尽量争取小儿的合作，可让其躺在母亲怀里或在哺乳时进行，评估者的手应温暖、动作轻柔，如小儿哭闹不止，可利用其吸气时作快速扪诊。应主要观察小儿表情反应评估有无压痛，而不能完全依靠小儿回答。正常婴幼儿肝脏可在肋缘下 1～2 cm 扪及，柔软无压痛；6～7 岁后不应再触及。婴儿期偶可触及脾脏边缘。肝脾肿大也常见于婴幼儿贫血，可能提示髓外造血。叩诊可采用直接叩诊或间接叩诊法，其检查内容与成人相同。听诊在小儿可闻肠鸣音亢进，如有腹部血管杂音时应注意其部位。

15.脊柱和四肢

注意有无畸形，躯干与四肢比例失调和佝偻病体征，如"O"形或"X"形腿、手镯、脚镯样变、脊柱侧弯等；观察手、足指（趾）有无杵状指、多指（趾）畸形等。缺铁性贫血者指甲菲薄、脆弱，严重者呈扁平或匙状指。

16.外生殖器与肛门

观察外生殖器有无畸形，有无异常分泌物、包茎、隐睾、鞘膜积液、疝气等。

17.神经系统

根据病种、病情、年龄选择必要的检查。

（1）一般检查：观察小儿的神志、精神状态、面部表情、反应灵敏度、动作语言能力、有无异常行为等。

（2）神经反射：注意新生儿期特有的吸吮反射、拥抱反射、握持反射是否存在；新生儿和小婴儿期提睾反射、腹壁反射较弱或不能引出，但跟腱反射亢进，并可出现踝阵挛；由于中枢神经系统发育尚不成熟，＜2 岁小儿 Babinski 征可呈阳性，但若一侧阳性、一侧阴性则有临床意义。

（3）脑膜刺激征：注意颈部有无抵抗、Kernig 征和 Brudzinski 征是否阳性，评估方法与成人一样，由于小儿不配合，要多次评估才能确定。在解释检查结果意义时一定要结合病情及年龄特点全面考虑，因为正常小婴儿在胎内时屈肌占优势，故生后头几个月 Kernig 征和 Brudzinski 征也可呈阳性。

（三）智力测定

1.学龄前 50 项智力筛查（SSCC）

学龄前 50 项智力筛查包括自我认识、运动、记忆、观察、思维和常识 5 个领域的测试。主要用于将智力异常的儿童从正常儿童中筛查出来，给出智商水平，检查方便，多在 30 分钟内可以完成。

结果分析：智商≥130 为高智能；115～130 为中上智能；85～115 为中等智能；70～85 为中下智能；智商＜70 为低智能。

2.韦氏智力测定（WISC）

该检查的涉及面广，将测验集中在多种能力测试中，因而可以进行多层次能力差异性比较和进行智力结构的剖面分析，检查结果可以用作智力落后的诊断。测验分为言语（包括常识、类同、算术、词汇、理解、背数）和操作（填图、图片排列、积木、拼图、译码、迷津）两部分。测试结果有：①各分测验的原始分及量表分。②言语分及言语智商。③操作分及操作智商。④总量表分（言语分和操作分之和）。⑤总智商评分、等级及理论分数。⑥WISC 剖面图。

智力分类标准：智商≤69 为弱智；70～79 为边缘智力；80～89 为迟钝；90～109 为中等智力；110～119 为聪明；120～129 为优秀；智商≥130 为极优。

3.瑞文智力测定（CRT）

瑞文智力测定是与后天知识积累无甚关系，而与神经的生理结构和功能有关的智力测试，主要测试儿童的直接观察辨别能力和类比推理能力。

结果分析：智商≤69 为弱智；70～79 为边缘智力；80～89 为迟钝；90～109 为中等智力；110～119 为聪明；120～129 为优秀；智商≥130 为极优。

4.图片词汇测验（PPVT）

图片词汇测验是一本画有 120 张图的测验本，每张图由 4 幅画组成，其中规定一幅图代表一个词汇，是与后天知识积累相关的智力测试。测试时，测试老师说出一个词汇，被测试者指出一幅与词相同的图，主要测定小儿对词汇的理解能力。由于测试时不需要被测试者说话，所以本测验对各种原因而丧失说话能力（如哑巴、失语、脑性瘫痪）或说话表达能力薄弱（如口吃、智能低下、胆怯孤僻等）的儿童特别合适。

结果分析：智商≤69 为弱智；70～79 为边缘智力；80～89 为迟钝；90～109 为中等智力；110～119 为聪明；120～129 为优秀；智商≥130 为极优。

5.绘人试验（DAPT）

测试中要求儿童按照自己的想象绘一个人的全身像。可测试儿童的智力水平、思维、推理、空间概念、感知能力及情绪等。操作简单，一般 10～20 分钟可完成。

结果分析：智商≥130 为高智力；115～130 为中上智力；85～115 为中等智力；70～85 为中下智力；智商<70 为低智力。

（刘亚男）

参 考 文 献

[1] 张静华,曾超男,胡洁,等.心血管内科临床护理手册[M].昆明:云南科技出版社,2023.
[2] 郑紫妍.常见疾病护理操作[M].武汉:湖北科学技术出版社,2022.
[3] 秦倩.常见疾病基础护理[M].武汉:湖北科学技术出版社,2022.
[4] 李南南.常见疾病护理与护理管理[M].长春:吉林科学技术出版社,2023.
[5] 薛琳.临床常见疾病护理实践[M].武汉:湖北科学技术出版社,2022.
[6] 王卫涛,赵洪艳,许春梅,等.常见疾病护理进展[M].上海:上海交通大学出版社,2023.
[7] 玄敏.实用护理技术操作与循证护理[M].西安:世界图书出版西安有限公司,2023.
[8] 周淑萍,叶国英.外科护理[M].杭州:浙江大学出版社,2022.
[9] 夏五妹.现代疾病专科护理[M].南昌:江西科学技术出版社,2022.
[10] 徐凤杰,郝园园,陈萃,等.护理实践与护理技能[M].上海:上海交通大学出版社,2023.
[11] 王湘艳.外科护理[M].重庆:重庆大学出版社,2023.
[12] 刘晶,马洪艳,荆兆娟.现代全科护理[M].武汉:湖北科学技术出版社,2022.
[13] 姜芹.新编临床护理研究[M].天津:天津科学技术出版社,2023.
[14] 张红芹,石礼梅,解辉,等.临床护理技能与护理研究[M].哈尔滨:黑龙江科学技术出版社,2022.
[15] 陈晓燕.护理评估[M].北京:北京师范大学出版社,2023.
[16] 尹濠奎.临床疾病护理精要[M].西安:世界图书出版西安有限公司,2023.
[17] 王泠.护理管理学[M].北京:国家开放大学出版社,2022.
[18] 李志丽.现代全科护理[M].天津:天津科学技术出版社,2023.
[19] 兰洪萍.常用护理技术[M].重庆:重庆大学出版社,2022.
[20] 苏文婷,赵衍玲,马爱萍,等.临床护理常规与常见病护理[M].哈尔滨:黑龙江科学技术出版社,2022.
[21] 袁婷.临床护理常规与精要[M].天津:天津科学技术出版社,2023.
[22] 李慧.临床常用护理技术[M].哈尔滨:黑龙江科学技术出版社,2022.
[23] 刘焕民.常见疾病护理规程[M].哈尔滨:黑龙江科学技术出版社,2023.
[24] 陈晴.新编临床护理实践[M].天津:天津科学技术出版社,2023.
[25] 崔艳艳.护理技能与护理管理[M].哈尔滨:黑龙江科学技术出版社,2022.
[26] 陈晓燕.内科护理[M].北京:北京师范大学出版社,2023.
[27] 王莎.现代常见护理技术与护理常规[M].哈尔滨:黑龙江科学技术出版社,2022.

[28] 李娟.常见疾病临床护理[M].哈尔滨:黑龙江科学技术出版社,2023.
[29] 刘艳.临床常见疾病规范护理与进展[M].天津:天津科学技术出版社,2023.
[30] 王静.专科护理的理论与实践[M].上海:复旦大学出版社,2022.
[31] 迟菲,王芳,邢喜坤.临床护理操作基础与管理技能[M].武汉:湖北科学技术出版社,2023.
[32] 李艳.临床常见病护理精要[M].西安:陕西科学技术出版社,2022.
[33] 李丽,朱盼,鲍琳琳,等.现代临床常见病护理精要[M].哈尔滨:黑龙江科学技术出版社,2023.
[34] 仝建.临床疾病护理精析[M].南昌:江西科学技术出版社,2022.
[35] 徐娟.临床护理管理与常见病护理[M].上海:上海交通大学出版社,2023.
[36] 田丹英,张丽华,汪欢,等.基于时机理论的护理干预在三叉神经痛术后患者中的应用效果[J].中国临床护理,2023,15(9):560-563.
[37] 严颖,王东丽,韩美玲,等.目标性集束化护理预防机械通气病人呼吸机相关肺炎的效果研究[J].全科护理,2023,21(27):3843-3845.
[38] 林珊,何晶,涂奋奋.呼吸训练联合护理干预对老年慢阻肺并高血压患者血压水平及康复效果的改善[J].心血管病防治知识,2023,13(6):79-80.
[39] 黄静,杨霞,陈光玉,等.个体化护理干预在幽门螺杆菌阳性慢性胃炎中的应用[J].基层医学论坛,2023,27(6):142-144.
[40] 于芬芬,林婉冰,张凌燕.重型再生障碍性贫血患者口腔黏膜炎导致腭部穿孔的护理[J].护理与康复,2023,22(8):68-69.